高职高专护理类教材

*O*bstetrics and Gynecology Nursing

妇产科护理

徐银帆 等 主编

河南大学出版社
HENAN UNIVERSITY PRESS
·郑州·

图书在版编目(CIP)数据

妇产科护理 / 徐银帆等主编. -- 郑州 : 河南大学出版社, 2023.12

ISBN 978-7-5649-5714-8

Ⅰ. ①妇… Ⅱ. ①徐… Ⅲ. ①妇产科学 – 护理学 – 高等职业教育 – 教材 Ⅳ. ①R473.71

中国国家版本馆CIP数据核字(2023)第247741号

FUCHANKE HULI
妇产科护理

责任编辑	林方丽　韩　璐
责任校对	阮林耍
封面设计	郭　灿

出　版	河南大学出版社
	地址：郑州市郑东新区商务外环中华大厦2401号
	邮编：450046
	电话：0371-86059701（营销部）
	网址：hupress.henu.edu.cn
排　版	河南树青文化传播有限公司
印　刷	广东虎彩云印刷有限公司
版　次	2023年12月第1版
印　次	2023年12月第1次印刷
开　本	787 mm×1092 mm　1/16
印　张	30
字　数	618千字
定　价	89.00元

（本书如有印装质量问题，请与河南大学出版社营销部联系调换）

编委会

主　编	徐银帆	深圳市人民医院（暨南大学第二临床医学院，南方科技大学第一附属医院）
	刘志勇	河南中医药大学
	安海萍	山西省肿瘤医院 中国医学科学院肿瘤医院山西医院
	安　洁	山西省肿瘤医院 中国医学科学院肿瘤医院山西医院
	陈健飞	广东省第二人民医院
	陈艳君	深圳市龙岗中心医院（深圳市第九人民医院）
副主编	勾晓雯	江西中医药大学附属医院
	卢颖琨	深圳市第三人民医院
	和琴芝	深圳市第三人民医院
	韩永梅	河南中医药大学
	杨丽冰	广州市妇女儿童医疗中心
	欧阳诗洁	孝感市中心医院（武汉科技大学附属孝感医院）

前言

为适应医学模式的转变和社会发展过程中人们对生育、健康及医疗保健需求的变化,随着现代护理学的发展,妇产科护理模式也做出了相应调整,以人为本的人性化服务在妇产科护理领域越来越广泛地开展。同时,国内现代妇产科护理发展迅速,正逐渐与世界妇产科护理接轨,从国情出发进行了多种形式的改革和尝试。例如,创建"爱婴医院""导乐待产",以及开展纯母乳喂养活动的"母婴同室",腔镜手术应用等。

医学模式的变革,必将导致医学教育模式的变革。为使护理教学更好地适应临床的需要,并为之服务,教学模式、教学方法、教材等方面亦必须随之同步改革。本着满足课程改革需要,按照必需、够用、适用原则,以基于工作过程的课程模式为指导,以职业实践为主线,以职业能力培养为本位,以学生为主体,以项目为引领、任务为驱动,体现"做中学、学中做"的教学理念,我们编写了这本理论与实践一体化的项目化教材。本教材所选内容既符合专业人才培养目标及课程教学改革要求,又能够满足实践教学和未来从事岗位工作的需要;既充分反映相关专业或学科的新发展、新要求,又结合本专业教学特色,注重理论教学、案例教学和实践教学的结合。

《妇产科护理》围绕妇女在妊娠期、分娩期、产褥期所出现的生理、病理变化及心理活动、社会因素所带来的影响,以及患病妇女和妇女在计划生育方面的生理、心理、社会等方面的特点,参照教育部规定的专科培养目标、规格及护理学专业教学大纲进行编写,增加了新生儿的相关疾病及护理技术的有关内容,突出了"妇产科护理"的基本理论和实践,按护理程序组织内容,力求使其具有科学性、思想性、先进性、启发性和实用性,使学生学会在临床实践中能正确运用护理程序的科学方法管理患者,促进整体化护理的开展。同时,本教材强调心理护理的重要性,并增加了护理实践中的人性化服务内容等,由此构成了本教材的特色。此外,在教材中增加了"学习目标""案例导入""课后练习与答案"栏目,"案例导入"能够提升学生学习兴趣,让学生带着问题进行学习、思考;"学习目标"使教师和学生在教与学的过程中能够有的放矢地教与学,更好地把握教学层次;"课后练习与答案"基本覆盖了教材的全部内容,突出重点内容,便于学生课后巩固及评价学习效果。

由于编写时间仓促,也限于自身水平和认识,虽尽全力,但难免有不足之处。为了进一步提高本书的编写质量,以供再版时修改,恳请广大师生及医务工作者在应用中提出宝贵意见,给予批评指正。

编 者

目 录

项目一 绪论 ··· 1

项目二 女性生殖系统解剖与生理 ··· 4
    任务一 女性生殖系统解剖 ··· 5
    任务二 女性生殖系统生理 ·· 13

项目三 妊娠期妇女的护理 ·· 19
    任务一 妊娠生殖 ·· 20
    任务二 妊娠期母体的变化 ·· 28
    任务三 妊娠诊断 ·· 33
    任务四 妊娠期管理 ··· 39
    任务五 妊娠期饮食与营养 ·· 52

项目四 分娩期妇女的护理 ·· 57
    任务一 影响分娩的因素 ··· 58
    任务二 分娩机制 ·· 62
    任务三 正常分娩期妇女的护理 ·· 64

项目五 产褥期妇女的护理 ·· 75
    任务一 产褥期妇女的身心变化 ·· 76
    任务二 产褥期妇女的护理 ·· 78
    任务三 母婴同室的设置及管理 ·· 81

项目六 新生儿护理 ··· 83
    任务一 正常新生儿的特点和护理 ··· 85

任务二　母乳喂养 ··· 94
　　任务三　新生儿常用护理技术 ··· 99
　　任务四　新生儿窒息的护理 ··· 110
　　任务五　新生儿产伤的护理 ··· 115

项目七　高危妊娠管理 ·· 118
　　任务一　高危妊娠管理 ··· 119
　　任务二　胎儿窘迫的护理 ·· 131

项目八　妊娠期并发症患者的护理 ··· 137
　　任务一　流产 ·· 138
　　任务二　异位妊娠 ·· 143
　　任务三　前置胎盘 ·· 149
　　任务四　胎盘早期剥离 ··· 154
　　任务五　妊娠期高血压疾病 ··· 159

项目九　妊娠期合并症患者的护理 ··· 166
　　任务一　妊娠合并心脏病 ·· 167
　　任务二　妊娠合并病毒性肝炎 ·· 173
　　任务三　妊娠合并糖尿病 ·· 177
　　任务四　妊娠合并贫血 ··· 181

项目十　异常分娩妇女的护理 ·· 186
　　任务一　产力异常 ·· 187
　　任务二　产道异常 ·· 197
　　任务三　胎位及胎儿发育异常 ·· 205

项目十一　分娩期并发症患者的护理 ·· 212
　　任务一　胎膜早破与脐带脱垂 ·· 213
　　任务二　产后出血 ·· 218
　　任务三　子宫破裂 ·· 226
　　任务四　羊水栓塞 ·· 230

项目十二　异常产褥患者的护理 ··· 236
　　任务一　产褥感染 ·· 237

任务二　晚期产后出血 ·· 241
　　任务三　产褥期抑郁症 ·· 244

项目十三　产科手术妇女的护理 ·· 248
　　任务一　会阴切开缝合术 ·· 248
　　任务二　胎头吸引术 ·· 250
　　任务三　产钳术 ·· 253
　　任务四　臀位牵引术 ·· 254
　　任务五　人工剥离胎盘术 ·· 257
　　任务六　剖宫产术 ·· 258

项目十四　母婴保健 ·· 262
　　任务一　妇女保健 ·· 262
　　任务二　新生儿保健 ·· 264

项目十五　妇科病史及检查 ·· 268
　　任务一　妇科病史 ·· 269
　　任务二　体格检查 ·· 271

项目十六　女性生殖系统炎症患者的护理 ·· 279
　　任务一　概述 ·· 280
　　任务二　外阴炎症 ·· 286
　　任务三　前庭大腺炎及前庭大腺囊肿 ·· 287
　　任务四　阴道炎症 ·· 288
　　任务五　子宫颈炎症 ·· 294
　　任务六　盆腔炎性疾病 ·· 297

项目十七　月经失调患者的护理 ·· 301
　　任务一　功能失调性子宫出血 ·· 302
　　任务二　闭经 ·· 309
　　任务三　痛经 ·· 317
　　任务四　经前期综合征 ·· 320
　　任务五　绝经综合征 ·· 323

项目十八　妊娠滋养细胞疾病患者的护理 ……329
- 任务一　葡萄胎患者的护理 ……330
- 任务二　妊娠滋养细胞肿瘤患者的护理 ……335
- 任务三　化疗患者的护理 ……340

项目十九　妇科腹部手术患者的护理 ……344
- 任务一　妇科腹部手术患者的护理 ……345
- 任务二　子宫颈癌患者的护理 ……351
- 任务三　子宫肌瘤患者的护理 ……358
- 任务四　子宫内膜癌患者的护理 ……364
- 任务五　卵巢肿瘤患者的护理 ……368

项目二十　外阴、阴道手术患者的护理 ……375
- 任务一　外阴、阴道手术患者的护理 ……376
- 任务二　外阴恶性肿瘤患者的护理 ……378
- 任务三　外阴、阴道创伤患者的护理 ……381
- 任务四　子宫脱垂患者的护理 ……383
- 任务五　尿瘘患者的护理 ……387

项目二十一　其他妇科疾病患者的护理 ……390
- 任务一　不孕症 ……391
- 任务二　辅助生殖技术及护理 ……394
- 任务三　子宫内膜异位症 ……395

项目二十二　计划生育妇女的护理 ……402
- 任务一　避孕妇女的护理 ……403
- 任务二　绝育术妇女的护理 ……411
- 任务三　人工终止妊娠妇女的护理 ……414

项目二十三　妇产科常用护理技术 ……421
- 任务一　会阴擦洗/冲洗 ……422
- 任务二　阴道冲（灌）洗/擦洗 ……423
- 任务三　会阴湿热敷 ……425
- 任务四　阴道、宫颈上药 ……426

  任务五 坐浴 ·· **429**
  任务六 会阴部红外线照射 ·· **430**

项目二十四 妇产科常用诊疗手术的护理 ··· **432**
  任务一 子宫颈活体组织检查（宫颈活检）·· **433**
  任务二 诊断性刮宫 ··· **434**
  任务三 前庭大腺开窗术 ·· **436**
  任务四 后穹窿穿刺术 ·· **437**
  任务五 腹腔穿刺术 ··· **438**
  任务六 慢性宫颈炎的物理疗法 ··· **439**
  任务七 输卵管通液术 ·· **441**
  任务八 内镜检查术 ··· **443**

实验指导 ··· **447**
  实验一 产前检查 ··· **447**
  实验二 正常分娩 ··· **448**
  实验三 产褥期妇女的护理 ·· **451**
  实验四 沐浴法、新生儿游泳、婴儿抚触法、温箱使用法 ································ **453**
  实验五 新生儿窒息的抢救 ·· **454**
  实验六 胎儿电子监护仪的使用 ·· **456**
  实验七 产后出血产妇的护理 ··· **457**
  实验八 妇科病史及检查 ·· **459**
  实验九 计划生育技术及护理 ··· **460**
  实验十 妇产科常用护理技术 ··· **461**

妇产科护理课程标准 ··· **464**
参考文献 ··· **468**

项目一 绪论

学习目标

知识目标

1. 熟悉：妇产科护理的内容、学习目的和方法。
2. 了解：妇产科护理的发展史、发展趋势。

技能目标

1. 知道妇产科护理学的发展史、发展趋势。
2. 说出妇产科护理学的内容、学习目的和方法。

案例导入

案例：小王足月顺产一3800 g 女婴，产前检查无特殊，产时经过顺利。目前产后3天，出血不多，会阴伤口对合好，无红肿渗出，今日准备出院。一对夫妻初为人父母，一系列问题接踵而至。

思考：你作为一个产科护士，如何针对这个家庭开展"以家庭为中心的产科护理"？

一、妇产科护理的发展史

妇产科护理最早源于产科护理。自有人类以来，就有专人参与照顾妇女的生育过程，这就是早期的产科及产科护理雏形。至近代，分娩场所由家庭转移到医院，一批受过专业训练、具备特殊技能的护理人员参与产科的护理工作。第二次世界大战以前，妇产科护理的重点仅限于急诊、重症状态的护理，以及预防妇产科传染病，当时，护士的角色有很大的局限性。

与护理学发展趋势一致，妇产科护理也经历着从"以疾病为中心的护理"向"以患者为中心的护理"的变革，妇产科护理的概念也从单纯的"护理疾病"发展为"保障人类健康"的护理；护士的工作场所逐渐由医院扩大到家庭、社区和社会；工作内容也从传统的机械、被动地执行医嘱、完成分工的常规技术操作和患者的躯体护理，扩大为整体护理。开展"以整体人的健康为中心的护理"将成为当代护理学的发展趋势，护士的角色功能得到进一步的发展。

二、当代妇产科护理发展趋势

妇产科护理学作为护理学的分支，已经逐渐成为独立的专业学科。护理学、妇产科学的理论模式在妇产科护理学中得到充分的发展。为适应医学模式转变和社会发展的进程，妇产科护理模式也随着现代护理学发展趋势而发展，从单纯的疾病护理发展为促进人类健康的护理，从治疗为主发展为预防、治疗、健康教育为一体的综合模式。

开展"以家庭为中心的产科护理"代表了妇产科护理学的发展趋势。"以家庭为中心的产科护理"被定义为：针对个案、家庭、新生儿在生理、心理、社会等方面的需要及调适，向她们提供具有安全性和高质量的健康照顾，尤其强调提供促进家庭成员间的凝聚力和维护身体安全的母婴照顾。

开展"以家庭为中心的产科护理"的优点是：①有利于建立养育和亲密的家庭关系；②易进入称职的父母角色；③父母和新生儿之间易建立积极的相互依附关系（亲子关系）；④减少并发症。

当前，一些国家为能提供"以家庭为中心的产科护理"方式，对产科护理进行了改革：①鼓励家庭成员——公婆、父母、配偶，甚至亲友积极参与孕妇的生育过程，包括自然分娩，甚至剖宫产的全过程。②设立类似家庭环境的待产、分娩单位。③提倡分娩自由体位。④强调产时父母及新生儿的早期接触和产后"母婴同室"的护理方式。⑤做好出院前指导，鼓励产妇尽早出院。护士应通过提供高质量的产科照顾和有效的健康教育，使产妇及其家庭具备以下条件：①与责任护士间具有良好的相互信赖关系；②无异常情况；③对护理新生儿具有自信心；④家庭成员之间具有良好的相互信赖关系。

我国普遍建立"爱婴医院""温馨待产"以及开展有关纯母乳喂养活动中的"母婴同室"等形式，是"以家庭为中心的产科护理"的具体表现。

妇科护理和产科护理具有共同的基础。妇科护理，也存在对家庭成员、治疗环境和出院指导等相似的问题。

三、妇产科护理的内容、学习目的及方法

妇产科护理是一门诊断并处理女性对现存和潜在健康问题的反应、为妇女健康提供服务的学科。妇产科护理内容包括孕产妇的护理、妇科疾病患者的护理、计划生育指导及妇女保健内容。妇产科护理的对象包括生命各阶段不同健康状况的女性，以及相关的家庭成员和社会成员。

学习妇产科护理的目的在于学好理论和技术，发挥护理特有职能，为患者提供缓解痛苦、促进康复的护理活动，帮助护理对象尽快获得生活自理能力；为健康女性提供自我保健知识，预防疾病并维持健康状态。

学习妇产科护理除需具有医学基础学科和人文学科知识外，还需具有护理学基础、内科护理学、外科护理学等知识。妇产科护理是一门实践性学科，在学习的全过程中强调理论联系实际。例如，在临床实践中，要坚持针对个体差异性提供个性化整体护理的原则，要以相关理论为前提，运用所学护理程序等知识，要以科学管理方法为护理对象提供高质量的护理活动，最大限度满足护理对象的需求。

项目小结

为了适应医学科学的发展和广大妇女健康的需要，妇产科护理在解决妇女现存的和潜在的健康问题、为妇女健康提供良好服务的基础上，突出"以患者为中心"的服务理念，最大限度地满足护理对象的需求。要求学生对此课程在熟悉、精通理论知识的基础上，更注重实践技能的学习和掌握，认真进行护理实践，做一名合格的护理工作者。

（刘志勇）

项目二 女性生殖系统解剖与生理

学习目标

知识目标

1. 掌握：骨盆的组成、分界及骨盆的骨性标志；内生殖器官的解剖、组织结构与功能；卵巢周期性变化，性激素的功能及子宫内膜的周期性变化。
2. 熟悉：骨盆各平面的形态及径线、骨盆底、外生殖器官的组成、内生殖器官的邻近器官。
3. 了解：其他生殖器官的周期性变化，月经生理及性周期的调节。

技能目标

1. 解释名词：会阴、会阴中心腱、排卵、月经、月经周期、月经期。
2. 简述女性骨盆的结构和骨性标志。
3. 试述子宫的解剖结构及功能。
4. 说出会阴和分娩的关系。
5. 女性内、外生殖器由哪些器官组成。
6. 女性内生殖器官的邻近器官有哪些。
7. 维持子宫正常位置的韧带有几对，各起什么作用。
8. 简述卵巢激素的生理功能。
9. 简述月经血的特点及经期症状。
10. 试述性周期的调节过程。

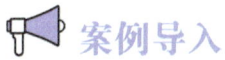

案例：某产妇30岁，宫内孕第一胎39周，顺产一男活婴，第一产程9小时，第二产程1小时，胎儿体重3750g，会阴Ⅰ度裂伤。

思考：会阴的特点，会阴与分娩的关系。

任务一　女性生殖系统解剖

女性生殖系统包括内、外生殖器官及其相关组织和邻近器官。生殖器官位于骨盆内，骨盆与分娩有非常密切的关系。

一、骨盆

骨盆为生殖器官所在部位，是保护盆腔脏器的重要器官，也是产道的重要组成部分（骨产道），即胎儿经阴道娩出的必经通道。骨盆的大小、形态直接影响着胎儿能否顺利分娩。

1. 骨盆的组成

（1）骨盆的骨骼：骨盆由1块骶骨、1块尾骨和左右2块髋骨组成。每块髋骨又由髂骨、坐骨及耻骨共同融合而成，骶骨由5~6块骶椎组成，尾骨由4~5块尾椎组成（图2-1）。

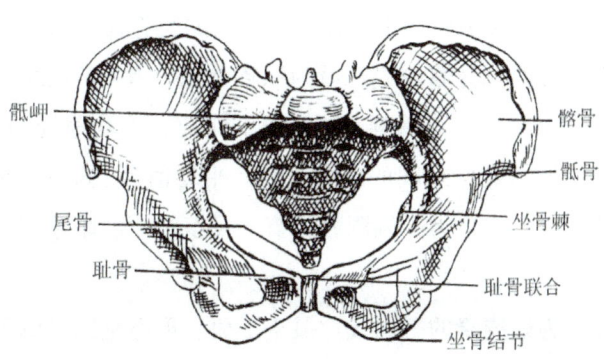

图2-1　正常女性骨盆

（2）骨盆的关节：骶骨与左、右髂骨之间分别构成左侧骶髂关节与右侧骶髂关节；骶骨与尾骨之间构成骶尾关节，有一定的活动度；两耻骨之间借纤维软骨相连形成耻骨联合，位于骨盆的正前方。

（3）骨盆的韧带：骨盆的关节周围均有韧带附着。其中有两对韧带非常重要，一对是骶尾关节与坐骨结节间的骶结节韧带；另一对是骶尾关节与坐骨棘间的骶棘韧带。妊娠期受激素的影响，使各韧带松弛，关节的活动度略有增加，尤其是骶尾关节的活动度增加，有利于胎儿分娩。

2. 骨盆的分界

骨盆的分界线：前是耻骨联合上缘、左右两侧为髂耻线、后为骶岬上缘，它们之间的连线称为分界线。这条界线将骨盆分成上下两部分，界线以上为假骨盆又称大骨盆，为腹腔的一部分，与分娩无直接关系，但测量假骨盆的某些径线的长短可间接了解真骨盆的大小；界线以下为真骨盆又称小骨盆，是胎儿娩出的通道，故又称骨产道或硬产道，它有上下两个口，上为骨盆入口，下为骨盆出口，两口之间为骨盆腔。

3. 骨盆的常用骨性标志

（1）骶骨岬：第一骶椎上缘向前突出的部分，是骨盆内测量的重要标志。

（2）耻骨弓：耻骨两降支的前部相连形成，耻骨弓角度正常约为90°，该角度的大小关系到骨盆出口横径的大小。

（3）坐骨棘：位于真骨盆中部，是坐骨后缘中点突出的部分。做阴道检查或肛门检查时可触及，左右两侧的坐骨棘连线是分娩过程中判断胎头下降的重要标志线。

（4）坐骨结节：坐骨上下支移行后下部，其骨质肥厚粗糙，称为坐骨结节。

（5）髂嵴：髂骨翼上缘肥厚形成弓形的部分称为髂嵴，它的前端为髂前上棘，后端为髂后上棘，这些都是骨盆外测量的重要依据。

4. 骨盆的平面和径线

为了便于理解分娩时胎儿先露部通过骨产道的过程，通常将骨盆分为3个假想平面。

（1）入口平面：是分界线围成的平面即真假骨盆的交界面。形态呈横椭圆形，其组成前为耻骨联合上缘，左右两侧为髂耻线，后为骶岬上缘。有4条径线，①前、后径：又称真结合径，是耻骨联合上缘中点至骶岬上缘中点的距离，平均值为11 cm，是入口平面的重要径线；②横径：为两侧髂耻线间的最宽距离，平均值为13 cm，是入口平面的最大径线；③斜径：有两条左右各一，为一侧骶髂关节上缘至对侧髂耻隆突间的距离，平均值为12.75 cm。

（2）中骨盆平面：为最狭窄的平面或称最小平面。形态呈纵椭圆形，其组成前为耻骨联合下缘，左右两侧为坐骨棘，后为第四、五骶椎之间。有两条径线：①前后径：耻骨联合下缘中点至第四、五骶椎间的距离，平均值为11.5 cm；②横径：又称坐骨棘间径，是两坐骨棘之间的距离，平均值为10 cm。是中骨盆平面的重要径线，该径线的长短与分娩有着密切的关系。

（3）出口平面：形态由两个不在同一平面的三角形组成，其组成前为耻骨联合下缘，左右两侧为坐骨结节，后为骶尾关节。有4条径线，①前、后径：耻骨联合下缘中点至骶尾关节的距离，平均值为11.5 cm；②横径：也称坐骨结节间径，是两坐骨结节内侧缘间的距离，平均值为9 cm，是出口平面的重要径线；③前矢状径：耻骨联合下缘中点至坐骨结节间径中点的垂直距离，平均值6 cm；④后矢状径：骶尾关节至坐骨结节间径中点的垂直距离，平均值为8.5 cm。若出口横径稍短，但只要它与后矢状径之和>15 cm，足月正常大小的胎头就能通过骨盆经阴道分娩。

5. 骨盆轴及骨盆倾斜度

（1）骨盆轴：是指骨盆3个平面中心点之间的连线。骨盆轴上段向下向后、中段向下、下段向下向前，分娩时胎儿即沿此轴娩出，故又称产轴。

（2）骨盆倾斜度：是指妇女站立时，骨盆入口平面与地平面所成的角度，一般约为60°。若骨盆倾斜度过大，将会影响胎头的衔接。

6. 骨盆底组织

骨盆底的组织封闭了骨盆出口，能承载和支持盆腔脏器，使盆腔脏器保持正常的位置。分娩时如骨盆底组织受损或产褥期过早的体力劳动，则会使盆底组织松弛，影响盆腔脏器的位置，可能发生阴道、直肠壁膨出或子宫脱垂。骨盆底有尿道、阴道和直肠3个通道。骨盆底由肌肉和筋膜所组成，由外向内分为3层。

（1）浅层：即外层位于外生殖器和会阴部皮下组织的下方。由会阴浅筋膜、其深面的3对肌肉（会阴浅横肌、球海绵体肌、坐骨海绵体肌）和肛门外括约肌组成。此层肌肉的肌腱会合于阴道口与肛门之间，形成会阴中心腱。

（2）中层：即泌尿生殖膈。由上下两层坚韧的筋膜和其间的一对会阴深横肌、尿道括约肌组成。

（3）深层：即盆膈或内层。由肛提肌及其筋膜所构成，是骨盆底最坚韧的一层。肛提肌是一对三角形的肌肉板，每侧肛提肌又由耻尾肌、髂尾肌和坐尾肌3块肌肉组成，其主要作用是加强骨盆底的托力。

会阴：广义的会阴是指封闭骨盆出口的所有软组织。狭义的会阴是指阴道口与肛门之间的软组织，厚3~4 cm，由外向内逐渐变窄呈楔状，包括皮肤、皮下脂肪、筋膜、部分肛提肌及会阴中心腱，又称会阴体。会阴在妊娠后组织变松软、分娩时组织变薄，此时厚1~2 cm且伸展性很大，有利于胎儿娩出，但不注意保护会阴，可发生不同程度的撕裂。

二、外生殖器

女性外生殖器又称外阴，是指生殖器官的外露部分，包括耻骨联合至会阴和两股内侧之间的组织（图2-2）。

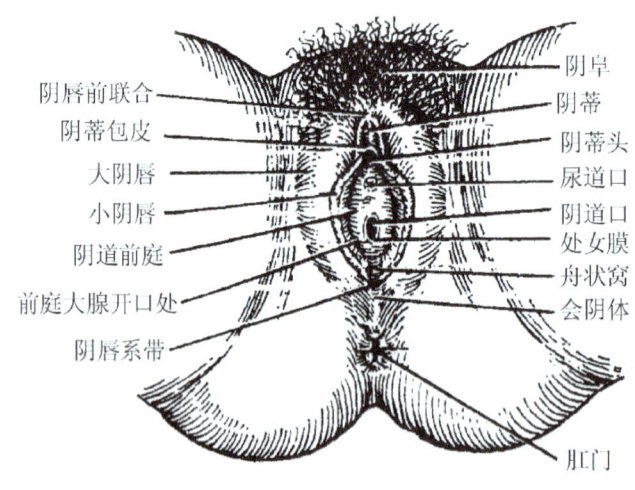

图2-2　女性外生殖器

1. 阴阜

为耻骨联合前面隆起的皮肤脂肪垫。有丰富的皮下脂肪组织和神经，青春期开始生长卷曲的阴毛，其分布呈尖端向下的三角形，两侧向下延伸到大阴唇的外侧。阴毛为女性的第二性征之一。

2. 大阴唇

为两股内侧一对隆起的皮肤皱襞，前端起自阴阜，后端融合形成阴唇后联合。大阴唇外侧面为皮肤，皮层内有汗腺及皮脂腺，青春期开始长阴毛；内侧面皮肤湿润似黏膜。大阴唇含有很厚的皮下脂肪，其内有丰富的静脉丛，局部受伤时易出血或形成血肿。未产妇的两侧大阴唇自然合拢，遮盖尿道口及阴道口；经产妇因分娩影响常向两侧分开。绝经后大阴唇呈萎缩状，阴毛稀少。

3. 小阴唇

为一对位于大阴唇内侧的皮肤皱襞，表面湿润似黏膜，无毛，富含神经末梢，故很敏感。两侧小阴唇前端相互融合包绕阴蒂，后端与大阴唇的后端在正中线会合形成阴唇系带，经产妇的阴唇系带受分娩的影响已不明显。

4. 阴蒂

位于两侧小阴唇的顶端联合处，属于海绵体组织，具有勃起性。内含丰富的神经末梢，是最敏感的性器官。

5. 阴道前庭

为两侧小阴唇之间的菱形区域，前为阴蒂，后为阴唇系带。在此区域内有以下各部分。

（1）尿道口：位于阴蒂头的后下方及前庭的前部，略为圆形，是尿道的开口。在其后壁有一对腺体，称尿道旁腺，其分泌物有润滑尿道口的作用，常有细菌潜伏。

（2）阴道口及处女膜：位于前庭的后部、尿道口与肛门之间。阴道口周覆有一层薄膜，称处女膜，膜的中央有一孔，经血由此流出，初次性交或剧烈运动时处女膜破裂会有少量出血，分娩时进一步破损，仅留乳头状突起，称处女膜痕。

（3）前庭大腺：又称巴氏腺或巴多林腺，位于大阴唇深后部，阴道口两侧，似黄豆大小的一腺体，开口于小阴唇与处女膜之间的中、后 1/3 交界处，性兴奋时分泌黏液润滑阴道口。正常情况下不能触及此腺体，当腺管口堵塞或感染时，可形成前庭大腺脓肿或囊肿。

三、内生殖器

女性内生殖器包括阴道、子宫、输卵管和卵巢，其中输卵管和卵巢称为附件。

（一）阴道

阴道位于膀胱、尿道和直肠之间。阴道壁由黏膜、平滑肌和弹力纤维层组成，富含静脉丛，故局部受损易出血或形成血肿。阴道是女性的性交器官，也是经血排出和娩出胎儿的通道。阴道呈上宽下窄的通道，其上端与子宫相通，下端借阴道口与外界相通，前壁短于后壁（前壁长 7~9 cm，后壁长 10~12 cm）；其上端环绕子宫颈的一周称为阴道穹窿，分别为前、后、左、右 4 个穹窿，后穹窿较深，其顶端是直肠子宫陷凹（图 2-3），为腹腔的最低部位，当盆腔脏器出血或有腹腔积液时，可经此进行穿刺、引流，故后穹窿最有临床意义；阴道壁上有许多黏膜横皱襞，故伸展性很强；其黏膜表面由复层鳞状上皮覆盖，呈淡粉红色，受卵巢性激素的影响，可有周期性变化；阴道黏膜内没有腺体，只有渗液，与子宫内膜及宫颈黏膜腺体分泌的黏液混合成乳白色、略黏稠的液体，称为白带。

（二）子宫

子宫位于盆腔正中央，呈前倾前屈位，前邻膀胱，后邻直肠。形似倒置的扁梨形。成人子宫长 7~8 cm，宽 4~5 cm，厚 2~3 cm，重约 50 g，宫腔容积约 5 mL。子宫内膜在卵巢激素的影响下发生周期性的变化而产生月经；子宫是性交后精子到达输卵管的通道，是孕育胎儿的场所；子宫收缩使胎儿及其附属物娩出且具有止血作用。

1. 解剖结构

子宫分为底、体、颈3部分，上部较宽，称为子宫体，子宫体顶部隆起，称子宫底，子宫下部较窄，称为子宫颈。子宫体与子宫颈的比例，婴儿为1：2、成年人为2：1、老年期为1：1。子宫体内腔称子宫腔，为尖端向下的三角形。子宫颈的内腔呈梭形，称子宫颈管，成年妇女长约3 cm，其上端为子宫峡部，下端为子宫颈外口，宫颈下端伸入阴道内的部分称宫颈阴道部，未产妇的子宫颈外口呈圆形，经产妇因受分娩的影响呈横裂状。子宫体与子宫颈之间最狭窄的部分，称子宫峡部，其上端在解剖上最狭窄，称解剖学内口，其下端因黏膜组织在此处由子宫腔内膜转变为子宫颈黏膜，称组织学内口（图2-4）。子宫峡部非孕时长约1 cm，到妊娠晚期或临产前可长达7~10 cm，此时称子宫下段。宫底两侧与输卵管相通处，称子宫角。

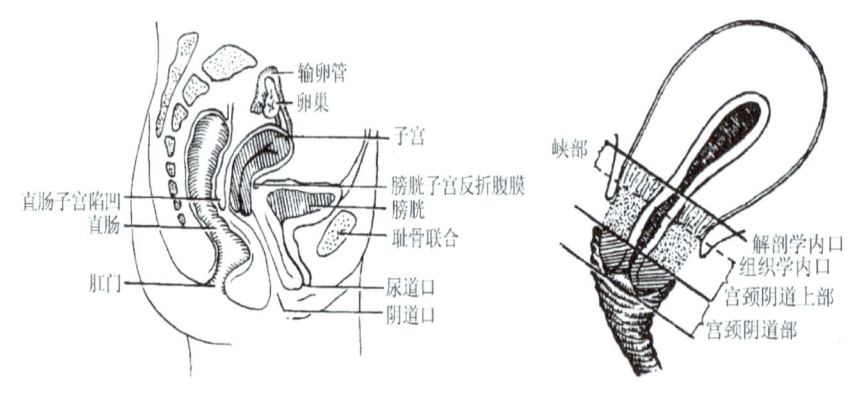

图2-3　女性内生殖器矢状面　　　图2-4　子宫矢状面

2. 组织结构

（1）子宫体：宫体壁由内向外分为3层，内层为黏膜层（即子宫内膜层），中层为肌层，外层为浆膜层（即脏层腹膜）。

黏膜层分为两层即功能层和基底层，从青春期开始其表面2/3受卵巢激素影响，具有周期性变化，称功能层；其余1/3靠近子宫肌层的内膜，具有再生作用，称基底层；月经期功能层脱落，由基底层修复内膜长出新的功能层。其黏膜上皮为单层低柱状上皮。

肌层为子宫壁最厚的一层，由平滑肌及弹力纤维组成，肌束分3层呈外纵内环中交错的网状，血管贯穿其间。子宫肌肉收缩可压迫血管有效地止血，也是分娩的主要力量。

浆膜层即覆盖子宫体的脏层腹膜，与肌层紧贴。在子宫前壁近子宫峡部处，腹膜向前返折覆盖膀胱，形成子宫膀胱陷凹。在子宫后面，腹膜沿子宫壁向下至子宫颈后方及阴道后穹窿，再向后返折覆盖于直肠前壁，形成直肠子宫陷凹，又称道格拉斯陷凹。

（2）子宫颈：主要由结缔组织构成，含有少量平滑肌纤维、弹力纤维及血管。子宫颈黏膜层的腺体分泌碱性黏液形成宫颈黏液栓，具有保护作用。宫颈管黏膜受卵巢激素的影响有周期性变化，其上皮为单层高柱状上皮，宫颈阴道部上皮为复层鳞状上皮，表面光滑。宫颈外口鳞柱状上皮交界处是子宫颈癌的好发部位。

3. 子宫韧带

维持子宫正常位置的韧带共有4对（图2-5）。

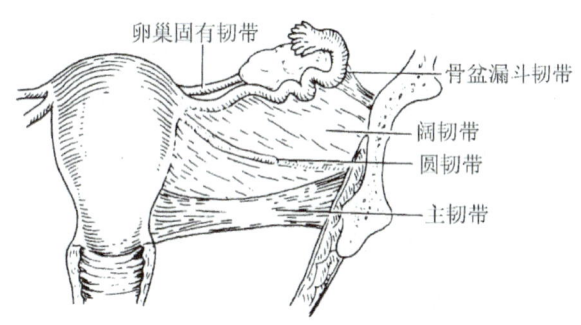

图2-5 子宫各韧带

（1）圆韧带：维持子宫前倾位。它由结缔组织和平滑肌组成。起自两侧子宫角前下方，向前下行，穿过腹股沟管止于大阴唇前端。

（2）阔韧带：维持子宫处于盆腔正中央的位置。为一对翼形的双层腹膜皱襞。由子宫两侧腹膜向外延伸达骨盆侧壁，上缘内2/3覆盖输卵管（输卵管伞部无腹膜覆盖），外1/3自输卵管下方向外延伸至骨盆侧壁，形成骨盆漏斗韧带（卵巢悬韧带），内有卵巢动、静脉穿过。阔韧带内有丰富的血管、淋巴管、神经及大量的疏松结缔组织，称宫旁组织。子宫动、静脉和输尿管均从阔韧带基底部穿过。阔韧带可限制子宫向两侧移动。

（3）主韧带：又称子宫横韧带，是固定子宫颈于正常位置的重要组织。它由坚韧的平滑肌与结缔组织纤维束组成，在阔韧带下方，横行于宫颈两侧与骨盆侧壁之间。

（4）宫骶韧带：将宫颈向后上方牵引，间接地维持子宫于前倾的位置。它自宫颈后面的上侧方（相当于组织学内口处），向两侧绕过直肠达第二、三骶椎前面的筋膜。由平滑肌与结缔组织组成，短厚有力。

（三）输卵管

为一对细长而弯曲的肌性管道，长8~14 cm。内侧与子宫角相连，其管腔与宫腔相通，外侧游离于盆腔。输卵管由内向外可分为间质部、峡部、壶腹部和伞部4部分。输卵管壶腹部是精子与卵子相遇形成受精卵的场所，输卵管能将受精卵运送到宫腔。伞部开口于腹腔，与卵巢接近，游离端呈漏斗状，又称为漏斗部，有"拾卵"作用。

输卵管壁从外到内由浆膜层、肌层、黏膜层3层构成。浆膜层即阔韧带上缘；肌层收缩时使输卵管自伞端向子宫腔方向蠕动；黏膜层由单层高柱状上皮组成，部分上皮细胞有纤毛，纤毛的摆动有助于运送受精卵到达子宫腔。

（四）卵巢

卵巢是女性的一对扁椭圆形的实质性的性腺器官，具有产生卵子和分泌性激素的功能。它位于两侧输卵管的后下方，以卵巢系膜连接于阔韧带后叶；其外侧以骨盆漏斗韧带连于骨盆壁；内侧以卵巢固有韧带与子宫相连。青春期前卵巢无排卵，表面光滑，青春期开始排卵后，表面逐渐凹凸不平，成年妇女卵巢大小约4 cm×3 cm×1 cm，重5~6 g，外观呈灰白色，绝经后卵巢萎缩变小、变硬。

卵巢表面无腹膜，由单层立方上皮覆盖，称生发上皮。其内为卵巢组织，分为皮质和髓质。外层的皮质内含数以万计的始基卵泡或发育至不同阶段的卵泡。中央的髓质内含丰富的血管、淋巴管、神经和疏松的结缔组织。

四、内生殖器的邻近器官

在骨盆腔内除了生殖器官外，还有其他的组织器官，它们不仅位置相邻，其血管、神经、淋巴之间也有相互联系。生殖器官的损伤、感染、肿瘤等可波及邻近器官；同样，邻近器官的病变也会影响生殖器官。

1. 尿道

女性尿道长4~5 cm，位于阴道前面，耻骨联合后方，开口于阴道前庭。因其短而直，又与阴道、肛门邻近，容易发生泌尿系统感染。

2. 膀胱

膀胱为一囊状肌性器官，位于子宫与耻骨联合之间。膀胱空虚时完全在盆腔内，充盈时可上升至腹腔而影响子宫的位置，故妇科检查及手术前应排空膀胱。

3. 输尿管

输尿管是一对圆索状肌性管道，长约30 cm。从肾盂开始沿腰大肌前下行，在骶髂关节处进入盆腔，继续下行经阔韧带底部向前内走行，在子宫颈旁约2 cm处，从子宫动脉下方与之交叉后向前内方进入膀胱。妇科手术时要避免损伤输尿管。

4. 直肠

直肠位于盆腔后部，乙状结肠下方，肛管上方，前为子宫及阴道，后为骶骨，全长15~20 cm。其下2/3与阴道后壁紧贴，肛管长2~3 cm，周围有肛门内外括约肌及肛提肌。在妇科手术、分娩时应注意避免损伤肛管及直肠。

5. 阑尾

阑尾通常位于右髂窝内，长约8 cm，与右侧附件相邻，故妇女阑尾炎时可能累及输卵管和卵巢，两者的感染可相互影响。妊娠期阑尾的位置可随子宫的增大而逐渐向外上方移位。

（刘志勇）

任务二　女性生殖系统生理

一、女性一生各阶段的生理特点

1. 新生儿期

是指出生后4周内的新生儿。胎儿在子宫内受母体性激素的影响，出生后数日内阴道可有少量血性分泌物排出（假月经）；乳房稍肿大甚至有少量乳汁分泌（乳房肿块），这些均属生理现象，短期内可自行消失。

2. 儿童期

出生4周后至12周岁的婴幼儿。10岁前体格生长发育很快，但生殖器官仍为幼稚型。10岁以后，卵巢的卵泡开始发育但不成熟也不排卵；卵巢开始分泌一些性激素使乳房和内、外生殖器开始发育，女性特征开始出现。

3. 青春期

从月经初潮至生殖器官逐渐发育成熟的时期称为青春期，是生殖器官发育最迅速及变化最明显的时期，第二性征出现。月经初潮标志着女性进入青春期。世界卫生组织（WHO）规定青春期为10～19岁。

4. 性成熟期

又称生育期，一般从18岁开始，历时30年左右。是卵巢生殖功能和内分泌功能最旺盛的时期。此期卵巢出现周期性排卵且功能成熟，形成规律的月经。

5. 围绝经期

围绝经期是妇女卵巢功能逐步衰退的时期，一般始于40岁以后，此期长短不一，因人而异，有的短至1～2年，有的历时10～20年。是由性成熟期进入老年期的一个过渡阶段。此期卵巢功能逐渐衰退，卵泡不会发育成熟，出现月经不规律，直至绝经，生殖器官也逐步萎缩。

6. 老年期

一般60岁以后妇女机体逐渐老化进入老年期。此期卵巢功能进一步衰退，卵巢缩小、变硬、表面光滑，性激素明显减少，生殖器官萎缩、退化，容易发生老年性阴道炎、骨折、心血管及其他器官的疾病。

二、卵巢功能及其周期性变化

（一）卵巢功能

卵巢为女性的性腺，它具有生殖功能和内分泌功能即产生卵子和分泌性激素。性激素主要是大量的雌、孕激素及少量的雄激素。

（二）卵巢的周期性变化

1. 卵泡的发育与成熟

新生儿出生时卵巢内有数以万计的始基卵泡，而妇女一生中仅有400~500个卵泡发育成熟，其余的绝大多数卵泡发育到一定程度后退化称闭锁卵泡。

近青春期，始基卵泡开始发育，形成生长卵泡，每个月经周期通常只有一个卵泡发育成熟，称为成熟卵泡，直径为10~20 mm，其结构为卵泡外膜、卵泡内膜、颗粒细胞、卵泡腔、卵丘、卵细胞、放射冠、透明带。

2. 排卵

卵泡在发育过程中逐渐向卵巢的表面移行，成熟时突出于卵巢表面，在卵泡内液体的压力及酶的作用下使成熟卵泡崩解破裂，将其中的成熟卵细胞排入腹腔，即"排卵"。排卵多发生在两次月经的中间，一般在下次月经来潮前14日左右。两侧卵巢可交替排卵，也可由一侧卵巢连续排卵。

3. 黄体的形成和萎缩

排卵后，卵泡液流出，卵泡壁塌陷，残留在卵泡腔的颗粒细胞在垂体分泌的黄体生成素的作用下生成黄体。黄体具有分泌孕激素和少量雌激素的作用，在排卵后7~8日黄体发育成熟且分泌达最高峰。若卵子未受精，则黄体称月经黄体，在排卵后9~10日开始萎缩，月经黄体的寿命为14日左右，萎缩的黄体逐渐被结缔组织所代替，形成白体。若卵子受精，则黄体继续发育称妊娠黄体，妊娠黄体的寿命为10周左右。

（三）卵巢性激素的生理作用

1. 雌激素（E）的主要生理作用

（1）子宫：促使子宫发育，增强子宫收缩力并提高子宫平滑肌对缩宫素的敏感性；使子宫内膜呈增生期；使宫颈腺体黏液分泌增加，质稀薄，易拉成丝状，涂片中出现典型的羊齿植物叶状结晶。

(2) 输卵管：促使输卵管的发育，增强输卵管的蠕动，有利于受精卵的输送。

(3) 阴道：使阴道上皮细胞增生、角化，细胞内糖原含量增多，增加阴道酸度。

(4) 乳腺：促使乳腺腺管增生，乳头、乳晕着色。

(5) 中枢：对下丘脑、腺垂体有正、负反馈调节。

(6) 其他：促进女性第二性征的发育，促进水、钠的潴留，促进骨质中钙、磷的沉积。

2. 孕激素（P）的主要生理作用

(1) 子宫：减弱子宫收缩力并降低子宫平滑肌对缩宫素的敏感性；使子宫内膜由增生期转变为分泌期，分泌期内膜有利于孕卵着床；使宫颈腺体黏液分泌减少，质稠厚，拉丝度降低，涂片中出现椭圆体。

(2) 输卵管：抑制输卵管的蠕动。

(3) 阴道：使阴道上皮细胞脱落，角化现象消失。

(4) 乳腺：促使乳腺腺泡发育。

(5) 中枢：对下丘脑有负反馈调节。

(6) 其他：使基础体温上升 0.3~0.5℃，促进水、钠的排泄。

3. 雄激素的主要生理作用

卵巢能分泌少量雄激素，它可促进蛋白质合成、促进肌肉生长和骨骼肌发育、促使阴毛和腋毛生长、刺激骨髓中红细胞增生。过多的雄激素有抵抗雌激素的作用。

三、子宫内膜的周期性变化及月经

1. 子宫内膜的周期性变化

子宫内膜功能层受卵巢激素的影响而发生周期性变化。月经周期以 28 日为例，其组织形态的周期性改变一般分为 3 期：

(1) 增生期：为月经周期的第 5~14 日。在雌激素作用下，子宫内膜基底层逐渐增生变厚，腺体增多，血管增生呈螺旋状。此期相当于卵巢内卵泡发育至成熟的阶段。

(2) 分泌期：为月经周期的 15~28 日。于月经周期的 15~24 日黄体分泌的孕激素和雌激素，使增生期内膜继续增厚，腺体增大并分泌糖原，血管也迅速增长，更加屈曲，间质疏松水肿，此时有利于受精卵着床发育。于月经周期的 25~28 日孕激素、雌激素水平逐渐下降时，内膜间质水肿消失，内膜厚度减少，螺旋小动脉血管受压，使血流不畅。此期相当于排卵后黄体发育、成熟并退化的阶段。

(3) 月经期：为月经周期第 1~4 日。黄体完全萎缩，雌、孕激素明显下降，子宫内膜螺旋小动脉痉挛性收缩，使内膜坏死、剥脱，随血液排出，称为月经。

2. 月经

在下丘脑-垂体-卵巢轴的调节下，子宫内膜发生的周期性脱落并伴有出血，称为月经。规律月经是性功能成熟的一项标志。

（1）初潮：第一次月经来潮称为"初潮"。一般初潮年龄大多在13~15岁，也有早在10~12岁或迟至17~18岁才来潮的。初潮年龄的大小可受遗传、环境、气候、营养及健康状况等多种因素的影响。

（2）月经周期：相邻两次月经来潮第一天的间隔时间称为月经周期。一般为28~30日，提前或延后3日左右仍属正常。

（3）月经期：月经来潮持续的时间称为月经期，大多为3~7日。

（4）月经血的特征：月经血一般为暗红色，碱性、黏稠而不凝固，量为30~50 mL，除血液外，还含有子宫内膜碎片、多种激素、宫颈黏液及脱落的阴道上皮细胞等。

目前认为月经血不凝是因为脱落的内膜中含有激活因子，能激活血液中的纤溶酶原，使纤维蛋白裂解而使经血呈液体状态。多数学者认为经血量超过80 mL即为病理状态。

（5）月经期的症状：一般无特殊症状，但因经期盆腔淤血，可引起腰骶部酸胀不适，有的还出现头痛、失眠、心悸、精神抑郁、乳房胀痛、便秘或腹泻以及鼻黏膜出血、皮肤痤疮等，但一般不严重，不至于影响正常的生活、工作和学习。

3. 性周期的调节

女性从青春期至围绝经期，生殖器官的周期性变化称"性周期"。这种周期性变化，是在中枢神经系统的控制下，通过下丘脑-垂体-卵巢轴来调节的（图2-6）。

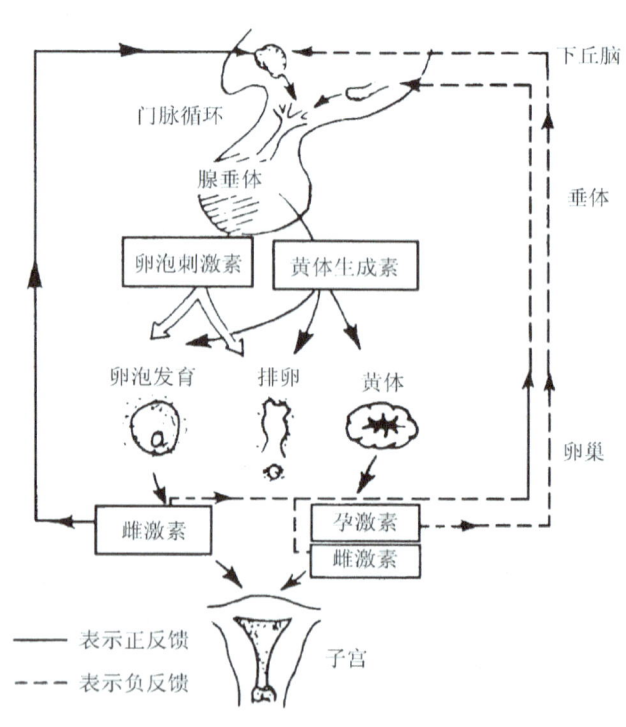

图2-6 下丘脑-垂体-卵巢轴之间相互关系示意图

（1）下丘脑的调节：下丘脑分泌促性腺激素释放激素（GnRH），此激素包括卵泡刺激素释放激素（FSH-RH）和黄体生成素释放激素（LH-RH）。它通过垂体门脉系统进入腺垂体，能使垂体分泌卵泡刺激素（FSH）和黄体生成素（LH）。

（2）垂体的调节：垂体在下丘脑GnRH作用下分泌了卵泡刺激素（FSH）和黄体生成素（LH）。

FSH主要是刺激卵巢的卵泡生长发育至成熟，同时分泌雌激素。LH主要是促使成熟卵泡排卵，促使黄体生成并分泌孕激素和雌激素。

（3）卵巢的反馈调节作用：在垂体促性腺激素的影响下，卵巢发生周期性变化并合成和分泌雌激素与孕激素，而当雌、孕激素逐渐升高时又影响下丘脑、垂体的分泌功能，这称为卵巢对中枢的反馈调节作用。雌激素的增多，可使FSH的分泌减少，对下丘脑和垂体产生负反馈作用；促进LH的分泌，此时对下丘脑和垂体产生正反馈作用，即雌激素具有正、负反馈调节作用。排卵后黄体形成，当孕激素与雌激素达到一定浓度时，将协同使下丘脑及垂体分泌GnRH、FSH、LH都减少，故孕激素对中枢仅有负反馈调节作用。

4. 卵巢对子宫内膜的调节

卵巢内的卵泡从发育至逐渐成熟的过程中分泌越来越多的雌激素，促使子宫内膜增生。卵泡成熟释放出成熟的卵子，即排卵。排卵后破裂的卵泡形成黄体，随着黄体逐渐成熟产生越来越多的孕激素及一定量的雌激素，使增生期内膜转化为分泌期内膜。若卵子未受精，黄体14日左右萎缩，孕激素与雌激素分泌明显减少，子宫内膜得不到性激素的支持发生脱落、出血，使月经来潮（图2-7）。月经是周而复始的即周期性的，下丘脑、垂体因卵巢激素浓度的下降而不再受抑制，又开始分泌GnRH和FSH、LH，卵巢内新的卵泡又发育成熟，分泌性激素，子宫内膜增生、修复，一个新的月经周期又从此开始。

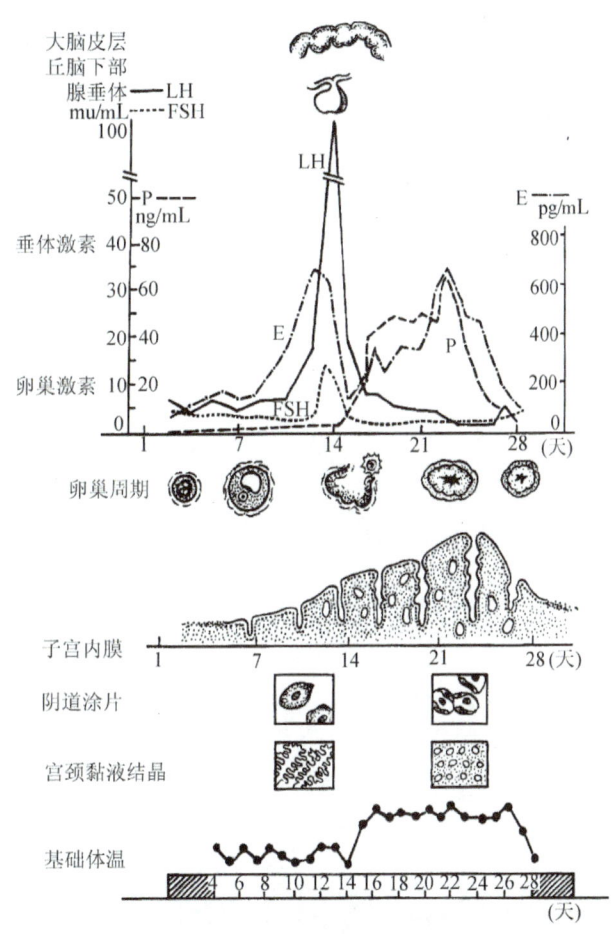

图2-7 月经周期中垂体、卵巢、子宫内膜、阴道细胞涂片、宫颈黏液及基础体温的周期性变化

项目小结

本项目是妇产科护理的重要基础知识。骨盆的组成、分界、骨盆的平面和径线，内、外生殖器官的解剖结构与功能，女性一生各阶段的生理特点，卵巢的周期性变化，卵巢激素的生理功能，子宫内膜的周期性变化及月经是本项目的重点，卵巢的周期性变化及性周期的调节是本项目的难点。通过学习，同学们应能解释名词：会阴、会阴中心腱、排卵、月经、月经周期、月经期，简述女性骨盆的结构和骨性标志，描述子宫的解剖结构及功能，说出会阴和分娩的关系及女性内、外生殖器由哪些器官组成，女性内生殖器官的邻近器官有哪些，维持子宫正常位置的韧带有几对及其作用，简述卵巢激素的生理功能、月经血的特点及经期症状，能描述性周期的调节过程。

（刘志勇）

项目三 妊娠期妇女的护理

学习目标

知识目标

1．掌握：胎盘的组织结构与功能；妊娠各期的概念及诊断；胎产式、胎方位、胎先露的概念及判断，预产期的推算，产科腹部检查，骨盆测量，妊娠期孕妇的护理评估与护理措施。

2．熟悉：胚胎、胎儿各期的发育特征，胎儿附属物的形成及功能、结构特点及妊娠期母体的变化。

3．了解：受精与受精卵植入的过程。

技能目标

1．解释以下名词：过期妊娠、受精、受精卵、着床、胚胎、平衡膳食、仰卧位低血压综合征、胎产式、胎方位、胎先露。

2．简述三胚层的发育结局。

3．识别不同孕龄胎儿的主要特点。

4．简述胎儿附属物的功能。

5．讲述妊娠分期概念。

6．描述妊娠期母体的生理变化。

7．讲解早期妊娠的诊断依据。

8．阐述产前护理评估的主要内容及护理措施。

9．为孕妇制订有关孕期健康和营养指导计划。

10．培养学生尊重母亲、关爱女性健康的人文精神。

> **案例导入**

案例1：小王，已婚，停经45日，来院就诊。妇检：子宫前位，如孕 40^+ 日左右大小，质软，活动度好，双侧附件区未触及异常。

思考：（1）小王最可能的情况是什么？

（2）还需做何检查以确诊？

案例2：李女士，G_1P_0 孕36周，B超检查为单活胎，四步触诊结果：于子宫底部触到较软，宽而不规则的胎臀，在耻骨联合上方触到圆而硬的胎头，胎背位于母体腹部右前方。

思考：（1）李女士目前的胎方位是什么？

（2）如果听胎心，应该在腹部的哪个部位？

任务一　妊娠生殖

妊娠是胎儿在母体内发育成长的过程。卵子受精是妊娠的开始，胎儿及其附属物的排出是妊娠的终止。妊娠的全过程约为280天（40周或10个妊娠月）。

妊娠是一个复杂的生理过程，妊娠期母体各器官会发生一系列变化，以适应胎儿发育成长需要。只有对妊娠过程有所认识，才能做好孕、产期保健，保证母子健康。

一、受精及受精卵植入

（一）受精

精子和卵子结合的过程称为受精。成熟卵子从卵巢排出后，经输卵管伞部进入壶腹部等待受精；精子进入阴道后，经宫颈管、子宫腔到达输卵管壶腹部与卵子相遇而受精。精子在经过宫腔时，受子宫内膜产生的淀粉酶影响，顶体酶上的去获能因子被解除，此过程称为精子获能。受精后的卵子称为受精卵或孕卵，标志着新生命开始。

（二）受精卵的输送与发育

受精卵借助输卵管的蠕动及其黏膜纤毛的运动，向宫腔方向移动，在受精后的4～5天到子宫腔。在运行的过程中，细胞不断进行有丝分裂，在受精后的3～4日分裂成由16个细胞组成的实心细胞团，称为桑葚胚。桑葚胚进入子宫腔继续发育，体积增大，在受精后第6～7日形成囊胚。

（三）受精卵的植入

受精卵在移动过程中逐渐分裂发育，其滋养层细胞能分泌蛋白分解酶，使和它接触的子宫内膜表面溶解，形成缺口，孕卵经此缺口埋入内膜中，缺口迅速修复。这个埋入的过程称为着床或植入（图3-1）。着床过程必须具备一定的条件：①受精卵在输卵管内正常运行；②透明带准时溶解消失；③子宫内膜与胚泡在发育上的精确同步化；④正常的子宫内环境等。

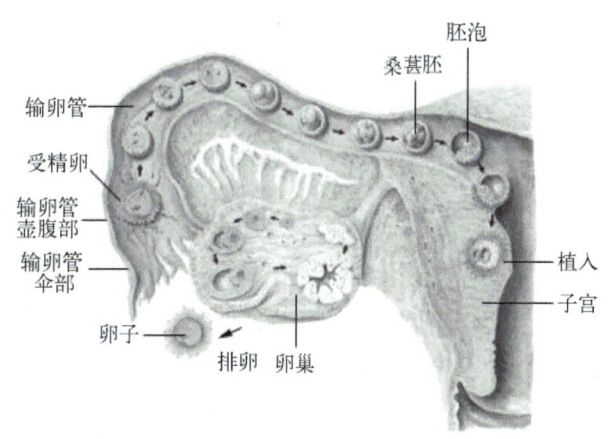

图3-1 卵子受精与着床（植入）示意图

受精到着床需7～8天，着床部位多在子宫体上部前壁或后壁，少数在底部。缺口多在受精的第11～12天修复。受精卵着床后逐渐发育成胚胎及与母体建立联系的附属物——胎盘、胎膜、脐带及羊水等。

（四）蜕膜的形成

受精卵植入后子宫内膜迅速发生蜕膜样变。根据与受精卵的关系分为底蜕膜、包蜕膜、真蜕膜3部分（图3-2）。

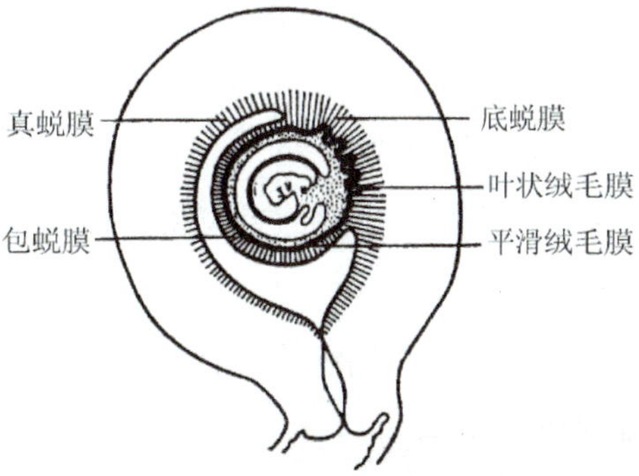

1. 底蜕膜

位于受精卵与子宫肌层之间受精卵着床处的蜕膜称为底蜕膜，以后发育成胎盘的母体部分。

图3-2 妊娠早期子宫蜕膜与绒毛

2. 包蜕膜

覆盖在受精卵上方的蜕膜称为包蜕膜，随受精卵发育逐渐凸向子宫腔，约在妊娠12周时，与对侧真蜕膜贴近而融合，子宫腔消失。

3. 真蜕膜

除底蜕膜、包蜕膜之外,其余覆盖于子宫腔表面的蜕膜通称真蜕膜(又称壁蜕膜)。

二、胚胎的发育

两胚层期:当囊胚植入子宫壁后,迅速发育。内细胞群很快分裂发育为两层,近滋养层的为外胚层,近中央的为内胚层。两胚层细胞发育较快,形成两个腔,外胚层的腔为羊膜腔,内胚层的腔为卵黄囊。羊膜腔的底与卵黄囊的顶合成一个圆板状,称为胚盘,为发生胎体的始基,由此分化成胎儿身体各部。

当羊膜腔与卵黄囊出现不久,滋养层向内分离出一些细胞,称为胚外中胚层,它分布在滋养层内面,并包围在羊膜腔与卵黄囊外面。连接于滋养层与羊膜腔之间的胚外中胚层,称为体蒂,日后形成脐带。

受精后3周左右,从胚盘的外胚层分化出中胚层,此为三胚层时期,这3个胚层,就是最早期的胚胎。在胚盘形成的同时,滋养层分化为两层:内层细胞排列整齐,称细胞滋养层(即郎格罕氏细胞);外层细胞之间无明显分界,称合体滋养层(合体细胞)。在滋养层发育过程中,表面生出许多绒毛突,其再分支称为绒毛(图3-3)。以后胚盘的外层发育为神经系统、唾液腺、皮肤、五官等;中层发育为肌肉、骨骼、结缔组织、循环系统;内层发育为消化系统、呼吸系统的上皮与有关腺体等。

三、胎儿附属物的形成及其功能

胎儿附属物是指胎儿以外的组织,包括胎盘、胎膜、脐带和羊水。

(一)胎盘

1. 胎盘的组成

胎盘由羊膜、叶状绒毛膜和底蜕膜构成。是胎儿与母体间进行气体交换和物质交换的重要器官。

(1)羊膜:是胎盘的内层,覆盖胎盘的胎儿面及脐带表面,为半透明、无血管、富有一定弹性的薄膜。

(2)叶状绒毛膜:孕卵外层细胞称滋养层。囊胚植入子宫内膜后,滋养层表面有许多毛状突起称绒毛,继续发育后,称为绒毛膜。绒毛直接从蜕膜中吸收营养,与底蜕膜接触的绒毛因血液供应丰富发育良好呈树枝状,称为叶状绒毛膜,是构成胎盘的主要部分。

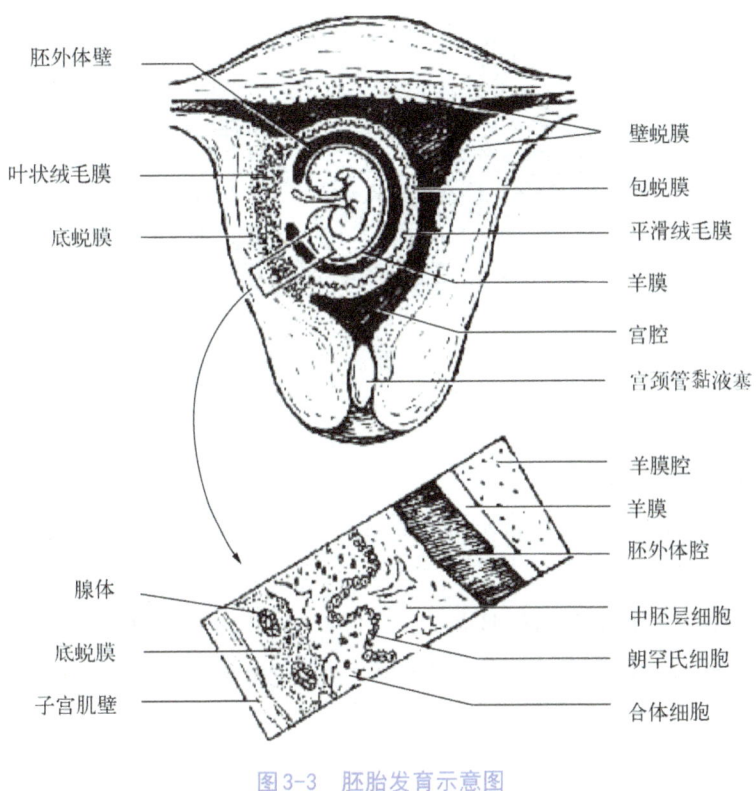

图3-3 胚胎发育示意图

（3）底蜕膜：构成胎盘的母体部分。底蜕膜的螺旋小动脉和小静脉开口于绒毛间隙，血液从小动脉流出，再散向四周；经小静脉回流至母体血液循环，因此绒毛间隙中充满着母血，绒毛浸在母血之中。

2. 胎盘的结构

胎盘于妊娠6~7周时开始形成，3个月时完全形成，约占宫腔的1/3，4个月时占宫腔的1/2。足月妊娠的胎盘呈扁圆或椭圆形，重500~600 g，相当于胎儿体重的1/6；直径16~20 cm，厚2.5~3.5 cm，中间厚，边缘薄；母面暗红色，分成15~20个胎盘小叶，可有散在的钙化斑点；子面光滑，灰白色。脐带附着于胎盘中央或偏侧，脐带血管从附着点向四周分散，达胎盘边缘。

3. 胎盘的血液循环

母儿间物质交换在绒毛间隙。含丰富氧和营养物质的母血经底蜕膜螺旋动脉开口通向绒毛间隙内；胎儿血液经脐动脉至绒毛毛细血管网，将胎儿的代谢产物和二氧化碳带至绒毛间隙，与绒毛间隙中的母血进行物质交换，再经母体的螺旋小静脉返回孕妇体内。胎儿血和母血不相通，隔着绒毛毛细血管壁、绒毛间质及绒毛表面细胞层，靠渗透、扩散及细胞的选择转运进行物质交换，将母血中的氧和营养物质带入脐静脉，运回胎儿体内（图3-4）。

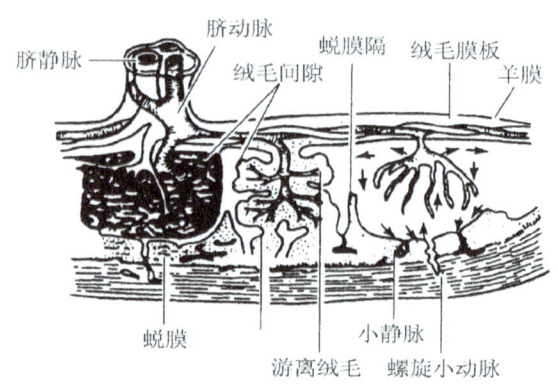

图3-4 胎盘模式图

4. 胎盘的功能

胎盘是维持胎儿在宫腔内正常发育的器官,也是胎儿物质交换及营养、吸收、防御、排泄的器官,其主要功能如下:

(1)气体交换:母血氧分压较脐血高,能以扩散作用通过绒毛进入胎儿血循环。二氧化碳能在胎膜中溶解,易于交换,可不需具有气体分压的明显差别。

(2)营养供应:胎儿生长发育所需的葡萄糖、氨基酸、维生素、电解质等可经胎盘输送到胎儿血中;同时胎盘产生各种酶,能把结构复杂的物质分解为简单的物质,或把结构简单的物质合成糖原、蛋白质、胆固醇等,供应给胎儿。

(3)排出代谢产物:胎儿代谢废物,如尿素、尿酸、肌酐、肌酸等经胎盘送入母血排出。

(4)防御作用:一般细菌和更大的病原体不能通过胎盘,病毒可以通过胎盘进入胎儿血中。某些病原体如结核杆菌、疟原虫、梅毒螺旋体等可先在胎盘形成病灶,破坏绒毛后再进入胎儿血中感染胎儿。母血中的抗体也能通过胎盘进入胎儿血中,使胎儿得到被动免疫力。但母体的抗A、抗B、抗Rh等血型抗体同样也进入胎儿血中,造成胎儿溶血和死胎。某些药物如巴比妥类、吗啡、氯丙嗪、乙醚、抗生素、奎宁、砷剂等,可通过胎盘进入胎儿体内,故孕妇用药时应考虑对胎儿的影响。

(5)内分泌功能:胎盘具有合成激素和酶的功能。激素有蛋白激素(如绒毛膜促性腺激素、胎盘生乳素等)和甾体激素(如雌激素、孕激素等)两大类,酶有缩宫素酶和耐热性碱性磷酸酶等。

①绒毛膜促性腺激素(hCG):由合体滋养层细胞产生。在受精后10日可用放射免疫法(RIA)自母体血清中测出,成为诊断早孕的最敏感方法。hCG在停经后第35日可用一般方法在孕妇的血清或尿中测出,在孕8~10周血清中浓度达高峰,持续1~2周后迅速下降,一般产后2周消失。主要功能是使月经黄体增大继续发育成为妊娠黄体,以维持妊娠。

②胎盘生乳素（HPL）：由合体滋养层细胞分泌。主要功能是促进蛋白质合成，促进胎儿生长及孕妇乳腺腺泡发育，为产后泌乳做准备。

③雌激素：妊娠32周雌激素水平达高峰，维持至分娩。可增加妊娠末期子宫兴奋性，为发动分娩创造有利条件。尿雌三醇（E_3）的测定是监测胎盘功能的重要指标。

④孕激素：妊娠32周孕激素水平达高峰，分娩前突然下降。与雌激素共同参与妊娠期母体各系统的生理变化。

（6）免疫功能：产生一些纤维蛋白样物质和酶，避免免疫排斥的发生。

（二）胎膜

胎膜由羊膜和平滑绒毛膜组成。羊膜是胎膜的最内层，由胚胎羊膜囊壁发育而成，与胎盘脐带上的羊膜相连，薄而透明。上皮细胞在妊娠前半期是扁平的，在妊娠后半期为立方形，有活跃的物质转运功能。平滑绒毛膜是与包蜕膜接触的绒毛膜部分，为胎膜的外层，在发育过程中因缺乏营养逐渐退化，形成平滑绒毛膜，与羊膜可以完全分开。胎膜可防止细菌进入宫腔，故早期破膜容易引起宫腔感染。

（三）脐带

为连接胎儿与胎盘的纽带，是母体和胎儿进行气体交换、营养物质和代谢产物交换的重要通道。脐带表面由羊膜覆盖，内有两条脐动脉、一条脐静脉及胶样结缔组织。足月妊娠的脐带长 30～70 cm，平均长约 50 cm（超过 70 cm 者称脐带过长，短于 30 cm 者称脐带过短），脐带一旦受压，血运受阻，可危及胎儿生命。

（四）羊水

羊膜腔中的液体称为羊水，一般认为早期羊水来源于母体血清经胎膜进入羊膜腔的透析液，中期妊娠以后，胎儿尿液是羊水的重要来源。羊水与母体血浆之间经常进行交换，约90分钟交换50%。

妊娠前半期羊水澄清，后期因内含胎儿脱落的毳毛、皮肤细胞和胎脂，略显浑浊。随着妊娠月份增长羊水量也增加，足月妊娠时羊水量为 500～1000 mL，比重为 1.007～1.035，呈碱性或中性反应。羊水的功能是保护胎儿和母体。妊娠期：①使胎儿在宫内有一定活动度，防止胎儿与羊膜粘连；②保持子宫腔内温度恒定；③使宫腔内压力均匀分布；④减少母体因胎动引起的不适；⑤有利于胎儿体液平衡。临产时：传导子宫收缩的压力，同时形成前羊水囊，有利于扩张子宫颈口。破膜后：润滑产道，同时冲洗阴道以减少感染发生。在妊娠的任何时期，羊水量超过 2000 mL 者为羊水过多。妊娠晚期羊水量少于 300 mL 者为羊水过少。

羊水是维持胎儿生命和发育不可缺少的生活环境，羊水中的各种化学物质随妊娠进展而发生变化。由于胎儿与羊水有着密切的关系，能很好地反映胎儿的生理和病理状态，故产前羊水检查可判断胎儿情况，诊断遗传性疾病、胎儿畸形、胎盘功能、胎儿成熟度和母子血型不合等。

四、胎儿的发育

（一）胎儿发育特征

胚层时期以前（妊娠最初4周）称为受精卵，胚层时期（妊娠前8周）称为胚胎，为主要器官分化发育时期；妊娠第9周起称胎儿，为各器官进一步发育成熟的时期。

描述胎儿的发育特征以4周为一个孕龄单位。胎儿发育过程中，在发育的各个阶段上各有其特点：

第1月末（受精后2周）：受精卵植入子宫内膜并开始发育。

第2月末：胚胎已具人形，头大，眼、耳、鼻、口可辨，早期心脏形成，循环系统开始活动。

第3个月末：四肢稍能活动，外生殖器已发育。

第4个月末：皮肤发红透明，上有少许胎毛，可见皮下血管。骨骼系统进一步发育。外生殖器已经分化，可辨男女。可能听到胎心音，亦可能自感胎动。

第5个月末：皮肤暗红，表面覆以胎脂。头和身体长出毛发，并开始出现吞咽运动，胎心音可听到。

第6个月末：眉毛和睫毛开始生长，脏器及皮下脂肪开始发育，皮肤有皱纹。

第7个月末：皮下脂肪少，面部多皱纹，形如老人。全身有胎毛，头上有毛发，指（趾）甲未达指尖。阴唇已发育，睾丸已降入阴囊。如出生，能啼哭，会吞咽，但生活能力弱，须有特殊护理方能生存。

第8个月末：皮肤深红，面部胎毛已脱落，出生后如有适当护理，可以生存。

第9个月末：皮下脂肪多，面部皱纹消失，出生后能啼哭、吮吸，生存机会甚大。

第10个月末：为足月胎儿，体重一般约3 kg，身长50 cm左右。皮下脂肪发育好，皮肤呈粉红色，胎毛已退，指（趾）甲已过指（趾）尖。能大声啼哭，有强烈的吮吸反射，四肢运动活泼。

胎儿身长及体重逐月增长，但身长增长较平均，体重则因胎次、性别等条件的影响，差异甚大，为了便于记忆，可用下列公式计算。

5个月以前：身长（cm）=妊娠月数的平方；体重（kg）=妊娠月数的立方×2。

5个月以后：身长（cm）=妊娠月数×5；体重（kg）=妊娠月数的立方×3。

(二) 胎头

1. 胎头结构

胎头颅骨有7块（顶骨、额骨、颞骨各2块，枕骨1块）。在胎儿期各骨尚未融合在一起，其间留有缝隙，称颅缝；额骨与顶骨之间为冠状缝，两顶骨之间为矢状缝，顶骨与枕骨之间为人字缝，颞骨与顶骨之间为颞缝，两额骨之间为额缝。两颅缝交界空隙较大处称囟门，胎头前部菱形的囟门称前囟（大囟门）；后部三角形的囟门称后囟（小囟门）。颅缝与囟门的存在，使胎头有一定的可塑性。胎头通过产道时，颅骨轻度重叠使头颅变形，胎头体积缩小，利于娩出。

2. 胎头径线

（1）双顶径（BPD）：两顶骨隆突间的距离。足月胎儿平均值约为9.3 cm，是胎头最大横径，可通过B超测量此径来估计胎儿大小。

（2）枕额径：鼻根至枕骨隆突的距离。足月胎儿平均值约为11.3 cm，胎头常以此径衔接。

（3）枕下前囟径：前囟中点至枕骨隆突下方的距离。足月胎儿平均值约为9.5 cm，胎头俯屈后以此径通过产道。

（4）枕颏径：颏骨下方中央至后囟顶部的距离。足月胎儿平均值约为13.3 cm（图3-5）。

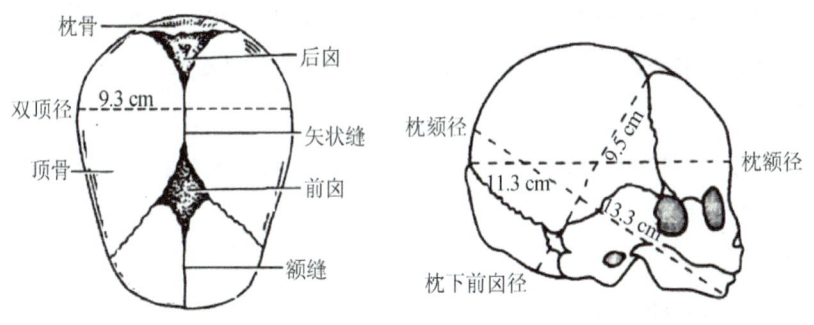

图3-5 胎头颅缝、囟门及径线

（刘志勇）

任务二　妊娠期母体的变化

一、妊娠期妇女的生理变化

妊娠期在胎盘激素的作用下，母体为适应胎儿生长的需要，并为分娩准备条件，各个系统和器官均发生一系列的变化。了解母体的这些生理变化有利于做好孕期保健工作，使母亲和胎儿安全渡过妊娠期。

（一）生殖系统

1. 子宫

子宫是生殖系统变化最大的部分。

（1）子宫体：妊娠早期子宫增大变软，呈球形或椭圆形。妊娠中期增大的子宫超越盆腔，妊娠晚期子宫呈不同程度的右旋。子宫的重量由非孕时的50 g增至足月妊娠时的1000 g，子宫腔的容量由非孕时的5 mL增至足月妊娠时的5000 mL，子宫的大小由非孕时的7 cm×5 cm×3 cm增至足月妊娠时的35 cm×22 cm×25 cm，这些变化与子宫体肌纤维肥大变长和间质血管、淋巴管增生、扩张有关。

（2）子宫峡部：位于子宫体与子宫颈的交界处；非孕期长约1 cm。随妊娠进展逐渐延长变薄，形成子宫下段，临产时可伸展至7~10 cm，成为软产道的一部分（图3-6）。

（3）子宫颈：妊娠早期因充血、水肿，使子宫颈肥大，变软，呈紫蓝色。宫颈内膜腺体肥大，黏液分泌量增多，形成较稠的"黏液栓"，可防止细菌侵入宫腔。

2. 阴道

肌纤维及弹力纤维增生，易于扩张。黏膜变厚，充血，呈紫蓝色，分泌物增多，呈酸性，可抑制致病菌生长。

3. 输卵管

血运增加，组织变软，黏膜有时呈类似蜕膜样变。

4. 卵巢

略增大，不排卵。在一侧卵巢中有妊娠黄体继续生长并分泌雌激素和孕激素。妊娠黄体一般在妊娠3个月后开始萎缩，由胎盘替代卵巢分泌激素支持妊娠。

5. 会阴

会阴皮肤色素沉着，血管增多、充血，淋巴管扩张，结缔组织变软，故伸展性增大，有利于分娩时胎儿娩出。

（二）乳房

妊娠最早几周感乳房发胀，或有刺痛感及触痛，妊娠8周后乳房明显增大。由于雌激素及孕激素的增加，乳房腺管与腺体皆增生，脂肪沉积，乳头很快增大、着色，乳晕着色，出现散在的皮脂腺肥大隆起。妊娠后期可由乳头挤出少量黄色液体，称"初乳"。分娩后新生儿吸吮乳头，乳房即可开始泌乳。

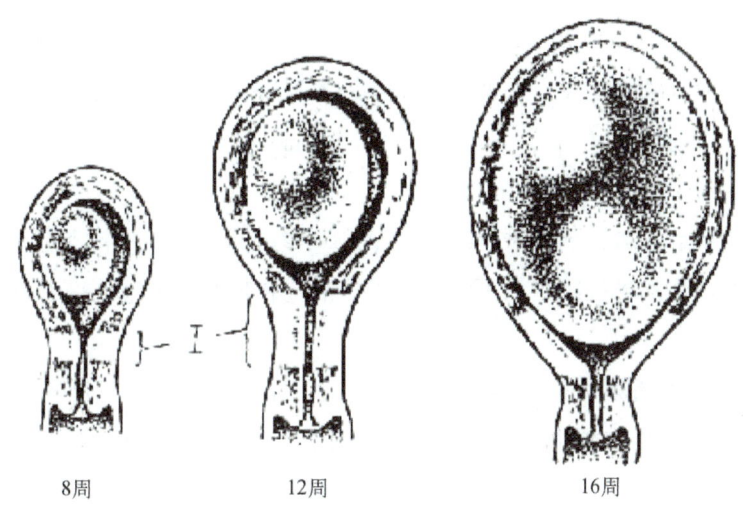

图3-6 子宫峡部（Ⅰ）随胚胎发育逐渐伸展

（三）血液循环系统

1. 心脏

随着妊娠晚期子宫的增大而使膈肌升高，心脏向左上方移位，大血管扭曲，故在心尖区可听到柔和的吹风样收缩期杂音及肺动脉瓣第二心音亢进，但心电图正常。产后自然消失。

2. 心搏出量和血容量

妊娠6~8周血容量开始增加，至妊娠32~34周达高峰，增加30%~45%，其中血浆增加多于红细胞增加（血浆约增加1000 mL，红细胞约增加500 mL），血液相对稀释，出现生理性贫血。由于新陈代谢和循环血量的增加以及为了适应胎盘循环的需要，母体心脏负担加重，每分钟心搏出量自妊娠第10周开始增加，至妊娠28周左右达最高峰，较正常增加30%~50%。心率逐渐增加，最高较未孕时约增加10次/分。

正常心脏具有代偿功能，故能胜任孕期的负担。但心脏病患者在妊娠、分娩或产后各期，可出现不同程度的心功能代偿不全。

3. 血流动力学的改变

随着妊娠月份的增长，增大的子宫压迫下腔静脉，使静脉回流受阻，出现下肢、外阴静脉曲张或痔。孕妇长时间仰卧位时，妊娠子宫压迫下腔静脉，使回心血量减少，心搏出量随之减少，导致血压下降，引起仰卧位低血压综合征。

血压一般无变化。若比原有水平升高 3 kPa（约 20 mmHg）以上或达 17.4/12 kPa（130/90 mmHg）以上者，则为病理现象。

4. 红细胞

妊娠期骨髓不断产生红细胞，网织红细胞轻度增生。由于血液稀释，红细胞计数约为 $3.6×10^{12}$/L，血红蛋白值为 110 g/L，红细胞压积降至 31%~34%。孕妇储备铁约 500 mg，容易缺铁，为适应红细胞增生及胎儿成长和孕妇各器官生理变化的需要，应在孕晚期补充铁剂，以防血红蛋白值下降。

5. 白细胞

从孕 7 周起开始增加，至妊娠 30 周时达高峰，约 $10×10^9$/L，有时可达 $15×10^9$/L，主要为中性粒细胞增加，淋巴细胞增加不多，而单核细胞和嗜酸性细胞几乎无改变。

6. 凝血因子

妊娠期血液处于高凝状态。凝血因子Ⅱ、Ⅴ、Ⅶ、Ⅷ、Ⅸ、Ⅹ均增加，仅凝血因子Ⅺ、Ⅻ降低。血小板略有减少。妊娠晚期凝血酶原时间、部分孕妇凝血活酶时间轻度缩短，凝血时间无明显变化。血浆纤维蛋白原比非孕期增加约 50%。红细胞表面负电荷改变，出现红细胞线串样反应，故红细胞沉降率加快。妊娠期纤维蛋白溶酶增加，优球蛋白溶解出现延长，纤溶活性降低，分娩后纤溶活性迅速增高。

7. 血浆蛋白

血浆蛋白由于血液稀释从孕早期即下降，至妊娠中期为 60~65 g/L，主要是白蛋白减少，约为 35 g/L，以后持续此水平直至分娩。

（四）消化系统

因 HCG 的作用，妊娠早期常出现恶心、呕吐、食欲不振等症状，约在妊娠 12 周消失。因妊娠期大量雌激素的影响，唾液增多，牙龈充血水肿，刷牙时易出血；胃肠平滑肌张力降低，胃蠕动力减弱，胃排空延长，加之胃酸及胃蛋白酶减少，易出现上腹部饱胀感；肠蠕动减弱，出现肠胀气和便秘。妊娠后期子宫压迫直肠，可加重便秘，并可因静脉血流淤滞而出现痔疮。

（五）泌尿系统

妊娠时，由于母子代谢产物的排泄量增多，增加了肾脏的负担，肾脏血液量及肾小球的滤过率均增加，至足月时比孕前可增加 30%~50%。而肾小管对葡萄糖再吸收能力不能相应增加，可出现糖尿。

早孕时增大的子宫及妊娠末期下降的胎头可压迫膀胱而引起尿频。妊娠中期以后，在孕激素的影响下，输尿管蠕动减弱，加之输尿管常在骨盆入口处受妊娠子宫的压迫，致尿流迟缓，易引起泌尿系的感染，尤以右侧多见。

（六）呼吸系统

妊娠期孕妇需氧量增加，孕妇有过度通气现象，呼吸稍加快，每分钟不超过20次，且呼吸较深。妊娠后期因子宫增大，横膈上升，呼吸以胸式呼吸为主，气体交换保持不减。另外，呼吸道黏膜充血、水肿，局部抵抗力下降，易发生呼吸道感染。妊娠后期因横膈上升，平卧后有呼吸困难感，睡眠时稍垫高头部可减轻症状。

（七）骨骼及韧带

部分孕妇可表现为腰骶部及肢体疼痛不适，可能与骨盆各关节和韧带松弛有关。另外，妊娠晚期孕妇重心向前移，为了保持身体平稳，脊柱过度前凸，形成孕妇典型的体态。

（八）内分泌系统

妊娠期腺垂体增大，嗜酸性细胞肥大增多，形成"妊娠细胞"。产后出血性休克者，可使垂体缺血、坏死，导致"席汉综合征"。

孕期高水平的雌、孕激素负反馈抑制了下丘脑和垂体促性腺激素的分泌，故孕期无卵泡发育成熟，也无排卵。垂体催乳素随妊娠进展而增加，分娩前达高峰。促甲状腺激素、促肾上腺皮质激素分泌增多，但因游离的甲状腺素及皮质醇不多，所以孕妇无甲状腺、肾上腺皮质功能亢进的表现。

（九）其他

1. 皮肤

皮肤常有色素沉着，在面部、脐下正中线、乳头、乳晕及外阴等处较显著。色素沉着原因不明，可能和垂体前叶分泌的促黑色素细胞激素的增加有关。皮脂腺及汗腺功能亢进，分泌增多。由于伸展过度，腹壁、乳房以及大腿处侧面和臀部的皮肤可因弹力纤维断裂出现斑纹，称"妊娠纹"。新的妊娠纹为紫红色，见于初孕妇；陈旧性妊娠纹呈白色，多见于经产妇。妊娠纹并非妊娠所特有，在任何皮下脂肪沉积较快或皮肤过度伸展的情况下皆可出现。

2. 体重

早孕期因妊娠反应及食欲不振，体重可下降，随着妊娠月份的增长，胎儿的发育、体内水分的潴留、血液总量的增加以及蛋白质和脂肪的储存等，孕妇体重逐渐增加。一般从妊娠第5个月开始，每周增加约0.5 kg，到足月时共增加约10 kg。如体重增加过快，应考虑有病理情况。

3. 矿物质代谢

铁是血红蛋白及多种氧化酶的组成部分，与血氧运输和细胞内氧化过程关系密切。孕期母体储存铁供不应求，不补充铁易发生缺铁性贫血。

胎儿骨骼及胎盘形成需较多的钙，孕末期体内含钙25 g，磷14 g。绝大多数在孕末两个月贮存，因此在孕末期需补充钙及维生素D_3。

4. 水代谢

孕妇体内钠盐潴留较多，除供胎儿需要外，也分布在母体的细胞外液内。随着钠的潴留，体内水分亦相应增加。钠与水的潴留与体内醛固酮及雌激素有关，而其排出则与孕激素及肾脏功能有密切关系。潴留的水分在产后迅速以尿及汗液形式排出。

二、妊娠期妇女的心理反应及调节

妊娠期孕妇和家庭成员的心理—社会状况会随着妊娠的进展而发生变化，了解这些变化，护理人员可给予适当的护理照顾，使孕妇及其家庭能妥当地调适，迎接新生命的到来。

（一）孕妇常见的心理反应

1. 惊讶和震惊

怀孕初期，不管是否计划中妊娠，几乎都会有此反应。

2. 矛盾心理

在惊讶和震惊的同时，孕妇可能会出现爱恨交加的矛盾心理：觉得怀孕的时机不当；缺乏抚养孩子的知识和技能；工作及家庭条件不允许，缺乏可以利用的社会支持系统；经济负担重；对妊娠引起的生理反应不适应等。

3. 接受

当孕妇有胎动感的时候，多数孕妇会改变当初对怀孕的态度。她们开始出现"筑巢反应"，为孩子的出生和成长计划安排。妊娠晚期，孕妇常因胎儿即将出生感到愉快，会因可能产生的分娩痛苦而焦虑，担心是否顺利分娩、分娩过程中母儿安危、胎儿有无畸形、新生儿是否能为家人接受等。

4. 情绪不稳定

可能是由于体内激素变化的作用，孕妇情绪起伏大，常使配偶不知所措。

5. 内省

孕妇表现出自我为中心，专注自己的身体、休息等，以便能做好计划、调节、适应，迎接新生命的到来。但是这些行为如过度可能会使家人感到冷落而影响相互关系。

（二）孕妇的心理调节

美国妇产科护理学专家鲁宾（Rubin，1984）提出妊娠期孕妇为新生命的诞生，维持个人与家庭的功能完整，必须完成4项孕期母体心理发展任务：

（1）确保自己及胎儿能安全顺利地度过整个孕产期。

（2）促使家庭重要成员接受新生儿。

（3）学习贡献自己。

（4）情绪上与胎儿连成一体。

（刘志勇）

任务三　妊娠诊断

临床上为了掌握妊娠不同阶段的特点，将妊娠全过程分为3个时期：12周以内为早期妊娠，13～27周末为中期妊娠，28～40周为晚期妊娠。妊娠满42周后仍未分娩，称为过期妊娠。

一、早期妊娠的诊断

（一）病史、症状与体征

处于生育年龄的妇女，月经既往规律，一旦月经过期为10日或以上，应首先疑为妊娠。若停经已达8周，妊娠的可能性更大。伴有恶心、呕吐、食欲不振、择食及困乏无力等症状者，应首先考虑为受孕。反应多于妊娠12周左右自行消失。因增大的前位子宫压迫膀胱，有时可引起尿频。妊娠12周以后，增大的子宫体进入腹腔，不再压迫膀胱，尿频症状自行消失。少数孕妇于孕卵着床时，可有少量阴道出血。此外，在哺乳期及某些病理情况下也可发生停经，应注意鉴别。哺乳期妇女月经尚未恢复时，仍有可能再次妊娠。

妊娠8周后，乳房逐渐增大，孕妇自觉乳房轻度胀痛，乳头有轻微刺痛感，初孕妇尤为明显。检查时可见乳头及乳晕色素沉着，乳晕周围有深褐色小结节突起。

妇科检查时可见阴道黏膜及宫颈充血，呈紫蓝色。双合诊检查子宫增大，子宫峡部极软,感觉宫体与宫颈似不相连,称"黑加征"(Hegar sign)。宫体随妊娠进展逐渐增大,妊娠5~6周时宫体呈球形;妊娠8周时宫体约为非孕时的2倍;妊娠12周时宫体约为非孕时的3倍,可在耻骨联合上方触及子宫底。测量子宫高度,可以判断子宫大小与妊娠周数是否相符,增长过速或过缓均可能为异常(表3-1)。

表3-1 不同妊娠周数的子宫底高度及子宫长度

妊娠周数	手测子宫底高度	尺测耻上子宫底高度(cm)
满12周	耻骨联合上2~3横指	
满16周	脐耻之间	
满20周	脐下一横指	18(15.3~21.4)
满24周	脐上一横指	24(22.0~25.1)
满28周	脐上三横指	26(25.3~29.0)
满32周	脐与剑突之间	29(25.3~32.0)
满36周	剑突下两横指	32(29.8~34.5)
满40周	脐与剑突之间或略高	33(30.0~35.3)

(二)辅助检查

1. 妊娠试验

妊娠后胚胎的绒毛滋养层细胞产生大量绒毛膜促性腺激素(hCG),该激素存在于孕妇体液中,通过检测血、尿标本中hCG,可作为早孕的辅助诊断。

2. 黄体酮试验

利用孕激素在体内突然撤退可引起子宫出血的原理,对既往月经规律、月经过期未来潮的可疑早孕妇女,可考虑每日肌注黄体酮20 mg,连续3天。未孕者多在停药3~7天后来月经。超过7天仍无月经者,则妊娠的可能性较大。

3. 超声检查

(1)B型断层显像法:在增大子宫的轮廓中可见到圆形妊娠环,其内为液性暗区。液性暗区内可见胚芽或胎儿,同时可见胎心搏动或胎动。最早在5周时,即可在妊娠环中见到有节律的胚胎原始心管搏动。

(2)超声多普勒法:用超声多普勒在子宫位置可听到有节律单一高调胎心率,150~160次/分,可确诊为早孕。最早可在孕7周测出。

4. 基础体温测定

具有双相型体温的妇女,停经后高温相持续18日不下降者,早孕的可能性很大。

5. 宫颈黏液检查

早孕时宫颈黏液量少质稠，涂片干燥后镜检视野内全为成行排列的椭圆体。

二、中、晚期妊娠的诊断

（一）病史

有早期妊娠的经过，感觉腹部逐渐增大，并自觉有胎动。

（二）临床表现

1. 子宫逐月增大

子宫体随妊娠周数的增加而逐渐增大，子宫底逐渐升高，腹部检查时可以根据手测宫底高度及尺测耻骨联合上子宫长度来估计胎儿大小及妊娠周数。宫底高度因孕妇的脐耻间距离、胎儿发育情况、胎儿数目、羊水量、孕妇营养等不同而有差异。

2. 胎动

妊娠18～20周孕妇可自觉胎儿在子宫内活动，此称胎动。检查时也可扪及或用听诊器听到。

3. 胎心

妊娠20周左右可经孕妇腹壁听到胎儿心音，呈双音性质，如钟表的"滴答"声，每分钟120～160次，以在胎儿背部听诊最为清楚。但需与子宫杂音、腹主动脉音相区别，子宫杂音为吹风样低响，腹主动脉音为"咚咚"样强音，均与孕妇脉搏一致。

4. 胎体

妊娠20周后，可经腹壁触到胎体，妊娠24周后更为清楚。可区分圆而硬的胎头具有浮球感，宽而软的胎臀形状不规则，宽而平坦的胎背和小而不规则的四肢。

5. 皮肤变化

在面部、乳头乳晕及腹壁正中线有色素沉着。

（三）辅助检查

1. 超声检查

B型超声可显示胎儿数目、胎儿大小、胎方位、胎心搏动、胎动、羊水及胎盘等的图像，能测定胎头双顶径，观察胎体有无体表畸形。超声多普勒法可探测胎心音、胎动音、脐带血流音及胎盘血流音。

2. 胎儿心电图

用间接法,于妊娠12周以后可经孕妇腹壁显示胎儿的心电图形。

三、胎产式、胎先露及胎方位

胎儿在宫腔内的姿势称为胎势,正常胎势为胎头俯屈,颏部贴近胸壁,脊柱略向前弯,两臂交叉于胸前,髋关节、膝关节屈曲,两腿交叉于腹前,整个胎体呈椭圆形,以适应妊娠晚期宫腔的形状。

(一)胎产式

胎体纵轴与母体纵轴间的关系称胎产式。两轴平行者为纵产式,头在下者为头位,最常见;臀在下者为臀位,较少见。母儿两长轴垂直者为横产式,两长轴交叉成锐角者称斜产式,胎儿横卧或斜卧于骨盆入口以上者较少见(多属暂时性)(图3-7)。

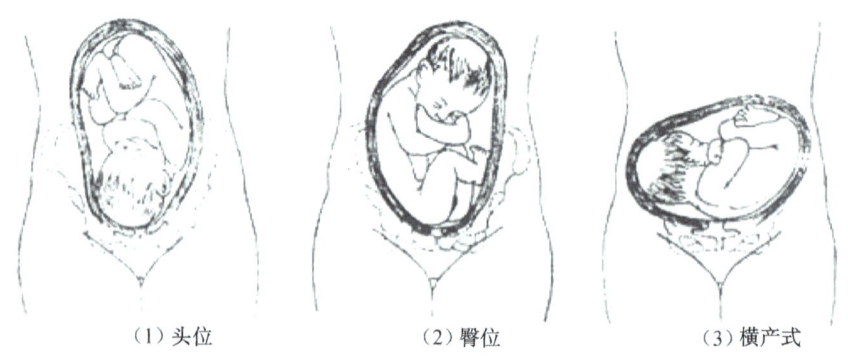

(1)头位　　　　(2)臀位　　　　(3)横产式

图3-7　胎产式与胎先露

(二)胎先露

分娩时,胎儿最先进入骨盆入口的部分叫"先露部"。头位的先露部可因胎头俯屈良好、俯曲不良及仰伸等不同情况,分为枕先露、前囟先露、额先露及面先露等,其中以枕先露最常见,额及面先露少见(图3-8)。

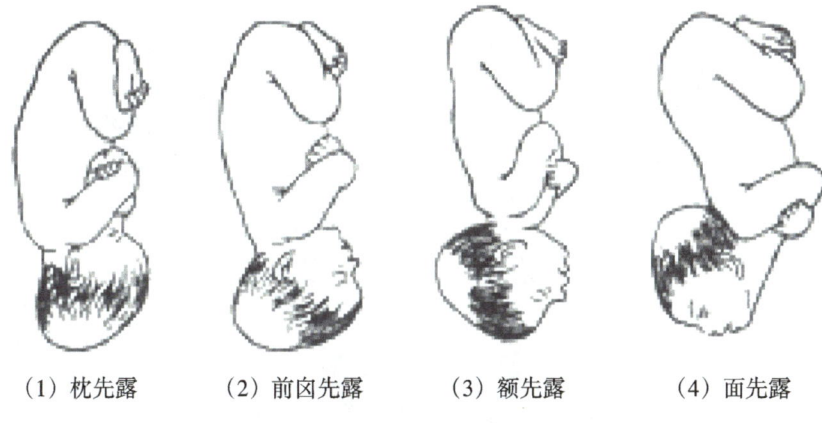

(1) 枕先露　　(2) 前囟先露　　(3) 额先露　　(4) 面先露

图3-8　头先露

臀先露因入盆的先露部分不同而分为混合臀先露、单臀先露、单足先露、双足先露等，如图3-9所示。偶尔可见胎头和胎手同时入盆，称复合先露。

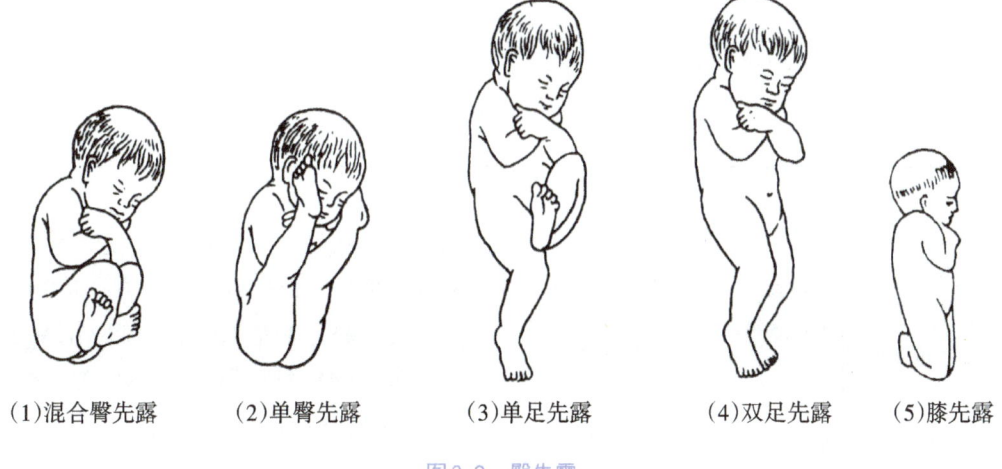

(1)混合臀先露　(2)单臀先露　(3)单足先露　(4)双足先露　(5)膝先露

图3-9　臀先露

（三）胎方位

胎儿先露部的指示点与母体骨盆的关系称胎方位，简称胎位。人为地将母体骨盆腔分为左前、右前、左后、右后、左横及右横6个方向。枕先露以枕骨为指示点，额及面先露以前囟及颏为指示点，臀先露以骶骨为指示点，肩先露则以肩胛骨为指示点。每种胎先露有6种胎方位，横位则为4种。以枕先露为例，当枕骨位于母体骨盆腔的左前方时，称为"枕左前"，位于右前方时为"枕右前"（图3-10），这两种方位最为常见。其他较少见的为枕左后、枕右后、枕左横及枕右横。横位有肩左前、肩右前、肩左后及肩右后4种方位。不同胎先露各有如下数种胎方位（表3-2）。

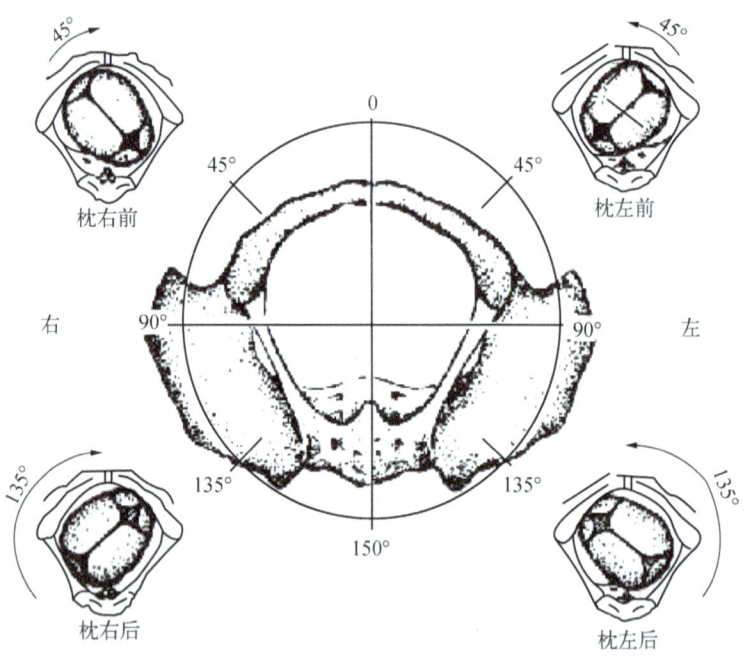

图 3-10　确定胎方位示意图（骨盆由下往上看）

表 3-2　胎产式、胎先露和胎方位的关系及种类

胎产式	胎先露		胎方位种类
纵产式(99.75%)	头先露 (95.75~97.75)	枕先露 (95.55%~97.55%)	枕左前(LOA)、枕左横(LOT)、枕左后(LOP) 枕右前(ROA)、枕右横(ROT)、枕右后(ROP)
		面先露(0.2%)	颏左前(LMA)、颏左横(LMT)、颏左后(LMP) 颏右前(RMA)、颏右横(RMT)、颏右后(RMP)
	臀先露(2%~4%)		骶左前(LSA)、骶左横(LST)、骶左后(LSP) 骶右前(RSA)、骶右横(RST)、骶右后(RSP)
横产式	肩先露(0.25%)		肩左前(LScA)、肩左后(LScP) 肩右前(RScA)、肩右后(RScP)

（刘志勇）

任务四 妊娠期管理

妊娠期定期产前检查是妊娠期监测的重要内容，也是贯彻预防为主方针的具体措施。产前检查的目的是了解孕妇和胎儿的健康状况，及时发现和处理异常情况，及时纠正异常胎位，及早发现胎儿发育异常，帮助孕妇选择最佳的分娩方式，最大限度降低围生期母儿死亡率和病残儿发生率，以保障母儿健康。产前护理评估通过采集完整的病史资料、全面的体格检查，为孕妇提供连续的整体护理。

产前检查时间应从确定早孕开始。通常，如经全面检查未发现异常者，应于妊娠20周起接受产前系列检查，妊娠28周前，每4周检查1次；妊娠28周至36周，每2～4周检查1次；妊娠36周以后，每周检查1次，即妊娠20、24、28、32、36、37、38、39、40周共行产前检查9次。如有异常情况应酌情增加检查次数。

一、围生期概念

围生医学是研究在围生期内加强孕产妇及围生儿卫生保健的一门科学，对降低围生期母儿死亡率、病残儿发生率和保障母儿健康具有重要意义。围生期是指产前、产时、产后的一段时期。国际上对围生期有4种规定：①围生期Ⅰ，从妊娠满28周（即胎儿体重≥1000 g或身长≥35 cm）至产后1周；②围生期Ⅱ，从妊娠满20周（即胎儿体重≥500 g或身长≥25 cm）至产后4周；③围生期Ⅲ，从妊娠满28周至产后4周；④围生期Ⅳ，从胚胎形成至产后1周。目前，我国采用围生期Ⅰ来计算围生期死亡率。

二、护理评估

（一）采集病史

产科护士应较全面地评估初诊孕妇的身心情况，注意收集下列资料，及时发现影响正常妊娠过程的潜在因素。完整的病史资料是产前评估的重要内容。

1. 健康史

（1）一般资料：

①年龄：年龄过小易发生难产；年龄较大，尤其是35岁以上的初产妇，发生妊娠期高血压疾病、产力及产道异常的概率较高，围产儿死亡率比30岁以前的孕妇高，而且心

理反应程度较重。

②职业：接触有毒物质及放射线的孕妇易发生胎儿畸形，处于高温及高噪声（大于85分贝）作业环境的孕妇应调换工作。

③学历：学历较高的孕妇多数能积极阅读保健资料，便于孕期指导的开展；学历较低的孕妇则是孕期教育的重点对象。

④民族和信仰：不同的民族有不同的风俗习惯，会影响孕妇营养的摄入，所以要注意评估孕妇的饮食情况，包括有无异食癖，有无择食习惯及食物的烹调方法是否合理等。

⑤经济：经济收入较高的家庭能很好地满足孕妇的营养需要，而低收入家庭的孕妇营养状况往往较差，应注意指导孕妇合理安排饮食。

⑥药物接触：评估孕前经常服用的药物及停药时间，有无成瘾药物。是否有烟酒嗜好，是否经常处于被动吸烟环境中。

⑦支持系统：了解孕妇家庭支持系统的情况很重要，家庭环境较好的孕妇，其心理承受能力强，也便于接受怀孕的事实。

⑧夫妻双方有无遗传性疾病及慢性病史，如高血压、心脏病、糖尿病等，有无双胎史。

（2）既往史：有无高血压、心脏病、糖尿病或肾脏病史；有无肝炎、结核病史及接触史，若有此类疾病，还需了解发病及治疗经过。既往有无手术、外伤史。

（3）月经史：包括初潮年龄、月经周期、持续时间等，有助于准确地计算预产期。记录方式：初潮年龄 $\frac{持续时间}{月经周期}$。例如妇女月经初潮14岁，月经周期为28～30天，持续时间为5天，末次月经时间为2015年2月28日，则记录为：$14\frac{5}{28～30}$ 2015年2月28日。

2. 孕产史

（1）既往孕产史：了解既往有无孕产史，如有应了解既往妊娠、分娩及产后情况，有无流产、早产、死胎、死产及难产史，现存子女数。有无产后出血及感染史，新生儿情况，末次分娩或流产的时间。如足月产3次，无早产，流产1次，现存子女2人，则记录为：3012，或孕4产3（G_4P_3）。

（2）本次妊娠经过：了解本次妊娠有无早孕反应，出现早孕反应的时间及严重程度；妊娠期间有无病毒感染史及放射线接触史，有无发热及用药史；胎动开始的时间，孕期饮食、睡眠、大小便情况。孕期有无头晕、头痛、心慌、气短、呼吸困难、下肢水肿及阴道出血等症状。

3. 推算预产期

根据末次月经（LMP）的日期推算预产期。方法如下。

从末次月经来潮的第1日算起，月份加9或减3，日期加7（农历为日期加15，再对照日历换算成阳历日期），即为预产期。例如，末次月经为2013年7月8日，预产期为2014年4月15日。实际分娩日期与推算的预产期可以相差1~2周。若孕妇记不清末次月经日期或因哺乳月经未复潮即受孕者，可根据早孕反应的时间、确定早孕时的检查结果、胎动开始时间、宫底高度及胎儿大小等情况估计。

（二）全身检查

了解孕妇的发育、营养状况、身高、体重、步态、有无水肿；四肢有无畸形；重要器官如心、肝、肺、肾、脑有无病变，乳房发育情况及乳头是否凹陷等。了解孕妇的生命体征，观察体温、脉搏、呼吸及血压。一般为：体温36.2~37.6 ℃，脉搏60~90次/分，呼吸16~20次/分，血压不应超过18.7/12 kPa（140/90 mmHg）或与基础血压相比不超过4/2 kPa（30/15 mmHg），超过者应属病理状态。注意有无水肿情况，休息后水肿是否可以消失。妊娠晚期每周体重增长不应超过500 g，超过者多有水肿或隐性水肿。

（三）产科检查

包括腹部检查、骨盆测量、阴道检查、肛门检查等。检查前应告知孕妇检查的目的、步骤，检查时动作尽可能轻柔，以取得孕妇合作。

1. 腹部检查

要求孕妇检查前排尿，取仰卧位，双腿略屈曲稍分开以放松腹肌，暴露腹部。检查者站在孕妇的右侧。

（1）视诊：观察腹部大小、形状，腹壁有无妊娠纹、水肿及手术瘢痕等。初产妇尖腹、经产妇悬垂腹提示可能有骨盆狭窄。

（2）触诊：用手触宫底位置，再用软尺测量宫高和腹围，注意腹壁的紧张度、子宫的敏感度。

然后按四步触诊法（图3-11）检查子宫的大小、胎产式、胎先露、胎方位、先露衔接情况，并初步估计胎儿大小、羊水量的多少。

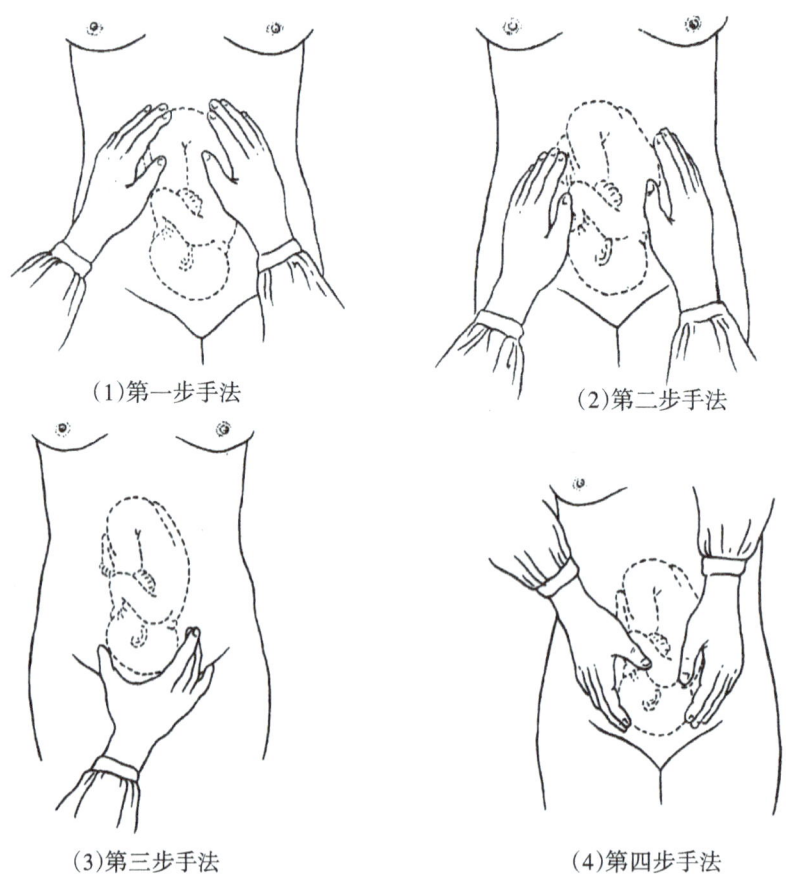

(1)第一步手法　　　　　　　　(2)第二步手法

(3)第三步手法　　　　　　　　(4)第四步手法

图3-11　四步触诊法

第一步，检查者双手置于子宫底部检查其高度，估计胎儿大小与妊娠周数是否相符，进一步了解子宫底部是胎头还是胎臀或其他部位，胎头硬而圆，有浮球感，臀部较宽，软而不规则。

第二步，检查者双手置于腹部两侧，检查胎背及四肢各方位。胎儿背部平坦饱满，略呈弓形，肢体为大小不等的小凸起，易变形，同时估计羊水量。

第三步，检查者右手置于耻骨联合上方，拇指与其余四指充分展开，握住先露部，触扪先露部是头还是臀，并左右推动以了解先露部是否衔接，如先露部仍浮动，表示胎头尚未入盆。如双顶径已进入骨盆入口，则先露部不能被推动。

第四步，检查者此时面向孕妇足端，以双手的四指深插先露部的两侧，了解先露部入盆程度。

通过四步触诊，绝大多数能判定胎方位，若难以确定，可行肛查、阴道检查、B型超声检查协助诊断。

（3）听诊：胎心音在靠近胎背上方的孕妇腹壁上听得最清楚，声音清晰，如钟表的嘀嗒声。正常胎心音每分钟约140次，应注意其强弱及节律。妊娠6个月以前，多在脐正中线处听到；7个月以后，应根据胎位选择不同部位听取。头先露在脐下左右两侧；臀先露在脐上左右两侧；横位则在脐附近（图3-12）。

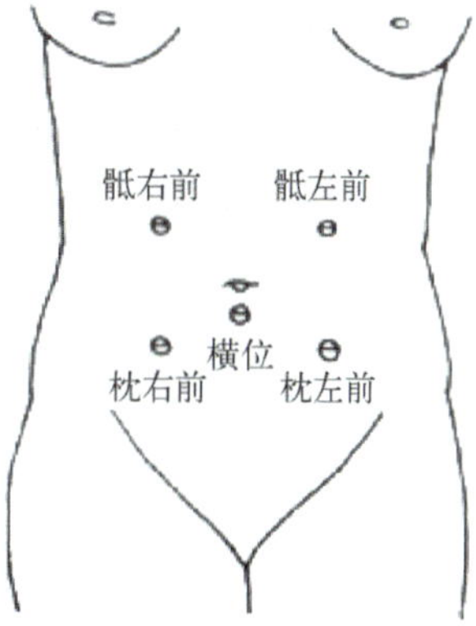

2. 骨盆测量

图3-12 胎心音听诊位置

骨盆是胎儿娩出时的通道，其大小和形态对分娩影响很大，狭小或畸形骨盆均可引起难产。初孕妇及有难产史的孕妇，在初次产前检查时，均应常规做骨盆测量及检查。骨盆测量方法有骨盆外测量和内测量两种。

（1）骨盆外测量：操作简便易行，可间接判断骨盆的大小、形态。主要测量4条径线：

①髂棘间径（IS）：孕妇取仰卧位，双腿伸直，测量两髂前上棘外缘间的距离（图3-13）。正常值为23～26 cm。

②髂嵴间径（IC）：孕妇取仰卧位，双腿伸直，测量两髂嵴外缘间最宽的距离（图3-14）。正常值为25～28 cm。

以上两条径线可以间接推测骨盆入口横径的长度。

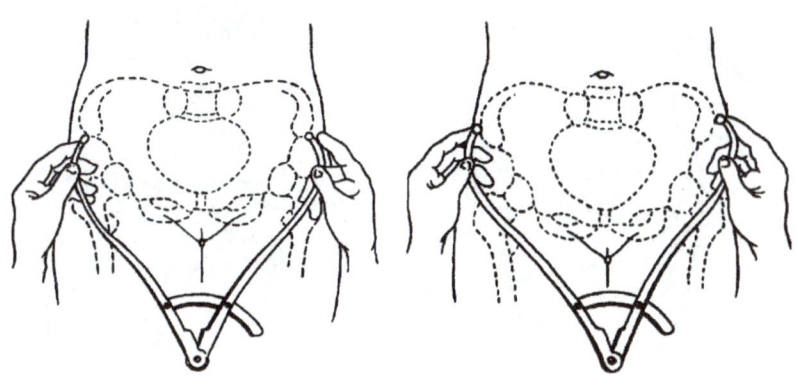

图3-13 测量髂棘间径　　　　图3-14 测量髂嵴间径

③骶耻外径（EC）：孕妇取左侧卧位，左腿屈曲，右腿伸直，测量第5腰椎棘突下凹陷处至耻骨联合上缘中点的距离（图3-15）；也可站立测量（图3-16）。正常值为18～20 cm。第5腰椎棘突下凹陷相当于米氏菱形窝的上角，米氏菱形窝的两侧角为双侧髂后上棘，下角为骶尾关节处。若菱形窝各边不对称或不等长，应考虑骨盆异常。此径线可间接推测骨

盆入口前后径的长度，是骨盆外测量中最重要的径线。骶耻外径值与骨质厚薄有关，测得的骶耻外径值减去1/2尺桡周径（指围绕右侧尺骨茎突及桡骨茎突测得的前臂下端的周径）值，即相当于骨盆入口前后径值。

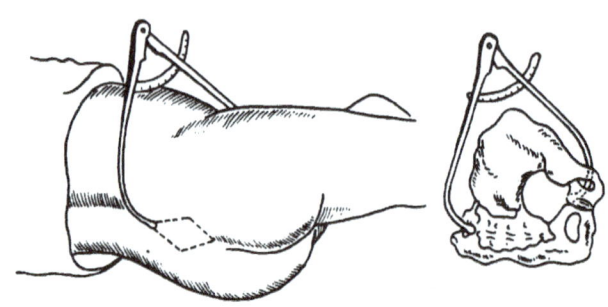

图3-15 测量骶耻外径

④坐骨结节间径（TO）：即出口横径。孕妇取仰卧位，两腿弯曲，双手抱膝，测量两坐骨结节内侧缘间的距离（图3-17）。正常值为8.5~9.5 cm。若小于8 cm，应加测出口后矢状径（骶尾关节至坐骨结节间径的中点距离，平均值约为9 cm）。若出口横径与后矢状径之和大于15 cm，一般足月胎儿可经阴道娩出。

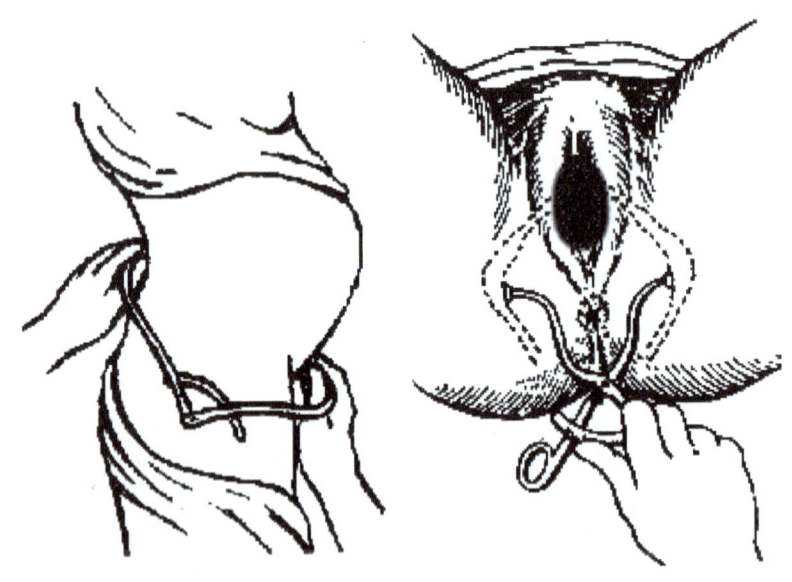

图3-16 骶耻外径站立测量法　　图3-17 测量坐骨结节间径

⑤耻骨弓角度：检查者双手拇指尖斜着对拢，放于耻骨联合下缘，两拇指平放在耻骨降支上面，测量两拇指间的角度即为耻骨弓角度（图3-18）。正常为90°，若小于80°为异常。此角度的大小可间接反映骨盆出口横径的宽度。

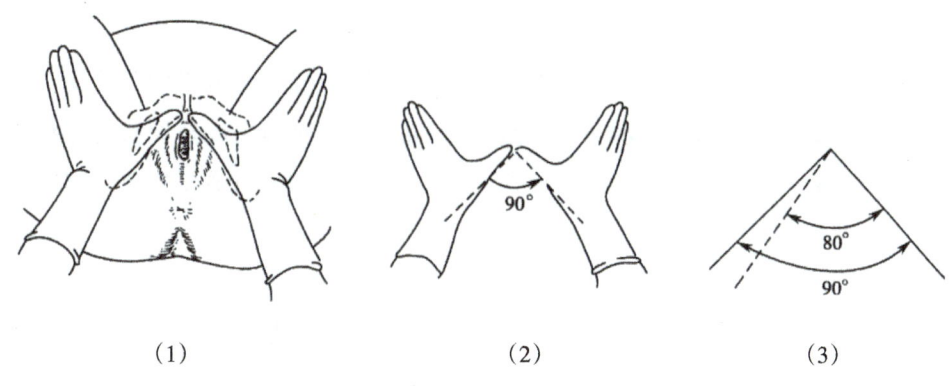

(1)   (2)   (3)

图 3-18　测量耻骨弓角度

（2）骨盆内测量：适用于骨盆外测量有狭窄者。内测量宜在妊娠 24～36 周进行。测量时，孕妇取膀胱截石位，严格消毒外阴，检查者戴无菌手套，涂以润滑油，一手示指、中指放入阴道，动作要轻柔，依次进行对角径（图 3-19）、坐骨棘间径、坐骨切迹宽度等检查（图 3-20）。

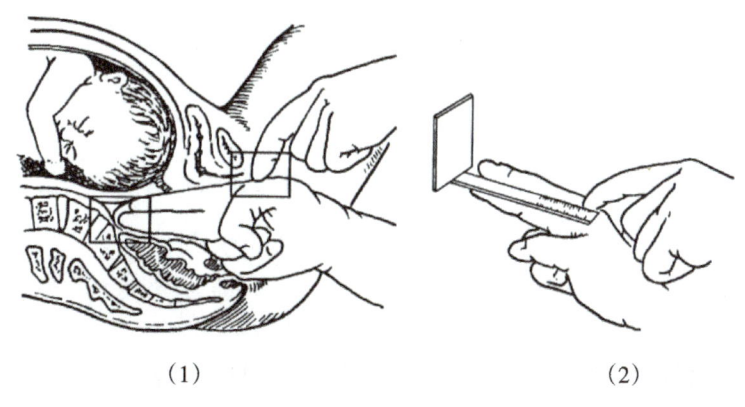

(1)   (2)

图 3-19　测量对角径

①对角径：为耻骨联合下缘至骶岬上缘中点的距离，正常值为 12.5～13 cm，此值减去 1.5～2 cm，即为真骨盆入口前后径的长度，又称真结合径，其正常值约为 11 cm。方法是检查者将一手的示指、中指伸入阴道，用指尖触到骶岬上缘中点，示指上缘紧贴耻骨联合下缘，用另一手示指正确标记此接触点，抽出阴道内手指，测量此接触点到中指尖的距离，即为对角径。测量时，若中指尖触不到骶岬，表示对角径值大于 12.5 cm。

②坐骨棘间径：为两侧坐骨棘间的距离，即中骨盆横径，正常值约为 10 cm。测量方法为一手示指、中指放入阴道内，分别触及两侧坐骨棘，估计其距离。

③坐骨切迹宽度：代表中骨盆后矢状径，其宽度为坐骨棘与骶骨下部间的距离，即骶棘韧带宽度。能容纳三横指（5.5～6 cm）为正常，否则为中骨盆狭窄。

3. 阴道检查

孕妇在妊娠早期初诊时应进行阴道内诊检查，以了解产道、子宫及附件情况，及时发现异常。若于妊娠24周以后，应同时做骨盆内测量，了解对角径、坐骨棘间径及坐骨切迹宽度。妊娠最后一个月及临产后，应避免不必要的阴道检查，如确实需要，则应严格消毒，避免发生感染。

4. 肛门检查

可以了解先露部、骶骨弯曲度、坐骨棘、坐骨切迹宽度及骶尾关节的活动度，还可结合肛诊测得出口后矢状径。

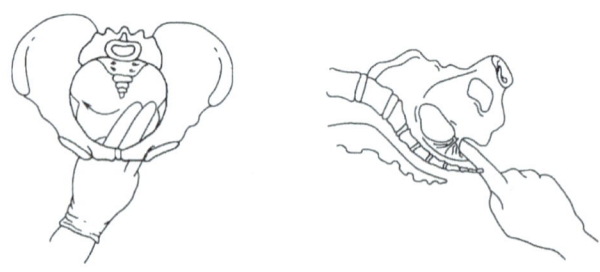

图3-20　测量坐骨棘间径（左）、坐骨切迹宽度（右）

5. 绘制妊娠图

将各项结果如宫高、腹围等填入妊娠图中，绘成曲线图，观察动态变化，及早发现胎儿及孕妇的异常。

（四）辅助检查

除常规检查血常规（血红蛋白、红细胞计数）、血型及尿常规（尿蛋白、尿糖、尿酮体）外，还应根据具体情况做下列检查：

（1）肝功能、血电解质测定、乙肝、丙肝和艾滋病标志物的检查及心电图检查，以了解有无妊娠合并症存在。

（2）B超：了解胎儿发育情况、羊水量、脐带情况、胎盘的附着位置及胎盘功能等。

（3）对有死胎、死产、胎儿畸形史及有遗传性疾病史的病例，应注意检查孕妇的甲胎蛋白值及进行羊水细胞培养、染色体核型分析等。

（五）心理—社会评估

妊娠不仅会造成孕妇身体各系统的生理或病理变化，孕妇心理也会随着妊娠进展而发生不同的变化。护理人员在提供妊娠期护理时，也应对孕妇进行心理—社会评估。其内容主要有。

（1）孕妇对妊娠的看法、态度和感受。

（2）孕妇有无异常心理反应，如过度焦虑、恐惧、淡漠、无法接受妊娠事实、表现行为不当等。

（3）孕妇的家庭、社会支持系统情况，并对家庭功能进行评估。

（4）对孕妇的家庭经济状况和生活环境进行评估，经济情况能否维持医疗、护理费用和生活所需；家庭的生活空间，周围环境状况，是否被动吸烟等。

（5）评估孕妇寻求健康指导的态度、动力和能力。

（6）评估家庭成员对健康指导的态度及目前具备的健康知识等。

（六）高危因素评估

重点评估孕妇是否存在下列高危因素：年龄<18岁或>35岁；残疾；遗传性疾病史；既往有无流产、异位妊娠、早产、死产、死胎、难产、畸胎史；有无妊娠合并症如心脏病、肾病、肝病、高血压、糖尿病等；有无妊娠并发症如妊娠高血压疾病、前置胎盘、胎盘早剥、羊水异常、胎儿宫内发育迟缓、过期妊娠、母儿血型不合等（详见项目七）。

三、可能的护理诊断

1. 孕妇

（1）体液过多、水肿：与妊娠子宫压迫下腔静脉或水钠潴留有关。

（2）舒适改变：与妊娠引起早孕反应、腰背痛等症状有关。

（3）便秘：与妊娠期肠蠕动减弱有关。

（4）知识缺乏：缺乏妊娠期保健知识。

2. 胎儿

有受伤的危险：与遗传、感染、中毒、胎盘功能障碍有关。

四、预期目标

（1）孕妇获得孕期保健知识，维持母婴健康状态。

（2）孕妇自述孕期不适症状缓解，不影响日常生活。

五、护理措施

(一) 一般护理

告知孕妇产前检查的意义和重要性,根据具体情况预约下次产前检查的时间和内容。

(二) 心理护理

(1) 为孕妇提供心理支持,帮助孕妇消除因体形改变、身体不适而产生的不良情绪。

(2) 鼓励孕妇抒发内心的感受和想法,针对其需要解决问题。

(3) 告知孕妇其生理和心理活动都会影响胎儿,过度紧张、情绪困扰的孕妇易发生妊娠期和分娩期并发症,应保持轻松、愉悦的心情。

(4) 如孕妇有紧张、焦虑、抱怨或悲伤,应判断是否存在潜在的心理问题,并予以解决。

(三) 症状护理

1. 恶心、呕吐

约50%的妇女在妊娠6周左右出现早孕反应,12周左右消失。在此期间应避免空腹或过饱,避免进食引起不舒服或难以消化的食物。如妊娠12周以后仍继续呕吐,甚至影响孕妇营养时,应考虑妊娠剧吐的可能,需住院治疗,纠正水、电解质紊乱。对偏食者,在不影响饮食平衡的情况下,可不做特殊处理。

2. 尿频、尿急

常发生在妊娠最初3个月及末3个月。孕妇无须减少液体摄入量来缓解症状,有尿意时应及时排空,不可憋尿。此现象产后可逐渐消失。

3. 白带增多

于妊娠初3个月及末3个月明显,是妊娠期正常的生理变化,但应排除假丝酵母菌、滴虫、淋菌、衣原体等感染。指导孕妇保持外阴部清洁,每日清洗外阴或经常洗澡以避免分泌物刺激,严禁阴道冲洗。嘱孕妇穿透气性好的棉质内裤,经常更换。如分泌物过多,可用卫生巾并经常更换,增加舒适感。

4. 水肿

孕妇在妊娠后期易发生下肢水肿,经休息后可消退,属正常。如下肢明显凹陷性水肿或经休息后不消退者,应及时诊治。警惕妊娠期高血压疾病的发生。嘱孕妇左侧卧位,以解除右旋增大的子宫对下腔静脉的压迫,下肢稍垫高,避免长时间站或坐,以免加重水肿症状。如需长时间站立的孕妇,则应两侧下肢轮流休息,收缩下肢肌肉,以利血液回流,并适当限制盐的摄入，但不必限制水分。

5. 下肢、外阴静脉曲张

指导孕妇避免长时间站立，穿弹力裤或袜，以促进血液回流。

6. 便秘

是妊娠期常见症状之一，尤其是妊娠前即有便秘史者。嘱孕妇养成每日定时排便的习惯，多吃水果、蔬菜等含纤维素多的食物，同时增加每日饮水量，注意适当的活动。未经医生允许不可随便使用大便软化剂或轻泻剂。

7. 腰背痛

指导孕妇穿平跟鞋，在俯拾或抬举物品时，保持上身直立，弯曲膝部，用两下肢的力量抬起。如工作要求长时间弯腰，妊娠期间应适当调整工作，不可长时间弯腰。疼痛严重者，必须卧床休息（硬床垫），局部热敷。产后6~8周，腰背痛自然消失。

8. 下肢痉挛

指导孕妇饮食中增加钙的摄入，避免腿部疲劳、受凉，伸腿时避免脚趾尖伸向前，走路时脚跟先着地。如发生下肢肌肉痉挛，嘱孕妇背屈肢体，或站直前倾，或局部热敷按摩，直至痉挛消失。必要时遵医嘱口服钙剂。

9. 仰卧位低血压综合征

孕妇左侧卧位后症状可自然消失，不必紧张。

10. 失眠

每日坚持户外活动，如散步。睡前用梳子梳头，温水洗脚，喝热牛奶等均可帮助孕妇入睡。

11. 贫血

孕妇应适当增加含铁食物的摄入，如动物肝脏、瘦肉、蛋黄、豆类等。如病情需要补充铁剂时，可用温水或水果汁送服，以促进铁的吸收，且应在餐后20分钟服用，以减轻对胃肠道的刺激。向孕妇解释，服用铁剂后大便可能会变黑，或可能导致便秘或轻度腹泻，不必担心。

（四）健康教育

1. 衣着与卫生

孕妇衣着应宽松、舒适，不宜穿紧身衣裤，以免影响血液循环和胎儿发育。避免穿高跟鞋，以防腰背痛和身体失衡。孕妇在孕期应养成良好的卫生习惯，勤洗澡、勤换内衣，以淋浴为主，避免盆浴。妊娠期分泌物增多，应注意外阴部清洁。

2. 活动与休息

适当活动可以促进血液循环。一般孕妇可正常工作到妊娠28周，28周后适当减轻工作量，避免重体力劳动和夜班，每天应保持8小时睡眠及1～2小时的午休。卧床时宜左侧卧位，以增加胎盘血供。居室内保持安静、空气流通。

3. 饮食与营养

饮食与营养详见本项目任务五。

4. 乳房的护理

妊娠期乳头及乳晕周围皮脂腺常有分泌物溢出。妊娠24周后，每天用温水清洗乳头后，用软毛巾擦干，并涂油脂，可防止产后哺乳时发生乳头皲裂。如有乳头平坦或内陷，可用拇指与示指压住乳头根部向外周伸展，将乳头反复向外牵拉（图3-21），保证产后顺利哺乳。

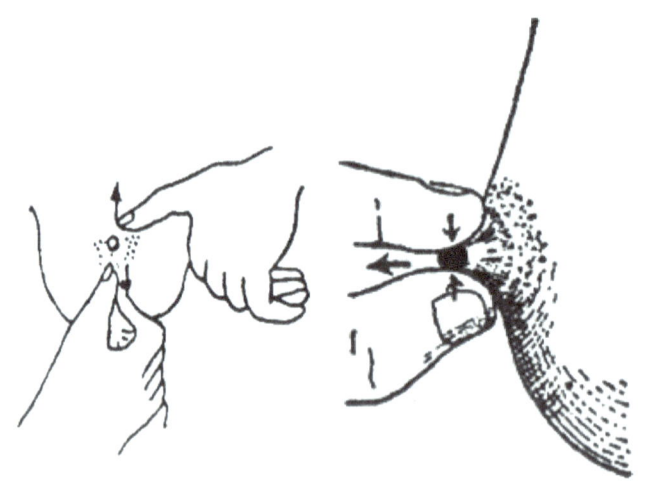

图3-21　乳头伸展练习（左）、乳头牵拉练习（右）

5. 胎教

胎教是为孕妇创造良好的内、外环境，有目的、有计划地为胎儿的生长发育而施行的最佳措施。从妊娠4个月起，可以通过音乐、语言、信息、抚摸等胎教形式，主动给胎儿有益的信息刺激。孕妇生活规律、心情舒畅，多听优美、轻松的音乐，有利于促进胎儿身心健康和智力发育，以达到优生的目的。

6. 性生活指导

妊娠前3个月和后3个月均应避免性生活，以防发生流产、早产、胎盘早剥、胎膜早破或感染。

7. 避免感染

孕妇家中不宜养宠物，防止弓形虫和病毒感染。妊娠早期，特别是妊娠8周前胚胎各器官处于分化、发育的关键时期，极易受内、外环境的干扰而引起畸形，应特别注意避免病毒感染。放射线、微波、电离辐射、噪声、吸烟、饮酒等有害因素，均可影响胚胎和胎儿的生长发育，甚至导致流产、早产、死胎等，应尽量远离或避免。

8. 药物的使用

妊娠12周内，是胚胎、胎儿各器官迅速发育和形成的阶段，此时用药常可造成某一部位的组织或器官发育畸形，因此应尽量避免。必须用药时，应选择对孕妇有效、副作用小，对胚胎、胎儿无损害的药物。妊娠12周后，药物致畸作用明显减弱，但对神经系统的影响可以一直存在。因此，妊娠期用药应慎重，并严格掌握用药剂量和时间。

 知识链接

美国食品药品监督管理局根据药物对胚胎、胎儿的致畸情况，将药物对胚胎、胎儿的危害性等级，分为A、B、C、D、X 5个级别。

A级：经临床对照研究，无法证实药物在妊娠早期与中晚期对胎儿有危害作用，对胚胎、胎儿伤害可能性最小，是无致畸性的药物。如适量维生素。

B级：经动物实验研究，未见对胚胎、胎儿有危害。无临床对照实验，未得到有害证据。可以在医师观察下使用。如青霉素、红霉素、地高辛、胰岛素等。

C级：动物实验表明对胚胎、胎儿有不良影响。由于没有临床对照实验，只能在充分权衡药物对孕妇的益处，对胚胎、胎儿潜在的利益和对胚胎、胎儿的危害后，谨慎使用。如庆大霉素、异丙嗪、异烟肼等。

D级：有足够证据证明对胚胎、胎儿有危害性。只有在孕妇有生命威胁或患严重疾病，而其他药物又无效的情况下考虑使用。如硫酸链霉素、盐酸四环素等。

X级：各种实验证实会导致胚胎、胎儿异常。在妊娠期间禁止使用。如甲氨蝶呤、己烯雌酚等。在妊娠前12周，以不用C、D、X级药物为好。

9. 分娩前的准备

指导孕妇准备足够的消毒卫生巾、内裤、合适的胸罩和内衣等，为新生儿准备柔软、吸水、透气性好的衣物，准备被子、小毛巾、婴儿皂、爽身粉和足够的尿布。可采用上课、录像、模拟操作等形式讲解新生儿喂养及护理知识，宣传母乳喂养的好处，示教如何给新生儿沐浴、换尿布等。向孕妇讲解分娩中应如何配合，帮助其建立完成分娩的自信，减轻心理压力，解除思想负担。

10. 识别异常症状及先兆临产

孕妇出现下列情况应及时就诊：阴道流血；妊娠3个月后仍持续呕吐；寒战、头痛、眼花、胸闷、心悸、气短、胎动突然减少等。临近预产期的孕妇，如出现阴道血性分泌物或规律宫缩，应尽快到医院就诊。如阴道有液体流出，家属应立即将孕妇平卧送往医院，以防止脐带脱垂危及胎儿生命。

（五）产前复诊

了解孕妇自上次检查后身体状况有无改变，以便及早发现异常情况，及早处理。其内容主要有：

（1）有无异常症状出现，如浮肿、头晕、头痛、眼花、阴道出血、胎动异常等。

（2）体重、血压的变化程度是否在正常范围之内，检查有无水肿情况，程度如何，复查有无蛋白尿。

（3）复查胎位，听胎心，测量宫底高度、腹围，估计胎儿大小，判断是否与妊娠周数相符，以及有无羊水过多等情况。

（4）随着妊娠进展，了解孕妇有无消极情绪发生，日常生活自理能力是否有很大变化，并判断造成不良情绪的因素，及时做好心理护理。

（5）监测胎儿的成熟度，具体方法详见项目七。

（6）结合具体情况进行孕妇保健指导，教会孕妇数胎动，并预约下次复诊时间。

六、结果评价

（1）孕妇掌握有关孕期保健知识，维持母婴健康状态。

（2）孕妇掌握健康育儿知识，能适应母亲角色。

（3）孕妇情绪稳定，胎儿无伤害。

（刘志勇）

任务五　妊娠期饮食与营养

孕妇不仅要维持自身的营养需求，还要保证满足胎儿生长发育过程的营养需要，加上子宫、胎盘、乳房的发育，并为分娩和泌乳等做好准备，因此妊娠期的营养需求比非孕时有所增加。妊娠期要保证平衡膳食，平衡膳食是指由食物所提供的营养素，在一个动态过程中，能提供给机体一个合适的量，防止出现某些营养素的缺乏或过多，从而避免发生机体对营养素需要和利用不平衡的状态。

一、妊娠期营养需求

（一）热量

妊娠早期孕妇每日约需增加热量 209.20 kJ（50 kcal）或与未孕时相同，妊娠中、晚期由于母体基础代谢率升高，胎儿迅速发育和母体组织增生，每日需增加热量 836.80～1673.60 kJ（200～400 kcal）。孕妇应根据体重的增长情况调整热量的摄入。碳水化合物和脂肪是热量的主要来源。碳水化合物的供给量占总热量的 55%～60%，比正常人略低，脂肪的供给量占 25%～30%，同时增加蛋白质的供给量和其他营养素的补充。对有早孕反应的孕妇，碳水化合物的摄入量每日不应低于 150～200 g，以防酮症酸中毒的发生。

（二）蛋白质

蛋白质是人体所需的重要营养素，能提供细胞和组织生长的必需氨基酸，是构成血红蛋白、酶、激素和抗体等的成分，并参与能量代谢。孕妇需蛋白质 80～90 g/日。膳食中的蛋白质主要来源于奶类、蛋类、豆类、瘦肉、鱼和家禽等。

（三）脂肪

脂肪可以提供能量和促进脂溶性维生素的吸收，并且可以提供胎儿发育所必需的胆固醇。

（四）维生素

维生素包括脂溶性维生素和水溶性维生素两种。

1. 脂溶性维生素

脂溶性维生素包括维生素 A、D、E、K。维生素 A 与上皮细胞的生长有关，若缺乏会使糖原的合成受阻碍，并且影响胆固醇的合成；神经鞘膜会发生缺如；孕妇容易发生夜盲症，影响胎儿的眼睛发育。富含维生素 A 的食物有深绿色或黄色蔬菜，动物肝、肾、蛋黄、奶油等。维生素 D 与钙、磷吸收和成骨有关，富含维生素 D 的食物有奶类、动物肝、蛋黄等。维生素 E 与生育能力有关，其主要是参与体内的抗氧化作用，保证细胞膜的完整性和弹性，还参与一些酶的代谢过程，是骨髓造血干细胞核酸合成所需的重要元素。富含维生素 E 的食物有菜油、谷物和蛋类等。母乳中含有大量的维生素 E。维生素 K 由体内大肠杆菌合成，其与机体的凝血功能有很大的关系。胎儿肠道基本是一个无菌环境，不能合成维生素 K，婴儿出生后，通过外界供给预防维生素 K 的不足。脂溶性维生素与脂肪代谢有很大关系，除严格的素食者外，一般不会严重缺乏，孕期由于胎儿生长发育需要从母体中吸取一部分，所以孕妇需增加摄入量，食物性的补充方式不会导致过量，但药物性补充应遵医嘱服用，若摄入过多，容易导致中毒。

2. 水溶性维生素

水溶性维生素包括维生素B、C。其中B族维生素有维生素B_1、B_2、尼克酰胺、叶酸、泛酸、B_6和B_{12}。B族维生素在体内许多反应中发挥辅酶的作用，除叶酸外，B族维生素主要存在于奶类、肝、土豆、蛋类、鱼和谷物等中。叶酸在妊娠过程中发挥着非常重要的作用，近年来的研究已明确指出胎儿的神经管缺陷（NTD）与叶酸的缺乏有关。富含叶酸的食物有绿色叶状蔬菜、动物肾、动物肝和坚果等。但食物性的叶酸补充吸收效果较差，建议孕妇从孕前3个月起每天补充叶酸400 mg，直到怀孕中期。维生素C参与结缔组织和血管系统的构成，也是凝血系统和细胞间质的重要组成成分。富含维生素C的食物有各种绿色蔬菜、土豆、水果等，由于维生素C很容易被氧化而失去其作用，所以在烹饪过程中要注意避免维生素C的破坏。

（五）矿物质

孕妇对钙、碘、铁、锌等的需要量比未孕妇女要多。

1. 钙和磷

钙和磷是构成胎儿骨骼、牙齿的主要成分。孕期缺钙，轻者可感觉腰腿痛、肌肉痉挛等，重者可致骨质疏松、牙齿松动等，胎儿也易发生先天性骨软化症。而且钙的缺乏还与妊娠期高血压疾病有关。建议孕妇每日补钙1200~1500 mg。富含钙的食物有奶类、豆类、排骨汤、鱼、虾等。磷一般随着高钙和高蛋白质食物摄入，富含磷的食物有奶类、蛋类和瘦肉等。

2. 碘

碘是甲状腺素的重要合成原料。甲状腺素能促进蛋白质合成和胎儿的生长发育。若碘的供给不足，孕妇容易发生甲状腺肿大，影响胎儿的生长发育。富含碘的食物有海带、紫菜、带鱼等海产品和芹菜、鲜蘑等。

3. 铁

铁是造血的重要物质。妊娠期，胎儿及胎盘发育、子宫增大、血容量的增加均需要大量的铁，分娩失血和产后哺乳所消耗的铁也需在妊娠期储备。孕妇每天需铁约15 mg。缺乏铁会导致缺铁性贫血，影响孕妇的体质和胎儿的生长发育。富含铁的食物有动物肝、瘦肉、芝麻、鲜蘑等。铁在酸性环境下容易被人体吸收，所以补铁时需相应的补充维生素C。

4. 锌

锌参与体内上百种酶的代谢过程，且只能从食物中摄取，并与胎儿生长发育和智力成长有关，孕妇缺锌可致胎儿神经管畸形，使孕妇的注意力和学习力下降，易激动。富含锌的食物有奶类、动物肝、谷物等。

二、妊娠期营养指导

1. 护理评估

观察孕妇的一般营养状况，既往饮食习惯及近期食物摄入量，是否存在咀嚼或消化功能障碍，有无内分泌疾病，有无影响孕妇饮食摄入的宗教文化因素或情绪反应等。观察影响孕妇饮食的临床表现，重视筛选体重增长不正常的人群。注意了解孕妇的活动、锻炼及经济、家庭情况。孕妇的营养过多或缺乏，多与缺乏正确的指导和家庭过度增强孕妇的营养有关。辅助检查方面应注意监测孕妇的体重、宫高、腹围变化，了解胎儿的生长情况，还要注意观察孕妇的血、尿常规及进行B超检查，及时发现孕妇的异常情况。

2. 可能的护理诊断

（1）营养失调，高于机体需要量：与缺乏关于妊娠期体重增长的知识，或（和）不健康的饮食习惯，或（和）缺乏适当的锻炼有关。

（2）营养失调，低于机体需要量：与缺乏妊娠期营养需求的知识，或（和）妊娠引起的恶心、呕吐、胃部不适等有关。

3. 预期目标

（1）孕妇能控制体重增长在正常范围。

（2）孕妇能描述有关孕期营养需求及体重增长的知识。

（3）孕妇能选择适合自己的食物。

4. 护理措施

（1）宣教知识：为孕妇讲解妊娠期控制体重及平衡膳食的意义，以及均衡膳食的搭配，增加体重的意义和作用。根据孕妇的经济情况、宗教信仰、个人习惯、健康状况和文化背景等，指导孕妇选择合适的饮食。帮助孕妇合理、正确地使用妊娠期各种营养补充品或治疗性药物，并与孕妇一起讨论母乳喂养及其他喂养方式的优缺点，鼓励孕妇在没有禁忌情况下选择母乳喂养。

（2）加强监督：加强对孕妇行为的监督管理，并取得家属的积极协助，指导孕妇采用有意义的饮食行为。

（3）适当活动：指导孕妇在妊娠期应采取积极的活动和锻炼。适当的锻炼强度和频率，以及一些孕妇操的锻炼，可以帮助孕妇顺利地渡过妊娠期。

5. 结果评价

（1）孕妇体重增长在正常范围内，孕晚期能很好地控制体重增长。

(2) 胎儿宫内生长大小与妊娠月份相符。

(3) 孕妇能选择合理的饮食，尤其能达到平衡膳食。

项目小结

妊娠过程中，母体为适应妊娠发生了一系列的变化。根据妊娠的特点，临床上将妊娠分为早、中、晚三期，熟知各期妊娠的特点，才能在临床上做出准确判断。掌握胎产式、胎先露、胎方位的概念，正确领会三者之间的关系，才能理解胎位与分娩的关系。妊娠期管理主要是通过定期产前检查来实现的，认真收集病史，做好孕妇的身体、心理评估工作非常重要。孕期护理的目的就是了解孕妇对妊娠的心理适应程度，熟悉妊娠期孕妇所出现的症状，能对其进行正确的指导并教会孕妇自我监护，帮助孕妇制订合理的饮食计划并实施，使孕妇及胎儿的健康得到保证。

（刘志勇）

项目四 分娩期妇女的护理

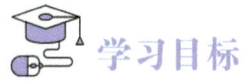 **学习目标**

知识目标

1. 掌握：分娩、分娩机制的概念，影响分娩的因素，先兆临产、临产的诊断及产程的分期，分娩期产妇的护理。
2. 熟悉：枕先露的分娩机制。
3. 了解：了解分娩镇痛的方法及护理要点。

技能目标

1. 掌握：分娩、分娩机制的概念，影响分娩的因素，先兆临产、临产的诊断及产程的分期，分娩期产妇的护理。
2. 熟悉：枕先露的分娩机制。
3. 了解：了解分娩镇痛的方法及护理要点。

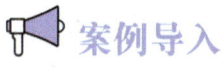 **案例导入**

案例1：某女士，26岁，已婚，G_1P_0孕39^{+5}周，单胎头位，主诉今日上午11点10分在家出现规律的下腹部阵痛，下午1点30分收入院待产。查宫口扩张2 cm，胎先露S+1，宫缩30秒/3~4分钟，强度中，羊膜囊膨出，胎心145次/分。

思考：(1) 该孕妇目前分娩进展是否正常？

(2) 助产士目前应该给产妇提供哪些处理？

(3) 护士应该给产妇提供哪些护理措施？

案例2：孕妇王女士，29岁，初产妇，规律性宫缩8小时，宫缩间歇时间为2~3分钟，持续时间为40~50秒，宫口强度中等，宫口扩张6 cm，胎头S+1。

思考：(1) 该产妇处于哪个产程？

(2) 列出主要的护理诊断。

(3) 制定相应的护理措施。

妊娠满28周及以上，胎儿及其附属物从临产发动到全部从母体娩出的过程称为分娩。妊娠满28周至不满37周期间的分娩称早产；妊娠满37周至不满42周期间的分娩称足月产；妊娠满42周及其以后的分娩称过期产。

任务一　影响分娩的因素

影响分娩的因素有产力、产道、胎儿及产妇的精神心理因素。若各因素均正常并能相互适应，胎儿顺利地经阴道自然娩出，为正常分娩。

一、产力

将胎儿及其附属物从宫腔内逼出的力量称为产力，包括子宫收缩力、腹肌及膈肌收缩力和肛提肌收缩力。

（一）子宫收缩力

子宫收缩力（简称宫缩）是分娩的主要力量，贯穿于分娩的全过程，正常宫缩具有以下特点。

1. 节律性

宫缩的节律性，是子宫肌肉产生有规律的阵发性收缩并伴有疼痛，故有阵痛之称。每次宫缩由弱渐强（进行期），维持一定时间（极期），再由强渐弱（退行期），直到消失进入间歇期，间歇期子宫肌肉松弛。然后又开始下一次宫缩，如此反复进行，直至分娩结束。临产开始时，宫缩持续时间约30秒，间歇时间为5~6分钟。随着产程进展，宫缩间歇时间逐渐缩短，持续时间逐渐延长。宫口开全（10 cm）后，宫缩持续时间可达1分钟，间歇时间也缩短至1~2分钟。宫缩强度随产程进展逐渐增强，宫缩痛强度随宫腔压力增加而加重。

2. 对称性和极性

正常宫缩起自两侧子宫角,左右对称以微波形式向宫底中部集中,再向子宫下段扩散,约15秒可均匀协调地扩展到整个子宫,此为宫缩的对称性;宫缩以宫底部最强、最持久,向子宫下段扩散中逐渐减弱,此为宫缩的极性(图4-1)。

3. 缩复作用

宫缩时子宫体部肌纤维缩短变宽,间歇时肌纤维松弛,但不能恢复到原长度,经过反复收缩,肌纤维越来越短,使宫腔容积逐渐缩小,此现象称为缩复作用。缩复作用迫使胎先露不断下降及宫颈管逐渐缩短直至消失,进而宫颈口逐渐扩张,子宫下段被动牵拉变长。

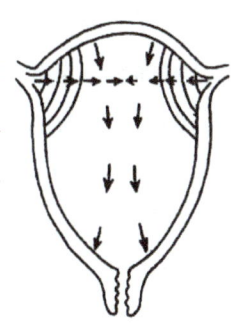

图4-1 子宫收缩的对称性和极性

(二)腹肌及膈肌收缩力

腹肌及膈肌收缩力(统称腹压)是胎儿、胎盘娩出的重要辅助力量。当宫颈口开全后,胎先露已下降至阴道。每当宫缩时前羊水囊或胎先露部压迫盆底组织及直肠,反射性地引起排便感。产妇出现不随意的屏气用力,使腹肌和膈肌有力地收缩而致腹内压增高,协助宫缩,促使胎儿和胎盘娩出。

(三)肛提肌收缩力

肛提肌收缩力有协助胎先露在骨盆腔中进行内旋转的作用;当胎头枕部到达耻骨弓下缘时,肛提肌收缩力还能协助胎头仰伸及娩出;当胎盘下降至阴道时,肛提肌收缩力还有助于胎盘娩出。

二、产道

产道是胎儿从母体娩出的通道,分为骨产道与软产道两部分。

(一)骨产道

骨产道指真骨盆(见项目一任务一)。

(二)软产道

软产道是由子宫下段、宫颈、阴道及骨盆底软组织构成的弯曲通道。

1. 子宫下段的形成

子宫下段由非孕期长约1 cm的子宫峡部伸展所形成。妊娠12周后随着妊娠的进展，子宫峡部被逐渐拉长，至妊娠末期形成子宫下段。临产后规律性宫缩使子宫下段拉长达7~10 cm，成为软产道的一部分。由于子宫肌纤维的缩复作用，子宫上段肌壁越来越厚，下段肌壁被牵拉而越来越薄，由于上、下段肌壁厚薄的不同，在子宫内面形成一环状隆起，称为生理性缩复环。正常情况下，此环不易自腹部看到（图4-2）。

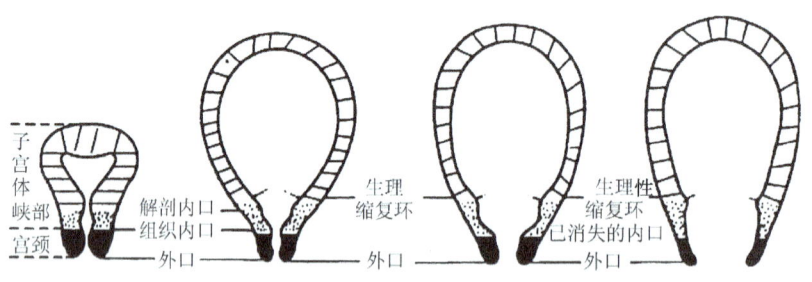

图4-2　子宫下段的形成

2. 子宫颈的变化

（1）子宫颈管消失：临产前宫颈管长2~3 cm，临产后由于宫缩的牵拉及胎先露、前羊水囊的直接压迫，宫颈内口向上、向外扩张，此时宫颈外口变化不大，使宫颈管形如漏斗状，随后宫颈管逐渐变短、消失。初产妇是宫颈管先消失，宫颈外口后扩张；经产妇通常是宫颈管消失与宫颈外口扩张同时进行（图4-3）。

（2）子宫颈口扩张：宫颈管消失后，初产妇的宫颈外口仅能容一指尖，经产妇则能容一指。随着产程的继续进展，宫颈外口逐渐扩张，当宫颈外口扩张至10 cm时称宫口开全，此时足月胎儿的胎头方能通过。

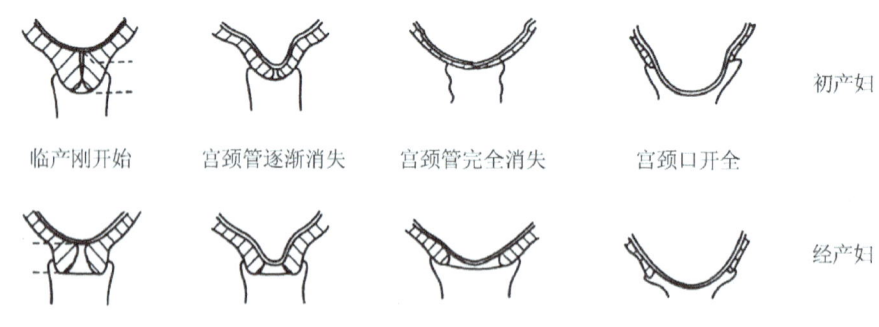

图4-3　宫颈管消失与宫颈口扩张

3. 骨盆底、阴道与会阴的变化

宫口开全后，宫缩逼迫胎先露与前羊水囊一起将阴道撑开，阴道黏膜皱襞展平，使阴道变宽；子宫腔、子宫下段及阴道形成一前壁短、后壁长的弯筒状通道。破膜后胎先露直接压迫盆底肌肉，使其向下及两侧扩展，肌纤维拉长，使会阴体组织的厚度由原来4~5 cm伸展变薄到2~4 mm，以利胎儿娩出。分娩时，会阴体虽能承受一定压力，但保护不当，仍易造成会阴裂伤。

三、胎儿

胎儿的大小、胎位以及有无造成难产的胎儿畸形决定胎儿能否顺利通过产道。

（一）胎儿大小

胎头是胎儿的最大部分，也是最难通过产道的部分。当胎儿过大致胎头径线过大，或胎儿过熟致颅骨过硬，胎头不易变形时，即使骨盆大小正常，也可因相对头盆不称而造成难产（胎头颅骨构成、颅缝、囟门及胎头径线见项目三任务一）。

（二）胎位

产道为一纵行管道，若为纵产式则容易通过，如为头先露，胎头先通过产道，则肩和臀较容易娩出；如为臀先露，则胎头娩出较困难。横产式肩先露时，足月活胎不能通过产道。

（三）胎儿畸形

胎儿某一部分发育异常如脑积水、联体双胎等，使胎头或胎体过大，通过产道时发生困难。

四、产妇的精神心理因素

虽然分娩是自然的生理过程，但有相当数量的初产妇对分娩的安全性有顾虑，普遍有焦虑、不安和恐惧的心理。分娩作为一种持久而强烈的应激源，既可以影响精神心理，也可以导致生理上一系列变化，可影响产妇机体内部的平衡、适应力和健康。心理上的变化可导致产妇出现心率加快、呼吸急促，宫缩减弱、宫口扩张减慢、胎先露下降延缓，产程延长，产妇体力消耗过多等一系列变化；同时也促使产妇神经内分泌发生变化：交感神经兴奋，儿茶酚胺释放增多，血压升高，导致胎儿缺血缺氧，出现胎儿窘迫。

总之，在分娩过程中，产力、产道、胎儿及产妇的精神心理因素，相互联系、相互影响。因此，产科工作人员应该耐心解释分娩的生理过程，安慰产妇，恰当地疏导和消除产妇的心理障碍，保护好产力，以期顺利度过分娩全过程。

（陈艳君）

任务二　分娩机制

分娩机制是指胎儿先露部随着骨盆各平面的不同形态和大小,被动地进行一系列适应性转动,以其最小径线通过产道的全过程。不同的胎方位有不同的分娩机制。临床上以枕左前位最多见,故以枕左前位为例说明(图4-4)。

一、衔接

胎头双顶径进入骨盆入口平面,颅骨最低点接近或达到坐骨棘水平,称为衔接。初产妇一般在预产期前1~2周衔接,经产妇多在分娩开始后衔接。正常情况下,胎头半俯屈,以枕额径衔接。由于枕额径大于骨盆入口前后径,故衔接于骨盆入口的横径或斜径上。枕左前位时,胎头矢状缝在骨盆入口右斜径上,胎头枕骨在骨盆的左前方。

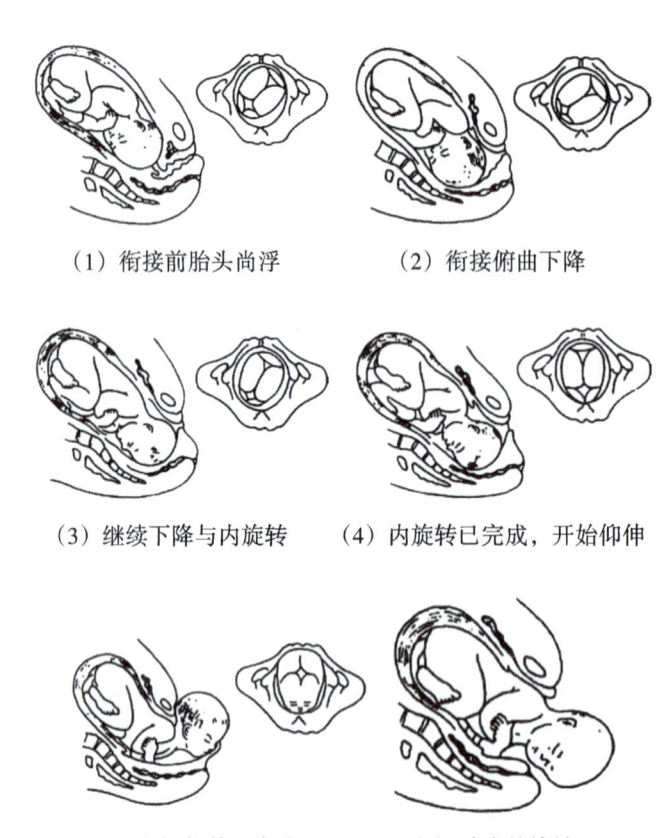

(1) 衔接前胎头尚浮　　(2) 衔接俯曲下降

(3) 继续下降与内旋转　(4) 内旋转已完成,开始仰伸

(5) 仰伸已完成　　　　(6) 胎头外旋转

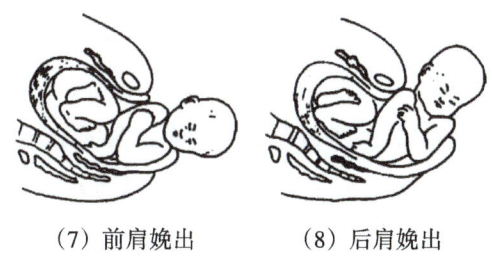

　　（7）前肩娩出　　　（8）后肩娩出

图4-4　枕左前位分娩机制示意图

二、下降

胎头沿骨盆轴前进的动作称为下降。下降动作贯穿于分娩全过程中，呈间歇性。临床上观察胎头下降的程度，作为判断产程进展是否顺利的重要标志。

三、俯屈

胎头在下降到骨盆底时，遇到盆壁及盆底阻力，使处于半俯屈状态的胎头下颌贴近胸部，进一步俯屈，变原来衔接的枕额径（11.3 cm）为枕下前囟径（9.5 cm），以最小径线适应产道，有利于胎头继续下降。

四、内旋转

为适应中骨盆及骨盆出口前后径大于横径的特点，胎头围绕骨盆纵轴旋转的动作，称为内旋转。当胎头俯屈下降至盆底时，引起肛提肌反射性收缩，枕部向前向中线旋转45°，小囟门转到耻骨弓下方，使胎头矢状缝与中骨盆及骨盆出口前后径相一致。胎头在第一产程末完成内旋转动作。

五、仰伸

完成内旋转后，俯屈的胎头下降至阴道口时，宫缩与腹压继续迫使胎头下降，而肛提肌收缩力将胎头向前推进，两者的合力使胎头沿骨盆轴向下向前，当胎头枕骨下部达耻骨联合下缘时，以耻骨弓为支点，胎头逐渐仰伸，胎头的顶、额、鼻、口、颏部相继娩出。胎儿双肩径沿左斜径进入骨盆入口。

六、复位及外旋转

胎头娩出时，胎儿双肩径沿骨盆入口左斜径下降，为使胎头与胎肩恢复正常关系，枕部向左旋转45°，称复位。胎肩在盆腔内继续下降，前（右）肩向前向中线旋转45°，胎儿双肩径转成与骨盆出口前后径相一致的方向，胎头继续随胎肩的转动向左旋转45°，以保持头与肩的垂直关系，称为外旋转。

七、胎肩与胎身娩出

胎头完成外旋转动作后，胎儿前肩从耻骨弓下先娩出，随即后肩由会阴前缘娩出，继之胎身及下肢娩出。胎儿娩出过程全部完成。

（陈艳君）

任务三 正常分娩期妇女的护理

一、临产的诊断

（一）先兆临产

孕妇出现一些预示即将临产的症状，称为先兆临产。

1. 胎儿下降感

临产前2~3周，胎儿先露部入盆，使宫底下降，此时孕妇感到上腹部轻松，进食量较前增多，呼吸较前轻快。

2. 不规律的子宫收缩

亦称"假临产"。临产前1~2周子宫敏感性增加，出现不规律收缩，其特点是宫缩持续时间短（不超过30秒），间歇时间长且不规律，宫缩强度不增加，下腹部感到轻微疼痛，不伴有宫颈管缩短和宫口扩张。

3. 阴道血性分泌物

俗称"见红"，是分娩即将开始比较可靠的征象。临产前24~48小时，宫颈内口附近的胎膜与该处宫壁分离，毛细血管破裂，引起少量出血，与宫颈黏液混合并经阴道流出。

（二）临产的诊断

临产开始的标志是出现规律且逐渐增强的子宫收缩，持续30秒或以上，间歇5~6分钟，并伴有宫颈管消失、宫口扩张和胎先露下降。

二、总产程及产程分期

总产程即分娩的全过程，是从有规律的宫缩开始至胎儿、胎盘娩出为止。临床上又将其分为三个产程。

1. 第一产程

又称宫颈扩张期。从规律性宫缩开始至宫口开全（10 cm）。初产妇需11~12小时，经产妇需6~8小时。

2. 第二产程

又称胎儿娩出期。从宫口开全至胎儿娩出的过程。初产妇需1~2小时，经产妇通常仅需几分钟，也有长达1小时者。

3. 第三产程

又称胎盘娩出期。从胎儿娩出至胎盘胎膜娩出。需5~15分钟，不应超过30分钟。

三、第一产程的护理

（一）病史

询问待产妇的一般情况，包括婚姻状况、生育年龄、身高、体重、营养状况；月经史、生育史、分娩史；既往病史；过敏史等。了解本次妊娠的经过，包括末次月经日期、预产期；有无妊娠并发症、合并症等情况。了解宫缩出现的时间、强度及频率；了解骨盆测量值、胎先露、胎方位及胎心情况。

（二）临床表现

1. 一般情况

临产后产妇的脉搏、呼吸可能有所增快，有些产妇可有腰骶部酸胀感。

2. 规律宫缩

产程开始时，出现子宫收缩，产妇感觉腹部疼痛（习称"阵痛"）。开始时宫缩较弱，持续时间短（约30秒），间歇时间长（5~6分钟）。随产程进展，宫缩持续时间逐渐延长，间歇时间逐渐缩短；宫口近开全时，持续时间约1分钟，间歇时间1~2分钟，且强度不断增加。

3. 宫口扩张

随着宫缩逐渐增强，宫颈管逐渐缩短直至展平、宫口逐渐扩张。当宫口开全时，宫口边缘消失，子宫下段与阴道形成宽阔筒腔，有利于胎儿通过。

4. 胎先露下降

随着宫口逐渐扩张，胎先露不断下降，在宫口扩张4～5 cm时，胎头应达坐骨棘水平。胎先露下降程度是判断胎儿能否经阴道分娩的重要指标之一。通过肛门检查或阴道检查的方法，可以确定宫口扩张和胎先露下降的程度。宫口直径以厘米或横指计算，每横指相当于1.5 cm（图4-5）。

（1）宫口扩张曲线：将第一产程分为潜伏期和活跃期两个时期。①潜伏期，从规律宫缩开始至宫口扩张3 cm。此期间宫口扩张较缓慢，平均2～3小时扩张1 cm，约需8小时，最多不超过16小时。②活跃期，宫口扩张3 cm至宫口开全。此期宫口扩张速度加快，约需4小时，最多不超过8小时。活跃期又可分3期：加速期，是指宫口扩张3～4 cm，约需1小时30分钟；最大加速期，是指宫口扩张4～9 cm，约需2小时；减速期，是指宫口扩张9～10 cm，约需30分钟。经产妇以上分期不明显。

（2）胎先露下降曲线：坐骨棘平面为胎头位置高低的标志，胎头颅骨最低点平坐骨棘平面时为"0"；在坐骨棘平面上1 cm时为"-1"；在坐骨棘平面下1 cm时为"+1"，以此类推（图4-6）。

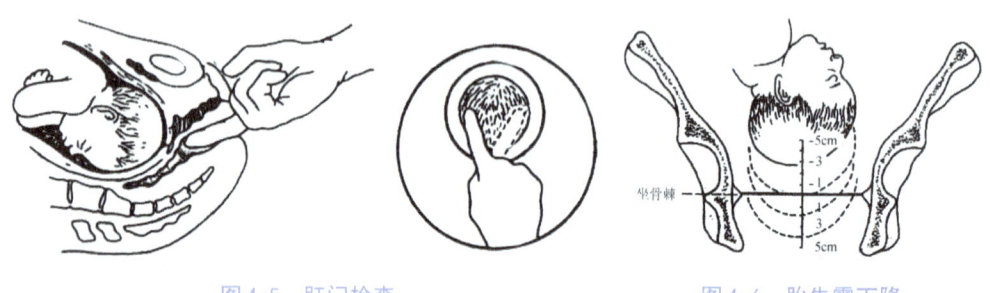

图4-5　肛门检查　　　　　图4-6　胎先露下降

将每次检查的结果绘制成产程图。产程图以临产时间（h）为横坐标，以宫口扩张程度（cm）为左纵坐标，以胎先露下降程度（cm）为右纵坐标，描记宫口扩张曲线和胎先露下降曲线，表明产程进展情况（图4-7）。

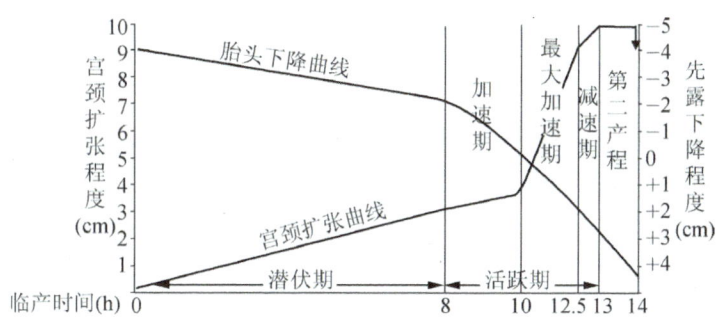

图4-7 产程图

5. 胎膜破裂

简称破膜。当宫口逐渐开大,胎先露下降时,将羊水阻断为前后两部分,在胎先露前面的羊水称前羊水,约100 mL,形成前羊水囊,有助于扩张宫口。宫缩时前羊水囊内的压力逐渐升高,当增高到一定程度时,胎膜自然破裂。破膜多发生在宫口近开全时。破膜后胎先露下降直接压迫宫颈,可反射性加强子宫收缩,促进产程进展。肛诊时,未破膜者,在胎先露的前方可触及有弹性的前羊水囊,已破膜者,则能直接触及胎先露部。正常羊水为无色、无味、略显浑浊的液体。若用pH试纸测阴道流液,呈碱性反应则提示胎膜已破。

6. 心理—社会状况

由于第一产程时间长,产妇因宫缩疼痛,容易产生焦虑、紧张和烦躁情绪;尤其是初产妇因缺乏分娩知识,担心腹中的孩子能否顺利娩出,盼望产程尽快结束,更希望能得到医护人员的帮助和家属的陪伴等。

(三)辅助检查

1. 胎心听诊

用多普勒胎心听诊仪或胎心听诊器于宫缩间歇时听胎心音,了解胎心率的变化,判断胎儿在宫内的安危。

2. 胎儿监护仪

多用外监护描记胎心曲线和宫缩曲线。反映胎心变化情况和宫缩的强度及频率,同时还可观察分析胎心率与宫缩、胎动的关系,判断胎儿在宫内的安危。

(四)护理措施

1. 入院护理

协助产妇办好入院手续,采集病史。测生命体征,进行常规体格检查、产科检查和肛门检查,了解宫缩情况、胎位、胎心音,有无破膜、宫口扩张及胎先露下降程度。

2. 一般护理

（1）提供良好的环境，协助产妇擦汗、更衣，保持外阴部清洁、干燥。

（2）为保证精力和体力充沛，鼓励和帮助产妇少量多次进食、宜吃高热量易消化食物，多进水，保持水、电解质平衡。

（3）临产后宫缩不强且未破膜时，鼓励产妇在室内走动，以促进宫缩，有利于加速宫口扩张和胎先露下降。

（4）鼓励产妇每2~4小时排尿1次，以免膀胱充盈影响宫缩及胎头下降。

（5）初产妇宫口扩张<4 cm，经产妇宫口扩张<2 cm，可行温肥皂水灌肠。可刺激宫缩，促进产程进展；又能清除粪便防止产时污染。但有以下情况者禁忌灌肠：①胎膜已破；②胎头未衔接或胎位异常；③胎儿窘迫；④阴道流血；⑤有剖宫产史；⑥宫缩过强；⑦患严重心脏病等。现在提倡人性化分娩，不主张常规灌肠，除非产妇有要求。

3. 观察产程

（1）监测胎心：胎心监测是产程中极重要的观察指标。潜伏期每1~2小时、活跃期每30分钟听一次胎心，每次听诊1分钟，注意心率、心律、心音强弱。用胎心监护仪监测时每次至少记录20分钟。有异常情况增加测胎心次数，如胎心率超过160次/分、低于120次/分或不规律，提示胎儿宫内窘迫，应立即给产妇吸氧并做进一步处理。

（2）子宫收缩：通过触诊或胎儿监护仪观察宫缩。触诊时将手掌放于产妇腹壁上，宫缩时子宫隆起变硬，间歇期松弛变软。一般连续观察3次，并记录宫缩持续、间歇时间和宫缩强度、频率。触诊时手法应轻柔，如发现异常情况立即报告医生，及时处理。

（3）宫口扩张和胎先露下降：通过肛门检查或阴道检查。肛查时，产妇取仰卧位，两腿屈曲分开，检查者右手示指戴指套蘸润滑剂，在宫缩时轻轻伸入肛门内。了解宫口扩张和胎先露下降程度、胎膜是否破裂等。肛查次数不宜过多，初产妇在潜伏期每隔4小时一次，活跃期每隔2小时一次。经产妇或宫缩频率过频者，应根据情况适当增加肛查的次数。肛查不清，需做阴道检查时，应在严格消毒的情况下进行。

（4）胎膜破裂：一旦确诊破膜，应立即听胎心；观察羊水性状和流出量，同时注意了解有无脐带脱垂；记录破膜时间；破膜后嘱产妇卧床，垫消毒垫，保持外阴清洁。破膜超过12小时尚未分娩者，应遵医嘱给予抗生素预防感染。

4. 心理护理

产妇的精神状态影响宫缩及产程进展。应鼓励产妇说出焦虑的感受，安慰产妇并耐心解释分娩是生理过程，回答产妇提出的有关问题，及时告知产程进展情况，使产妇树立信心，积极配合助产人员，顺利完成分娩。

四、第二产程的护理

（一）病史

了解第一产程经过及处理情况。

（二）临床表现

1. 产妇表现

宫口开全后进入第二产程，此时胎膜多已自然破裂；宫缩频繁而强烈，持续1分钟或更长，间歇仅1～2分钟。胎先露下降压迫盆底组织，产妇有排便感，不自主地向下屏气用力。随产程进展，会阴体逐渐膨隆变薄，阴唇张开，肛门括约肌松弛。此时产妇体力消耗大，出现脸部发红，大汗淋漓，肌肉乏力和震颤表现。

2. 胎儿下降及娩出

宫缩时胎头露出于阴道口，间歇时又缩回，称胎头"拨露"。当胎头双顶径越过骨盆出口，宫缩间歇时胎头不再回缩，称胎头"着冠"。此时会阴极度扩张，产程继续进展，胎头枕骨于耻骨弓下方露出，以耻骨弓下缘为支点仰伸，胎头额、鼻、口、颏相继娩出，随即胎头复位和外旋转，前肩、后肩、胎体也一一娩出，后羊水大量涌出。

3. 心理—社会状况

了解产妇情绪变化，有无焦虑、恐惧。宫口开全后，产妇有一种兴奋感，同时长时间的体力消耗致使其感觉疲乏无力。此时产妇更希望得到医护人员和亲人的鼓励和安慰。

（三）辅助检查

胎心监护仪连续监测胎心变化，及时发现异常情况并给予处理。

（四）护理措施

1. 密切监测胎心

因第二产程宫缩频而强，易致胎儿缺氧，应每5～10分钟听一次胎心，必要时用胎心监护仪持续监护，如有异常及时通知医生。

2. 接生

（1）指导产妇屏气：正确运用腹压是缩短第二产程的关键。指导产妇仰卧于产床上，双腿屈曲，双足蹬在产床上，双手握住床旁把手，宫缩时，先深吸一口气，然后如排便样向下用力屏气以增加腹压。宫缩间歇时呼气，全身放松。

（2）接生准备：当初产妇宫口开全，经产妇宫口开大到4 cm时，应将其送到产房，做好接生准备。会阴消毒：嘱产妇取仰卧位，双腿屈曲分开暴露外阴部，将消毒便盆置于臀下，用消毒干纱球盖住阴道外口，防止冲洗液流入阴道。先用消毒纱球蘸肥皂水擦洗外阴；再用温开水冲去肥皂水，用消毒棉球或纱布擦干；最后用0.1%的苯扎溴铵（新洁尔灭）或0.2%碘伏消毒；取下阴道口的纱球和臀下便盆，铺消毒巾于臀下。冲洗顺序从上到下、由外向里；消毒顺序遵循由里向外的原则（图4-8）。接生者按无菌操作规程洗手、穿手术衣、戴手套，打开产包，铺好消毒巾，准备接生。

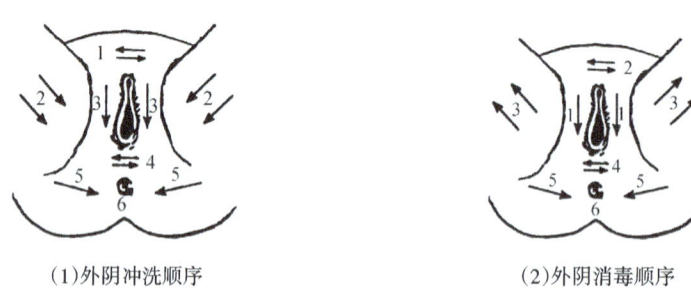

（1）外阴冲洗顺序　　　　　　　　（2）外阴消毒顺序

图4-8　外阴冲洗、消毒顺序

（3）接生步骤。

①人工破膜：若仍未破膜将影响胎先露下降，需在接产时人工破膜。

②会阴切开：会阴切开指征及会阴切开缝合术（见项目十三任务一）。

③保护会阴：接生者站在产妇右侧，当胎头拨露使阴唇后联合紧张时，开始保护会阴。方法是：接生者右肘支撑在产床上，拇指与其余四指分开，将一块消毒巾折叠放于掌心，用手掌大鱼际肌顶住会阴部，每当宫缩时顶住会阴部的手向上向内托压，宫缩间歇时稍放松，以免压迫过久引起会阴水肿；在保护会阴的同时接生者用左手轻轻下压胎头枕部，协助胎头俯屈，让胎头以最小径线（枕下前囟径）在宫缩间歇时缓慢地通过阴道口，这是防止会阴裂伤的关键。胎头娩出后，右手仍应注意保护会阴，不要急于娩出胎肩，先以左手自鼻根向下颏挤压，挤出口鼻内的黏液和羊水，然后协助胎头复位和外旋转、胎肩娩出。双肩娩出后，保护会阴的右手可放松，双手协助胎体和下肢娩出。

④脐带处理：胎头娩出后，若有脐带绕颈1周且较松时，可将脐带顺肩推下；若缠绕过紧或缠绕2周及以上，则用两把止血钳夹住后从中剪断。若无脐带绕颈，则在胎儿娩出后1~2分钟内断扎脐带；距脐带根部15~20 cm处用两把血管钳钳夹，在两钳之间剪断脐带，将母体端置于弯盘内。

⑤其他：胎儿娩出后，在产妇臀下垫一弯盘接血，以估计出血量。并记录胎儿娩出的时间。

3. 心理护理

护士应始终陪伴在产妇身边，关心产妇，协助其饮水、擦汗，言语上多沟通，对产妇使用腹压情况给予指导，对其有效配合和努力及时肯定和鼓励，缓解产妇的紧张和恐惧心理，使产妇对分娩有足够信心。

五、第三产程的护理

（一）病史

了解第二产程的经过及处理情况。

（二）临床表现

1. 子宫收缩

胎儿娩出后，宫底下降平脐，产妇感觉轻松。宫缩停止数分钟后，子宫重新开始收缩。此时，由于胎盘剥离下降至子宫下段，子宫体呈狭长形被推向上方达脐上。胎盘娩出后，子宫收缩，宫体变硬呈球形，宫底在脐下1~2 cm处（图4-9）。

2. 胎盘剥离及娩出

胎儿娩出后宫腔容积明显缩小，胎盘不能相应缩小与子宫壁发生错位而从宫壁剥离，剥离面出血形成胎盘后血肿。由于继续宫缩及血肿的压迫，胎盘剥离面逐渐增大，最终完全剥离而排出。

（1）胎盘剥离：胎盘完全剥离的临床征象：①子宫体变硬呈球形，宫底升高达脐上；②阴道少量流血；③阴道口外露的一段脐带自行下移延长；④用手掌尺侧在产妇耻骨联合上方轻压子宫下段，宫体上升而脐带不再回缩。

（2）胎盘娩出：娩出方式有两种：①胎儿面娩出式。胎盘从中央开始剥离，而后边缘剥离，其特点是胎盘以胎儿面先娩出，后有少量阴道流血，该方式多见。②母体面娩出式。胎盘从边缘开始剥离，血液沿剥离面流出，其特点是先有较多阴道流血后，胎盘以母体面娩出，该方式少见。

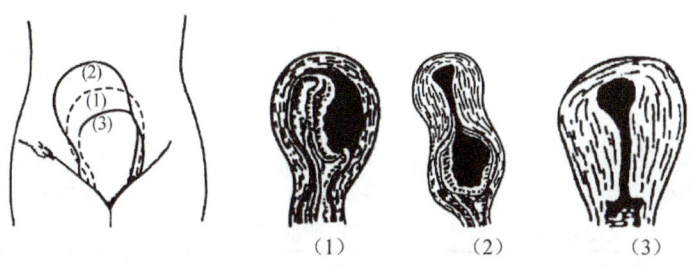

（1）胎盘开始剥离　（2）胎盘降至子宫下段　（3）胎盘娩出后

图4-9　子宫在胎盘剥离及娩出前后的变化

3. 阴道流血

由于胎盘与子宫壁分离所致。正常分娩出血量一般在100～300 mL。

4. 新生儿情况

观察外观，初步判断是否与孕周相符；有无胎头水肿及产伤；有无体表畸形如唇裂、多指（趾）、脊柱裂等。

5. 心理—社会状况

胎儿娩出后，产妇感到轻松，心情较平静。若新生儿有异常或产妇不能接受新生儿，不能进入母亲角色则会产生焦虑、烦躁的情绪。

（三）护理措施

1. 新生儿护理

（1）清理呼吸道：用新生儿吸痰管轻轻吸净口腔、咽部及鼻腔内的黏液及羊水，以免发生吸入性肺炎。如吸净后仍无啼哭声，可用手轻拍新生儿足底。新生儿大声啼哭表明呼吸道已通畅。

（2）进行Apgar评分：Apgar（阿普加）评分可以判断新生儿有无窒息及窒息的程度。出生后的1分钟以肌张力、脉搏、皱眉动作即对刺激的反应、外貌（皮肤颜色）、呼吸为依据，每项为0～2分（表4-1）。满分为10分。8～10分属正常新生儿，4～7分为轻度窒息，0～3分为重度窒息。低于8分者需行复苏抢救，经处理后必须于出生后5分钟再次评分。

（3）处理脐带：擦净新生儿皮肤上的血迹、羊水，用75%乙醇消毒脐根周围，用无菌双重粗丝线、气门芯或脐带夹等方法在距脐根0.5 cm处结扎脐带，然后在结扎处上方约0.5 cm处剪去脐带，挤出残余血液，用2.5%碘酒、75%乙醇消毒或用20%高锰酸钾溶液烧灼脐带断面，待断面干燥后用无菌纱布覆盖，后以脐带布包扎固定。

表4-1 新生儿Apgar评分

体征	应得分数		
	0分	1分	2分
每分钟心率	0	少于100次	100次及以上
呼吸	0	浅慢且不规则	佳
肌张力	松弛	四肢稍屈	四肢活动
喉反射	无反射	有些动作	咳嗽、恶心
皮肤颜色	口唇青紫,全身苍白	躯干红,四肢紫	全身红润

（4）其他护理：脐带处理完毕后进行详细体检，测量身长、体重及头径等；填写新生

儿记录单；擦净新生儿足底胎脂，在新生儿记录单上印上新生儿的足印及产妇的拇指印；系上标明新生儿性别、体重、出生时间和母亲姓名、床号的手腕带；用抗生素眼药水滴眼以防结膜炎。如新生儿无异常，抱给母亲，俯卧在母亲胸前与母体的皮肤紧贴，进行首次吸吮，持续30分钟。

2. 产妇护理

（1）预防产后出血：如有产后出血高危因素存在时，应在胎儿前肩娩出后立即将缩宫素10~20 U加入25%葡萄糖溶液20 mL中快速静脉推注，或麦角新碱0.2 mg静脉注射，均能加强宫缩，使胎盘迅速剥离娩出减少出血。若胎盘娩出后出血较多时，可将缩宫素或麦角新碱经下腹部直接注入宫体肌壁内。

（2）协助胎盘娩出：接生者切忌在胎盘剥离前挤压子宫、牵拉脐带，以免影响子宫收缩或使胎盘部分剥离而造成产后出血。当确认胎盘已完全剥离时，接生者在宫缩时以左手按压宫底，右手轻拉脐带以协助胎盘娩出。当胎盘娩出至阴道口时，双手捧住胎盘向一个方向旋转同时缓慢向外牵拉，协助胎盘胎膜完整娩出（图4-10）。

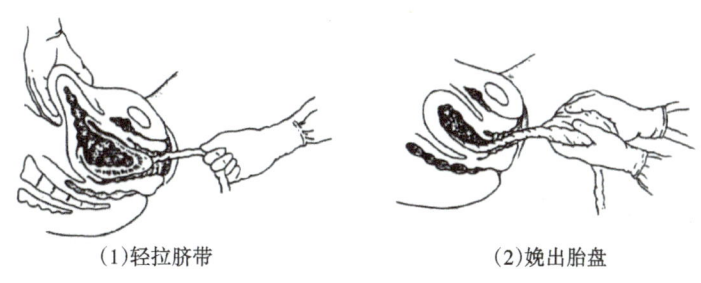

(1) 轻拉脐带　　　　　　(2) 娩出胎盘

图4-10　协助胎盘娩出

胎盘娩出后接生者可按摩子宫以加强宫缩，从而减少出血。将胎盘母体面向上平铺在产床上，检查胎盘小叶有无缺损；检查胎盘的胎儿面边缘是否有断裂的血管以及时发现副胎盘；握住脐带将胎盘提起，检查胎膜是否完整。

（3）检查软产道：胎盘娩出后检查外阴、阴道和子宫颈有无裂伤，如有裂伤立即缝合。若行会阴切开术分娩者，检查会阴伤口情况，有无切口延长，以便及时准确地行缝合术。

（4）产后观察：产后产妇留产房观察2小时，观察内容为宫缩强度、宫底高度、血压、脉搏、阴道出血、会阴切口情况及膀胱是否充盈。阴道出血量多、宫缩乏力可按摩子宫；膀胱充盈者应注意督促排尿或导尿；若发现会阴血肿应立即处理。观察2小时无异常，送休养室休息。

（5）心理护理：协助新生儿和产妇皮肤接触和早吸吮，建立母子情感，帮助产妇接纳新生儿，尽快完成角色转换。

项目小结

十月怀胎，一朝分娩，焦急的产妇和家属都在期待着宝宝的第一声啼哭，护理人员应该怎样帮助产妇安全渡过这一非常时期呢？本项目主要介绍影响分娩的因素、枕先露的分娩机制、临产的诊断及产程的分期、分娩各期产妇的护理。影响分娩的因素、产程的分期及分娩各期产妇的护理、分娩机制是本项目的难点。通过学习，要求同学们能解释以下名词：分娩、分娩机制。熟练掌握接生护理技术，保障母儿顺利渡过分娩期；为分娩期妇女提供整体护理；帮助学生树立"时间就是生命"的严谨工作态度，关心体贴孕产妇。

（陈艳君）

项目五 产褥期妇女的护理

学习目标

知识目标

1. 掌握：产褥期定义及产褥期产妇的临床表现和护理措施。
2. 熟悉：产褥期妇女生理调适。
3. 了解：产褥期母体各系统的变化，母婴同室的优点、设置及管理。

技能目标

1. 解释以下名词：产褥期、恶露、子宫复旧。
2. 简述产褥期妇女的生理变化特点。
3. 简述产褥期妇女的临床表现。

案例导入

案例：刘女士，26岁，足月妊娠顺产后1日，主诉下腹部阵发性疼痛，哺乳时加剧。体格检查：体温37.3~37.8℃，脉搏62次/分，血压100/65 mmHg，子宫无压痛，宫底脐下1指，恶露无臭味、色暗红。乳房不胀，会阴侧切伤口无红肿。血白细胞12.0×10⁹/L。

思考：(1) 请评估产妇现在身体状况是否正常。

(2) 请为产妇提供必要的护理措施。

产妇全身各器官（除乳腺外）从胎盘娩出到恢复或接近正常未孕状态的一段时期称为产褥期，一般需要6周。

任务一　产褥期妇女的身心变化

一、生殖系统

1. 子宫

子宫从胎盘娩出后的状态逐渐恢复至未孕状态的过程称子宫复旧。包括子宫体肌纤维的缩复、子宫内膜再生、子宫颈复原及子宫血管变化。

（1）子宫体肌纤维的缩复：子宫体肌纤维的缩复不是肌细胞数目减少，而是肌细胞体积缩小。当胎盘、胎膜娩出后，子宫因肌纤维收缩变硬，子宫体逐渐缩小。产后当日，宫底平脐或脐下一横指，以后每日下降1~2 cm，于产后10日，子宫降至骨盆腔内；产后6周子宫恢复至非孕时大小。

（2）子宫内膜的修复：胎盘、胎膜娩出后，表层蜕膜逐渐变性、坏死、脱落，随血液自阴道排出。子宫内膜基底层逐渐再生长出新的功能层，这一过程约需3周。但胎盘附着部位的内膜完全修复约需6周。

（3）子宫颈的复原：胎盘娩出后，子宫颈松软，外口皱起如袖口。产后1周，宫颈内口关闭；产后4周，子宫颈完全恢复至正常形态。由于在分娩过程中子宫颈外口发生轻度裂伤，且多在子宫颈3点及9点处，因此，初产妇的子宫颈外口由产前的圆形变为产后的横裂形。

（4）子宫血管变化：胎盘娩出后，胎盘附着面缩小，致使开放的螺旋动脉和静脉窦受压变窄，胎盘附着面得到有效止血并形成血栓，从而使出血减少直至停止。非胎盘部位在妊娠期增大的大血管发生玻璃样变，逐渐吸收。

2. 阴道

分娩后阴道腔扩大，黏膜皱襞因过度伸展而减少甚至消失，导致阴道壁松弛，肌张力低下。产褥期内阴道壁肌张力逐渐恢复，阴道腔逐渐缩小，黏膜皱襞约在产后3周重新出现，但阴道的张力并不能完全恢复至未孕状态。

3. 外阴

分娩后外阴轻度水肿，产后2~3日自行消退。会阴部若有轻度裂伤或会阴切口缝合后，一般在3~5日愈合。处女膜在分娩时撕裂形成残缺痕迹，称处女膜痕。

4. 盆底组织

分娩可造成盆底肌及其筋膜弹性减弱，且伴有肌纤维的部分断裂。如能坚持做产后健身操，则在产褥期内盆底肌有可能恢复至接近未孕状态。若盆底肌及其筋膜断裂严重造成盆底松弛，而产褥期又过早参加重体力劳动或剧烈运动，可导致阴道壁膨出及子宫脱垂。

二、乳房

乳房的主要变化是泌乳。随着胎盘的娩出，产妇体内雌激素、孕激素水平急剧下降，解除了对垂体生乳素的抑制，乳房开始分泌乳汁。以后乳汁分泌主要依赖于哺乳时婴儿的吸吮刺激。此外，与产妇营养、睡眠、情绪和健康状况密切相关。

产后7日内分泌的乳汁称初乳，初乳中含有丰富的蛋白质（主要是免疫球蛋白），脂肪及糖类较少，极易消化，是新生儿早期的天然食物。

三、血液循环系统

产后最初3日内，由于子宫缩复和胎盘循环的停止，使大量血液从子宫流入体循环，同时有大量的组织间液回吸收，使循环血容量增加15%～25%，心脏负担加重。妊娠期增加的血容量会在产后2～3周恢复至未孕状态。

产褥早期产妇血液仍处于高凝状态，有利于减少产后出血；红细胞计数和血红蛋白值逐渐增高；白细胞总数增加；红细胞沉降率于产后3～4周降至正常。

四、消化系统

由于产时体力消耗及出血，产妇在产后1～2日内常感口渴，食欲不佳，1～2日后逐渐好转；产褥期因卧床时间长，腹肌及盆底肌肉松弛，加之肠蠕动减弱，容易发生便秘。

五、泌尿系统

妊娠期体内潴留的水分在产褥早期主要由肾脏排出，故产后数日尿量增多。因分娩过程中膀胱受压导致黏膜水肿、充血、肌张力降低，以及产后会阴伤口疼痛和不习惯卧床排尿等原因，产妇容易发生排尿困难和尿潴留。

六、内分泌系统

产褥期恢复排卵的时间与月经复潮的时间因人而异,哺乳期产妇月经复潮前仍有受孕的可能。

七、腹壁

妊娠期出现的下腹正中线色素沉着在产褥期逐渐消退。腹壁紫红色的妊娠纹变为银白色,不能消退。

八、心理变化

经历分娩的母亲,特别是初产妇可能有许多心理变化,如希望、失望、幸福感、压抑及焦虑等。这些与生理、家庭及社会因素有关。

(杨丽冰)

任务二　产褥期妇女的护理

一、临床表现

1. 生命体征

产后产妇体温多数在正常范围内,如体温升高超过38 ℃要考虑有无乳房肿胀或感染的可能;产后脉搏略缓慢,60~70次/分,脉搏过快要考虑发热、产后出血引起休克的早期症状;呼吸深慢,14~16次/分;血压基本平稳,妊娠期高血压疾病产妇血压在产后明显下降。

2. 子宫复旧

胎盘娩出后,宫底大约在脐下1指,子宫体圆而硬。产后第1日,因宫颈管复原,宫颈外口上升至坐骨棘水平,宫底约在脐平位置。以后每天下降1~2 cm,产后第10日子宫降入骨盆腔内,在耻骨联合上方触不到宫底。子宫不能如期复原往往提示异常。

3. 产后宫缩痛

在产褥早期因宫缩引起下腹部阵发性疼痛称为产后宫缩痛。于产后1~2日出现,持续2～3日自然消失。多见于经产妇，哺乳时反射性缩宫素分泌增多可使疼痛加重。

4. 恶露

产后随子宫蜕膜的脱落，血液、坏死的蜕膜组织等经阴道排出，称恶露。产后最初为血性恶露，3～4日后出血减少，转为浆液性恶露；持续14日左右变为白色恶露，再持续2～3周后干净。正常恶露有血腥味但无臭味，持续4～6周。评估恶露时，要注意色、量、味。恶露有臭味提示有宫腔感染可能；持续血性恶露往往提示宫缩乏力或胎盘、胎膜残留。

5. 会阴伤口

分娩时因会阴部撕裂或会阴切开缝合后，会阴部可出现水肿、疼痛，于产后3～5日内愈合。如疼痛严重、局部肿胀、发红、皮肤温度高要考虑会阴伤口感染。

6. 乳房胀痛及乳头皲裂

产后哺乳延迟或没有及时排空乳房，导致乳腺管不通形成硬结，会出现乳房胀痛。初产妇因乳房护理不当或哺乳方法不正确，容易发生乳头皲裂，表现为乳头发红、裂开，有时有出血，哺乳时疼痛。

7. 褥汗

产褥早期，皮肤排泄功能旺盛，排出大量的汗液，以夜间睡眠和初醒时较为明显，产后1周左右逐渐好转。

8. 排尿困难及便秘

产后2～3日内产妇往往多尿，由于分娩过程中膀胱受压、会阴伤口疼痛等原因，容易发生排尿困难，特别是产后第1次排尿。产后因卧床休息、肠蠕动减弱、进食较少，且食物中缺乏纤维素等，产妇常发生便秘。

9. 产后压抑

产后2～3日内，产妇发生轻度或中度的情绪反应称为产后压抑。主要表现为情绪波动，如易哭、易激惹、忧虑、不安等。产后压抑的发生可能与产妇体内的雌、孕激素水平急剧下降、产后的心理压力及疲劳等因素有关。

二、辅助检查

除进行产后常规体检外，必要时进行血、尿常规检查，药物敏感试验等。

三、处理原则

为产妇提供支持和帮助，促进舒适，预防并发症发生。

四、护理措施

1. 一般护理

（1）提供清洁、舒适、安静的环境，保证产妇有足够的营养和睡眠。每天监测体温、脉搏、呼吸、血压。

（2）产后4~6小时鼓励产妇及时排尿，如有排尿困难，应诱导排尿或导尿，以防膀胱充盈影响子宫收缩。指导产妇多饮水，多吃富含纤维素的食物，以保持大便通畅。

（3）鼓励产妇早期下床活动及做产后操，增强血液循环，以促进伤口愈合，有利于盆腔脏器复位及预防下肢静脉血栓形成；但因产妇盆底肌肉松弛，应避免负重劳动或长时间蹲位，以防子宫脱垂。

2. 会阴护理

（1）保持会阴清洁：每日2次用1∶5000高锰酸钾溶液、1∶2000苯扎溴铵液或0.5%聚维酮碘溶液擦洗或冲洗会阴。

（2）会阴水肿：可用95%乙醇湿敷或50%硫酸镁溶液湿热敷。

（3）会阴有侧切伤口：嘱产妇向伤口对侧侧卧。

（4）拆线：会阴伤口一般于产后3~5日拆线。如有伤口感染，应酌情提前拆线或清创处理。

（5）物理疗法：如红外线照射、烤灯干热法等有助于会阴伤口组织的愈合。

3. 子宫复旧及恶露护理

入休养室时及入室后30分钟、1小时、2小时各观察一次宫底高度及软硬度。每次观察均应按压宫底以免宫腔积血影响子宫收缩，更换会阴垫。记录宫底高度及出血量。以后每天观察子宫复旧及恶露情况（色、量、味），嘱产妇在观察前先排空膀胱。如发现异常，及时按摩子宫，并告知医生。

4. 乳房护理

乳房护理详见项目六任务二。

5. 促进心理适应

（1）建立良好关系：热情接待产妇，耐心倾听，了解产妇对新生儿及新家庭的想法。

（2）母婴同室：在产妇获得充分休息的基础上，让她逐渐参与新生儿的日常生活护理，增进母婴感情。

（3）提供生活帮助：产后3日内，应主动帮助产妇及新生儿进行日常生活护理。

（4）提供自我护理及新生儿护理知识：给予产妇自我护理、新生儿喂养、沐浴等指导，以减少产妇的困惑及无助感。

（5）指导产妇的丈夫及家人：指导和鼓励产妇的丈夫及家人参与新生儿护理活动，培养新家庭观念。

五、健康指导

(1) 告知产妇居室应清洁通风，适当活动和休息，保证合理的营养，合理安排家务及婴儿护理。保持良好的心境，适应新的家庭生活方式。

(2) 告知产妇注意个人卫生及会阴部清洁。产褥期内禁止性生活，产后42日后应采取避孕措施，指导产妇选择适当的避孕措施。

(3) 产褥期保健操有利于子宫复旧，促进腹壁、盆底肌肉张力的恢复。根据产妇的情况，运动量由小到大、由弱到强循序渐进练习（图5-1），一般可在产后第2日开始。

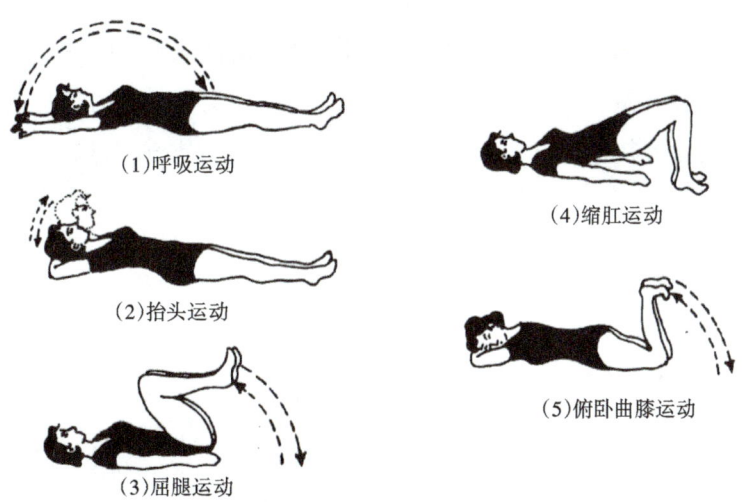

图5-1 产褥期保健操

(4) 告知产妇于产后42日带婴儿一起去医院进行产后健康检查，包括全身检查及妇科检查，以了解产妇产后恢复情况及新生儿的生长发育情况。

（杨丽冰）

任务三　母婴同室的设置及管理

一、母婴同室的设置

母婴室内空气新鲜、温度适宜、安静舒适，适宜母子休息。母亲床旁设有婴儿床1

张，还有靠椅、椅垫、脚垫等用物便于母亲哺乳。室内墙上可张贴宣传资料，如母乳喂养优点、正确的哺乳姿势、规章制度和有关注意事项。有条件的医院室内可备电视机、录像机等用于健康教育。

二、母婴同室的管理

产妇入母婴同室后，医务人员应向产妇介绍室内环境、休息时间和探视制度。指导产妇正确的哺乳方法。鼓励产妇早日起床活动，指导做产后体操。了解母乳喂养情况，正确估算新生儿的摄入量。

新生儿入室后，应做好各类标记核对工作。观察并记录24小时内新生儿面色、哭声、呼吸、脐带、肌张力、大小便、呕吐等情况，发现异常及时报告医生。

医务人员进入母婴同室，接触产妇及新生儿前必须清洗双手。医务人员或探视者如患呼吸道感染时，不得入室。

母婴同室的室温保持在20 ℃以上，每天定时通风及进行空气消毒。

三、母乳喂养

详见项目六任务二。

项目小结

一个新生命诞生了，初为人母的产妇有几分激动，又有几分疲倦，怎样帮助产妇身体复原、成功母乳喂养宝宝呢？根据产妇、新生儿和家属的需求，产科护士给予科学的护理，对于产妇早日康复和新生儿健康成长具有至关重要作用。本项目重点为产褥期产妇的生理与护理；难点为产褥期生理与护理评估。通过学习，要求同学们掌握产褥期概念、产褥期生理变化、产褥期的护理评估、护理措施及产后健康指导，帮助产褥期产妇顺利渡过产褥期，以保障母儿健康。

（杨丽冰）

项目六 新生儿护理

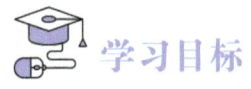

学习目标

知识目标

1. 掌握：新生儿胎龄、体重分类标准；正常足月新生儿的生理评估、护理诊断、预期目标、护理措施、结果评价；新生儿窒息的概念、临床表现、抢救要点、护理评估、护理诊断、预期目标、护理措施、结果评价；新生儿产伤的护理措施；母乳喂养、新生儿沐浴的操作要点和护理措施。

2. 熟悉：新生儿定义、新生儿分类方法；正常足月新生儿的行为特征；母乳喂养的优点；新生儿抚触、新生儿游泳的操作要点和护理措施；新生儿产伤的病因、护理评估、护理诊断。

3. 了解：红臀护理、温箱使用的操作要点和注意事项；新生儿窒息的病因及发病机制；新生儿产伤的治疗要点。

技能目标

1. 陈述正常新生儿、早产儿、新生儿窒息的定义。
2. 叙述新生儿生理评估的具体内容。
3. 列出新生儿护理可能的护理诊断。
4. 为新生儿实施有效的护理措施并对结果做出评价。
5. 解释Apgar评分的临床意义，利用Apgar评分法为新生儿评分。
6. 简述早产儿、新生儿窒息、新生儿产伤的可能病因、临床表现、主要评估内容与方法以及处理原则。
7. 能够正确有效应用新生儿常用护理技术（新生儿沐浴、红臀护理、温箱使用、新生儿抚触)。

8. 培养学生耐心细致的职业素养，关爱、呵护新生儿。

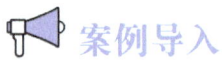

案例1：一对小夫妻刚刚品尝到初为人父、人母的喜悦，一系列的问题就接踵而至：母亲乳胀，孩子哭闹，怎么办？天气炎热，该如何给孩子洗澡？育儿宣教中说新生儿抚触和游泳对孩子生长发育有好处，但应该如何具体操作？

思考：(1) 如何给这对夫妻正确的指导？

(2) 对孩子应采取哪些护理措施？

案例2：王女士，25岁，住院分娩一男婴。新生儿出生1分钟，心率94次/分钟，呼吸弱而不规则，四肢稍屈，无喉反射，全身皮肤青紫。

思考：(1) 该新生儿的Apgar评分是多少？属于哪种程度的窒息？

(2) 该新生儿的处理原则是什么？

(3) 复苏后应采取哪些护理措施？

新生儿是指从出生后脐带结扎开始到生后28日内的婴儿。新生儿娩出后机体内、外环境发生了巨大的变化，各器官的生理功能尚未完善，对外界的适应能力差，是小儿时期发病率和病死率最高的阶段。围生儿是指围生期内的胎儿和新生儿。国际上常以新生儿死亡率和围生儿死亡率作为衡量一个国家卫生保健水平的标准。因此加强胎儿、新生儿的保健与护理是十分重要的任务。

新生儿分类方法有：

1. 根据胎龄分类

(1) 足月儿：指胎龄满37周至未满42周的新生儿。

(2) 早产儿：又称未成熟儿，指胎龄未满37周的新生儿。

(3) 过期产儿：指胎龄满42周以上的新生儿。

2. 根据出生体重分类

(1) 正常出生体重儿：指出生体重为2500~4000 g的新生儿。

(2) 低出生体重儿：指出生体重不足2500 g的新生儿。其中体重不足1500 g者又称极低出生体重儿；体重不足1000 g者又称超低出生体重儿。

(3) 巨大儿：指出生体重超过4000 g的新生儿。

3. 根据出生体重和胎龄的关系分类

(1) 适于胎龄儿（AGA）：指出生体重在同胎龄儿平均体重的第10~90百分位之间的

新生儿。

（2）小于胎龄儿（SGA）：指出生体重在同胎龄儿平均体重的第10百分位以下的新生儿。

（3）大于胎龄儿（LGA）：指出生体重在同胎龄儿平均体重的第90百分位以上的新生儿。

4. 高危儿

高危儿指已发生或可能发生危重情况而需要救治或监护的新生儿。包括：

（1）母亲有异常妊娠史的新生儿，如母亲有糖尿病、妊娠期高血压疾病、母亲为Rh阴性血型、既往有死胎或死产史等。

（2）母亲有异常分娩史的新生儿，如各种难产、手术产、分娩过程中使用镇静剂和止痛药物等。

（3）出生时异常的新生儿，如出生时Apgar评分低于7分、早产儿、过期产儿、极低出生体重儿、巨大儿、小于或大于胎龄儿、有各种疾病的新生儿等。

任务一　正常新生儿的特点和护理

孕龄达到37周至不足42周（259～293日）、出生体重大于或等于2500 g的新生儿，称为足月新生儿。从胎儿出生后到满28日内称为新生儿期。胎儿自母体娩出后，会发生很多的生理变化，护理人员是最初的接触者，因此应了解新生儿的生理特点，提供细心的照料及护理。

一、正常新生儿生理评估

（一）一般性评估

1. 出生情况

利用Apgar评分法（详见项目四表4-1）观察新生儿出生后1分钟及5分钟的反应。Apgar评分以表中5项体征为依据，每项为0～2分，满分为10分。7分以上为正常；4～7分是轻度窒息；3分及3分以下是重度窒息（详见项目四任务三）。

2. 体重

正常为2500～4000 g，平均为3100（女婴）～3400 g（男婴）。在出生后2～4日，由于摄入量少，排出水分较多，出现生理性体重下降，比出生时下降6%～9%，一般不超过

10%。4日后开始回升，7~10日时恢复到出生时体重。若下降太多、回升过晚或恢复时间延长，应注意寻找原因并进行处理。

3. 身长

平均为49（女）~50 cm（男）。

4. 头围

头围为33~37 cm，平均35 cm。胎头通过产道时，为了顺应产道会产生胎头变形的现象，头较正常新生儿长，不需治疗，数周内可自行消失。

5. 姿势

新生儿的上肢与躯体呈"W"形，下肢与躯干呈"M"形，活动度为120°~140°。

（二）呼吸系统

胎儿在母体子宫内几乎没有呼吸运动，出生后断脐，血液中二氧化碳增加，刺激了呼吸中枢；同时本体感受器和温度感受器也受到刺激，反射性地刺激呼吸中枢，使新生儿在出生后10秒钟发生呼吸运动。新生儿呼吸表浅而频率较快，每分钟40~60次（应在出生30秒内建立），且时有节律不均的呼吸，两日后降至20~40次/分。因胸腔较小，肋间肌薄弱，呼吸运动主要依靠膈肌的运动，故以腹式呼吸为主。哭声洪亮表示健康，微弱提示早产或头部损伤。任何新生儿呼吸窘迫的征象出现，如鼻翼扇动、肋间或剑突凹陷、呼吸困难和青紫、呼吸快伴有呼气性呻吟等情形都应警惕异常状况发生。

（三）血液循环系统

心率为120~140次/分，且易受啼哭、吮乳等多种因素影响而波动较大。在新生儿出生最初数日，偶可听及心脏杂音，可能与动脉导管暂时未闭有关。新生儿血流分布多集中于躯干及内脏，故肝、脾易触及，四肢容易发冷及发绀。新生儿红、白细胞计数均较高，以后逐渐下降至婴儿值。

（四）泌尿、生殖系统

新生儿的肾发育尚不成熟，滤过能力差，排钠的能力也较低，应防止摄入过多含钠的溶液，以免发生组织水肿。记录第一次排尿的时间（正常在出生后12~24小时），描述尿量、颜色；注意有无生殖器的畸形；无论男婴女婴，因受母亲雌激素的影响在出生后前三日可见乳房肿大，甚至有乳汁样液体分泌，这些现象2~3周后自然消退，不需治疗。女婴在出生后1周内阴道会有乳白色分泌物，甚至出现少量流血，持续1~3日自行停止。

(五)消化系统

新生儿胃容量小,肠道容量相对较大,蠕动较快,能适应较大量流质食物。出生时吞咽功能虽近完善,但因食管无蠕动,贲门括约肌不发达,故哺乳后容易发生溢乳。新生儿消化蛋白质的能力较好,对淀粉的消化能力较差。母乳喂养是哺育新生儿的最佳选择。

新生儿出生后第1日排出的墨绿色黏稠的大便称为胎便。胎便含黏液、胆汁、肠道分泌物、上皮细胞、胎儿吞咽的胎毛及胎脂等,但不含细菌。若出生24小时后仍无胎便排出,应检查有无先天性消化道畸形。哺乳后,大便渐变为黄色,呈糊状,每日3~5次。

(六)皮肤黏膜

新生儿皮肤角质层薄,易受损而发生感染。出生时全身覆盖有胎脂(油性、白色,乳酪样的物质)。出生1~2周内可在鼻尖、颌下处看到表皮下点状的白点,即粟粒疹,这是由于皮脂腺未成熟,皮脂凝聚在皮脂腺内阻塞所致,2周内可消失。新生儿上腭中线处和齿龈切缘上常有黄白色小斑点,是由上皮细胞堆积或黏液腺分泌物积留所致,称"上皮珠",俗称"板牙",生后数周至数月可自行消失。两侧颊部有脂肪垫隆起,有利于吸吮乳汁,故称"吸奶垫",俗称"螳螂嘴"。这些均属正常现象,不可挑割,以免发生感染。在臀部、腰部或背部出现界限分明的色素沉着区域,通常是蓝色带状的,称为蒙古斑,无特殊意义,通常于1~5岁时消失。约有半数以上的新生儿出生后24~48小时出现全身性红斑,开始时为丘疹,第2天渐严重,成为红斑,多数第3天消失,并不需要治疗。其发生原因可能是对一些接触物如肥皂、油类的一种过敏反应,或是婴儿皮肤受床单和衣物的刺激产生的反应。

(七)其他

1. 体温

新生儿体温调节中枢尚未发育完善,皮下脂肪薄,保温能力差,皮肤体表面积相对较大,散热快,易受外界温度影响,所以体温不稳定,应注意保暖。一般维持在36.4~37.2 ℃。

2. 酶系统

新生儿肝内葡萄糖醛酸转移酶活力不足,使间接胆红素与葡萄糖醛酸结合成为直接胆红素从胆道排出能力差,加之体内又有较多的红细胞被破坏,易导致高胆红素血症,出现生理性黄疸。生理性黄疸一般在出生2~4日后出现,5~6日达高峰,10~14日消退。一般为自限性,不需处理。若黄疸出现过早、程度严重、持续不退或消失后再现,应考虑为病理现象,注意观察并及时汇报医生处理。

3. 免疫

新生儿对多种传染病有特异性免疫，主要是胎儿从母体获得IgG，从而在出生后6个月内对麻疹、风疹、白喉等有免疫力，但本身的主动免疫力尚未发育完善。由于缺乏IgA、IgM，新生儿易患呼吸道、消化道感染和败血症。所以在日常护理工作中应做好消毒隔离，以预防感染。出生24小时后，可接种卡介苗和乙肝疫苗。

4. 能量及体液代谢

新生儿基础能量需要为209 kJ/kg（50 kcal/kg），每日总能量需要为418～502 kJ/kg（100～120 kcal/kg）。体液总量占体重的70%～80%，生后前几日每日需水量为60～100 mL/kg，以后增至每日100～150 mL/kg。钠每日需要量为1～2 mmol/kg，生后10日内血钾较高，一般不需补充，以后每日需要量为1～2 mmol/kg。

二、正常新生儿的行为特征

新生儿出生后不仅在生理上，而且在行为上逐渐适应外界环境。尽管每个新生儿的行为各不相同，但都具有一些基本特征，这些行为特征构成了新生儿社会能力的基础。

（一）睡眠和觉醒

新生儿有深睡和浅睡两种睡眠状态，有瞌睡、安静、活跃、啼哭四种觉醒状态。安静是一种理想的觉醒状态，此状态的新生儿可表现出微笑、发声及身体的移动。新生儿会仔细地注视抱他的人并对他说话做出反应，新生儿会随声音和说话人的移动而移动自己的身体。新生儿睡眠每日需20小时以上，随着大脑皮层的发育，觉醒的时间逐渐延长，睡眠逐渐减少。

（二）感觉

新生儿感觉行为是他们与社会交往的开始，他们用感觉行为与别人沟通。

1. 视觉

出生时，新生儿的瞳孔就有对光反射，清晰视野的范围是17～20 cm，正好是怀抱或喂哺孩子时母亲的脸与新生儿脸之间的距离。出生2周后，新生儿能辨别颜色的组合形式。有研究证明，新生儿较喜欢黑白相间的物体而不喜欢单色或彩色。

新生儿出生后逐渐发展固定眼神的机能，能凝视父母并对他们的变化做出反应。这种凝视对新生儿与其父母沟通起着重要作用。

2. 听觉

新生儿一出生其听力接近于成人。90分贝的响声能引起惊跳反射，低频率的声音可以减少活动或停止啼哭，高频率的声音可以引起警觉反应。新生儿对母亲声音敏感，这可能与新生儿在胎儿期就获得母亲声波的刺激有关。

3. 触觉

在新生儿任何部位抚摸都能引起反应。脸（特别是嘴）、手指、脚趾是最敏感的部位。母亲可常用手指轻轻触摸、拍打孩子的脸，用手轻轻按摩新生儿的背来交流母子感情。

4. 味觉

出生时，新生儿的味觉已经发育良好，对不同味道的饮料有不同的反应。对无味没有反应；甜味激起有力的吮吸；酸味使嘴唇缩拢；苦味则引起不快。

5. 嗅觉

新生儿的嗅觉发育较完善。母乳喂养的婴儿能区分自己的母亲与别人母亲奶味的不同，这种母亲的特有气味被认为是影响亲情和喂养的重要因素。

（三）反射

新生儿主要的反射有：

(1) 吸吮反射：出生即存在，并永久保持。

(2) 吞咽反射：出生即存在，并永久保持。

(3) 觅食反射：出生即存在，并永久保持。

(4) 握持反射：出生即存在，持续3~4个月后消失。

(5) 拥抱反射：出生即存在，持续3~4个月后消失。

三、可能的护理诊断

(1) 体温过高：与外伤、脱水、过度包裹等有关。

(2) 体温过低：与暴露在凉或冷的环境中、创伤、保温不良等有关。

(3) 有窒息的危险：与产时吸入羊水、黏液、阴道分泌物等及喂养不当有关。

(4) 营养失调，低于机体需要量：与摄入量少有关。

(5) 有感染的危险：与产时胎膜早破、创伤性操作等有关。

(6) 便秘：与人工喂养方式有关。

(7) 腹泻：与肠道感染、不合理喂养方式有关。

(8) 有皮肤完整性受损的危险：与分泌物或排泄物刺激局部有关。

(9) 母乳喂养无效：与喂养过程不满意、母亲乳头凹陷等有关。

四、预期目标

（1）新生儿能维持正常的体温。
（2）建立成功的母乳喂养，保证新生儿充足的营养。
（3）促进新生儿的舒适，无护理不当的并发症发生。
（4）新生儿未发生感染和窒息。

五、护理措施

护理人员在为新生儿提供护理时，应将相关的新生儿护理知识教给新生儿的父母，使他们能尽快承担父母角色，在父母为新生儿护理的同时，也可增进亲子感情。

（一）提供母婴同室条件

我国自1992年建立爱婴医院以来，母婴同室已成为促进母乳喂养的一项重要措施。大部分产科医院和综合医院的妇产科都实行了母婴同室制度。在实施母婴同室的管理过程中，需注意以下方面：

（1）良好的物理环境：房间必须阳光充足、空气流通；室温应保持在22～24℃；尽量设单人间、双人间，室内应保持空气清新，每天定时更换新鲜空气，减少空气中细菌和病菌数量，每日对室内物品进行擦拭消毒。

（2）严格探视制度：防止外界人员给产妇和婴儿带来的交叉感染，取消陪住，在探视时间内只限一床一人探视。

（3）认真洗手：手是重要的传播媒介，因此要求每一个人在接触每一个婴儿前后，认真洗手，阻断传播途径。这是控制医院感染的重要措施。

（4）做好新生儿物品的消毒隔离工作：婴儿用过的一切布类用品清洗后，须经高压消毒后再使用；推荐产妇及婴儿使用一次性尿布和中单；每日为新生儿洗澡一次，做好新生儿脐带的护理。

（二）做好出生即刻的护理

所有处理均应在保暖情况下进行（最好在远红外保暖床上），婴儿出生后应立即擦干皮肤，迅速清除口、咽、鼻部黏液以保持呼吸道通畅，并用预温好的包被包裹，以免散热。一般在娩出1～2分钟内结扎脐带。出生后保持眼部清洁，如有分泌物，可用生理盐水或3%硼酸棉球由内眦向外轻轻拭净，再用0.25%氯霉素或0.5%庆大霉素溶液滴眼或涂金霉素眼药膏，每日2次。由于胎脂有保护皮肤作用，故不必立即擦掉全部，出生后6小时可用纱布蘸温开水或消毒植物油将头皮、耳后、面、颈部、腋下及其皱褶处的胎脂轻轻拭去。

（三）提供新生儿日常护理

1. 保暖

对新生儿必须采取保暖措施。可采用母体体温、热水袋或空调等保暖方法，使用时防止烫伤。

2. 测脉搏与体温

正常新生儿脉搏为120~140次/分。临床上一般不测量新生儿脉搏，如需要测量，较为方便的方法是触摸颞动脉，或用听诊器听心脏搏动次数较为准确。每日测体温2次，如体温低于36 ℃或37.5 ℃以上者应每4小时测一次。体温过低者应加强保暖，过高者需检查原因，如穿衣太多、盖被太厚、室温过高等，应及时予以纠正。夏季注意通风以适当调节体温。

3. 测体重

新生儿体重是衡量婴儿生长发育与营养吸收程度的重要标志，因此新生儿出生后即应测体重，以后每天或隔天测一次。

4. 沐浴

每天早晨应给新生儿沐浴一次，以清洁皮肤，同时进行体格检查。注意观察皮肤是否红润、干燥，有无发绀、斑点、脓疱或黄疸等，如有异常应及时处理。

新生儿住院期间，应对其父母进行沐浴示范操作，通过放映录像或幻灯片等形式进行示范讲解，并推荐简易可行的家庭沐浴法。

5. 眼、耳、口、鼻的护理

晨间护理沐浴前应先用生理盐水棉球从内至外清洁新生儿双眼。如眼睛发红、肿胀、分泌物多，可能是产妇阴道患有炎症，或由医务人员手污染而引起的眼结膜炎。应将患儿置于侧卧位，按医嘱用0.25%氯霉素眼药水滴眼及金霉素眼药膏涂双眼，每4小时一次，两种药交替使用。护士在给患儿治疗前后应洗净双手。

新生儿口腔黏膜柔嫩，不宜擦洗，以免损伤而引起感染。如口腔黏膜上有白点及舌苔，或呈雪片样白苔不易擦去者，多为白色念珠菌感染所致的鹅口疮，可按医嘱于新生儿哺乳后半小时，涂制霉菌素混悬液（$1×10^5$ U/mL）。哺乳前母亲必须洗净双手。

新生儿的耳部应保持清洁干燥，需经常更换卧位，防止耳部受压影响血液循环。如耳、鼻有污物可用温开水棉签轻轻擦去。

6. 脐部护理

断脐后数小时内，应重点注意断端有无出血，以后每日必须检查。断脐方法多种多样，因而脐带残端脱落时间迟早不一（一般新生儿脐带于生后3~7天脱落，脱落后仍需护理2天），其护理原则是保持脐部清洁干燥，每天沐浴后用75%酒精擦净脐带残端及脐轮周围，避免浸湿及弄脏。如脐部有脓性分泌物、脐轮有炎症表现，可先用3%过氧化氢溶液清洗，然后涂碘伏（或者涂1%龙胆紫），及时更换消毒纱布；如有肉芽形成，可用硝酸银烧灼局部。还应定时更换尿布，并将尿布上段反折垫厚，以避免污染脐部。

7. 皮肤护理

新生儿皮肤角质层薄嫩，易受损而发生感染。新生儿出生后皮肤上的血迹应尽快擦净，而胎脂可于生后6小时，或第1次沐浴时用消毒植物油轻轻擦去。新生儿指甲如生长过长应及时剪去，以防发生甲沟炎。新生儿哭闹时双脚剧烈运动，易与床垫摩擦而破损，可用纱布包裹或用袜套保护局部。如局部发生破损可涂碘伏，保持干燥。经常更换卧位，防止耳后积垢引起溃烂。口角处的奶渍及溢奶应及时擦净，以免发生口角炎。如用热水袋保暖应严格控制水温，并外加布套；用红外线照射治疗时要保持一定距离，防止烫伤。新生儿所用布类，洗涤时应漂洗干净，无皂质残留，以免刺激皮肤。

8. 臀部护理

为保护新生儿臀部皮肤，避免发生臀红、溃疡或皮疹等，应及时更换尿布，大便后用温水洗净臀部，擦干后涂鞣酸软膏；尿布必须兜住整个臀部及外阴，不宜缚得过紧或过松；不宜垫橡皮布或塑料单。

9. 啼哭的观察

新生儿刚娩出时，因环境温度突然改变，产生本能的反应——啼哭。以后随着大脑皮层和感觉器官的发育，啼哭逐渐和情绪联系在一起，如饥饿、过暖、响声、受刺激等皆能引起啼哭。当新生儿伴有导致机体痛苦不适的任何疾病时，亦可出现不同形式的啼哭。如面色正常、哭声洪亮，哭久后声音逐渐变弱，哺乳后哭声立即停止，此系饥饿性啼哭。如出现烦躁而颤抖的尖声哭叫，并有难产或分娩损伤史者，常提示颅脑损伤。哭声低弱，呻吟伴有面色青灰、呼吸急促、精神萎靡，应警惕有心、肺功能异常或衰竭的可能。根据哭声高低、强弱、持续时间的长短及其他伴随症状，分析啼哭的原因，及时给予相应处理。

10. 大、小便的观察

新生儿生长发育有赖于良好的喂养，而大便的性状能提示喂养情况。故每天更换尿布时都要观察大小便次数，大便性状及量，并记录第一次排便时间。通过观察可以初步了解新生儿的消化道情况，为某些疾病的诊断治疗提供依据。如消化不良时，大便呈黄绿色、稀薄状、次数多且粪水分开；如摄入蛋白质过多时，大便硬结、块状，粪臭味极浓；进食不足时，大便色绿量少、次数多；肠道感染时，大便次数多，溏薄或水样，或带黏液、脓性，粪便腥臭，此时新生儿厌食、呕吐、腹胀、烦躁不安、发热甚至嗜睡、脱水。

11. 免疫接种

（1）卡介苗接种：

卡介苗是致病性牛结核杆菌经人工培养变为不致病的活菌疫苗，用于预防接种，对儿童预防结核病有显著作用。凡新生儿出生24小时后，或难产儿出生48小时后，即可接种卡介苗。体重在2500 g以下的早产儿、体温在37.5 ℃以上的新生儿，伴有严重腹泻、呕吐、皮疹及病危抢救儿皆应暂缓接种。

①方法：a. 皮上划痕法。在新生儿左臂三角肌外缘上端消毒皮肤，滴上菌苗1~2滴，接种者用左手绷紧皮肤，右手持三角针与皮肤呈45°，透过菌苗在皮肤上划长1~1.5 cm的"++"字，划痕间距为0.5 cm，深度以皮肤出现红痕而不出血为度。划后将菌苗拨匀涂开，放松皮肤，待菌苗干后穿衣。b. 皮内注射法。注射部位应选在左臂三角肌下缘，用75%酒精消毒局部皮肤，待干后用左手绷紧皮肤，右手持消毒的1 mL结核菌素试验注射器做皮内注射，注入皮内0.1 mL（其中含0.05 mg菌苗）形成2~3 mm直径的皮丘，注射不宜过深，以免引起重度反应。

②注意事项：a. 接种卡介苗时要求注射部位、剂量、操作方法等准确无误；b. 卡介苗应保存在冷暗处（2~8 ℃），接种前需先振荡菌苗使之均匀，如发现有不可摇散的颗粒、药瓶有破漏、瓶签不清楚以及菌苗过期等情况都应废弃。安瓿打开后应在半小时内用完，不可在阳光下接种，否则影响效果；c. 严格掌握操作规程，接种用具均需经高压消毒，注射时要用消毒的干针筒及针头，做到一人一针一筒，用毕后先消毒后清洁处理；d. 卡介苗为低毒性活结核杆菌，多余菌苗应焚烧之，不可乱丢；e. 不可与其他预防接种同时进行，应尽可能间隔一个月，并注意不在同一胳膊上接种。

③卡介苗接种后的反应：a. 轻度反应。卡介苗接种后2~3周，局部出现丘疹浸润，硬结，继之出现脓疱或溃疡；约2个月，脓痂脱落，这属于正常反应；b. 重度反应。卡介苗接种后局部出现红肿、脓疱、严重溃疡，腋下淋巴结肿大，甚至形成脓肿，这是异常反应，应进一步检查。

④随访与宣教：新生儿接种卡介苗后，应向产妇详细说明接种卡介苗的作用与反应，使母亲了解有关知识，在出现反应时不致惊慌。接种3个月后应去就近的结核病防治所随访、复测，以提高阳转率，阴性者需补种。新生儿出生后未能接种卡介苗者，可在3个月内去结核病防治所补种。产妇患结核病者，新生儿仍然可以接种卡介苗，但应嘱咐家属，母子需隔离4~6周，使新生儿体内产生抗体，则接种效果较好。

（2）乙肝疫苗接种：

①主动免疫：澳抗阴性的母亲所生的婴儿，于出生后24小时内、1个月、6个月各接种一次疫苗，剂量分别为10 μg、5 μg、5 μg；（澳抗阳性母亲所生婴儿，各次剂量分别为10 μg、10 μg、10 μg）。

②被动免疫：对乙肝急性期或恢复期（不论e抗原阳性或阴性）母亲所生的婴儿，应用特异性高效价免疫球蛋白（乙型肝炎免疫球蛋白），可使婴儿乙肝病毒携带率大幅度下降。方法是在出生24小时内、半月各肌注一次，每次200 IU。然后在新生儿出生后1、2、7月注射乙肝疫苗。婴儿在接受主动免疫后，产生自身抗体需要一定时间，在产生抗体之前给予被动免疫可使婴儿乙肝病毒携带率大幅度下降，因此乙肝疫苗与乙肝免疫球蛋白联合使用效果更好。

12. 健康指导

（1）促进母婴感情建立：提倡母婴同室和母乳喂养，在母婴情况允许下，应尽早将新生儿安放在母亲身旁，进行皮肤接触、鼓励早吸吮，促进母婴感情建立，从而有利于新生儿身心发育。

（2）宣传育儿保健知识：教给母亲正确的母乳喂养方法，鼓励坚持纯母乳喂养4~6个月。指导母亲学会给婴儿换尿布、洗澡、护理脐带等育儿知识；按计划添加维生素、矿物质及辅食；按免疫程序进行计划免疫，及时到指定机构复查接种效果；教会母亲识别新生儿的异常状况，寻求家庭及社会组织的支持和得到及时处理的方法。

（3）新生儿筛查：应指导家长了解需对新生儿进行筛查的疾病，如先天性甲状腺功能减低症、苯丙酮尿症及半乳糖症等，解释尽早筛查的重要性，以便早期治疗。

六、结果评价

（1）新生儿能顺利适应母体外的环境。
（2）新生儿能有效地吸吮母乳，且母乳充足，并能做到纯母乳喂养。
（3）护理措施得当，无护理不当的并发症发生。

（安海萍）

任务二　母乳喂养

知识链接

母乳喂养新举措

母乳是婴儿的最佳食品。母乳喂养是自然界赋予人类本能的喂养方法，提倡母乳喂养是世界范围内的爱婴行动。WHO和联合国儿童基金会（UNICEF）联合宣言促使国际社会已将保护、促进和支持母乳喂养作为妇幼保健的全球战略。

一、母乳喂养的优点

（一）对婴儿的益处

1. 满足营养需要

母乳中含有丰富的乳清蛋白及乳糖，能抑制大肠杆菌的生长，易被消化，利用率高；含不饱和脂肪酸多；含有丰富的维生素及微量元素，钙、磷比例适宜，易于吸收。

2. 提高免疫能力

母乳中含有分泌型 IgA、双歧因子等免疫蛋白和巨噬细胞、中性粒细胞、淋巴细胞等免疫细胞，可提高婴儿免疫能力，减少疾病的发生。

3. 增进母子感情

母乳喂养时，母子间通过抚摸、拥抱、语言等接触，对母子间和谐情感的建立和促进婴儿健康的心理有重要作用。

（二）对母亲的益处

母乳喂养可促进产后子宫的复旧，减少产后出血的发生；可推迟卵巢排卵及月经复潮，从而起到一定的避孕作用；母乳喂养的产妇可降低乳腺癌和卵巢癌的发生；母乳喂养方便、经济、安全。

二、母乳喂养的方法

（一）开奶时间

早接触、早吸吮是母乳喂养成功的关键之一。正常分娩的产妇可于新生儿分娩后30分钟内与母亲进行皮肤接触30分钟，并吸吮乳头；剖宫产的产妇术中与新生儿进行皮肤接触，安全返回病房后有应答反应30分钟内，开始母婴皮肤接触30分钟，同时早吸吮。

（二）喂哺次数

婴儿喂哺主张按需哺乳，提倡纯母乳喂养至少4个月，两次哺乳之间不喂糖水及饮料。一般每2~3小时喂1次，4个月后随月龄增加添加辅食，可逐渐减少喂哺次数。

（三）操作前准备

母亲洗净双手，用温开水擦洗乳头，选择舒适的体位：卧位或坐位（图6-1），打开胸罩，暴露乳房。

(四) 操作步骤

（1）母亲将一手拇指与其余四指分别放在乳房上下方，呈"C"形托起乳房。

（2）用乳头轻触婴儿口唇，待其口张大后，将乳头及大部分乳晕送入婴儿口中，注意勿使乳房堵住婴儿鼻孔（图6-2）。吸完一侧，再吸另一侧。哺乳时尽量做到"三贴"：胸贴胸，腹贴腹，乳房贴婴儿下巴。母亲能明显感觉到婴儿有节奏地吸吮。

（3）哺乳结束后，将婴儿直立靠于母亲肩上，轻拍背部排出气体（图6-3），再将其侧卧位置于床上，以防溢乳造成窒息。母亲挤出少量乳汁涂在乳头及乳晕上。

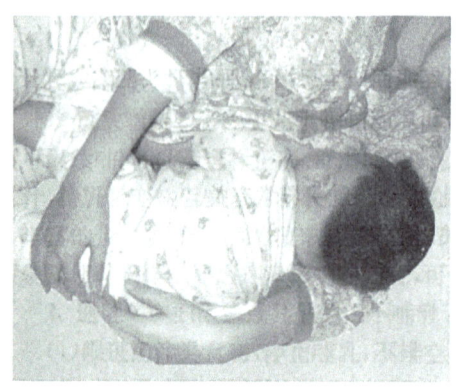
(1) 卧位哺乳

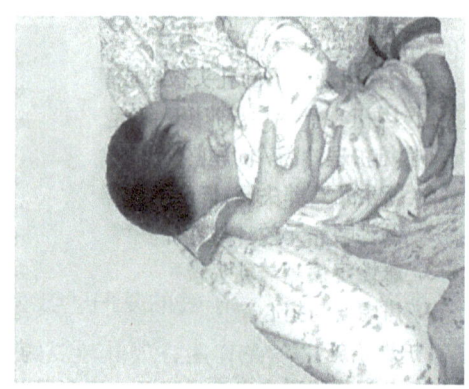
(2) 坐位哺乳

图6-1　正确的哺乳姿势

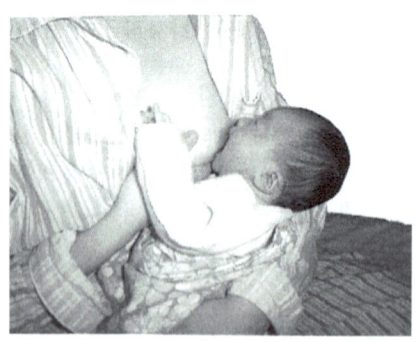
图6-2　正确的含接姿势

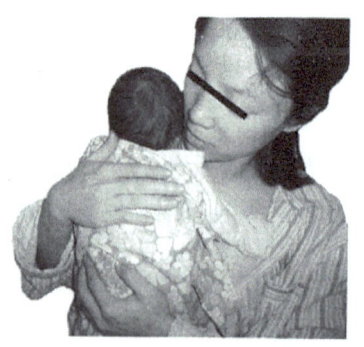
图6-3　哺乳结束后拍背姿势

三、母乳喂养异常情况的护理

（一）护理评估

1. 健康史

询问有无发热、乳房胀痛及乳汁量不足等，了解母乳喂养情况及个人饮食习惯。

2. 临床表现

注意观察乳头的发育状况、乳汁充盈及排出情况，乳房局部是否红、肿、热、痛，是否出现乳头皲裂。

3. 心理—社会状况

产妇在出现严重的乳头皲裂或乳腺炎时，因疼痛而产生恐惧心理；当乳头凹陷或乳汁量不足时，因担心新生儿营养摄入不足而产生紧张和焦虑情绪。

（二）常见护理诊断

（1）新生儿营养失调，低于机体需要量：与乳汁不足、乳头异常有关。

（2）母乳喂养无效：与乳汁淤积、乳腺炎有关。

（3）急性疼痛：与乳头皲裂、退乳有关。

（4）焦虑：与担心新生儿的营养状况有关。

（三）护理措施

1. 促进泌乳

（1）乳汁不足：常与饮食、睡眠、体质及精神心理状态有关，应及时寻找原因，对因处理。产后应指导产妇正确的哺乳方法，保证充足睡眠，保持精神愉快，给予高热量、高蛋白、高维生素的饮食，多食汤水，必要时采用中药催乳或针刺疗法。

（2）乳头异常：乳头平坦或凹陷将严重影响婴儿吸吮，可用如下方法矫正：

①乳头伸展练习及乳头牵拉练习（详见项目三任务四）。

②婴儿饥饿时吸吮力最强，哺乳时可先吸吮乳头平坦的一侧，容易吸住乳头和大部分乳晕。

2. 指导哺乳

（1）乳房胀痛：多见于产后3日内，因淋巴和静脉充盈，乳汁排出不畅引起。一般于产后1周乳腺管通畅后症状自然消失，也可用以下方法缓解：

①尽早哺乳：于产后30分钟内开始哺乳，促进乳汁畅通。

②外敷乳房：哺乳前热敷乳房，使乳腺管通畅，在两次哺乳间期冷敷乳房，以减少局

部充血、肿胀。

③按摩乳房：哺乳前自乳房边缘向乳头中心按摩乳房，可使乳腺管通畅，减少疼痛。

④正确哺乳：按需哺乳，每次哺乳至少20分钟，充分吸空乳汁，可用吸奶器将多余乳汁吸出。

（2）乳腺炎：当产妇乳房局部出现红、肿、热、痛等症状或有痛性结节，提示乳腺炎的发生，多因乳头皲裂、乳汁淤积、乳房受压所致。轻症者可继续哺乳，哺乳前可热敷并按摩乳房3~5分钟，哺乳时先吸患侧乳房，充分排空乳汁；重症者应停止哺乳，全身应用抗生素治疗，及时用吸奶器将乳汁吸出，待疾病治愈后恢复哺乳。局部形成脓肿时应切开引流，及时换药。

3. 减轻疼痛

（1）乳头皲裂：多因婴儿吸吮时含接姿势不正确，哺乳结束时强行牵拉乳头所致。轻症者可继续哺乳，母亲选择正确、舒适的喂哺姿势，哺乳前湿热敷乳房3~5分钟，先挤出少量乳汁，待乳晕变软后哺乳。将乳头和大部分乳晕含接在婴儿口中。因乳汁有抑菌作用且含有丰富的蛋白质，能起到修复表皮的作用，可于哺乳后挤出少量乳汁涂在乳头和乳晕上，短暂暴露使其干燥。如因疼痛影响哺乳者，可用吸奶器将乳汁吸出间接哺乳。

（2）退乳：产妇因病或其他原因不哺乳者应尽早退乳，常用方法有：

①限进汤汁类食物，停止哺乳，不排空乳房。

②遵医嘱给予己烯雌酚5 mg，每天3次，连服3日。乙型肝炎患者不宜使用此方法。

③生麦芽60~90 g，水煎当茶饮，每天1剂，连服3~5日。

④乳房胀痛时，将芒硝250 g分装于两纱布袋内，敷于两侧乳房并包扎固定，湿硬时及时更换。

4. 心理护理

耐心询问病情，与产妇沟通，告知母乳喂养常见问题的处理方法，增强其母乳喂养的信心，减少不必要的担心。

5. 健康指导

（1）哺乳期乳母应戴合适的棉制胸罩。

（2）实行24小时母婴同室，鼓励按需哺乳。每次哺乳一定要吸空双侧乳房，未吸完者可将乳汁挤出或用吸奶器吸出。不要给母乳喂养的婴儿吸人工奶头或使用奶头作安慰物。

（3）哺乳期妇女不应滥服药物，必要时在医生指导下用药，最好在服药4小时后再哺乳。

（安海萍）

任务三　新生儿常用护理技术

一、新生儿沐浴

新生儿皮肤比较娇嫩，出生时表面覆有胎脂、羊水、产道分泌物等，新生儿皮脂腺等分泌旺盛。因此，新生儿沐浴不但能清洁皮肤、预防感染、使新生儿舒适，还可以加速血液循环，促进生长发育。新生儿沐浴有淋浴、盆浴、床上擦浴等，护士应根据新生儿大小、活动能力等选用不同的沐浴方式。目前多数医院以淋浴为主，其优点是迅速、安全、省力，可减少交叉感染。

（一）方法

1. 操作前准备

（1）操作者准备：系上围裙，修剪指甲、取下腕部及手上硬物、洗净并温暖双手。

（2）用物准备：浴盆1个、大毛巾1块、小毛巾1块、大浴巾1块、清洁衣服和尿布、75%乙醇、消毒棉签2个、婴儿沐浴液、臀部和皮肤护理用物、磅秤1个、防水护脐贴1个、水温计1个。

（3）环境准备：室内安静、整洁、无风，光线充足，关闭门窗，调节室温于26～28 ℃。

（4）新生儿准备：最好选择新生儿哺乳前或哺乳1小时后进行，以防溢乳。

2. 操作步骤

（1）备齐用物至床旁，水温在40～45 ℃，或以手腕试温觉较暖即可，浴水以流动水为宜，浴盆内放2/3温水。

（2）将新生儿放于平坦处，检查腕带，核对姓名、床号，脱衣服、解尿布（脐带未脱落时贴防水护脐贴），裹上浴巾。

（3）洗脸：护士以左前臂托住新生儿背部，左手托住其头部，将婴儿下肢夹在左腋下，移至沐浴池。小毛巾对折再对折，先洗净脸部，擦洗顺序为：眼（由内眼角→外眼角）、鼻、嘴、脸（由中间→鼻翼两旁）（图6-4）。

（4）洗头：用左手拇指及中指将新生儿耳郭向前方轻轻按住，防止水流入外耳道。右手取浴液柔和地按摩头部，洗头、颈，然后用清水冲洗干净，并用大毛巾擦干头发（图6-5）。

（5）洗身体：护士以左手握住新生儿左肩及腋窝处，右手托住新生儿左腿及右臀，轻轻地将新生儿放入浴盆中。新生儿肩部露出水面，下半身浸入水中，姿势是半躺半坐。取小浴巾蘸水淋湿全身，擦浴液、冲洗，边洗边冲净，顺序依次为：颈部→上肢→腋下→前胸→腹部→后背→腹股沟→会阴及臀部→下肢，注意洗净皮肤皱褶处（图6-6、图6-7）。

（6）将新生儿抱起放于浴巾中，迅速包裹并擦干水分，用75%乙醇棉签从脐部中央向外轻轻擦拭，重复1次，更换脐部敷料（图6-8）。颈部、腋窝、腹股沟等皱褶处撒少许爽身粉，臀部涂上护臀霜。

（7）为新生儿换上尿布，穿上柔软、干净的衣服（图6-9）。

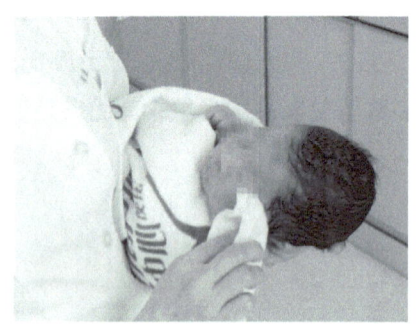
图6-4　婴儿洗脸

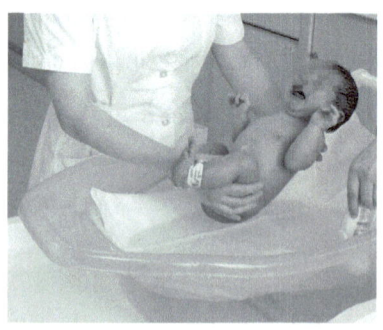
图6-5　婴儿洗头

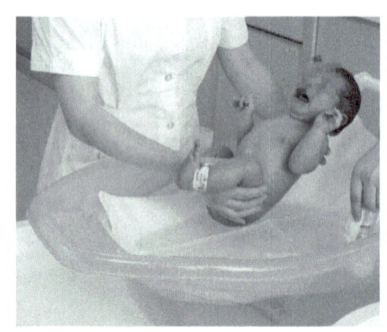
图6-6　婴儿出入盆抱持法

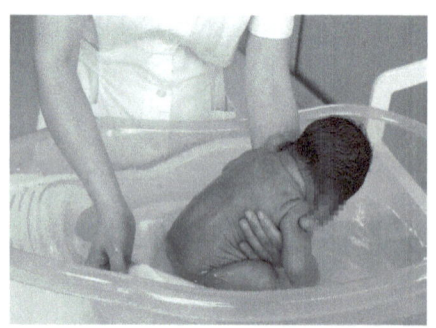
图6-7　婴儿洗背扶持法

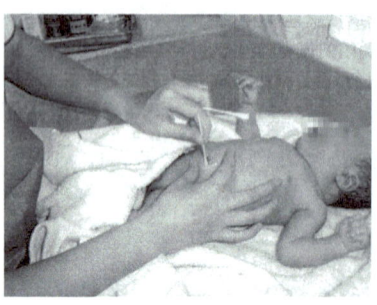
图6-8　脐部护理

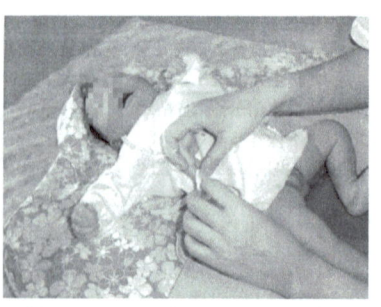
图6-9　换衣

（二）护理

1. 护理评估

（1）健康史：向产妇或家属询问新生儿分娩的时间、方式及新生儿的体重，了解新生儿有无特殊处置及母乳喂养的情况。

（2）临床表现：注意观察新生儿全身情况，皮肤是否红润、干燥，有无斑点、皮疹、黄疸及破损，脐部有无红肿、分泌物及渗血，脐带是否脱落。

2. 常见护理诊断

（1）新生儿有感染的危险：与脐带处理不当有关。

（2）新生儿有受伤的危险：与水温调节不当有关。

（3）新生儿恐惧：与新生儿对沐浴不熟悉、不适应有关。

3. 护理措施

（1）预防感染：新生儿脐带未脱落时不宜放入浴盆中浸泡，可采用"分段沐浴法"或使用防水护脐贴。

（2）防止受伤：沐浴室内应无风、无尘，保持室温、水温恒定，避免新生儿受凉或烫伤。初生儿在水中3~4分钟，沐浴时间不超过10分钟，随月龄增长，时间可适当延长。

（3）减少恐惧：沐浴时注意动作轻柔、敏捷，勿使水进入新生儿眼、耳、鼻、口，边操作边与新生儿语言交流，面带微笑。

（4）健康指导：

①沐浴时将沐浴液搓于掌心或倒入水中，不要直接涂在新生儿皮肤上。

②给女婴清洗会阴时，将阴唇分开，用棉签蘸清水自上而下轻轻擦洗；男婴将包皮向上推，暴露尿道外口，再用棉签擦洗。

③沐浴后将爽身粉撒在手上，双手抹匀，再轻涂全身，以免粉尘进入新生儿鼻、口、眼中。

④新生儿沐浴的适应证和禁忌证。

适应证：对健康新生儿，只要条件允许，生后第2日就需每天沐浴1次。

禁忌证：皮肤破损或脐部有感染的新生儿，可选择局部擦洗。早产或经阴道助产分娩的新生儿，生后3天禁止洗头。

二、新生儿游泳

（一）新生儿游泳的优点

新生儿游泳是一项在出生后当天就可以进行的水中早期保健活动。新生儿游泳的优点很多，具体体现在：

（1）游泳使新生儿运动量加大，胃肠蠕动增加，有利于胎便尽早排出，减轻新生儿黄疸程度。

（2）游泳时体力消耗大，新生儿食欲增加，可促进食物消化吸收，使其体重增加，生长速度加快。

（3）游泳可使新生儿心脏得到更好的锻炼。同时，游泳时水压力使新生儿肺活量增加，对胸廓发育有良好作用。

（4）新生儿游泳动作是在大脑的支配下完成的，这种全身性运动可以促进大脑对外界环境的反应能力，从而提高大脑的功能。

（5）游泳时新生儿的肌肉、关节、韧带得以舒展，能有效刺激骨骼、关节、韧带、肌肉的发育，有利于骨骼系统的灵活性和柔韧性，使身体更强壮。

（6）游泳后的新生儿有利于建立规律的睡眠，有助于形成健康快乐的情绪。

（二）新生儿游泳的方法

1. 操作前准备

（1）操作者准备：修剪指甲、取下腕部及手上硬物、洗净并温暖双手。

（2）用物准备：新生儿游泳圈1个、水温计1个、防水护脐贴1个、小毛巾1块、大浴巾1块、清洁衣服和尿布、75%乙醇、消毒棉签2个、游泳桶（池）1个。

（3）环境准备：室内安静、整洁，光线充足，关闭门窗，调节室温至28 ℃。

（4）新生儿准备：最好选在哺乳后1小时进行，游泳前必须做4~6分钟的按摩或专门体操。脐部贴防水护脐贴。

2. 操作步骤（图6-10）

（1）备齐用物，调节水温至38 ℃。

（2）对游泳圈进行安全检查（型号是否匹配、保险按扣是否扣牢、有无漏气等）。

（3）新生儿套好游泳圈，检查下颌部是否垫托在预设位置，双手托住新生儿腋下，使其缓慢入水。

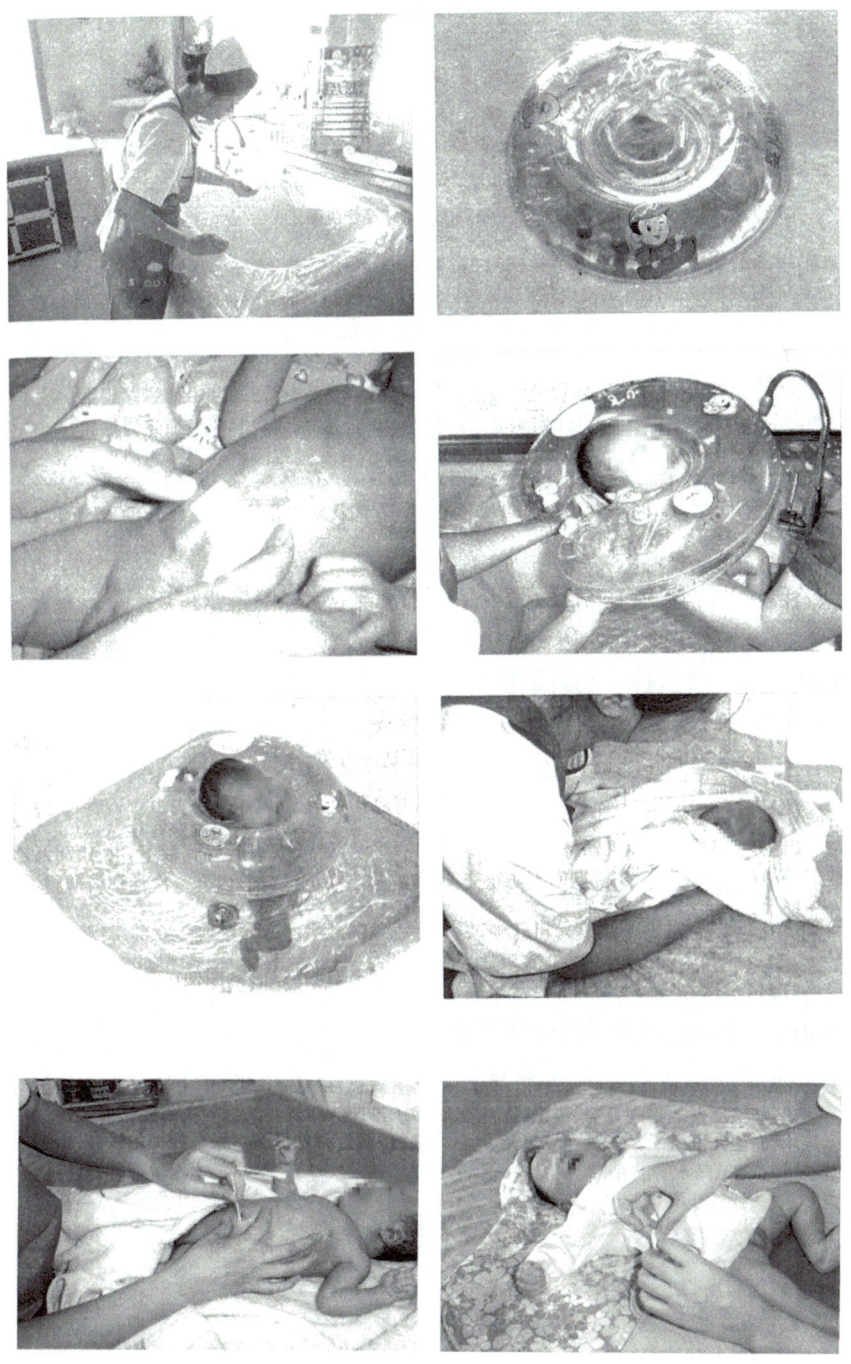

图6-10 新生儿游泳

（三）新生儿游泳的护理

1. 护理评估

（1）健康史：向产妇或家属询问新生儿分娩的时间、方式及新生儿的胎龄、体重、评分，了解新生儿有无特殊处置及母乳喂养的情况。

（2）临床表现：注意观察新生儿全身情况，皮肤有无破损，脐部有无红肿、分泌物及渗血，脐带是否脱落。

2. 常见护理诊断

（1）新生儿有感染的危险：与脐带处理不当、游泳设备不清洁有关。

（2）新生儿有受伤的危险：与水温调节不当有关。

（3）新生儿恐惧：与新生儿对游泳不熟悉、不适应有关。

3. 护理措施

（1）预防感染：出生10日内的新生儿游泳时，必须贴防水护脐贴，游泳完毕后将其取下，并用75%乙醇棉签消毒脐部2次。住院期间为防止交叉感染，应在游泳池（桶）内套一次性塑料薄膜，一人一换水。

（2）防止受伤：游泳室内应保持室温、水温恒定，避免新生儿受凉或烫伤。游泳圈使用前必须进行安全检查。操作者必须经指定机构专人培训，严格按规定操作。新生儿游泳的时间应控制在10~15分钟，随月龄增长可适当延长时间。

（3）减少恐惧：新生儿入水应缓慢，防止水进入眼、耳、鼻、口。新生儿游泳期间，必须专人看护，新生儿与看护者的距离必须在一臂之内。

（4）健康指导：

①新生儿游泳池（桶）水深>60 cm，以新生儿足不触及池底为标准。

②新生儿游泳的适应证和禁忌证。

适应证：足月分娩的正常剖宫产儿、顺产儿；32~36周分娩的早产儿、低体重儿（体重2000~2500 g，住院期间无须特殊处置者）。

禁忌证：难产儿（不包括以上所述足月分娩的正常剖宫产儿）；Apgar评分<8分者；新生儿有合并症、并发症、有特殊治疗者；<32周的早产儿；体重<2000 g的低体重儿；皮肤破损或脐部有感染的新生儿。

三、新生儿抚触

（一）新生儿抚触的优点

新生儿抚触是指经过科学指导的，通过操作者的双手对新生儿各部位进行有次序、有技巧的抚摸与按摩。新生儿抚触是一种简便而行之有效的育儿方法，其优点体现在：

（1）新生儿抚触是母亲与新生儿最亲密的肌肤接触，有利于母婴情感交流。

（2）可以平复新生儿的情绪，减少哭闹，促进新生儿睡眠。

（3）可以减轻新生儿腹胀，增加奶量摄入，促进食物消化吸收，达到增长体重的目的。

（4）可以促进血液循环，刺激免疫系统，增强新生儿抵抗疾病的能力。

（5）可以促进新生儿神经系统发育，提高新生儿应变能力，促进智力发育。

（二）新生儿抚触的方法

1. 操作前准备

（1）操作者准备：修剪指甲、取下腕部及手上硬物、洗净并温暖双手。

（2）用物准备：婴儿润肤油、大毛巾1块、清洁衣服和尿布。

（3）环境准备：室内安静、整洁，光线柔和，关闭门窗，调节室温至26～28 ℃，选择一些轻松、舒缓的音乐作背景音乐。

（4）新生儿准备：最好选择沐浴后、两次喂奶中间，新生儿不疲倦、不烦躁时，午睡醒后或晚上睡前较好。

2. 操作步骤（图6-11）

（1）将新生儿放于平坦的位置，打开包被，脱去衣服和尿布。

（2）操作者温暖双手后，将婴儿润肤油倒于掌心，涂抹均匀。

（3）操作顺序：头面部→胸部→腹部→上肢→下肢→背部→臀部。

①头面部：a. 额部：将双手拇指放在新生儿的双眉中心，其余四指放在其头两侧，两拇指从前额中央沿眉弓向两侧按摩至太阳穴。b. 下颌：将双手拇指放在新生儿下颌中央，其余四指置于头两侧，两拇指自下颌中央向两侧斜上方按摩，使新生儿嘴角呈微笑状。c. 头部：双手示指、中指、无名指指腹从前额发际抚向脑后，至后发际，停止于两耳乳突处，轻轻按压。

②胸部：两手分别从胸部的外下方抚向对侧上方，至两侧肩部，在胸前划出一个大的交叉，避开新生儿的乳头。

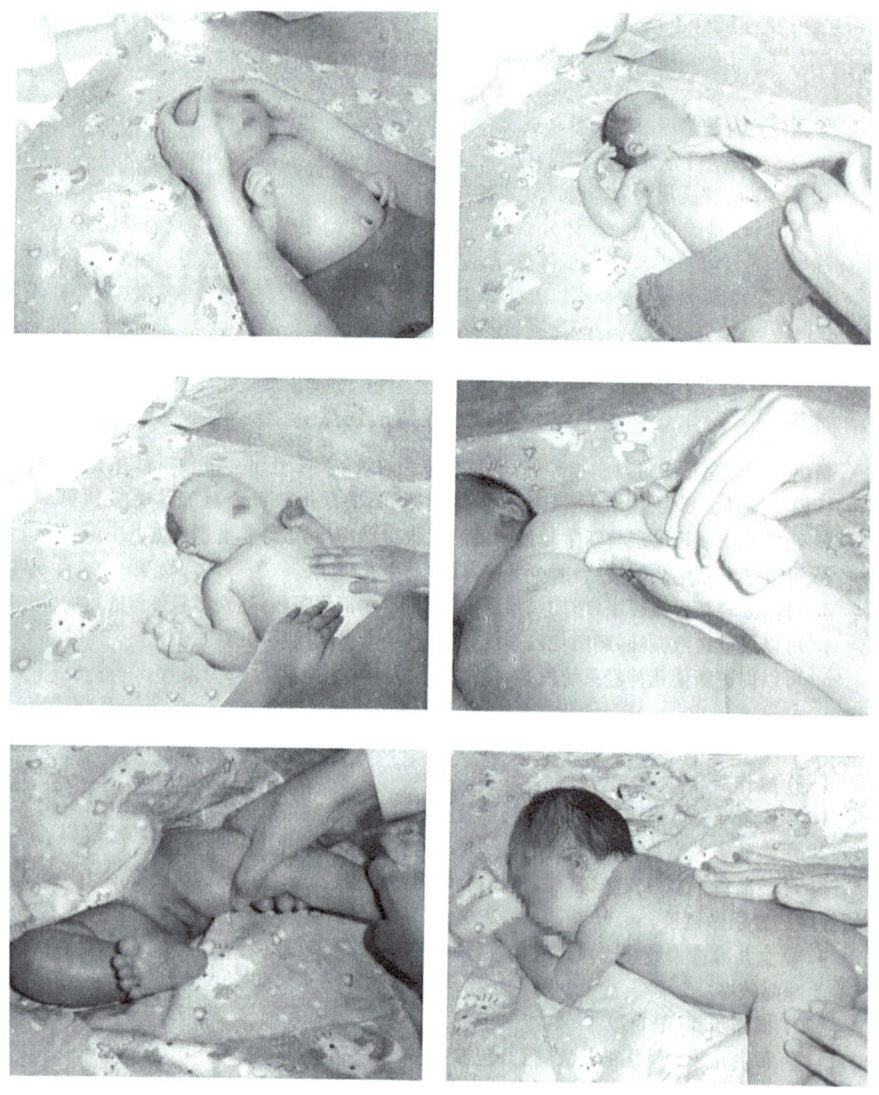

图6-11 新生儿抚触

③腹部：右手指腹自新生儿的右上腹滑向右下腹（形如"I"）；然后自右上腹经左上腹再滑向左下腹（形如倒写的"L"）；最后自右下腹经右上腹、左上腹滑向左下腹（形如倒写的"U"）。

④四肢：双手交替握住新生儿一侧上肢，自上臂至腕部（由近端到远端）分段搓揉或挤捏，然后抚触手掌和手背，提捏每个手指；用同样方法抚触对侧及下肢。

⑤背部：新生儿取俯卧位，操作者双手放在脊柱两侧，以脊柱为中心向两侧滑动，自上而下重复至臀部，最后由头顶沿脊柱两侧纵向抚触至骶部。

⑥臀部：双手指腹从两臀内侧向外侧环形滑动。

（4）为新生儿换好尿布，穿上干净的衣服。

（三）新生儿抚触的护理

1. 护理评估

（1）健康史：向产妇或家属询问新生儿分娩的时间、方式及新生儿的体重、评分，了解新生儿有无特殊处置及母乳喂养的情况。

（2）临床表现：注意观察新生儿全身情况，皮肤有无斑点、皮疹及破损，脐部有无红肿、分泌物及渗血，脐带是否脱落。

2. 常见护理诊断

（1）新生儿有受伤的危险：与室温不当、操作力度不适宜有关。

（2）新生儿恐惧：与新生儿对抚触不熟悉、不适应有关。

3. 护理措施

（1）防止受伤：抚触室内应保持温度恒定，避免新生儿受凉。抚触开始的动作应轻柔，力度以新生儿不疼不痒、抚触后皮肤微微发红为宜。每个抚触动作不宜重复太多，一般4～6次，每次抚触时间为10～15分钟，每天1～2次最佳。

（2）减少恐惧：抚触室应光线柔和、整洁干净，操作者边抚触边与新生儿进行情感交流。

（3）健康指导：

①注意新生儿的个体差异、行为反应等，抚触时如出现哭闹、肌张力增强、肤色变化应暂停，如持续1分钟以上应完全停止抚触。

②新生儿抚触的适应证与禁忌证。

适应证：对健康新生儿，每天都可以抚触1～2次。

禁忌证：新生儿患病或皮肤感染者忌抚触，抚触时应注意避开新生儿乳房及脐部。

四、臀红护理法

臀红又称尿布疹，是指婴儿臀部皮肤长期受尿液、粪便以及漂洗不净的尿布刺激，引起局部皮肤潮红、斑丘疹、破溃，甚至糜烂及表皮剥脱。臀红按皮肤病损程度可分为轻度（表皮潮红）和重度。重度又分为三度：重Ⅰ度（皮肤潮红，伴有皮疹）、重Ⅱ度（除皮疹外，伴有皮肤溃破、脱皮）、重Ⅲ度（局部大面积糜烂或表皮剥脱，可继发细菌或真菌感染）。

（一）目的

减轻婴儿臀部疼痛不适，促进病损皮肤康复。

（二）适应证

臀红已发生或尚未发生的婴儿。

（三）操作前准备

1. 物品准备

温水、盆、小毛巾、棉签、弯盘、尿布、尿布带、尿布桶。根据情况准备治疗用物，如0.02%高锰酸钾溶液、油类（消毒植物油）、软膏（3%～5%鞣酸软膏、鱼肝油软膏、氧化锌软膏）、抗生素（0.5%新霉素氧化锌糊剂）、硝酸咪康唑霜及红外线灯、鹅颈灯等。

2. 环境准备

室内温度24～28 ℃，避免对流风。

3. 护士准备

评估患儿情况，如臀红轻重程度、病情等；评估家长对臀红护理知识的了解和配合程度。操作前洗手。

（四）操作步骤

（1）携用物至床旁，核对患儿床号、姓名，向家长做解释。

（2）拉下床栏，揭开下半身盖被，解开尿布，露出臀部，用温水清洗臀部（禁用肥皂），重度者可用0.02%高锰酸钾溶液冲洗，吸干。

（3）用清洁尿布垫于臀下，若条件许可，臀部可暴露于空气或阳光下，每次10～20分钟，每日2～3次。

（4）臀红严重者，可用红外线灯或鹅颈灯照射臀部（灯泡25～40 W，距臀部患处30～40 cm），每次10～15分钟，每日2次，促进炎症吸收。

（5）臀部暴露或照射后涂抹鞣酸软膏、鱼肝油软膏、硼酸软膏或氧化锌软膏等。

（6）松兜尿布，拉平衣服，盖好被子，整理用物，并做好记录。

（五）注意事项

（1）臀部皮肤破溃或糜烂者禁用肥皂水，用手蘸水冲洗，用软毛巾吸干水分，避免小毛巾直接擦拭。涂抹油类或药膏时，棉签应贴在皮肤上轻轻滚动，不可上下涂擦。

（2）暴露时应注意保暖，避免受凉；照射时应有专人看护，避免烫伤。

（3）保持臀部皮肤清洁干燥。

五、温箱使用法

（一）目的

用科学的方法，创建一个温度和湿度相适宜的环境，使患儿体温维持稳定，从而提高未成熟儿的存活率，有利于高危新生儿的生长发育。

（二）适应证

出生体重不足2000 g或其他高危新生儿，如新生儿寒冷损伤综合征、体温不升等。

（三）操作前准备

1. 物品准备

婴儿温箱（图6-12），检查其性能和安全，做好清洁消毒。

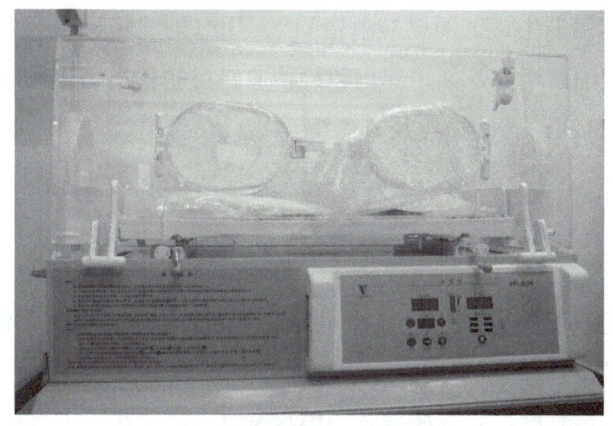

图6-12　婴儿温箱

2. 环境准备

室内温度为24～28 ℃，减少温箱辐射热损失；温箱避免放在阳光直射、有对流风或取暖设备附近，以免干扰箱内温度的恒定。

3. 护士准备

评估新生儿胎龄、出生体重、日龄、生命体征、一般情况及并发症等；评估家长的心理反应和配合程度。操作前洗手。

4. 新生儿准备

新生儿穿单衣，兜尿布。

（四）操作步骤

（1）加蒸馏水于温箱水槽和湿度计水槽至水位指示线。

（2）接通电源和开关，先预热2小时，预热温度调至28～32℃。

（3）根据干湿度计指示湿度示数，调节控制湿度旋钮，使两个示数相遇，此时刻度盘窗口显示出温箱内实际相对湿度值。箱内相对湿度应维持在55%～65%。

（4）根据出生体重及日龄调节适宜箱温，达到设置温度后放入新生儿。若环境保温不好，可加盖被，但勿堵住温箱气孔。

（5）定时测体温，根据体温调节箱温，做好记录，开始时每小时测一次，体温正常后每4小时测一次，使新生儿体温维持在36～37℃。

（6）入箱后一切护理操作尽量在箱内进行。喂奶、换尿布、清洁皮肤、病情观察及检查等操作可从边门或袖孔处伸入，尽量少开箱门，减少箱内温度波动。若新生儿确需暂时出箱，必须注意保暖。

（7）保持温箱清洁，每日用消毒液内外擦拭，然后用清水再擦拭一遍，湿化器水箱的水每日更换，以免细菌滋生；每周更换温箱1次，用过的温箱除用消毒液擦拭外，还应用紫外线照射；定期做细菌培养，如培养出致病菌应将温箱移出病房彻底消毒；机箱下面的空气净化垫每月清洗1次，若破损应及时更换。

（五）注意事项

（1）密切观察新生儿体温情况，根据体温调节箱温，并做好记录。

（2）使用温箱的过程中应定期检查有无故障，保证绝对安全。如温箱发出报警信号，应及时查找原因，妥善处理。

（3）严格执行温箱操作规程，严禁骤然提高箱温，以免产生不良后果。

（安海萍）

任务四　新生儿窒息的护理

新生儿窒息是指胎儿娩出后1分钟，仅有心跳而无呼吸，或未建立规律呼吸的缺氧状态，是新生儿死亡、致残的主要原因之一，也是出生后最常见的紧急情况，必须积极抢救，精心护理，降低死亡率，预防智力障碍等远期后遗症。

一、病因

（1）胎儿窘迫。各种原因造成的胎儿宫内缺氧，若在出生前未纠正，出生后即表现为新生儿窒息。

（2）呼吸中枢受到抑制或损害。缺氧、滞产（胎头受压过久）、产钳助产导致胎儿颅内出血或脑部长时间缺氧致呼吸中枢受损；分娩过程中应用镇静剂、麻醉剂造成呼吸中枢抑制。此外，胎儿吸入羊水、黏液和胎粪而引起呼吸道阻塞，造成气体交换受阻。

（3）胎儿宫内肺炎、肺发育不良、早产、呼吸道畸形、先天性心血管疾病等都可引起新生儿窒息。

二、临床表现

（一）轻度（青紫）窒息

Apgar 评分 4～7 分，新生儿面部与全身皮肤呈青紫色，呼吸表浅或不规律，心跳规则且有力，心率减慢（80～120 次/分），肌张力正常，对外界刺激有反应，喉反射存在。

（二）重度（苍白）窒息

Apgar 评分 0～3 分，皮肤苍白，口唇暗紫，无呼吸或仅有喘息样微弱呼吸，心跳慢而不规则，心率<80 次/分，肌张力松弛，对外界刺激无反应，喉反射消失。

出生后 5 分钟 Apgar 评分对估计预后有重要意义，评分越低，酸中毒和低氧血症越严重。若 5 分钟 Apgar 评分<3 分，则新生儿死亡及日后发生脑部后遗症的风险明显增加。

三、处理原则

1. 早期预测

预计胎儿缺氧娩出后有窒息危险者应提早做好复苏准备。

2. 及时复苏

动作应迅速、准确、轻柔，避免损伤。复苏按 A（Airway，清理呼吸道）、B（Breathing，建立呼吸）、C（Circulation，维持正常循环）、D（Drug，药物治疗）、E（Evaluation，评价）步骤进行。复苏过程中注意保暖，人工呼吸时给予氧气吸入。

四、护理评估

1. 病史

了解有无导致胎儿宫内缺氧的诱因,妊娠期并发症及合并症,如妊娠期高血压疾病、贫血、心脏病、羊水过多、胎盘早剥、胎膜早破。了解胎心监护是否有晚期减速及频繁变异减速等。了解分娩期是否使用镇静剂、麻醉剂等,胎儿是否有畸形、脐带脱垂等。

2. 新生儿身体状况

根据Apgar评分,在出生后1分钟、5分钟观察心率、呼吸、皮肤颜色、肌张力、对刺激的反应等,评估新生儿窒息程度。

3. 心理—社会状况

产妇由于担心新生儿生命安全而产生焦虑、恐惧、悲伤心理,应评估产妇心理变化及感受,评估产妇的家庭支持系统。

五、可能的护理诊断

(一)新生儿

(1) 气体交换受损:与呼吸抑制或受损,不能建立正常呼吸有关。
(2) 清理呼吸道无效:与呼吸道肌张力低下有关。
(3) 体温过低:与环境温度低及新生儿缺氧有关。
(4) 有受伤的危险:与缺氧、抢救操作有关。
(5) 有感染的危险:与抵抗力低下、抢救操作有关。

(二)母亲

(1) 预感性悲哀:与预感到失去孩子有关。
(2) 焦虑及恐惧:与担心孩子生命安全受到威胁有关。

六、预期目标

(1) 新生儿复苏成功,恢复正常的生命体征。
(2) 母亲情绪稳定,能正确面对现实。

七、护理措施

（一）一般护理

（1）在抢救的同时，做好新生儿的保暖，维持室温在30～32 ℃或置窒息儿于温度自动控制抢救台，擦干体表的羊水及血迹以减少散热。维持肛温在36.5～37 ℃。

（2）对复苏后的新生儿加强护理，注意保暖，保持呼吸道通畅，密切观察面色、呼吸、心率、体温，预防感染，做好重症记录。遵医嘱给药预防感染和颅内出血。

（3）窒息的新生儿应推迟哺乳，静脉补液以维持营养。

（4）为患儿亲属提供心理支持。

①及时向产妇提供感情支持，选择适当的时间告诉产妇有关新生儿的情况。

②抢救新生儿时应有条不紊，避免喧哗、紧张，以免增加产妇的思想负担。

③新生儿死亡时，应选择合适的语言和时间交代病情，以利于产妇和家属接受现实，并警惕因过度悲伤导致产妇发生产后出血。

（二）新生儿复苏的护理

做好新生儿复苏准备工作，包括人员和用物。抢救时必须及时、动作轻巧，避免发生损伤，抢救时注意保暖。配合医生按前述A、B、C、D、E步骤进行复苏（图6-13）。

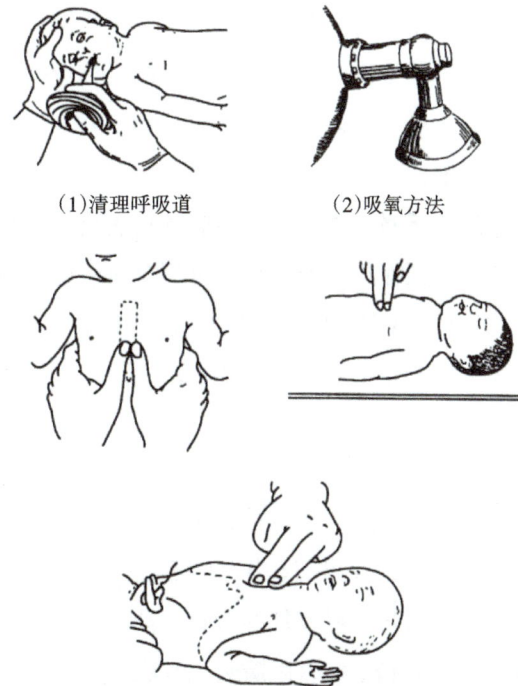

图6-13 新生儿窒息的抢救

（1）清理呼吸道：协助抢救组人员及时为新生儿清理呼吸道，胎儿娩出后及时用吸痰管或手挤压法清除鼻咽部黏液及羊水。断脐后，将新生儿放在抢救台上持续头低仰卧位，用吸痰管或导尿管插入咽部吸出黏液和羊水。如果效果不好，可配合医师采取气管内插管吸取。注意动作轻柔，避免负压过大损伤咽部黏膜。

（2）建立呼吸：确认呼吸道通畅后进行人工呼吸，同时吸入氧。常用托背法：新生儿平卧，用一手稳托新生儿背部，徐徐举起，使胸部向上挺，脊柱极度伸展，然后再慢慢放平，每5~10秒重复进行一次，同时吸入氧，直到建立自主呼吸。有条件者可使用人工呼吸器，选择持续正压呼吸或间歇正压呼吸。在紧急情况下，也可采用口对口人工呼吸，将一块纱布折成4层，置于新生儿口鼻上，接产人员一手托起新生儿颈部，另一手轻压上腹部，以防气体进入胃内，然后对准新生儿口鼻部轻轻吹气，吹气时见到胸部微隆起时将口移开，此时放在腹部的手轻压腹部，协助排气。如此一吹一压，30次/分，直至呼吸恢复为止。对轻度窒息的新生儿可轻拍足底，刺激其呼吸。但勿将新生儿倒悬或用暴力。

呼吸道通畅后，人工呼吸的同时给予氧气吸入。有鼻内插管给氧和气管插管加压给氧法。鼻内插管给氧的氧气流量应<2 L/分钟，每秒5~10个气泡，以避免发生气胸。气管插管加压给氧的通气频率为30次/分，压力不可过大。开始瞬间压力为15~22 mmHg，逐渐减至11~15 mmHg。待新生儿皮肤转红，建立自主呼吸后拔管，给予一般吸氧（面罩、鼻内插管给氧）。

（3）维持正常循环：可行体外心脏按压，方法是新生儿仰卧，用示、中两指有节奏地按压胸骨中段，每分钟100次左右，深度为胸廓被按压下1~2 cm，每次按压后随即放松，使胸骨复位，心脏扩张。按压与放松时间大致相等。

（4）药物治疗：

①纠正酸中毒：遵医嘱将5%碳酸氢钠3~5 mL/kg用等量的25%葡萄糖液稀释，5分钟内经脐静脉缓慢注入。必要时按血气分析结果重复给药。

②纠正心功能障碍：按医嘱进行1：10 000肾上腺素0.2 mL/kg静脉注射，心跳停搏者行心内注射。

③纠正呼吸功能障碍：因麻醉止痛药所致的呼吸抑制可按医嘱用纳洛酮静脉注射。

④纠正低血容量及休克：可用全血、白蛋白、血浆等进行扩容。

（5）评价：在复苏过程中要随时评价新生儿的皮肤颜色、自主呼吸、心率、喉反射、肌张力，以确定下一步的抢救方法。

（三）健康教育

（1）预防措施：加强孕期检查，监测胎儿宫内情况；严密观察产程，及时发现和处理胎儿窘迫；胎儿娩出前6小时内不应使用对胎儿呼吸中枢有抑制作用的药物；严格掌握手术指征，严格按照操作规程进行，防止发生颅内损伤；胎儿娩出后立即清除鼻腔、口腔及咽喉部的黏液和羊水，以防吸入呼吸道。

（2）加强育儿知识的宣教，指导产妇母乳喂养。

（3）教会产妇及家属观察新生儿的变化，以利于早期发现异常情况及时就诊。

（4）对重度窒息的新生儿，还应教会产妇及家属学会观察新生儿的精神状况及远期表现，警惕发生智力障碍。

八、结果评价

（1）经过处理，新生儿心跳、呼吸恢复，5分钟Apgar评分≥8分。
（2）抢救中新生儿没有损伤及感染。
（3）母亲心情平静，能理解医务人员的抢救措施，接受现实。

（安海萍）

任务五　新生儿产伤的护理

新生儿产伤是指在分娩过程中发生的机械性或缺氧性的损伤，多因产程延长、分娩处理不当或产科手术助产而引起。故应加强责任心，正确掌握各种难产助产手法，按规程操作，做到轻柔、准确是预防新生儿产伤发生的关键。常见的新生儿产伤有颅内出血、头颅血肿、新生儿骨折、臂丛神经损伤。

一、护理评估

（一）病史

了解有无急产、头盆不称、巨大胎儿、产程延长、分娩处理不当或手术助产等情况。

（二）临床表现

1. 头颅血肿

是分娩过程中颅骨骨膜下血管破裂，血液积聚在骨膜下所致。一般在出生后2～3天内出现，新生儿头部一侧顶骨处可见到一肿物，以颅骨边缘为界，不超过颅缝。当出血量多时局部可有波动感，外露头皮颜色不变。头颅血肿吸收较慢，完全吸收需要2～3个月。头颅血肿与胎头水肿鉴别（图6-14）。

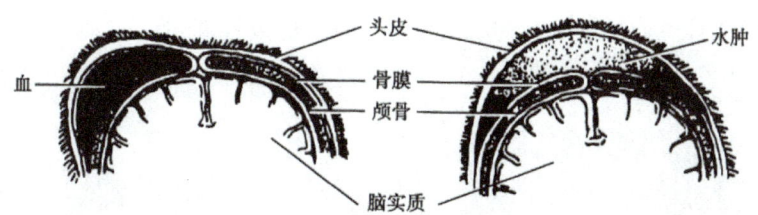

图6-14　头颅血肿与胎头水肿鉴别

2. 新生儿骨折

（1）锁骨骨折：最常见，常因无明显症状，被忽视。一般在锁骨中部易发生骨折，患儿表现为病侧肩部活动受限，局部肿胀或疼痛，骨折处有摩擦音，拥抱反射消失，触及此处患儿即啼哭。

（2）肱骨骨折：以肱骨中段多发，横断骨折常见。骨折处移位明显，患肢活动受限、局部肿胀，抬手即哭。

（3）股骨骨折：以股骨中段斜形骨折常见。表现为患肢活动受限，局部明显肿胀，有骨摩擦音，触及患处即啼哭。

3. 臂丛神经损伤

表现为患侧手臂下垂、内旋内收、贴身，前臂不能弯曲，有时伴有前臂小肌群瘫痪。

（三）实验室及其他辅助检查

X线摄片可确诊。

（四）心理—社会状况

产妇因担心新生儿可能会出现后遗症而焦虑不安。

（五）治疗要点

1. 头颅血肿

血肿较小者，一般不需特殊治疗；血肿较大者，可冷敷及局部加压包扎。

2. 锁骨骨折

于患儿腋下放置绷带卷或棉垫，肘部屈曲90°，将前臂固定于胸前。大约2周后可痊愈。

3. 肱骨骨折

患侧腋下置一棉垫，使肘关节处呈直角位，将前臂屈曲放于胸前，手指能触及对侧锁骨，并固定。10~14天即可痊愈。

4. 股骨骨折

用小夹板固定或悬垂牵引，3~4周可痊愈。

5. 臂丛神经损伤

局部按摩或针灸，可使麻痹的肌肉松弛，预防继发性挛缩。

二、可能的护理诊断

（1）焦虑：与担心新生儿可能会出现后遗症有关。

(2) 活动受限：与新生儿骨折有关。

三、护理措施

（一）缓解焦虑

向产妇及其家属提供相关信息，如治疗的方法、护理措施、康复时间等，从而缓解焦虑心理。

（二）产伤护理

1. 头颅血肿的护理

保持安静，忌揉擦，切勿抽吸血肿内血液，以免继发感染。血肿大且发展快的给予冷敷及加压包扎，遵医嘱用维生素 K_1 10 mg 肌内注射，每日1次，连用3日。同时用抗生素预防感染。

2. 骨折的护理

避免压迫患处或牵拉患肢，配合医生进行患肢固定或悬吊牵引。

3. 臂丛神经损伤的护理

协助医生治疗，遵医嘱用神经营养药，进行患肢功能训练和按摩。

（三）健康指导

指导母乳喂养，加强对新生儿的护理，教会家属对患儿进行康复训练，恢复其功能。

项目小结

本项目主要讲述了正常新生儿的特点与产科常见异常新生儿的病因、临床表现、护理评估、护理诊断及常用护理措施、评价。通过学习，要求同学们能陈述正常新生儿、早产儿、新生儿窒息的定义，叙述新生儿生理评估的具体内容，列出新生儿护理可能的护理诊断，为新生儿实施有效的护理措施并对结果做出评价，解释Apgar评分的临床意义，利用Apgar评分法为新生儿评分，简述早产儿、新生儿窒息、新生儿产伤的可能病因、临床表现、主要评估内容与方法以及处理原则，能够正确有效应用新生儿常用护理技术（新生儿沐浴、红臀护理、温箱使用、新生儿抚触），逐步形成耐心细致的职业素养，关爱、呵护新生儿。

（安海萍）

项目七 高危妊娠管理

学习目标

知识目标

1. 掌握：高危妊娠、高危儿、胎儿窘迫的概念；高危妊娠的护理评估和护理措施；胎儿窘迫的可能病因、临床表现、主要评估内容与方法以及处理原则、护理措施。
2. 熟悉：高危妊娠的范畴及其内容；高危妊娠常用的监护措施及孕妇管理办法。
3. 了解：胎儿窘迫的病理生理。

技能目标

1. 解释下列名词：高危妊娠、高危儿、胎儿窘迫状态、新生儿窒息。
2. 描述高危妊娠的范畴及其内容。
3. 介绍高危妊娠常用的监护措施及孕妇管理方法。
4. 能够对高危孕产妇及高危儿进行护理评估，并提供护理。
5. 理解高危孕妇及其家属的心理感受，提供心理支持。
6. 简述胎儿窘迫的可能病因、临床表现、主要评估内容与方法以及处理原则、护理措施。

案例导入

案例：某孕妇，36岁，G_2P_1孕32周，第一胎因新生儿重度窒息，出生1天后死亡。查体：BP 130/85 mmHg，营养良好，宫高27 cm，腹围86 cm，胎心140次/分，四步触诊结果：于子宫底部触到较软而宽不规则的胎臀，在耻骨联合上方触到圆而硬的胎头，胎背位于母体腹部右前方。

思考：（1）该孕妇最可能的诊断是什么？依据有哪些？

（2）该患者的主要护理问题是什么？

（3）该患者的主要护理措施有哪些？

任务一　高危妊娠管理

一、定义

高危妊娠是指妊娠期有个人或社会不良因素及有某种并发症或合并症可能危害孕妇、胎儿及新生儿或者导致难产的妊娠。

二、范畴

高危妊娠包括了所有的病理产科，导致高危妊娠的因素包括以下方面：

1. 社会经济因素及个人因素

孕妇的年龄、文化程度、经济状况、婚姻状况、营养状况等都可能影响妊娠的进展。孕妇年龄<18岁或者≥35岁，受教育时间<6年，孕妇及其丈夫职业稳定性差，收入低下，居住条件差，未婚或独居，营养低下，孕前营养不良或肥胖，身高≤145 cm，孕期未做或极晚做产前检查，均增加妊娠的风险。

2. 疾病因素

（1）不良妊娠史：如自然流产、异位妊娠、早产、死产、死胎、难产（包括剖宫产史及中位产钳）、新生儿死亡、新生儿溶血性黄疸、新生儿畸形或有先天性、遗传性疾病、巨大儿。

（2）妊娠并发症：如心脏病、糖尿病、高血压、肾脏病、肝炎、甲状腺功能亢进、血液病（如贫血）、病毒感染（风疹病毒、巨细胞病毒感染）、性病、恶性肿瘤、生殖器发育明显异常、智力低下、明显的精神异常。

（3）产科并发症：如妊娠期高血压疾病、前置胎盘、胎盘早期剥离、羊水过多或过少、胎儿宫内发育迟缓、过期妊娠、母儿血型不合、胎位异常、多胎妊娠、骨盆异常、软产道异常、妊娠期接触大量放射线及化学性毒物或服用过多对胎儿有影响的药物。

(4) 不良生活方式：吸烟、饮酒、吸毒等也是影响妊娠的危险因素。

具有高危妊娠因素的孕妇称高危孕妇。具有下列高危因素之一的围生儿称高危儿：①孕龄<37周或>42周；②出生体重<2500 g；③小于孕龄儿或大于孕龄儿；④出生1分钟Apgar评分0~3分；⑤产时感染；⑥高危妊娠产妇的新生儿；⑦手术产儿；⑧新生儿的兄、姐有严重的新生儿病史或新生儿期死亡史等。

三、处理原则

在确定妊娠后第一次检查时应对所有的孕妇进行危险因素的初筛，以后每次检查或于妊娠早期、中期和晚期进行3次筛查，及时发现高危孕妇，预防和治疗各种引起高危妊娠的病理因素，加强随访和管理。

（一）一般处理

1. 筛查

孕妇在孕12周前进行系统的收集病史及全身检查，包括盆腔检查、实验室检查，评估是否有高危因素。属于高危者定期在高危门诊随访，对不适宜妊娠者适时终止妊娠。

2. 补充营养

孕妇的营养状态对胎儿的生长发育极为重要，严重贫血或营养不良会导致新生儿出生体重过低或宫内发育迟缓。因此，应与孕妇共同制订合理的饮食计划，指导孕妇摄入高蛋白、适当的脂肪和碳水化合物，并补充足够的维生素及钙、铁。

3. 增加休息

休息对高危孕妇尤为重要，休息可以改善子宫胎盘血流，增加雌三醇的合成。卧床休息时建议孕妇取左侧卧位，缓解右旋子宫对下腔静脉的压迫。妊娠后期避免仰卧位，以免子宫压迫造成静脉回流受阻和心排量降低。对先兆早产、前置胎盘和妊娠期高血压疾病孕妇，更应该增加卧床休息时间。

（二）产科处理

1. 增强对缺氧的耐受力

注射葡萄糖、维生素C：对进食差、营养不良的高危孕妇，每日静脉补充能量，10%葡萄糖液500 mL中加入维生素C 2 g，缓慢静脉滴注，可促进ADP转化为ATP。在胎儿宫内生长受限或胎儿宫内缺氧恢复期，给母体补充葡萄糖有助于提高糖原储备，增强对缺氧的耐受力。

2. 间歇吸氧

孕妇贫血可严重损害母体的携氧能力和对胎儿胎盘的供氧能力，给母体吸氧可减轻胎儿的低氧血症症状，增加胎儿组织的携氧能力，改善胎儿心率。因此，可给予孕妇吸氧，每日3次，每次1小时。

3. 产前监护

产前监护是对高危妊娠采取全程监护，其中以产前高危门诊定期检查、指导随访最重要，可及时发现孕妇的各种危险因素，及早采取各种措施，并监测胎儿在子宫内的生长发育情况及安危，预测胎儿的成熟度，为临床决策提供依据。

4. 分娩期监护

对采取阴道分娩的高危孕妇，产时监护至关重要，可采用产程图监测产程进展是否顺利，采用电子胎儿监护仪观察胎心与宫缩及胎动的关系，判断胎儿在宫内是否缺氧，并定时观察产妇的全身情况，包括进食、睡眠及血压、心率等生命体征的变化，确保高危孕妇顺利渡过分娩期。

5. 产褥期处理

高危产妇在产后应持续重视，必要时送高危病房进行监护，新生儿按高危儿处理。产后哺乳视产妇具体情况而定，患有各种传染性疾病、严重心脏病等的产妇原则上不宜哺乳。

（三）对症处理

1. 遗传性疾病的产前诊断

对下列孕妇应在孕16周左右行羊水穿刺，进行产前诊断，有异常应及时终止妊娠：①孕妇年龄在37～40岁或以上；②上次妊娠为先天愚型或有家族史；③孕妇有先天性代谢障碍或染色体异常家族史；④孕妇曾娩出过神经管开放性畸形儿，如无脑儿、脊柱裂；⑤早期接触过可能导致胎儿先天缺陷的物质。

2. 妊娠期并发症和合并症的处理

监测血压、阴道流血或流水，预防和及时处理妊娠期并发症。对合并心脏病、糖尿病、肝炎、慢性肾炎等内科疾病的孕妇应加强产前检查，做好病情监测及胎儿监护。

四、护理评估

（一）病史

采集孕妇的年龄（<18岁或>35岁应予重视）、生育史（包括病理产科史）、疾病史

（合并内、外科疾病）等，并重视早期妊娠时是否用过对胎儿有害的药物或接受过放射线检查、是否有过病毒性感染或曾患佝偻病、结核病等。

（二）身心状况

1. 一般检查

了解孕妇的营养状况；测量身高、体重、生命体征，身高<145 cm者，可能是均小骨盆；妊娠晚期每周体重增加超过500 g者，应警惕隐性水肿的可能性；血压≥140/90 mmHg或较基础血压升高30/15 mmHg者为异常；观察步态有无异常，步态不正常者应注意有无骨盆不对称；检查有无水肿。

2. 心肺听诊

评估心脏杂音及心功能级别。

3. 产科检查

（1）测量宫底高度和腹围：测量孕妇的宫底高度、腹围，估计胎龄及胎儿大小，以了解胎儿宫内的发育情况。宫底高度是指耻骨联合上缘到宫底的弧形长度。腹围指下腹最膨隆处（脐）绕腹一周的周径。通常每次产前检查都要监测这两个指标。根据子宫底高度及腹围可估算胎儿大小，临床上简单易记的估算方法为胎儿体重（g）=宫底高度（cm）×腹围（cm）+200。宫底高度大于或小于正常值3 cm者为异常。

（2）了解胎位：通过四步触诊法判断胎位有无异常。

（3）听诊胎心：了解胎心率、节律及强弱。

（4）骨盆测量：通过外测量和内测量，了解骨盆的大小。

4. 估计胎龄及胎儿发育情况

据末次月经、早孕反应的时间、胎动出现时间、子宫大小推算孕龄，描绘妊娠图，如宫底高度高于平均值第90百分位数，表示子宫大于孕周，有巨大儿、羊水过多或双胎的可能；低于第10个百分位数，则有羊水过少或胎儿生长受限的可能。也可用高危评分法进行动态观察，筛选出高危者进行系统监护。

5. 胎动计数

正常时每小时3～5次，若12小时胎动数少于10次提示胎儿宫内缺氧。因为胎儿在缺氧的早期躁动不安常表现为胎动活跃，胎动次数增加；当缺氧严重时，胎动则逐渐减弱，次数也减少。一般胎动消失12～48小时后，胎心消失。

6. 评估产程进展情况

临产后，要评估产程进展情况（包括宫缩情况、宫口扩张情况、胎先露下降情况、胎心等），胎膜是否破裂、羊水量及性状等。如头位且羊水中混有胎粪者则提示胎儿宫内缺氧。

7. 心理—社会状况

高危孕妇在妊娠的早期常担心流产或胎儿畸形。妊娠中期担心需要终止妊娠、胎死宫内或死产等问题。孕妇可因为前次妊娠的失败而对本次妊娠产生沉重的思想包袱；本次妊娠有合并症、并发症或异常分娩者，对自身的健康、围生儿的安危、治疗的效果等十分担心，表现出焦虑或恐惧、忧郁、无助等；也可由于需要休息而停止工作产生烦躁不安的情绪；还可因为不可避免的流产、死产、死胎、胎儿畸形等而产生悲哀和失落。家属对孕（产）妇、胎儿的情况十分担心，会经常向医护人员询问有关问题。

（三）诊断性检查

1. 实验室检查

血常规、尿常规、肝功能、肾功能、血糖及糖耐量、出凝血时间、血小板计数等。

2. B超检查

B超不仅能显示胎儿数目、胎位、有无胎心搏动、有无胎儿体表畸形以及胎盘位置，而且还能测量胎头的双顶径、胸径、腹径以估计孕周及预产期，并可估计胎儿体重、胎盘成熟度等。通常孕22周起，每周双顶径值增加0.22 cm。双顶径达8.5 cm以上为胎儿成熟的指标。

3. 听胎心

听胎心是临床普遍使用的最简单的方法。可用听诊器或多普勒监测，判断胎儿是否存活，是否存在宫内缺氧，但是不能分辨瞬间变化，不能识别胎心率的变异。测胎心的同时应注意胎心的强弱及节律，有疑问时应延长听诊的时间。胎心率连续>160次/分者为心动过速，超过180次/分则提示胎儿病情危重。心率<120次/分者为心动过缓，低于100次/分则提示胎儿缺氧明显，需紧急抢救。

4. 电子胎儿监护

电子胎儿监护可以连续记录胎心率的变化，并可以观察胎心率与胎动、宫缩之间的关系，还可以连续监测妊娠晚期胎儿心率的动态变化。因此，电子胎儿监护成为筛选胎儿宫内窘迫、评判胎盘储备功能的首选方法。监护可以在妊娠34周开始，高危妊娠孕妇酌情提前。

电子胎儿监护有两种功能，监测胎心率及预测胎儿宫内储备能力。

（1）胎心率的监测：用电子胎儿监护仪记录胎心率，有两种基本变化：胎心率基线及胎心率一过性变化。

①胎心率基线（BHR）：指在无宫缩或宫缩间歇期记录的胎心率。胎心率若持续>160次/分或<120次/分，历时10分钟，称为心动过速或心动过缓。胎心率的基线摆动（也称FHR变异），包括胎心率的摆动振幅及摆动频率（图7-1），摆动振幅为胎心率上下摆动波

的高度，正常范围为6~25 bpm；摆动频率为1分钟内波动的次数，正常≥6次。胎心率的基线摆动是判断胎儿宫内安危的最重要指标之一，胎心率变异表示胎儿有一定的储备能力，是胎儿健康的表现。胎心率基线摆动减少或消失最常见于胎儿慢性缺氧及酸中毒，胎心率基线摆动活跃可见于急性缺氧早期或脐带因素。

②胎心率一过性变化：受胎动、宫缩、触诊及声响等刺激，胎心率发生暂时性加速或减慢，随后又恢复至基线水平，称为胎心率一过性变化，是判断胎儿宫内安危的重要指标。它有加速和减速两种情况。正常情况下子宫收缩后胎心率增加，增加范围为15~20次/分，持续15秒以上，表示胎儿有良好的心血管系统交感神经反应，这可能是胎儿躯干局部或脐静脉暂时受压引起反射性心率加速的缘故。但若脐静脉受压时间过长，则可发展成减速。

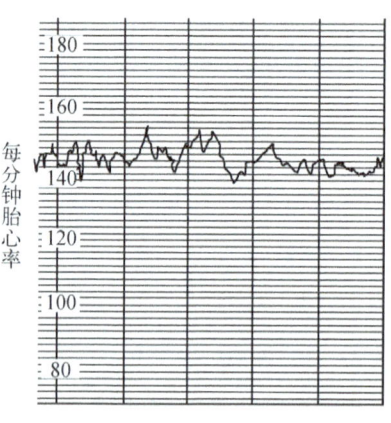

图7-1 胎心率基线及摆动

减速可分为3种：

早期减速（ED）：它的发生与子宫收缩几乎同时开始，子宫收缩后即恢复正常。正常减速幅度<50次/分（图7-2）。这是宫缩时胎头受压，脑血流量一过性减少的表现，不受体位或吸氧而改变。

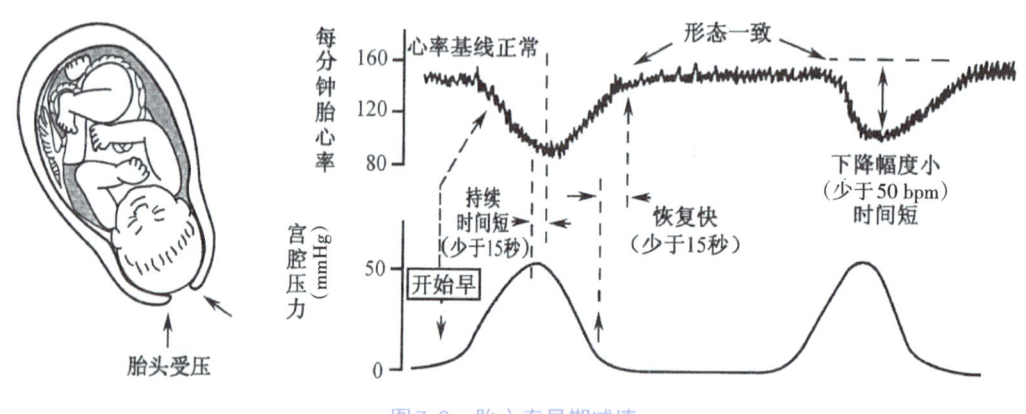

图7-2 胎心率早期减速

变异减速（VD）：宫缩开始后胎心率不一定减慢。减速与宫缩的关系不一定恒定，但出现后下降幅度大（>70次/分），持续时间长短不一，而恢复也迅速（图7-3）。这是因为子宫收缩时脐带受压，兴奋迷走神经所致的。

晚期减速（LD）：是指子宫收缩开始后一段时间（一般在高峰后）出现胎心率减慢，但下降缓慢，下降幅度<50次/分，持续时间长，恢复也缓慢（图7-4），一般被认为是胎儿缺氧的表现。

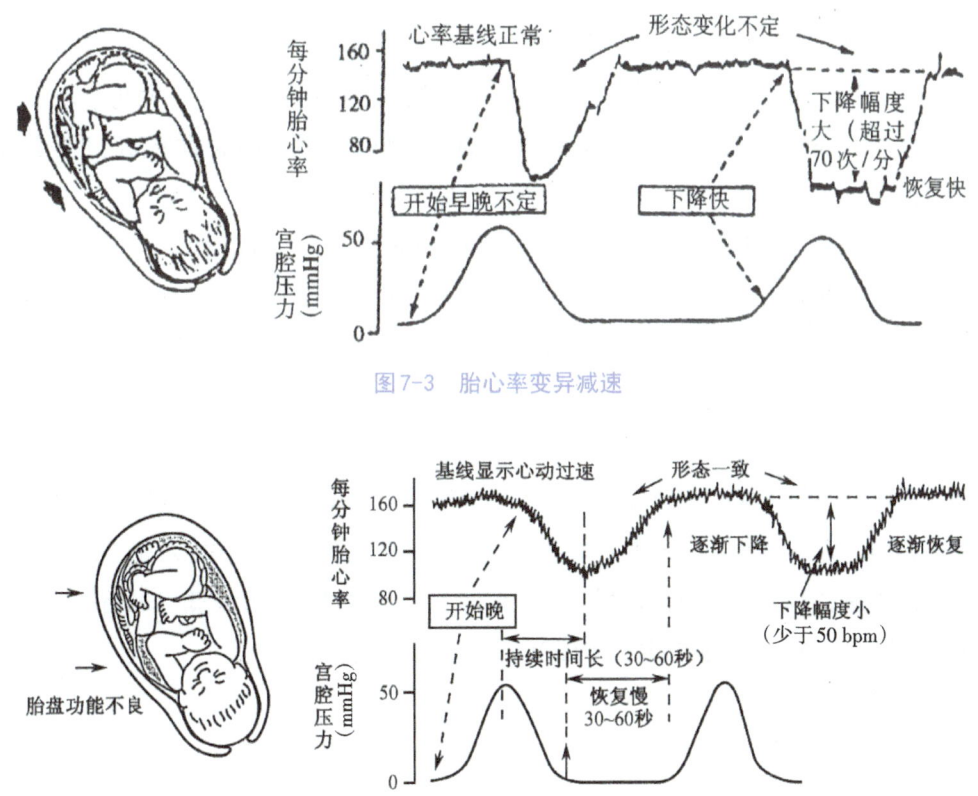

图 7-3 胎心率变异减速

图 7-4 胎心率晚期减速

(2) 预测胎儿宫内储备能力：

①无应激试验（NST）：指在无宫缩、无外界负荷刺激下，对胎儿进行胎心率、胎动图的观察和记录，以了解胎儿在子宫内的储备能力。试验前12小时内一般不用镇静剂，以免影响胎心率试验结果。根据胎心率基线、胎动时胎心率变化（变异、减速和加速）等分为反应型NST、可疑型NST和无反应型NST。

反应型NST：表现为胎心率基线在120～160 bpm；20分钟内至少有2次加速，加速时胎心率加速≥15 bpm，持续时间≥15秒；每分钟胎儿心率变异6～25次；无减速或偶发变异减速持续时间不超过30秒。反应型NST提示胎儿宫内情况良好。

可疑型NST：表现为胎心率基线在100～120 bpm或>160次/分但持续<30分钟；20分钟内加速（加速时胎心率加速≥1次，持续时间≥15秒）<2次；每分钟胎儿心率变异≤5次；出现变异减速，时间持续30～60秒。可疑型NST提示胎儿宫内可能缺氧，应复查NST。

无反应型NST：表现为胎心率基线在<100次/分或>160次/分，持续时间超过30分钟；20分钟内加速（加速时胎心率加速≥1次，持续时间≥15秒）<1次；每分钟胎儿心率变异≤5次/分，或≥25次/分且>10分钟，或呈正弦型；变异减速持续时间超过60秒或出现晚期减速。无反应型NST提示胎儿胎盘储备功能差，应进一步做缩宫素激惹试验，必要时终止妊娠。

②缩宫素激惹试验（OCT）：亦称宫缩应激试验（CST），是通过使用缩宫素诱导子宫收缩，（在10分钟内有3次宫缩情况下），并用监护仪记录宫缩时胎心率变化，观察20分钟内宫缩时胎心的变化，了解胎盘一过性缺氧的负荷变化，测定胎盘功能和胎儿的储备能力。通过两种方法可诱导宫缩产生，静脉内滴注缩宫素及乳头刺激法。

若宫缩时或宫缩后胎心率基线有变异或无晚期减速，为OCT阴性，提示胎盘功能良好，一周内无胎儿死亡的危险，可在一周后重复本试验；若多次宫缩后连续重复出现晚期减速，胎心率基线变异减少，胎动后无胎心率增快者，为OCT阳性，提示胎盘功能减退，因假阳性多，意义不如阴性大。

5. 胎儿心电图监测

胎儿心电图是经母体腹壁或经宫内胎儿体表所记录的胎儿心脏活动的电位及其心脏传导现象的图形。根据胎儿心电图形可推测胎儿宫内发育情况、胎盘功能及是否缺氧。多用经腹壁外监护法，对母儿无损伤，可以多次监测。如羊水过多时R波低；过期妊娠、羊水过少时R波可高达60 mV；振幅超过60 mV，则表示胎盘功能不全。

6. 羊膜镜检查

羊膜镜可在直视下观察胎膜内羊水性状及颜色。分娩期胎膜未破，宫口能容受时可用羊膜镜观察羊水情况，按羊水颜色结合浑浊度分为4度。

Ⅰ度：清亮，无色透明，可见毛发及漂浮胎脂为正常。

Ⅱ度：淡黄色半透明，可见胎脂，隐约可见毛发，为可疑异常。

Ⅲ度：黄色不透明，胎脂毛发均不可见，提示胎粪污染。

Ⅳ度：黄绿或深绿，不透明，看不见胎脂和毛发，提示胎儿严重宫内窘迫。

7. 胎儿生物物理监测

胎儿生物物理监测是综合胎心电子监护仪及B型超声所示的胎儿某些生理活动，联合监测以判断胎儿有无宫内缺氧的一种监护方法。共有5项指标，满分10分，根据得分估计胎儿缺氧情况。10分提示胎儿无急、慢性缺氧；8分可能有急性或慢性缺氧；6分可疑有急、慢性缺氧；4分有急性或慢性缺氧；2分有急性、慢性缺氧，该方法由Manning（1980年）提出（表7-1），但该方法误差率高，且耗时，临床上多应用胎心电子监测。

8. 胎盘功能检查

胎盘是供给胎儿营养和排泄胎儿代谢产物的器官，通过胎盘功能检查也可间接了解胎儿在宫内的情况。

（1）胎动：12小时胎动数少于10次为异常。

表7-1 Manning评分法

项目	2分(正常)	0~1分(异常)
无应激试验(20分)	≥2次胎动伴胎心加速≥15次/分,持续≥15秒	<2次胎动;胎心加速<15次/分,持续<15秒
胎儿呼吸运动	≥1次,持续≥30秒	无或持续<30秒
胎动(30分钟)	≥3次躯干和肢体活动(连续出现计1分)	≤2次躯干和肢体活动;无活动,肢体全伸展
肌张力	≥1次躯干和肢体伸展复屈,手指摊开合拢	无活动,肢体完全伸展;伸展缓慢,部分复屈
羊水量	羊水暗区垂直直径≥2 cm	无或最大暗区垂直直径<2 cm

（2）雌三醇（E_3）测定：孕妇血及尿中所含雌激素总量随妊娠进展而增加，至妊娠晚期达高峰，其中E_3占雌激素的90%，因此，可通过测孕妇尿或血中E_3了解胎盘功能。孕妇尿中雌三醇正常值为>15 mg/24小时，10~15 mg/24小时为警戒值，<10 mg/24小时为危险值。由于留取24小时尿液不方便，故可采用孕妇随意尿测雌激素/肌酐（E/C）比值，估计胎盘功能，E/C比值>15为正常值，11~15为警戒值，<10为危险值。还可以测定孕妇血中游离雌三醇值，正常足月妊娠时临界值为40 mmol/L，若低于此值提示胎盘功能低下。过期妊娠时可出现雌三醇值逐渐下降，如果下降明显，提示胎盘功能损害，若急剧下降10%~30%，提示胎死宫内的危险。

（3）血清胎盘生乳素（HPL）：胎盘生乳素是胎盘合体滋养层合成和分泌的蛋白质激素，临床采用放射免疫法测定孕妇血清中胎盘生乳素，妊娠足月为4~11 mg/L。若该值在妊娠足月时<4 mg/L或突然下降50%，提示胎盘功能低下。

（4）血清妊娠特异性糖蛋白（PSβ1-G）：妊娠特异性糖蛋白是胎盘合体滋养层分泌的一种特异性蛋白。如妊娠足月时该值<170 mg/L，提示胎盘功能低下。

（5）血清缩宫素酶：血清缩宫素酶由胎盘合体细胞产生，随着妊娠进展分泌增加。如孕妇血清中缩宫素酶持续为低值，提示胎盘功能不良，缩宫素酶急剧下降提示胎盘功能障碍。

（6）阴道脱落细胞检查：舟状细胞成堆，无表层细胞，嗜伊红细胞指数（EI）<10%，致密核少者，提示胎盘功能良好。若舟状细胞极少或消失，有外底层细胞出现，嗜伊红细胞指数（EI）>10%，致密核多者，提示胎盘功能减退。

（7）B超：行胎儿生物物理监测，也能提示胎盘功能情况。

9. 胎儿成熟度检查

胎儿成熟度测定在高危妊娠管理中非常重要，肺透明膜病是早产儿主要死亡原因，了解胎肺成熟度是提高早产儿存活的关键。可以通过临床评估、超声检查及羊水分析，来判定胎儿成熟度。

（1）临床评估：明确胎龄可以判断胎儿成熟度。根据Usher统计，孕周≥37周时肺透明膜病发病率几乎为零。此外，还可以计算胎儿发育指数来估计胎儿成熟度。胎儿发育指数<-3提示胎儿未成熟，-3与+3之间，提示胎儿成熟，>3提示胎儿过大、羊水过多或双胎。

（2）超声检查：超声测定胎头双顶径判断胎儿成熟度。双顶径≥8.5 cm提示胎儿成熟。此外，超声检查还可通过评估胎盘成熟度，间接判断胎儿的成熟度。胎盘Ⅲ级提示胎儿已成熟。

（3）羊水成熟度分析（表7-2）：

表7-2 羊水分析的成熟指标

项目	成熟值	提示成熟器官
卵磷脂/鞘磷指比值(L/S)	≥2	肺
肌酐	≥176.8 μmol/L(2 mg/dL)	肾
胆红素类物质	<0.02	肝
磷脂酰甘油	≥2%	肺
淀粉酶	≥450 U/L	唾液腺
脂肪细胞出现率	≥20%	皮肤

①卵磷脂/鞘磷脂比值（L/S）：采用羊水薄层层析法测定L/S比值，若L/S≥2，提示胎儿肺成熟。临床符合率达95%～99%。

②磷脂酰甘油（PG）：占羊水总磷脂的16%，在孕35周时可测出，逐渐增加至足月，羊水中测出PG提示胎肺成熟。PG判断胎肺成熟的准确率高于L/S比值。

③泡沫试验或振荡试验：是一种快速简便测定羊水中表面活性物质的方法。利用胎肺表面活性物质亲脂亲水的特性，在羊水试管内加入95%乙醇振荡，在接触空气的液体界面形成环状泡沫，如果两管均有完整泡沫环，提示胎肺成熟。

④肌酐值：羊水中肌酐是肌酸的代谢产物，代表胎肾成熟度。如肌酐值≥176.8 μmol/L（2 mg/dL），提示胎儿肾成熟。

⑤胆红素类物质：胆红素测定可以了解胎儿肝脏成熟度，随着孕周进展，胆红素因肝酶系统日趋完善而逐渐减少至消失。如用△OD450测定羊水中胆红素类物质，若该值<0.02，提示胎儿肝脏成熟。

⑥淀粉酶值：淀粉酶主要来自胎儿胰腺和唾液腺，前者在孕期变化不大，后者随着孕周增长而增多。碘显色法测定羊水中淀粉酶，若该值≥450 U/L，提示胎儿唾液腺成熟。糖尿病、无脑儿、妊娠期高血压疾病、消化道畸形等时该值呈低值。

⑦脂肪细胞出现率：脂肪细胞主要反映胎儿皮脂腺成熟情况，可脱落至羊水中。胎儿皮脂腺随着妊娠进展逐渐成熟，因此，检测羊水中脂肪细胞可判断胎儿成熟度。若该值达20%，提示胎儿已成熟。

10. 胎儿头皮血pH测定

胎儿缺氧和酸中毒之间存在密切关系，利用羊膜镜取胎儿头皮血0.2 mL送检。正常pH在7.25~7.35，若检测值在7.20~7.24，提示胎儿可能有轻度酸中毒，若检测值<7.20则胎儿有严重酸中毒存在。

 知识链接

唐氏综合征产前筛查

唐氏综合征（Down's syndrome）又称21-三体综合征或先天愚型，是最为常见的由常染色体畸变所导致中、重度智力障碍的出生缺陷类疾病，尚无有效的治疗手段，只能通过产前筛查和诊断，杜绝该类患儿的出生。因此，唐氏综合征产前筛查对降低该病的发生率具有重要意义。

唐氏综合征产前筛查是一种通过超声和血清学检查，并结合孕妇的预产期、体重、年龄和采血时的孕周等，计算先天缺陷胎儿危险系数的检测方法。

根据筛查时间，又分为妊娠早期筛查和妊娠中期筛查，妊娠早期筛查是通过B超测量胎儿的颈项透明层和胎儿鼻骨，通过血清学检查测β-hCG和妊娠相关血浆蛋白A（PAPPA），来估算胎儿罹患唐氏综合征的风险，该法对唐氏综合征的检出率在85%~90%。孕中期筛查是通过检测血清中的甲胎蛋白（AFP）、绒毛膜促性腺激素（hCG）和游离雌三醇（E_3），再结合孕妇的年龄、怀孕周数和体重，估计胎儿罹患唐氏综合征的风险。对风险高的孕妇，还可以在知情同意下行绒毛膜及羊膜穿刺检查。

既往认为，超过35岁的高龄初产妇是高危人群。但是调查发现，超过80%的唐氏综合征发生在35岁以下的孕妇中。因此，建议所有孕妇都应该进行此项筛查。

11. 胎儿先天性畸形及遗传性疾病的宫内诊断

（1）妊娠早期取绒毛或妊娠16~20周抽取羊水行染色体核型分析，了解染色体数目和结构的变化。

（2）B型超声检查了解胎儿是否存在无脑儿、脊柱裂和脑积水等畸形。

（3）测定羊水中甲胎蛋白（AFP），诊断开放性神经管缺陷畸形。

（4）测定羊水中酶值，诊断代谢缺陷病。

(5) 从孕妇外周血提取胎儿细胞做遗传学检查。
(6) 羊膜腔内胎儿造影，诊断胎儿体表、消化道、泌尿系统畸形。

五、可能的护理诊断

(1) 知识缺乏：缺乏有关预防、监护高危妊娠的知识。
(2) 焦虑/恐惧：与担心自身的健康及胎儿的安危有关。
(3) 潜在并发症：胎儿生长受限、胎儿窘迫。

六、预期目标

(1) 孕妇主动接受产前检查，学会自我监护。
(2) 孕（产）妇情绪稳定，焦虑及恐惧程度减轻。
(3) 孕（产）妇主动参与、配合诊疗过程。
(4) 胎儿生长受限、胎儿窘迫情况能及时被发现并处理。

七、护理措施

（一）一般护理

1. 心理护理

评估孕妇的心理状态，鼓励其诉说心里的不悦，评估孕妇的言语和行为。

与孕妇讨论分析产生心理矛盾的直接或间接原因，指导正确的应对方式。采取必要的手段减轻和转移孕妇的焦虑和恐惧。鼓励和指导家人的参与和支持。提供有利于孕妇倾诉和休息的环境，避免不良刺激。各种检查和操作之前向孕妇解释、提供指导，告知全过程及注意事项。

2. 增加营养

保证母婴的生理需要。与孕妇讨论食谱及烹饪方法，尊重其饮食爱好，同时提出建议以供选择。对胎盘功能减退、胎儿生长受限的孕妇给予高蛋白、高能量饮食，补充维生素、铁、钙及多种氨基酸；对妊娠合并糖尿病者则要进行控制饮食的指导。

3. 卧床休息

一般取左侧卧位休息，可避免增大的子宫对腹部椎前大血管的压迫，有助于改善肾循环及子宫胎盘的供血，可增加雌三醇的合成和排出。

4. 注意卫生

注意个人卫生，勤换衣裤，保持外阴清洁；保持室内空气新鲜，通风良好。

（二）缓解症状

1. 病情观察

对高危孕妇做好观察记录工作。观察一般情况如孕妇的心率、脉搏、血压、活动耐受力，有无阴道流血、高血压、水肿、心力衰竭、腹痛、胎儿缺氧等症状和体征，及时报告医生并记录处理经过。产时严密观察胎心率及羊水的色、质量，做好母儿监护。

2. 检查及治疗配合

认真执行医嘱并配合处理。为妊娠合并糖尿病孕妇做好尿糖测定，正确留置血、尿标本，如24小时尿标本等；对于妊娠合并心脏病者则按医嘱正确给予洋地黄类药物，做好用药观察，间歇吸氧；胎儿生长受限者按医嘱给予静脉滴注；为前置胎盘患者做好输血、输液准备；如需人工破膜、阴道检查、行剖宫产术时应及时做好用物准备及配合工作，同时做好新生儿的抢救准备及配合，如为早产儿或极低体重儿准备好暖箱，并将高危儿列为重点护理对象。

（三）健康教育

按孕妇的高危因素给予相应的健康指导。提供相应的信息，如需要注意的问题、督促孕妇按时去医院接受产前检查等，并传授孕妇自我监测的方法。

八、结果评价

（1）孕（产）的高危妊娠得到有效控制，母婴健康。

（2）孕（产）妇保持良好心情。

（3）孕（产）妇能与医护人员讨论，表达自己的感受，主动了解病情，配合治疗。

（4）孕（产）妇没有出现孕产期并发症。

（安 洁）

任务二　胎儿窘迫的护理

胎儿在宫内有缺氧征象，危及其健康和生命时，称为胎儿窘迫。胎儿窘迫是一种以胎儿胎盘系统的呼吸循环功能不全为主要特征的综合症状，是目前剖宫产术的主要适应证之一。根据发生的时间、原因等可分为两种：急性胎儿窘迫，多发生在分娩期；慢性胎儿窘迫，多发生在妊娠晚期，慢性胎儿窘迫在临产后可表现为急性胎儿窘迫。

一、病因

母体血液含氧量不足、母胎间血氧运输及交换障碍、胎儿自身因素异常，均可导致胎儿窘迫。

1. 母体方面

主要原因是母体血氧含量不足。高血压、慢性肾炎和妊娠期高血压疾病等引起微小动脉病变导致供血不足；重度贫血、急性失血、心脏病等引起红细胞的携氧量不足；急产或子宫不协调性收缩、产程延长、子宫过度膨胀、胎膜早破等引起子宫胎盘血运受阻等造成胎儿在宫内的缺氧。

2. 胎儿方面

先天性心血管疾病和颅内出血、胎儿畸形等。

3. 脐带及胎盘因素

脐带脱垂、脐带缠绕、脐带打结、脐带过长或过短；胎盘功能低下、过期妊娠、胎盘形状异常等。

二、病理生理

子宫胎盘单位提供胎儿氧气及营养，排出二氧化碳和胎儿代谢产物，胎儿对宫内缺氧有一定的代偿能力。分娩时，当子宫胎盘单位功能失代偿时会导致胎儿缺血缺氧，从而引起胎儿全身血流重新分布，分流至心、脑、肾上腺等重要器官。胎心监护时会出现短暂的、重复的晚期减速。如果缺氧持续，则无氧糖酵解增加，发展为代谢性酸中毒，乳酸堆积并出现胎儿重要器官尤其是脑和心肌的进行性损害，若不及时进行干预，则可能造成严重及永久性损害，如缺血缺氧性脑病甚至胎死宫内。重度缺氧可导致胎儿呼吸运动加深，羊水吸入，出生后可出现新生儿吸入性肺炎。

妊娠期慢性缺氧使子宫胎盘灌注下降，导致胎儿生长受限，肾血流减少引起羊水过少。脐带因素的胎儿缺氧常表现为胎心突然下降或出现重度变异减速，可出现呼吸性酸中毒。若不解除诱因，则可发展为混合性酸中毒，造成胎儿损害。

三、临床表现

1. 急性胎儿窘迫

主要发生于分娩期。多因脐带因素（如脐带脱垂、绕颈、打结）、胎盘早剥、宫缩过强且持续时间过长及产妇处于低血压、休克、中毒等引起。

（1）胎心率异常：胎心率的改变是急性胎儿窘迫最明显的临床征象。缺氧早期，胎心率加快，可超过160次/分。缺氧严重时，胎心率减慢，可低于110次/分。

（2）羊水胎粪污染：胎儿可在宫内排出胎粪，影响胎粪排出的最主要因素是孕周，孕周越大，羊水胎粪污染的概率越高。某些高危因素也会增加胎粪排出的概率，如妊娠期肝内胆汁淤积症。10%~20%的分娩过程中会出现羊水被胎粪污染，羊水中胎粪污染不一定是胎儿窘迫的征象。出现羊水被胎粪污染时，如果胎心正常，不需要特殊处理，如果胎心监护异常，存在宫内缺氧情况，会引起胎粪吸入综合征，造成不良胎儿结局。

（3）胎动异常：缺氧初期表现为胎动频繁，继而转弱，胎动减少，进而消失。

（4）酸中毒：破膜后检查胎儿头皮血，进行血气分析，胎儿头皮血 pH<7.20（正常值 7.25~7.35），PO_2<10 mmHg（正常值 15~30 mmHg），PCO_2>60 mmHg（正常值 35~55 mmHg），可诊断酸中毒。

2. 慢性胎儿窘迫

多发生在妊娠末期，多因孕妇全身疾病或妊娠疾病（如妊娠期高血压疾病、过期妊娠）引起胎盘功能不全或胎儿因素所致。

（1）胎动减少或消失：胎动减少是胎儿缺氧的重要表现，临床常见胎动消失24小时后胎心消失。

（2）产前胎儿电子监护异常：胎动时胎心率加速不明显，基线变异频率<5次/分，NST无反应型，OCT可见晚期或变异减速，提示胎儿窘迫。

（3）胎盘功能低下：24小时尿雌三醇值若急骤减少30%~40%，或于妊娠末期多次测定在10 mg/24小时以下，或随意尿雌激素/肌酐比值<10，提示胎盘功能不良。

四、处理原则

1. 急性胎儿窘迫

应采取果断措施，迅速改善缺氧，停止使用缩宫素，纠正脱水及低血压。

2. 慢性胎儿窘迫

应针对病因，视孕周、胎儿成熟度和窘迫的严重程度决定处理。若胎儿情况尚可，应嘱孕妇取左侧卧位休息，定时吸氧，积极治疗孕妇合并症，促进胎盘供血改善，尽量延长妊娠周数。若情况难以改善，已接近足月妊娠，估计胎儿娩出后生存机会极大者，应考虑剖宫产。

五、护理评估

（一）病史

了解孕妇的既往疾病史，如高血压、慢性肾炎、心脏病。了解是否有妊娠并发症，如妊娠期高血压疾病、前置胎盘、胎膜早破、羊水过多、多胎妊娠。了解分娩经过、有无产程延长、缩宫素使用不当等；了解有无胎儿畸形、胎盘功能低下等，以识别发生胎儿窘迫的诱因。

（二）身体状况

进行胎心听诊，评估胎心率，若胎心率>160次/分或<110次/分，应警惕。嘱孕妇自数胎动，评估2小时内胎动情况，若2小时内胎动数少于6次，应警惕胎儿宫内窘迫。此外，破膜时评估羊水的性状，若胎儿为头位，羊水被胎粪污染，需要评估胎儿监护情况，判断是否为胎儿宫内缺氧。

（三）心理—社会状况

孕产妇可能因为胎儿生命有危险，而产生焦虑、恐惧、无助感。对胎儿不幸死亡的孕产妇，感情上可能会遭受创伤，会经历否认、愤怒、抑郁和接受过程。因此，应评估孕产妇的心理变化、社会支持系统及应对方式。

（四）辅助检查

行NST、OCT、尿E_3、尿雌激素/肌酐（E/C）比值、胎儿头皮血检查，了解胎盘功能及胎儿宫内状况。急性缺氧早期，胎儿电子监护可出现胎心基线代偿性加快、晚期减速或重度变异减速。随着产程进展，在较强宫缩刺激下，胎心基线下降至<110 bpm。当胎心基线<100 bpm，基线变异≤5 bpm，伴频繁晚期减速或重度变异减速时，提示胎儿缺氧严重，胎儿常结局不良，可能随时胎死宫内。

六、可能的护理诊断

（1）胎儿气体交换受损：与子宫胎盘的血流改变、血流中断或血流速度减慢有关。
（2）焦虑：与胎儿宫内窘迫状态有关。
（3）预感性悲哀：与胎儿可能死亡有关。

七、预期目标

（1）孕妇主动配合治疗，胎儿情况改善，胎心、胎动逐渐恢复正常。
（2）孕妇能运用有效的应对措施来控制焦虑。
（3）如果胎儿死亡，产妇能接受现实。

八、护理措施

（一）一般护理

1. 心理护理

当孕妇出现胎儿窘迫情况时，可能会表现为焦虑、烦躁的情绪，护士应耐心做其思想工作，使孕产妇情绪稳定，有利于胎盘血循环的改善。帮助待产妇分析目前的现实情况，让其做出正确的抉择，如遇胎儿不测，帮助孕产妇渡过心理危机期。

2. 加强休息

指导产妇合理休息，保证充足的睡眠，对因胎儿死亡过度悲痛不能入眠的产妇应给予安慰，以减轻其压力或遵医嘱给予镇静剂。

3. 增加营养

提倡饮食多样化，以增加营养。

4. 保持外阴清洁

每日用消毒液擦洗外阴两次，有伤口者大小便后及时擦洗。

（二）缓解症状

1. 急性胎儿窘迫者

（1）指导孕妇左侧卧位，若考虑脐带受压，应朝向脐带受压对侧卧位。
（2）吸氧：面罩间歇性吸入高浓度氧，提高母体血氧含量。
（3）严密观察胎心变化，一般每15分钟听取并记录一次胎心或进行胎心监护。
（4）抢救准备：配合医生做好术前准备及抢救新生儿的准备工作，如吸痰管、气管插管、氧气等。

（5）协助医生：如宫口开全、胎先露部已达坐骨棘平面以下3 cm者，应协助医生尽快阴道助产娩出胎儿。宫口未开全、胎儿窘迫不严重者，给予吸氧，嘱产妇左侧卧位，观察10分钟，如胎心率转为正常，可继续观察；如胎心无好转应配合医生立即剖宫产结束分娩，并做好术前准备。

2. 慢性胎儿窘迫者

应针对病因、孕周、胎儿成熟度和胎儿窘迫的程度遵医嘱进行处理。

（三）健康教育

1. 预防措施

指导高危孕妇定期接受产前检查；教会孕妇自我监测胎动，发现异常及时就诊；指导孕妇左侧卧位，间断吸氧，改善胎儿的缺氧状态。

2. 出院指导

对产妇进行产褥期保健指导。

九、结果评价

（1）胎儿情况改善，生命体征在正常范围。

（2）孕产妇能正确应对，保持良好的心态。

（3）孕妇能接受胎儿死亡的现实，经历了理智和情感的行为反应过程。

项目小结

　　本项目主要叙述了高危妊娠的范畴及其内容、高危妊娠常用的监护措施及孕妇管理办法，高危妊娠的护理评估和护理措施以及胎儿窘迫的病因、临床表现、处理原则、护理评估和护理措施等内容。通过学习，要求同学们能够解释下列名词：高危妊娠、高危儿、胎儿窘迫状态、新生儿窒息，描述高危妊娠的范畴及其内容，介绍高危妊娠常用的监护措施及孕妇管理方法，能够对高危孕产妇及高危儿进行护理评估，并提供护理，理解高危孕妇及其家属的心理感受，提供心理支持，简述胎儿窘迫的可能病因、临床表现、主要评估内容与方法以及处理原则、护理措施。

（安海萍）

项目八 妊娠期并发症患者的护理

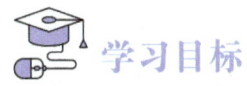 学习目标

知识目标

1. 掌握：妊娠期并发症患者的护理评估、护理措施。
2. 熟悉：妊娠期并发症患者的常见护理诊断及处理原则。
3. 了解：妊娠期并发症患者的病因、病理、预期目标及护理评价。

技能目标

1. 学会对妊娠期并发症患者的病情观察与紧急救护的技能。
2. 培养良好的职业道德和素养，关爱、尊重患者，能与患者和家属进行有效沟通交流，服务耐心细微。

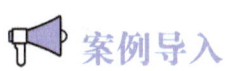 案例导入

案例：某初产妇，停经50天出现阴道少量流血，伴轻微下腹痛。妇科检查发现该产妇宫颈口关闭，子宫增大，约孕50天大小，妊娠试验阳性。

思考：（1）该患者可能的诊断是什么？

（2）该患者应采取哪些护理措施？

任务一　流产

妊娠不足28周、胎儿体重不足1000 g而终止者，称为流产。发生在妊娠12周前者称为早期流产，而发生在妊娠12周至不足28周者称为晚期流产。流产按其发生原因又可分为自然流产和人工流产，本节主要阐述自然流产。胚胎着床后自然流产发生率约为31%，其中80%为早期流产。

一、病因

自然流产的原因很多，包括胚胎因素、母体因素、父亲因素和环境因素。

（1）胚胎因素：胚胎或胎儿遗传基因的缺陷是早期流产最常见的原因，占50%~60%，主要为染色体的异常，包括数目异常和结构异常。除遗传基因的缺陷导致染色体异常外，感染、药物等因素也可引起胚胎染色体异常。

（2）母体因素：孕妇合并全身性疾病、内分泌异常、生殖器官异常、免疫功能异常及强烈的应激与不良习惯，如手术、外伤，过量吸烟、酗酒、饮咖啡等均有可能导致流产。

（3）父亲因素：精子的染色体异常可导致自然流产的发生。

（4）环境因素：过多接触物理因素（如放射线、噪声、高温等）和有毒有害的化学因素（如砷、铅、甲醛、苯、氯丁二烯、氧化乙烯、有机汞等）可导致流产的发生。

二、病理

妊娠8周前的早期流产，胚胎多先死亡，继而发生底蜕膜出血并与胚胎绒毛分离，分离的胚胎组织如异物，可引发子宫收缩，妊娠物多数能完全排出。妊娠8~12周，胎盘绒毛发育茂盛，与底蜕膜联系牢固，流产的妊娠物不易完整排出，部分妊娠物滞留于宫腔，影响子宫收缩，出血较多。妊娠12周以后发生的晚期流产，胎盘已完全形成，流产过程与足月分娩类似，先出现腹痛，然后排出胎儿、胎盘。

三、临床表现

停经、腹痛、阴道流血是流产的主要临床症状。自然流产发展的不同阶段，临床表现亦有不同（图8-1），一般自然流产发展的过程如下。

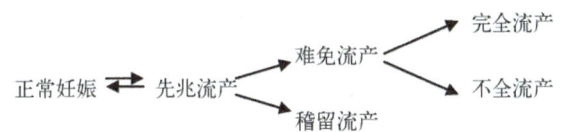

（1）先兆流产：停经后先出现少量阴道流血，接着出现阵发性下腹痛或腰背痛。妇科检查宫颈口未扩张，胎膜未破，子宫大小与停经周数相符。经过休息与治疗后症状消失，可继续妊娠。如阴道出血量增多或下腹痛加剧，可发展为难免流产。

（2）难免流产：指流产不可避免。在先兆流产基础上，阴道出血量增多，阵发性下腹痛加剧，或出现阴道流液（胎膜破裂）。妇科检查宫颈口已扩张，有时可见胚胎组织或胎囊堵塞于宫颈口内，子宫大小与停经周数相符或略小。

（3）不全流产：难免流产继续发展，部分妊娠物排出体外，尚有部分残留于宫腔内或嵌顿于宫颈口处，可影响子宫收缩，导致大量出血，甚至发生失血性休克。妇科检查宫颈口扩张，不断有血液自宫颈口内流出，可见妊娠物堵塞宫颈口，子宫小于停经周数。

（4）完全流产：妊娠物已全部排出，阴道出血逐渐停止，腹痛逐渐消失。妇科检查宫颈口已关闭，子宫大小接近正常。

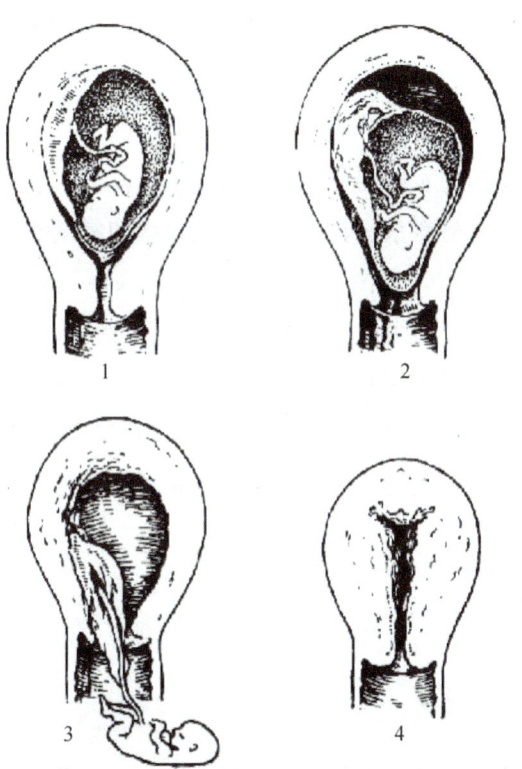

1. 先兆流产；2. 难免流产；3. 不全流产；4. 完全流产

图8-1 不同流产类型

（5）稽留流产：又称过期流产，指胚胎或胎儿已死亡，滞留在宫腔内未能及时自然排出者。早孕反应消失，有先兆流产症状或无任何症状，子宫不再增大反而缩小。妇科检查：宫颈口未开，子宫小于停经周数。如已到妊娠中期，胎动消失，听不到胎心。稽留流产易引起凝血功能障碍及DIC。

（6）习惯性流产：指同一性伴侣连续发生3次或3次以上自然流产者，多数为早期流产。多数专家认为连续2次流产即应给予高度重视，其再次发生流产的风险与3次者相近（连续2次或2次以上的自然流产称为复发性流产，近年来常用复发性流产取代习惯性流产）。临床经过与一般流产类似。

（7）流产合并感染：流产过程中，若阴道流血时间过长、有组织残留于宫腔或非法堕胎等，可引起宫腔感染，严重感染可扩散至盆腔、腹腔，并发盆腔炎、腹膜炎，甚至引起败血症及感染性休克。

四、处理原则

确诊流产后，根据流产的不同类型进行相应的处理。

（1）先兆流产：保胎治疗，卧床休息，减少刺激，同时B超监测胎儿存活情况。

（2）难免流产及不全流产：一旦确诊，立即清宫，防止大出血和感染。

（3）完全流产：若无感染，一般不需特殊处理。

（4）稽留流产：确诊后应及时促使胎儿、胎盘组织排出。手术前应常规检查凝血功能并做好输血准备，术前给予雌激素提高子宫肌对缩宫素的敏感性。待凝血功能好转后再行引产术或刮宫术。

（5）复发性流产：以预防为主，应先查明原因，针对病因进行治疗。

（6）流产合并感染：积极控制感染，尽快清除宫腔残留物。若阴道流血不多，待感染控制后再行清宫术；若阴道流血多者，在应用抗生素的同时先用卵圆钳将宫腔内大块残留组织夹出，待感染控制后再彻底清宫，切忌刮匙全面搔刮宫腔，造成感染扩散。

五、护理评估

（一）病史

评估自然流产的病因，了解患者是否有全身性疾病、生殖器官异常、内分泌异常等既往病史，在本次妊娠过程中有无接触过有毒有害物质，有无强烈应激和不良的生活习惯等。

（二）身体状况

注意评估孕妇的全身状况，阴道流血量及腹痛程度，阴道有无胚胎组织排出，妇科检查宫颈口是否扩张，子宫大小与停经月份是否相符等，区别不同的流产类型。

（三）心理—社会状况

由于反复阴道流血及腹痛，孕妇及其家属感到焦虑和恐惧，担心妊娠能否继续，害怕大出血危及母儿生命安全。

（四）诊断性检查

（1）实验室检查：连续测定血 β-hCG 水平，有助于妊娠诊断和进一步了解流产的预后。

（2）B超检查：可根据妊娠囊的形态，有无胎心搏动及胎动等，以确定胎儿是否存活，鉴别流产类型，并可指导正确的治疗。不全流产和稽留流产均可借助B超明确诊断。

六、可能的护理诊断

（1）潜在并发症（出血性休克）：与阴道长期出血有关。

（2）有感染的危险：与阴道出血时间长、宫腔内有组织残留有关。

（3）焦虑：与担心妊娠能否继续、手术后对今后妊娠有无影响有关。

七、预期目标

（1）患者生命体征平稳。

（2）患者感染得到控制，或无感染发生。

（3）患者能说出不安的心理感受，情绪平稳。

八、护理措施

（一）一般护理

为患者提供生活护理。建议合理饮食、加强营养、改善贫血。

（二）专科护理

1. 先兆流产孕妇的护理

（1）抑制宫缩：①嘱孕妇卧床休息，禁止性生活，减少各种刺激。②遵医嘱给予镇静剂、孕激素等保胎药物。③观察孕妇的病情变化，如阴道出血量有无增多、腹痛是否加重、阴道有无组织物排出等，协助做hCG测定或B超检查，发现异常及时报告医生。

（2）预防感染：①指导孕妇保持外阴清洁干燥，每日消毒擦洗会阴2次。②注意观察体温、血压及脉搏，观察阴道分泌物的性状，有异常者及时报告医生。③遵医嘱应用抗生素。

2. 妊娠不能继续者的护理

（1）做好终止妊娠的准备工作，做好输液、输血的准备，协助医生完成手术，术后将吸出物常规送病理检查。

（2）术后严密监测患者生命体征、腹痛及阴道出血情况，如阴道出血多于月经量或持续10日以上，或出现发热、腹痛时，应及时到医院复诊。

（3）术后1个月内禁止性生活和盆浴，嘱患者1个月后到医院复查。

（三）心理护理

妊娠可以继续者，向孕妇及其家属说明保胎措施的必要性，取得其理解和配合。对妊娠不能继续的孕妇说明原因，理解、同情其失去胎儿的悲伤心情，加强心理支持，帮助其接受现实，尽早恢复正常心态。

（四）健康指导

对流产应有正确认识。预防再次妊娠时发生流产。早期妊娠应避免性生活，注意休息；加强营养；防止接触有害物质。习惯性流产者应于孕前查明病因，确定能否妊娠，一旦妊娠注意保胎。

九、结果评价

（1）患者生命体征平稳，住院期间无感染发生。

（2）患者情绪平稳，能积极配合医护人员诊治。

（徐银帆）

任务二　异位妊娠

受精卵在子宫体腔以外着床者称为异位妊娠，习称宫外孕。异位妊娠是妇产科常见急腹症，发病率约2%，如诊断和处理不及时，可危及患者生命。根据受精卵在子宫体腔外着床部位不同分为输卵管妊娠、卵巢妊娠、腹腔妊娠、宫颈妊娠及阔韧带妊娠等，其中以输卵管妊娠最多见，约占95%（图8-2）。输卵管妊娠的发病部位又以壶腹部最多，约占78%，其次为峡部、伞部、间质部妊娠（图8-3）较少见。这里主要讨论输卵管妊娠。

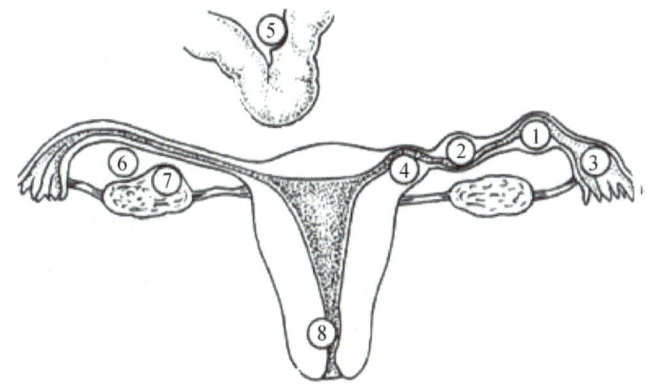

①输卵管壶腹部妊娠；②输卵管峡部妊娠；③输卵管伞部妊娠；④输卵管间质部妊娠；⑤腹腔妊娠；⑥阔韧带妊娠；⑦卵巢妊娠；⑧宫颈妊娠

图8-2　不同部位的异位妊娠示意图

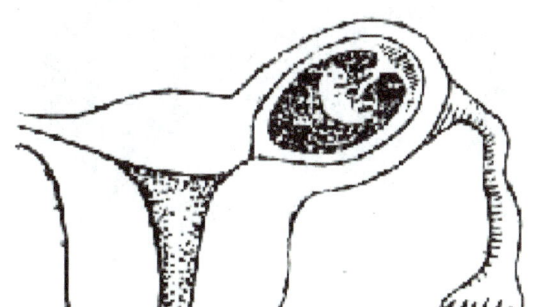

图8-3　输卵管间质部妊娠

一、病因

受精卵在输卵管壶腹部形成后开始向宫腔移动，在受精后6～7日，受精卵在宫腔内膜中着床。凡是阻碍或延迟受精卵正常进入宫腔，使受精卵在输卵管停留过久的因素，均可引起输卵管妊娠发生。

（1）输卵管炎症：是输卵管妊娠最主要的病因。炎症引起输卵管管腔狭窄、纤毛功能受损及蠕动功能减弱，导致受精卵运行受阻，停留在输卵管内着床，导致输卵管妊娠。

（2）输卵管妊娠史或手术史：曾有输卵管妊娠史者，再次妊娠复发的概率达10%左右。输卵管绝育术后形成输卵管瘘或输卵管再通，可导致输卵管妊娠。因不孕症接受输卵管粘连分离术、输卵管成形术者，再妊娠时输卵管妊娠的可能性增加。

（3）其他：输卵管发育异常或功能异常、辅助生殖技术的应用、宫内节育器避孕失败、盆腔肿瘤压迫、输卵管子宫内膜异位等，使得输卵管妊娠的可能性增加。

二、病理及结局

1. 输卵管妊娠流产（图8-4）

多发生于妊娠8~12周输卵管壶腹部妊娠。由于输卵管内蜕膜形成不完整，胚泡生长发育时常向管腔突出，最后突破包膜引起出血，使得胚泡与输卵管壁分离落入管腔。如胚泡完整剥离，刺激输卵管逆蠕动由伞端排入腹腔，形成输卵管妊娠完全流产，出血一般不多。如胚泡剥离不完整，妊娠物部分排入腹腔，部分尚附着于输卵管壁，则形成输卵管妊娠不完全流产，滋养细胞继续侵蚀输卵管壁，导致反复出血，形成输卵管血肿。如出血不断增加可积聚到直肠子宫陷凹，形成盆腔血肿，甚至流入腹腔。

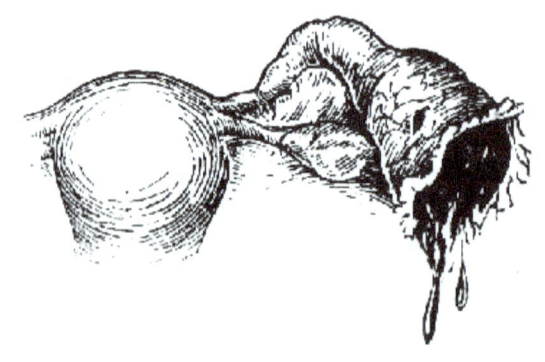

图8-4 输卵管妊娠流产

2. 输卵管妊娠破裂（图8-5）

多发生于妊娠6周左右输卵管峡部妊娠。当胚泡生长发育时，绒毛向管壁方向侵蚀输卵管肌层及浆膜，最终穿破浆膜层，形成输卵管妊娠破裂。由于输卵管肌层血管丰富，短期内即可发生大量腹腔内出血，致使患者陷于休克。也可反复出血，在盆腔或腹腔内形成血肿。输卵管间质部妊娠相对少见，但其结局几乎均为破裂，可在短时间内大量出血，导致休克，危及患者生命，破裂时间常发生在妊娠12～16周。

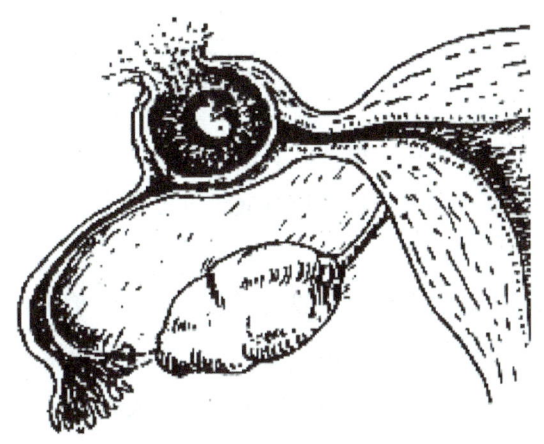

图8-5　输卵管妊娠破裂

3. 陈旧性宫外孕

输卵管妊娠流产或破裂后，反复内出血形成的盆腔血肿机化变硬并与周围组织粘连，形成盆腔包块，临床上称为陈旧性宫外孕。

4. 继发性腹腔妊娠

发生输卵管妊娠流产或破裂后，若内出血量少，胚胎排入腹腔后偶有存活，其绒毛组织附着于原着床处或重新种植而获得营养，使得胚胎继续生长发育，形成继发性腹腔妊娠。

三、临床表现

输卵管妊娠的临床表现与受精卵的着床部位、有无流产或破裂的发生以及出血量的多少和时间长短等有关。输卵管妊娠发生流产或破裂前，患者多无特殊表现，过程同正常早孕。部分患者可出现一侧下腹部隐痛或酸胀感。

1. 症状

典型症状为停经后出现腹痛与阴道流血。

（1）停经：多数患者有6～8周停经史，但输卵管间质部妊娠停经时间较长。其中20%～30%患者因月经仅过期几天，不认为是停经。

（2）腹痛：是输卵管妊娠患者就诊的主要症状。输卵管妊娠发生流产或破裂时，患者可突感一侧下腹部撕裂样疼痛，常伴有恶心、呕吐，当血液流向全腹后，疼痛可迅速向全腹扩散，当血液积聚在子宫直肠陷凹时可出现肛门坠胀感。

（3）阴道流血：占60%～80%，常伴有不规则阴道流血，色暗红，一般不超过月经量。

(4) 晕厥与休克：由于腹腔内大量出血及剧烈疼痛，患者可出现晕厥，严重者出现失血性休克，失血程度与腹腔内出血的量及速度有关，但与阴道流血量不成正比。

2. 体征

(1) 一般情况：出血较多者可出现贫血貌或休克征象。

(2) 腹部检查：下腹部有明显压痛及反跳痛，以患侧为甚，但肌紧张轻微。内出血较多时腹部叩诊出现移动性浊音阳性。

(3) 妇科检查：输卵管妊娠发生流产或破裂者，阴道后穹窿饱满、有触痛；宫颈举痛或摇摆痛明显，此为输卵管妊娠的主要体征之一；子宫稍大而软，内出血多时子宫有漂浮感；子宫一侧或其后方可触及边界不清、压痛明显的包块。

四、处理原则

(一) 手术治疗

应在积极纠正休克的同时进行手术治疗。可选择根治手术或保守性手术，年轻有生育要求的妇女选择保守性手术，内出血并发休克、无生育要求的急症患者选择根治手术。近年来腹腔镜技术的发展为异位妊娠的诊断及治疗开创了新路径，腹腔镜手术逐渐成为治疗异位妊娠的主要方法。

(二) 药物治疗

主要适用于早期输卵管妊娠、要求保留生育功能的年轻妇女。指征有：输卵管妊娠未发生破裂和流产、妊娠囊直径≤4 cm、无明显内出血、血β-hCG<2000 IU/L，同时无药物治疗的禁忌证。全身化疗药物常用甲氨蝶呤（MTX），也可用中医中药配合治疗。治疗期间应用B超及血β-hCG测定严密监护胚胎存活情况，如病情无改善，甚至出现急性腹痛或输卵管破裂症状，应立即进行手术治疗。

五、护理评估

(一) 病史

了解月经史，准确推算停经时间。注意鉴别不规则阴道出血，评估有无不孕症、放置宫内节育器、绝育术、盆腔炎等导致异位妊娠的高危因素存在。

（二）身体状况

注意评估孕妇的全身状况，有无失血性休克的症状，阴道流血量的多少，腹痛程度与性质，妇科检查阴道后穹窿是否饱满，有无宫颈举摆痛出现，子宫的大小等，判断有无腹腔内出血。

（三）心理—社会状况

由于腹腔内急性大出血及剧烈腹痛，使患者及其家属担心有生命危险而恐惧。因妊娠终止或担心以后的受孕能力而引起自责、悲伤、失落等情绪反应。

（四）诊断性检查

（1）血β-hCG测定：采用灵敏度高的放射免疫法定量测定血β-hCG，对早期诊断异位妊娠至关重要，并对保守治疗患者的效果评价具有重要意义。

（2）B超检查：B超检查宫腔内未探及妊娠囊，子宫旁探及异常低回声区，若在该区内查到胚芽及原始心管搏动，可确诊异位妊娠。若盆腔内出现无回声暗区，提示有内出血存在。阴道超声检查较腹部超声检查准确性高。

（3）阴道后穹窿穿刺（图8-6）：是一种简单可靠的诊断方法，适用于疑有腹腔内出血的患者。腹腔内血液易积聚在子宫直肠陷凹处，即使血量不多，也能经阴道后穹窿穿刺抽出，若抽出暗红色不凝血液，说明腹腔内有积血存在。穿刺阴性也不能排除异位妊娠。

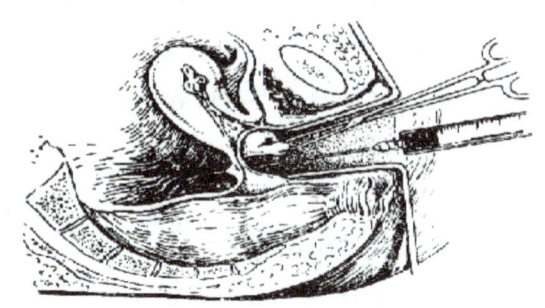

图8-6　阴道后穹窿穿刺

（4）诊断性刮宫：仅适用于阴道流血较多和超声检查不能确定妊娠部位的患者，用以排除可能同时合并的宫内妊娠流产。宫腔刮出物病理检查仅见蜕膜组织而不见绒毛，有助于诊断异位妊娠。

（5）腹腔镜检查：是目前诊断异位妊娠的金标准，而且可以在确诊的同时进行镜下手术治疗。

六、可能的护理诊断

（1）潜在并发症（出血性休克）：与阴道长期出血有关。

（2）疼痛：与输卵管妊娠破裂及腹腔内出血刺激腹膜有关。

（3）恐惧：与生命受到威胁、担心手术会影响未来生育有关。

七、预期目标

（1）患者生命体征平稳。
（2）患者疼痛得到有效缓解。
（3）患者恐惧感减轻，情绪稳定，积极配合治疗。

八、护理措施

（一）一般护理

保持病室安静、整洁、空气新鲜，给予高蛋白、高热量、高维生素饮食，摄入足够的液体。严密监测生命体征，如出现血压下降、脉搏细速、面色苍白、四肢湿冷、尿量减少等休克征象，立即报告医生并配合抢救。

（二）专科护理

1. 手术治疗患者的护理

（1）严重内出血并发休克的患者，纠正休克，维持体液平衡。给予患者去枕平卧位，注意保暖，吸氧，迅速建立静脉通道，交叉配血，按医嘱输血、输液、补充血容量。
（2）做好手术前准备。
（3）术后继续严密监测生命体征，注意阴道流血、腹腔内出血情况。

2. 非手术治疗患者的护理

（1）患者均应住院治疗，嘱患者卧床休息。
（2）严密监测生命体征，及时配合 B 型超声及血 β-hCG 测定等检查，如出现腹痛加剧、面色苍白、血压下降、脉搏细速等休克表现及时报告医生，并做好抢救及手术准备。
（3）遵医嘱正确使用化疗药物，注意观察药物的毒副反应。

（三）心理护理

配合医生向患者及其家属解释病情及处理方案，稳定患者及其家属的情绪，耐心说明手术的必要性，消除恐惧心理。非手术治疗者鼓励积极配合治疗，增强信心。鼓励患者及其家属表达内心的感受，提供心理支持，帮助其渡过悲伤期。

(四)健康指导

(1)输卵管妊娠的患者有10%的再发率和50%~60%的不孕率,嘱患者再次妊娠时及时就诊。

(2)注意休息,加强营养和锻炼,纠正贫血,提高抵抗力。

(3)注意经期卫生,养成良好的卫生习惯,积极防治盆腔感染,消除异位妊娠的诱因。

九、结果评价

(1)患者生命体征平稳,无休克发生,疼痛得到有效缓解。

(2)患者恐惧感减轻,情绪稳定。

(徐银帆)

任务三 前置胎盘

正常妊娠时胎盘附着于子宫体部的前壁、后壁或者侧壁。妊娠28周后若胎盘附着于子宫下段,甚至胎盘下缘达到或覆盖宫颈内口,位置低于胎儿的先露部,称为前置胎盘。前置胎盘是妊娠晚期阴道出血最常见的原因之一,严重威胁母儿生命安全。

一、病因及分类

(一)病因

尚不明确,可能与以下因素有关。

(1)子宫内膜病变或损伤:是引发前置胎盘的常见原因。多次流产及刮宫、剖宫产、产褥感染、子宫手术史、盆腔炎等,可引起子宫内膜炎症或子宫内膜萎缩性病变,再次受孕时子宫蜕膜血管形成不良,胎盘血供不足,为摄取足够营养,使胎盘面积增大而延伸到子宫下段。

(2)胎盘异常:胎盘大小和形态发生异常,可导致前置胎盘的发生。如双胎妊娠时胎盘面积过大,有副胎盘或膜状胎盘存在等。

(3)受精卵滋养层发育迟缓:受精卵到达子宫腔后,因滋养层发育迟缓而未达到能着床的阶段，继续下移达子宫下段才着床，形成前置胎盘。

（二）分类

根据胎盘下缘与子宫颈内口的关系，前置胎盘可分为3种类型（图8-7）。

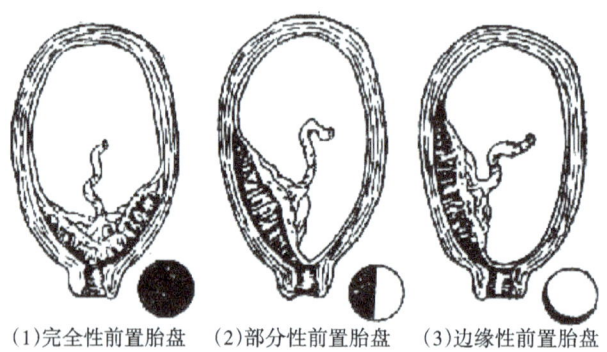

(1)完全性前置胎盘　(2)部分性前置胎盘　(3)边缘性前置胎盘

图8-7　前置胎盘的类型

（1）完全性前置胎盘：胎盘组织完全覆盖子宫颈内口，也称中央性前置胎盘。

（2）部分性前置胎盘：胎盘组织部分覆盖子宫颈内口。

（3）边缘性前置胎盘：胎盘附着于子宫下段，下缘达到宫颈内口，但未超过宫颈内口。

二、临床表现

（一）症状

典型症状是妊娠晚期或临产时发生无诱因、无痛性反复阴道流血。阴道流血发生时间的早晚、反复发生的次数、出血量的多少与前置胎盘的类型有关。完全性前置胎盘初次出血的时间一般发生在妊娠28周左右，称为"警戒性出血"，边缘性前置胎盘阴道出血一般发生在妊娠晚期或临产后，出血量较少，部分性前置胎盘阴道出血时间、出血量介于前两者之间。

（二）体征

若反复出血或大量出血，患者可呈现贫血及血压下降、脉搏细速等休克征象。腹部检查：腹壁柔软无压痛，子宫大小与孕周相符，胎位清楚，出血不多者胎心正常。因前置胎盘影响胎先露入盆，故胎先露高浮或并发胎位异常。

三、处理原则

治疗原则为抑制宫缩、止血、纠正贫血和预防感染。根据患者的阴道出血量、全身情况、妊娠周数、胎儿成熟度、胎儿是否存活、产道条件及前置胎盘类型等综合判断,制定处理方案。

(一)期待疗法

适用于阴道流血不多、全身情况良好、妊娠不足34周、胎儿体重小于2000 g者,可在严密监测孕妇安全的前提下采取期待疗法,延长胎儿的孕龄,以提高围生儿成活率。以住院治疗为宜。

(二)终止妊娠

适用于反复阴道出血或大出血甚至休克患者,或阴道出血量虽少,但妊娠接近足月或已临产者,或胎儿成熟度检查提示胎儿肺成熟者,或出现胎儿窘迫征象者,应及时终止妊娠。因剖宫产术可迅速结束分娩,对母儿相对安全,临床多选用剖宫产术终止妊娠。

四、护理评估

(一)病史

应询问孕产史,评估有无多次人工流产及刮宫、剖宫产、盆腔炎性疾病等造成子宫内膜炎症或损伤等前置胎盘的易发因素,是否多胎妊娠。了解本次妊娠经过,出现阴道流血的时间、量,有无其他异常等。

(二)身体状况

注意评估孕妇的全身状况,有无贫血及失血性休克的症状,阴道流血发生的时间、出血量的多少及发生的次数,腹部有无压痛,子宫大小与停经月份是否一致,能否触及胎体,胎位是否正常,胎心音听诊有无异常等。

(三)心理—社会状况

突发无诱因的反复阴道流血,孕妇及其家属感到紧张、恐惧,担心孕妇的健康及胎儿的安危。患者常需剖宫产终止妊娠,使得患者及其家属束手无策。

（四）诊断性检查

（1）B超检查：可清楚显示子宫壁、胎先露部、宫颈和胎盘的位置，并可根据胎盘下缘与宫颈内口的关系，确定前置胎盘的类型，是目前主要的诊断依据。阴道B型超声胎盘定位准确率更高，但有阴道流血时应谨慎使用。

（2）产后检查胎盘胎膜：产前阴道出血的患者，产后应仔细检查胎盘。若胎盘母体面边缘可见黑紫色或暗红色陈旧性血块附着，或胎膜破裂口距胎盘边缘距离<7 cm，可诊断为前置胎盘。

（3）磁共振检查：适用于胎盘位于子宫后壁及羊水较少的患者。

五、可能的护理诊断

（1）潜在并发症（出血性休克）：与阴道反复出血有关。
（2）有感染的危险：与失血导致抵抗力下降、胎盘剥离面大且靠近子宫颈口有关。
（3）恐惧：与生命受到威胁、担心本人及胎儿的预后有关。

六、预期目标

（1）患者生命体征平稳。
（2）患者无感染或感染被及时发现和控制，体温、血象正常。
（3）患者情绪稳定，积极配合治疗，胎儿生长良好。

七、护理措施

（一）一般护理

监测生命体征的同时保证休息，及时发现病情变化。建议患者多食高蛋白及含铁丰富的食物，有利于纠正贫血、增强机体抵抗力。

（二）专科护理

1. 需立即终止妊娠孕妇的护理
（1）孕妇左侧卧位，开放静脉通道，做好配血、输血准备。
（2）迅速做好剖宫产术前准备。
（3）严密监测孕妇的生命体征，做好新生儿抢救准备。

（4）胎儿胎盘娩出后，遵医嘱及早使用宫缩剂，预防产后大出血。

2. 期待疗法孕妇的护理

（1）减少刺激，防止出血：①嘱孕妇绝对卧床休息，取左侧卧位，血止后方可轻微活动；②禁止性生活、阴道检查及肛查，腹部检查时动作要轻柔，减少出血机会；③遵医嘱给予镇静、止血药物及宫缩抑制剂；④若反复出血须终止妊娠者，遵医嘱应用地塞米松促胎肺成熟。

（2）监护胎儿，纠正缺氧：①勤听胎心，监测胎动，有条件者行胎心电子监护，监测胎儿宫内的安危；②为提高胎儿血氧供应，孕妇每日间断吸氧，每次20分钟；③胎儿窘迫经处理不见好转者及时改行剖宫产手术终止妊娠。

（3）纠正贫血，预防感染：指导孕妇补充铁剂纠正贫血；指导孕妇保持外阴部清洁干燥；定时监测体温、脉搏，查血象，发现异常及时报告医生；遵医嘱使用广谱抗生素预防感染。

（三）心理护理

配合医生向患者及其家属解释病情及处理方案，稳定患者及其家属的情绪，及时给予帮助和指导。鼓励患者及其家属表达内心的感受，提供心理支持，需手术终止妊娠者耐心说明手术的必要性，消除恐惧心理。非手术治疗者鼓励积极配合治疗，增强信心。

（四）健康指导

采取有效避孕措施，避免多产、多次人流刮宫导致子宫内膜损伤或子宫内膜炎症。加强产前检查，及时发现胎盘位置异常。妊娠期发生阴道出血者，不论出血量多少均应及时就诊和处理。

八、结果评价

（1）患者生命体征平稳。

（2）患者住院期间无失血性休克和感染发生。

（3）患者情绪稳定，积极配合治疗。

（徐银帆）

任务四　胎盘早期剥离

妊娠20周后或分娩期，正常位置的胎盘在胎儿娩出前，部分或全部从子宫壁剥离，称为胎盘早期剥离，简称胎盘早剥，是妊娠晚期的严重并发症，其特点为急性起病，进展迅速，如不及时处理可危及母儿生命。

一、病因、病理及分类

（一）病因

确切的病因及发病机制尚不清楚，可能与以下因素有关。

（1）血管病变：妊娠高血压疾病，尤其是重度子痫前期、妊娠合并慢性高血压，以及慢性肾炎患者，由于底蜕膜螺旋小动脉痉挛或硬化，引起远端毛细血管变性坏死或破裂出血，形成胎盘后血肿，使胎盘与子宫壁分离，导致胎盘早剥发生。

（2）机械性因素：腹部直接受到撞击或挤压、脐带过短或脐带缠绕等可引发胎盘早剥。

（3）子宫静脉压突然升高：妊娠晚期或临产后孕妇长时间仰卧，增大的子宫压迫下腔静脉，导致子宫静脉淤血，静脉压升高，引起蜕膜静脉血管床淤血或破裂，形成胎盘后血肿，导致胎盘早剥发生。

（4）宫腔内压力骤降：双胎妊娠分娩时，第一胎儿娩出过速，胎膜早破时羊水流出过速，使子宫内压力骤降，子宫突然收缩，使得胎盘与子宫壁发生错位而剥离。

（5）其他高危因素：如高龄孕妇、经产妇、孕妇代谢异常、不良的生活习惯等，均会使胎盘早剥的风险增加。

（二）病理及分类

主要病理改变是底蜕膜出血，在子宫壁与胎盘母体面之间形成血肿，使胎盘从附着处剥离。按病理可分为3种类型（图8-8）：

（1）显性剥离或外出血：若底蜕膜出血量少，出血很快停止，多数无明显临床表现，仅在产后检查胎盘时发现胎盘母体面有凝血块及压迹。若底蜕膜继续出血，胎盘剥离面积随之扩大，血液沿胎膜与子宫壁之间从宫颈管向外流出，出现阴道流血。

（2）隐性剥离或内出血：胎盘边缘仍附着于子宫壁或胎先露部阻塞子宫下段，血液不能外流而积聚于胎盘与子宫壁之间，无阴道流血出现。

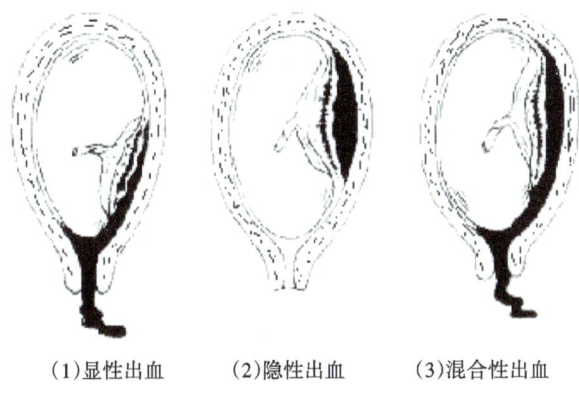

(1)显性出血　　(2)隐性出血　　(3)混合性出血

图8-8　胎盘早剥的类型

(3) 混合性出血：当胎盘后积血增加，血肿腔内压力过大时，血液可冲开胎盘边缘，经宫颈口外流而发生阴道流血，形成内、外出血。

(三) 并发症

(1) 子宫胎盘卒中：胎盘隐性剥离血液积聚于胎盘与子宫壁之间，随着血肿腔内压力增大，血液可浸入子宫肌层，导致肌纤维分离、断裂、变性，当血液渗入浆膜层时子宫表面呈现紫蓝色瘀斑，称子宫胎盘卒中。

(2) 弥散性血管内凝血（DIC）：严重胎盘早剥者，剥离处的胎盘绒毛和蜕膜中释放大量组织凝血活酶进入母体血循环，激活凝血系统引起DIC，导致凝血功能障碍，是妊娠期发生凝血功能障碍最常见的原因。

(3) 产后出血：子宫胎盘卒中和DIC，可导致产后出血甚至失血性休克，甚至导致席汉综合征。

(4) 急性肾衰竭：失血性休克及DIC使肾脏灌注严重受损，导致肾小管或肾皮质缺血坏死，引发急性肾衰竭。

(5) 羊水栓塞：胎盘早剥时，羊水可经胎盘剥离面开放的子宫血窦，进入母体血循环，导致羊水栓塞发生。

(6) 胎儿窘迫：严重胎盘剥离患者，因胎盘功能障碍引起胎儿急性缺氧导致胎儿窘迫甚至死亡。

二、临床表现

胎盘早剥患者的主要症状是妊娠20周后或临产时突然发生腹部持续性疼痛，伴有或不伴有阴道流血。根据病情严重程度可分为3度（表8-1）。

表8-1　胎盘早剥的分度

临床表现	Ⅰ度	Ⅱ度	Ⅲ度
发病时期	分娩期	妊娠中、晚期	妊娠中、晚期
胎盘剥离面积	<1/3	≥1/3	≥1/2
出血类型	外出血	内出血为主	内出血为主
腹痛	无或轻微	突发持续性腹痛、腰酸或腰背痛（腹痛程度与胎盘后积血多少成正比）	突发持续性腹痛、腰酸或腰背痛
阴道流血	少量	无或少量	无或少量
贫血与休克	无	有贫血而无休克，贫血程度与阴道流血量不相符（失血程度与内出血量成正比）	有贫血及休克，贫血程度与阴道流血量不相符
腹部检查	子宫软，大小与孕周相符，胎位清楚，胎心正常	子宫大于孕周，胎盘附着处压痛明显，胎位可扪及，胎儿存活	子宫明显大于孕周，硬如板状，胎位扪不清，胎心消失

三、处理原则

以早期识别、积极纠正休克、及时终止妊娠、控制DIC、减少并发症为治疗原则。根据病情严重程度、胎儿宫内状况、产程进展、胎产式等情况决定分娩方式。

四、护理评估

（一）病史

应询问详细健康史及孕产史，了解有无诱发胎盘早剥的高危因素，有无腹痛及阴道流血，记录腹痛的程度及性质，阴道流血的量、颜色、有无血块等。

（二）身体状况

注意评估孕妇的全身状况，有无贫血及失血性休克的症状，腹痛及阴道流血发生的时间、出血量的多少，腹部有无压痛，子宫大小与停经月份是否一致，能否触及胎体，胎位是否正常，胎心音听诊有无异常等。

（三）心理—社会状况

胎盘早剥病情变化迅速，需积极进行抢救，使得孕妇及其家属常措手不及，担心孕妇和胎儿安危。若并发子宫胎盘卒中，患者甚至有切除子宫的可能，常表现为焦虑、恐惧、悲哀等情绪反应。

（四）诊断性检查

（1）B超检查：若显示胎盘与子宫壁之间有液性低回声区即为胎盘后血肿，可排除前置胎盘，并协助了解胎盘早剥的类型，明确胎儿大小及存活情况。

（2）实验室检查：全血细胞计数了解贫血程度，凝血功能检查了解有无DIC发生，Ⅱ度及Ⅲ度患者应检测肾功能。

五、可能的护理诊断

（1）潜在并发症（出血性休克）：与胎盘剥离大量出血有关。

（2）潜在并发症（弥散性血管内出血、急性肾功能衰竭、胎儿窘迫）：与胎盘剥离大量出血及胎盘功能障碍有关。

（3）预感性悲哀：与生命受到威胁、胎儿死亡、切除子宫有关。

六、预期目标

（1）患者生命体征平稳。

（2）患者住院期间无并发症发生或并发症得到有效控制。

（3）患者情绪稳定，积极配合治疗，母儿健康。

七、护理措施

（一）一般护理

患者应绝对卧床休息，避免各种刺激，做好随时终止妊娠的准备。加强营养，建议患者多食高蛋白及含铁丰富的食物，有利于纠正贫血、增强机体抵抗力。

（二）专科护理

1. 纠正休克，做好终止妊娠准备

（1）严密监测生命体征，迅速开放静脉通道，积极补充血容量，输入新鲜血液。

（2）做好终止妊娠准备；一旦确诊，及时终止妊娠。若发现子宫胎盘卒中，出血多，血液不凝，经按摩子宫及注射宫缩剂无效，应做好切除子宫的术前准备。

（3）胎儿娩出后应立即给予宫缩剂并按摩子宫，预防产后出血。

2. 严密观察，预防并发症

（1）了解各种实验室检查的结果，密切观察是否有凝血功能障碍，如患者皮下黏膜或注射部位出血、子宫出血不凝，有尿血、咯血及呕血等现象，一旦发现异常，应及时报告医生并配合处理。

（2）密切监测胎儿情况，出现胎儿窘迫征象时，应立即终止妊娠并做好抢救新生儿窒息的准备。

（3）患者尿少或无尿，警惕急性肾衰竭，应立即报告医生并配合抢救。

（三）心理护理

配合医生向患者及其家属解释病情及处理方案，稳定患者及其家属的情绪，及时给予帮助和指导。鼓励患者及其家属表达内心的感受，提供心理支持，消除恐惧心理。对胎儿死亡甚至子宫切除的患者，应表示同情、理解，多陪伴患者，消除误解和顾虑，使其尽快接受现实，走出心理阴影。

（四）健康指导

加强孕产妇围生期定期检查，预防和及时治疗妊娠期高血压疾病、慢性肾病等；妊娠晚期避免仰卧位及腹部外伤；高危患者不主张行外倒转术。保持外阴清洁，预防感染。死产者，及时给予退乳。

八、结果评价

（1）患者出血得到有效控制，生命体征平稳，血液学指标趋于正常。

（2）患者住院期间病情得到有效控制，无并发症发生。

（3）患者情绪稳定，能积极配合治疗。

（徐银帆）

任务五　妊娠期高血压疾病

妊娠期高血压疾病是妊娠与血压升高并存的一组疾病，发生率为5%～12%。包括妊娠期高血压、子痫前期、子痫，以及慢性高血压并发子痫前期和慢性高血压合并妊娠，严重影响着母婴健康，是造成孕产妇及围生儿病死率升高的重要原因。

一、病因及病理

（一）高危因素

孕妇年龄≥40岁、肥胖、多胎妊娠、首次怀孕或妊娠间隔时间≥10年、子痫前期病史及家族史（母亲或姐妹）、慢性高血压、慢性肾炎、糖尿病、营养不良、经济条件差、精神高度紧张等与该病发生密切相关。

（二）病因

确切的病因及发病机制至今不清，很多学者认为是母体、胎儿、胎盘等多种因素共同作用的结果，主要有以下几种学说：①子宫螺旋小动脉重铸不足；②炎症免疫过度激活；③血管内皮细胞受损；④遗传因素；⑤营养缺乏；⑥胰岛素抵抗。

（三）病理生理变化

本病的基本病理生理变化是全身小血管发生痉挛，内皮损伤及局部缺血。由于血管痉挛引起全身各系统各脏器灌流减少，引发缺血、缺氧，使得全身各组织各器官受到不同程度的损害，严重时可发生脑水肿、脑出血，甚至发生脑栓塞，心肾功能衰竭、肝细胞坏死及肝被膜下出血，甚至肝破裂，胎盘功能减退、胎盘早剥、DIC等，对母儿造成极大危害，甚至导致母儿死亡。

二、分类与临床表现

高血压、蛋白尿、水肿是妊娠期高血压疾病的三大临床表现。严重时可有头痛、眼花、胃区不适等自觉症状，甚至出现抽搐或伴昏迷。可分为以下不同的临床类型（表8-2）。

1. 妊娠期高血压

妊娠期出现高血压，收缩压≥140 mmHg 和（或）舒张压≥90 mmHg，于产后 12 周内恢复正常；尿蛋白（-）。少数患者伴有上腹不适或血小板减少。

2. 子痫前期

（1）轻度：妊娠 20 周后出现收缩压≥140 mmHg 和（或）舒张压≥90 mmHg；伴有尿蛋白≥0.3 g/24 小时或随机尿蛋白（+）。

表 8-2　妊娠期高血压疾病的分类及临床表现

分类	临床表现
妊娠期高血压	BP≥140/90 mmHg，妊娠期首次出现，并于产后 12 周恢复正常；尿蛋白(-)；患者可伴有上腹不适或血小板减少
子痫前期	
轻度	BP≥140/90 mmHg，孕 20 周后出现；尿蛋白≥300 mg/24 小时或(+)。可伴有上腹不适、头痛等症状
重度	BP≥160/110 mmHg，尿蛋白≥2.0 g/24 小时或(++)；血肌酐>106 μmol/L；血小板<100×10^9/L；微血管病变性溶血[血乳酸脱氢酶(LDH)升高]；血清谷丙转氨酶(ALT)或谷草转氨酶(AST)升高；持续性头痛或其他脑神经或视觉障碍；持续性上腹不适
子痫	子痫前期孕妇抽搐不能用其他原因解释
慢性高血压并发子痫前期	高血压孕妇妊娠 20 周以前无尿蛋白，若出现尿蛋白≥300 mg/24 小时；高血压孕妇妊娠 20 周前尿蛋白突然增加，血压进一步升高或血小板<100×10^9/L
妊娠合并慢性高血压	BP≥140/90 mmHg，孕前或孕 20 周以前或孕 20 周后首次诊断高血压并持续到产后 12 周后

（2）重度：血压和尿蛋白持续升高，发生母体脏器功能不全或胎儿并发症。出现下列任一不良情况时可诊断重度子痫前期：①血压持续升高，收缩压≥160 mmHg 和（或）舒张压≥110 mmHg；②尿蛋白≥5.0 g/24 小时或随机尿蛋白≥（+++）；③持续性头痛或视觉障碍或其他脑神经症状；④持续性上腹部疼痛，肝包膜下血肿或肝破裂症状；⑤肝功能异常，血清肝酶 ALT 或 AST 水平升高；⑥肾功能异常，少尿（24 小时尿量<400 mL 或每小时尿量<17 mL）或血肌酐>106 μmol/L；⑦低蛋白血症伴胸腔积液或腹腔积液；⑧血液系统异常：血小板持续下降并<100×10^9/L，血管内溶血、贫血、黄疸或血 LDH 升高；⑨心力衰竭、肺水肿；⑩胎儿生长受限或羊水过少（早发型即妊娠 34 周以前发病）。

3. 子痫

子痫前期基础上出现不能用其他原因解释的抽搐。子痫发生前可有不断加重的重度子痫前期，但也可发生于血压升高不显著、无蛋白尿病例。通常产前子痫较多，发生于产后 48 小时者约占 25%。

子痫抽搐进展迅速，前驱症状短暂，常表现为典型的全身高张阵挛惊厥、有节律的肌肉收缩和紧张，持续1~1.5分钟。抽搐时面色青紫、口吐白沫、意识丧失，无呼吸，然后抽搐停止，呼吸恢复，重者可陷入昏迷。最后意识恢复，但困惑、易激惹、烦躁。

4. 慢性高血压并发子痫前期

慢性高血压孕妇妊娠前无尿蛋白，妊娠后出现尿蛋白≥0.3 g/24小时；或妊娠前有尿蛋白，妊娠后尿蛋白明显增加或血压进一步升高或血小板<100×10⁹/L。

5. 妊娠合并慢性高血压

妊娠20周前收缩压≥140 mmHg和（或）舒张压≥90 mmHg，妊娠后无明显加重；或妊娠20周后首次诊断高血压并持续到产后12周以后。

三、处理原则

治疗目的是控制病情发展，延长孕周，确保母儿安全。治疗基本原则包括休息、镇静、解痉，有指征地降压和利尿，严密监测母儿情况，适时终止妊娠。应根据病情轻重程度及胎儿宫内状况进行个体化治疗。

妊娠期高血压患者可住院治疗，也可在门诊治疗。妊娠期高血压应休息、镇静、监测母儿情况，酌情降压治疗；轻度子痫前期患者应住院评估是否需要院内治疗。重度子痫前期及子痫患者必须住院治疗，应镇静、解痉，有指征地降压、利尿，密切监测母儿情况，若经积极治疗母儿情况无改善，或病情持续发展时，终止妊娠是唯一有效的治疗措施。子痫患者应积极控制抽搐，纠正缺氧和酸中毒，病情稳定后终止妊娠。硫酸镁是控制子痫患者抽搐的一线药物，也是重度子痫前期预防子痫发作的预防用药。

四、护理评估

（一）病史

应详细询问健康史及孕产史，了解是否存在诱发妊娠期高血压疾病的高危因素；妊娠20周前有无慢性高血压、慢性肾炎病史；是否有病理性水肿；有无头痛、胸闷、眼花、上腹部疼痛等自觉症状，出现异常现象的时间及治疗经过等。

（二）身体状况

对于妊娠期高血压疾病患者，除评估一般健康状况外，还需要重点评估患者的血压、尿蛋白、水肿、自觉症状以及抽搐或昏迷等情况。评估中应注意以下事项：

（1）初测血压升高，应让患者休息1小时后再测，并与基础血压相比较。

（2）进行尿蛋白检测时应取患者中段尿。

（3）水肿的轻重并不完全反映病情的严重程度，水肿不明显者也有可能迅速发展为子痫，应严密观察。孕妇体重一周内增加超过0.5 kg，应警惕隐性水肿。

（4）患者出现头痛、眼花、恶心、呕吐等自觉症状时，提示已出现先兆子痫，应高度重视。

（三）心理—社会状况

孕妇的心理状态与病情的严重程度、病程的长短、孕妇对疾病的认识、自身的性格特点及社会支持系统的情况有关。轻症者因缺乏对疾病的认识，表现出淡漠，不重视，不按时产前检查和及时治疗，从而使病情加重。随着病情的加重，孕妇常因担心自身健康及胎儿受到伤害而焦虑不安。

（四）诊断性检查

（1）常规检查：血常规；尿常规；肝功能、血脂；肾功能、尿酸；凝血功能；心电图；胎心监测；B超检查胎儿、胎盘、羊水等。

（2）特殊检查：眼底检查；凝血功能系列检查；B型超声及其他影像学检查肝、胆、胰、脾、肾等脏器情况；电解质检查；动脉血气分析；心脏彩超及心功能测定；脐动脉血流指数、子宫动脉等血液变化、头颅CT或MRI检查等。

五、可能的护理诊断

（1）有受伤的危险：与子痫患者抽搐昏迷导致坠伤、唇舌咬伤、吸入性肺炎等有关。

（2）潜在并发症（胎盘早剥、急性肾衰竭、心力衰竭、脑出血、胎儿窘迫）：与全身小血管发生痉挛有关。

（3）焦虑：与母儿健康受到威胁有关。

六、预期目标

（1）患者病情控制良好，受伤的危险性降至最低。

（2）患者住院期间无并发症发生或并发症得到有效控制。

（3）患者情绪稳定，积极配合治疗，母儿健康。

七、护理措施

(一) 一般护理

（1）保证休息：保证充足睡眠，适当减轻工作，每日休息不少于10小时，休息及睡眠时取左侧卧位为宜。

（2）调整饮食：进食富含蛋白质、维生素、铁、钙的食物及新鲜蔬果。水肿不严重者不必严格限制食盐摄入，水肿严重者适当减少食盐摄入以减轻水钠潴留。

（3）加强母儿监测：根据病情适当增加产前检查的次数，加强保健，防止病情发展。每日监测尿蛋白、血压、水肿情况，注意患者的主诉，若出现头晕、头痛、目眩等自觉症状，则应提高警惕，督促孕妇每日进行胎动计数，监测胎心，及时发现母儿异常。

(二) 专科护理

1. 用药护理

（1）解痉药物：硫酸镁为目前治疗子痫前期和子痫患者的首选药物，控制子痫再次发作的效果优于镇静药物，应明确硫酸镁的用药指征、用药方案、毒性反应及注意事项。

①用药指征：a. 控制子痫抽搐及防止再抽搐；b. 预防重度子痫前期发展成为子痫；c. 子痫前期临产前用药预防抽搐。

②用药方案：静脉给药结合肌内注射。首次剂量2.5～5 g稀释于10%葡萄糖20 mL中，缓慢静推（15～20分钟），继以1～2 g/小时速度维持静脉滴注。晚间睡眠前可停用静脉给药，改为肌内注射，方法为25%硫酸镁20 mL加于2%利多卡因2 mL中，臀部肌内注射。24小时硫酸镁总量为25～30 g，疗程24～48小时。

③毒性反应：硫酸镁的有效治疗浓度与中毒浓度比较接近，易引起中毒现象，首先表现为膝反射减弱或消失，随血镁浓度增加可出现全身肌张力减退及呼吸抑制，严重者心脏停搏，故在进行硫酸镁治疗时应严密观察其毒性反应。

④注意事项：a. 用药前备好钙剂作为解毒剂，如10%葡萄糖酸钙注射液。发现中毒症状应立即停药，并静脉注射10%葡萄糖酸钙10 mL解毒。b. 每次用药前及用药期间均应监测血压，同时监测以下指标：膝腱反射必须存在；呼吸≥16次/分；尿量≥17 mL/小时或≥400 mL/24小时。c. 严格控制硫酸镁的滴注速度，以1 g/小时为宜。

（2）镇静药物：可缓解孕产妇精神紧张和焦虑症状，改善睡眠，在硫酸镁治疗无效或有禁忌时可用于预防或控制子痫。常用药物有地西泮（安定）、冬眠药物和苯巴比妥钠。冬眠合剂由哌替啶100 mg、氯丙嗪50 mg、异丙嗪50 mg组成，常以1/3或1/2量肌内注射，或加入5%葡萄糖250 mL内静脉滴注，可引起血压急剧下降，现仅用于子痫或硫酸镁治疗效果不佳者；苯巴比妥纳可抑制新生儿呼吸中枢，分娩期慎用。

（3）降压药物：用于预防子痫、心脑血管意外和胎盘早剥等严重母儿并发症。当收缩压≥160 mmHg和（或）舒张压≥110 mmHg时，必须降压治疗；收缩压≥140 mmHg和（或）舒张压≥90 mmHg可以降压治疗。妊娠前已用降压药治疗的孕妇应继续降压治疗。治疗中为保证子宫胎盘血流灌注，血压不应低于130/80 mmHg。常用药物有拉贝洛尔、硝苯地平等。

（4）利尿药物：子痫前期一般不主张常规使用利尿剂，防止血液浓缩、有效循环血量减少和高凝倾向，仅限于患者出现全身性水肿、急性心力衰竭、脑水肿、肺水肿或肾功能不全等，可用呋塞米、甘露醇等快速利尿剂。甘露醇主要用于子痫、脑水肿的患者。

（5）促胎肺成熟：孕周<34周的子痫前期患者，预计1周内可能分娩者，应给予糖皮质激素促胎肺成熟。

2. 子痫患者的护理

（1）协助医生控制抽搐：硫酸镁为首选药物，必要时加用镇静剂。

（2）避免刺激：置患者于单人暗室，保持绝对安静，避免声、光刺激，限制探视，各项护理操作应相对集中，动作轻柔，以免诱发抽搐。

（3）专人护理，防止受伤：保持呼吸道通畅，吸氧；昏迷患者应禁食、禁水，取头低侧卧位，随时吸出咽喉部黏液及呕吐物，防止窒息或吸入性肺炎；抽搐发作时床边加床挡以防坠伤，用开口器或缠有纱布的压舌板和舌钳置于上下磨牙间固定舌头，防止唇舌咬伤或舌后坠阻塞呼吸道。

（4）严密监护：监测生命体征变化，及早发现胎盘早剥、急性肾衰竭、心力衰竭、脑出血等并发症。

（5）做好终止妊娠的准备：抽搐控制2小时后应考虑终止妊娠。

（三）心理护理

在开展每项治疗及护理前向患者及其家属解释，并说明对胎儿有无影响；鼓励患者说出内心的感受和疑虑，耐心解释病情及提供相关信息，向患者说明妊娠高血压疾病的病理变化是可逆的，在产后多能恢复正常，增强信心，鼓励主动配合治疗。

（四）健康指导

（1）进行孕期教育，使孕妇及其家属了解妊娠期高血压疾病的相关知识及其对母儿的危害，重视并自觉从妊娠早期开始产前检查及坚持定期产前检查，以便及时发现异常并得到指导和治疗。进行休息和饮食指导。指导孕妇自我监护如数胎动，了解常见的自觉症状。

（2）产褥期加强卫生宣教，为预防慢性高血压、慢性肾损害，应告知产妇妊娠高血压疾病有血压重新升高、肾功能受损的可能，故出院后一定要定期复查血压、尿蛋白，有异常及早治疗；通过宣教使产妇及其家属了解本病的知识及对母儿的危害，如果本次妊娠婴儿死亡，嘱血压正常1~2年后再考虑怀孕，孕早期到高危门诊检查，接受产前监护和孕期保健指导。

八、结果评价

（1）患者病情得到良好控制，无母儿受伤，水肿减轻或消失。
（2）患者焦虑减轻，情绪稳定，能积极配合治疗和护理。
（3）患者并发症得到及时发现和正确处理。

项目小结

本项目讲述妊娠期并发症患者的护理。通过学习，要求同学们能对患者进行细致的护理评估，提出护理目标，掌握积极的防治及护理措施；能够运用护理程序对伴有妊娠期常见并发症的孕产妇实行整体护理；积极参与课堂教学和临床见习，在教学实践中以职业伦理道德作为指导行为的准则，并认真完成个案护理计划。

（徐银帆）

项目九 妊娠期合并症患者的护理

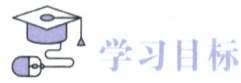

知识目标

1. 掌握：四种常见妊娠合并症的护理评估及主要护理措施。
2. 熟悉：四种常见妊娠合并症的临床表现、处理原则、护理诊断及预期目标。
3. 了解：妊娠与心脏病、病毒性肝炎、糖尿病及贫血之间的相互影响。

技能目标

1. 说出妊娠合并心脏病孕妇易发生心衰的三个时期。
2. 简述孕产妇早期心衰的表现。
3. 说出妊娠合并心脏病孕妇终止妊娠的指征。
4. 描述妊娠合并心脏病对母儿的危害。
5. 说出妊娠合并急性病毒性肝炎的母婴传播途径。
6. 简述妊娠合并急性病毒性肝炎患者的护理措施。
7. 说出妊娠合并急性病毒性肝炎对母儿的危害。
8. 说出妊娠合并糖尿病患者的饮食指导。
9. 说出妊娠合并糖尿病对母儿的危害。
10. 简述妊娠合并糖尿病患者产褥期护理的注意事项。
11. 说出妊娠合并贫血对母儿的危害。
12. 简述妊娠合并缺铁性贫血患者的护理措施。

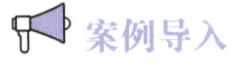

案例1：某患者，女，26岁，12年前心导管检查诊断为室间隔缺损，现宫内妊娠32^{+5}周，近日自感胸闷、心悸，夜间常因呼吸困难而被憋醒，遂入院就诊。入院查体：体温36.8℃，心率112次/分，呼吸21次/分，血压110/80 mmHg，在产科与心内科医护人员的监护下，于妊娠36^{+3}周时，剖宫产分娩一活男婴，体重2450 g，送新生儿监护病房，经医护人员严密观察与护理，母子健康，平安出院。

思考：（1）该孕妇的临床诊断是什么？

（2）该孕妇出现的症状、体征及发病时间对医护人员有何提示？

（3）该孕妇妊娠期的护理措施是什么？

案例2：女性，28岁，宫内妊娠30^{+6}周，近半月来感食欲不振、乏力、厌油入院就诊。查体：体温36.5℃，皮肤巩膜无黄染，无蜘蛛痣、皮肤瘙痒、腹水（－）、肝、脾未触及，肝区无叩击痛。实验室检查：HBsAg（＋），AST 260 U/L，ALT 499 U/L，胎儿情况较好。

思考：（1）该孕妇的临床诊断是什么？

（2）该孕妇的护理诊断是什么？该如何护理？

案例3：女性，31岁，停经34周，产前检查发现血糖升高1日入院就诊，该孕妇于孕27周时检查发现尿糖（＋），无任何不适，也未做任何处理。查体：体温37℃，血压正常，胎心145次/分，尿糖（＋＋＋），尿酮体（－），空腹血糖8.8 mmol/L，餐后1小时血糖14.6 mmol/L，餐后2小时血糖11.9 mmol/L。B超检查示：羊水过多。

思考：（1）该孕妇的临床诊断及诊断依据？

（2）如何护理该孕妇？

任务一　妊娠合并心脏病

妊娠合并心脏病是引起孕产妇死亡的四大原因之一，是仅次于产后出血位居引起孕产妇死亡原因的第二位，是一种严重的产科合并症，其主要的死亡原因是心力衰竭和严重感染。据国内资料报道其发病率约1.06%。随着抗生素的广泛应用及对心脏病诊治技术的提高，风心病发病率逐年下降且先心病妇女生存至育龄期且妊娠者越来越多，故目前妊娠合并心脏病中以先天性心脏病最常见，其次是风湿性心脏病。

一、妊娠、分娩及心脏病之间的相互影响

(一) 妊娠、分娩对心脏病的影响

1. 妊娠期

于妊娠第6周开始循环血量逐渐增加,至孕32~34周时达高峰,循环血量增加30%~45%,量约1500 mL,心率加快,心排出量也相应增加;同时随着妊娠子宫的增大,使心脏向左上方移位,大血管扭曲,均可加重心脏负担,极易诱发心力衰竭。

2. 分娩期

在分娩过程中,每一次宫缩可将血液挤入体循环,使回心血量增加,于宫缩间隙期,血液又重新回到子宫及腹腔脏器,使回心血量减少,尤其第二产程回心血量增加或减少最明显,第三产程胎儿娩出后,宫腔迅速缩小,腹腔内压力骤降,大量血液涌向腹腔内脏,回心血量骤减;胎盘娩出后,胎盘循环停止,子宫收缩使血窦内大量血液进入体循环,回心血量又迅速增加,这种血流动力学的急剧变化,极易诱发心力衰竭。

3. 产褥期

产后3天内,子宫缩复使血液进入体循环,妊娠期潴留的大量组织间液也回到体循环,使循环血量明显增加,心脏负担加重,仍可诱发心力衰竭。

综上所述,妊娠32~34周、分娩期及产后3日内,是极易发生心力衰竭的三个时期,应密切监护。

(二) 心脏病对妊娠的影响

心脏病是不影响受孕的。若孕妇心功能良好,基本能顺利地渡过妊娠期,但多以剖宫产术终止妊娠。若孕妇心功能不良,或妊娠后心功能进一步恶化,使流产、早产、死胎、死产、胎儿生长受限、胎儿窘迫及新生儿窒息的发生率均显著增高。

二、临床表现

(一) 症状

有心脏病史的妇女未妊娠时,就有胸闷、胸痛、心悸、乏力、踝部水肿、劳力性呼吸困难、夜间端坐呼吸等心功能异常的症状。

（二）体征

发绀、杵状指、持续性颈静脉怒张，心脏听诊有Ⅱ级以上舒张期杂音或Ⅲ级以上粗糙的全收缩期杂音，舒张期奔马律等。

早期心力衰竭的临床表现：①轻微活动后即感胸闷、心慌、气短；②休息时心率大于110次/分，呼吸大于20次/分；③夜间阵发性呼吸困难、端坐呼吸或到窗口呼吸新鲜空气；④肺底部可闻及少量持续性湿啰音，咳嗽后不消失。

（三）辅助检查

（1）心电图检查：有严重心律失常，如心房颤动、心房扑动、Ⅲ度房室传导阻滞以及ST段或T波异常等。

（2）X线检查：心脏显著扩大。

（3）超声心动图检查：心肌肥厚、瓣膜运动异常及心脏结构异常。

三、处理原则

（一）非妊娠期

根据患者病情及心功能确定能否妊娠。心脏病变较轻、心功能Ⅰ～Ⅱ级可以妊娠；对不宜妊娠者，应指导其采取避孕措施。

（二）妊娠期

可以妊娠的心脏病孕妇，应加强孕期保健，增加产前检查的次数，防止心力衰竭及感染的发生，于妊娠36～38周时提前住院待产。不宜妊娠的心脏病孕妇，应及早终止妊娠，若已有心力衰竭者，则先控制心力衰竭再终止妊娠。

（三）分娩期

妊娠晚期提前选择合适的分娩方式。

（1）阴道分娩：适宜心功能Ⅰ～Ⅱ级、胎儿不大、胎位正常且宫颈条件良好者，可经阴道分娩。

（2）剖宫产：适宜心功能Ⅲ～Ⅳ级、胎儿偏大、产道异常、有产科指征者，行剖宫产术。

（四）产褥期

产后3日内尤其产后24小时内，是发生心力衰竭的危险期，必须让产妇充分休息且严密监护；给予抗生素预防感染至产后1周，无感染征象可停药。心功能Ⅲ～Ⅳ级者不宜哺乳，且一周后行绝育术。

四、护理评估

（一）病史

了解有无心脏病史、心功能分级情况、营养状况、有无诱发心衰的潜在因素，有无感染、贫血、便秘等。

（二）身体状况

妊娠期随着孕周的增加，分娩期由于子宫收缩，血流动力学急剧变化，产褥期因循环血量的明显增加，均使心脏负担加重，出现心悸、气短、经常性胸闷、胸痛、经常性夜间端坐呼吸等，原有心脏病症状多会加重，甚至发生早期心衰。

心功能分级：

Ⅰ级——一般体力活动不受限。

Ⅱ级——一般体力活动稍受限。

Ⅲ级——一般体力活动明显受限，休息时无不适，轻微活动后即感心悸、胸闷、呼吸困难等。

Ⅳ级——不能进行任何活动，休息时就有心悸、呼吸困难等心衰表现。

（三）心理—社会状况

心脏病孕产妇会因自身的疾病影响胎儿健康或导致其他严重后果而有自责、自卑感，同时担心在妊娠及分娩过程中自身和胎儿的生命安全而焦虑。

五、可能的护理诊断

(1) 知识缺乏：缺乏对本病的认识及自我护理知识。

(2) 焦虑：担心自身与胎儿的生命安全有关。

(3) 活动无耐力：与心脏负担加重有关。

(4) 潜在并发症：心力衰竭、胎儿窘迫、感染。

六、预期目标

（1）孕产妇获得妊娠合并心脏病的相关知识。
（2）患者焦虑程度减轻，舒适感增加。
（3）孕产妇可调整日常生活来适应妊娠，生活需求得到满足。
（4）未发生心衰、胎儿窘迫、感染等并发症，或能及早发现并处理。

七、护理措施

（一）一般护理

帮助孕妇制订合理的饮食计划，少量多餐；适当活动，保证充分休息；严密监护，积极防治感染及并发症，减轻焦虑等。

（二）专科护理

1. 妊娠期

（1）加强孕期保健，定期产前检查：于妊娠20周前每2周1次，妊娠20周以后每周1次，及时了解孕妇的心功能及胎儿发育情况。对不宜妊娠者应在孕14周前行人流术，孕14周以上者行引产术，但都应控制心衰后再终止妊娠，若妊娠已达28周以上，不宜引产，应积极治疗心衰并在密切监护下继续妊娠。心功能良好者在预产期前1~2周入院待产。

（2）适当活动与休息：适当活动，避免过度劳累与情绪激动。保证充分休息，每晚睡眠10小时左右，午休1~2小时，宜采取左侧卧位或半卧位。

（3）合理营养：指导孕妇进食高热量、高蛋白质、高维生素、低盐、低脂、富含钙和铁等微量元素的食物，少量多餐，多吃水果、蔬菜等粗纤维食物以防止便秘。孕16周起，适当限制食盐摄入量，不超过4~5 g/天，避免体重增长过多，整个孕期体重增加不宜超过10 kg。

（4）预防感染：应尽量避免到公共场所，避免接触传染病患者；注意保暖，避免上呼吸道感染；做到早晚刷牙，饭后漱口，防止口腔炎的发生；保持会阴清洁，预防泌尿、生殖系统感染；若出现早期感染的症状，应尽快就医。

（5）消除诱发心力衰竭的疾病：预防贫血，积极治疗妊娠高血压疾病，纠正心律失常，若有感染，应及时抗感染治疗。

2. 分娩期

（1）第一产程：专人护理，安慰、鼓励产妇，解除其紧张情绪；宫缩时指导患者深呼吸并帮助其按摩腹部；必要时给予地西泮等镇静剂以保证产妇充分休息；严密监测血压、呼吸、脉搏、心率，每15分钟测1次，每30分钟监测胎心1次或用胎儿监护仪监护；产程开始即给予抗生素以防感染；若产程进展不顺利或心功能恶化，应及时做好剖宫产准备。

（2）第二产程：宫缩时避免屏气用力以免加重心脏负担而诱发心力衰竭，可行阴道助产术，尽量缩短第二产程。

（3）第三产程：胎儿娩出后立即将重1~2 kg的沙袋放置于产妇腹部，并持续24小时，避免腹压骤降而诱发心力衰竭；若子宫收缩不良可给予缩宫素防止产后出血，但禁用麦角新碱，以防静脉压升高而诱发心力衰竭。

3. 产褥期

产后1周，尤其是产后3天内，产妇容易发生心衰，24小时内应绝对卧床休息并密切监护，24小时后可酌情下床活动；保证产妇充足的睡眠与休息，必要时遵医嘱给予小剂量镇静剂；多食水果、蔬菜等粗纤维食物，保持大便通畅，预防便秘诱发心力衰竭；做好会阴护理，保持会阴伤口清洁干燥，以免发生感染，若有感染征象，遵医嘱使用抗生素至产后1周左右；心功能Ⅰ~Ⅱ级的产妇可以哺乳，对不宜哺乳者，指导产妇退乳及正确喂养新生儿。

（三）心理护理

多与孕产妇及其家属沟通，耐心向孕产妇及其家属解释目前的健康状况及讲解该病的发展与治疗过程，随时解答孕产妇及其家属提出的问题，消除其思想顾虑及紧张情绪，鼓励患者积极配合治疗，保证母儿健康，增强安全感。

（四）健康指导

帮助产妇及其家属制订产妇活动、休息、饮食及新生儿喂养计划，避免便秘、劳累、情绪激动等，帮助产妇及其家属了解妊娠合并心脏病的有关知识，积极配合治疗，避免胎儿窘迫、心衰等的发生。根据病情，定期进行产后复查，对不宜妊娠者，需择期行绝育术或给予避孕指导。

八、结果评价

（1）孕（产）妇顺利渡过最易发生心衰的三个时期。

（2）孕（产）妇舒适感增加，焦虑明显减轻。

（3）孕（产）妇可及时识别早期心衰及感染等并发症并积极配合治疗。

（4）产妇及其家属能正确母乳喂养或人工喂养新生儿且婴儿状态良好。

（徐银帆）

任务二　妊娠合并病毒性肝炎

妊娠合并病毒性肝炎是一种常见的妊娠合并症，病原体主要包括甲型（HAV）、乙型（HBV）、丙型（HCV）、丁型（HDV）和戊型（HEV）5种肝炎病毒，其中以乙型肝炎病毒感染最常见，故重点讲述妊娠合并乙型病毒性肝炎。重症肝炎是导致孕产妇死亡的主要原因之一。

一、妊娠、分娩及病毒性肝炎之间的相互影响

（一）妊娠、分娩对病毒性肝炎的影响

孕妇的新陈代谢加快，营养物质消耗增加，使肝内糖原储备降低，肝脏自身的抗病能力下降，妊娠期母体大量的雌激素在肝内灭活，胎儿代谢产物需经母体肝脏解毒，使肝脏负担加重；分娩期因体力消耗、缺氧等也可加重肝脏损害。故妊娠、分娩的妇女会使原有肝病加重，进一步发展为重症肝炎，甚至诱发肝性脑病。

（二）病毒性肝炎对妊娠、分娩的影响

病毒性肝炎可加重早孕反应，使妊娠晚期妊娠期高血压疾病的发病率增高；分娩时，因肝功能受损使肝脏合成和分泌的凝血因子减少，易发生产后出血；若为重型肝炎，常并发DIC危及母儿生命。肝炎患者妊娠后易发生流产、早产、死胎、胎儿畸形等。

母婴传播是妊娠合并乙型病毒性肝炎主要的传播途径，包括：

（1）垂直传播：妊娠期病毒通过胎盘进入胎儿体内。

（2）产时传播：分娩过程中接触母血、阴道分泌物及羊水而感染，是主要传播途径。

（3）产后传播：可通过母乳喂养、接触唾液及汗液而被传播。

二、临床表现

（一）症状

孕妇出现难以用早孕反应解释的消化道症状如：食欲减退、肝区疼痛、厌油腻、恶心、腹胀、腹泻等；继而畏寒、发热、乏力，有的患者还出现黄疸、皮肤瘙痒；重症肝炎时可闻及肝臭味，甚至烦躁、昏迷。

（二）体征

肝脏肿大且有触痛、叩击痛。重症肝炎时肝脏进行性缩小，出现腹水等。

（三）辅助检查

（1）肝功能检查：血清ALT增高、血清总胆红素升高>17 μmol/L（1 mg/dL），尿胆素阳性。

（2）血清病原学检测：阳性。

（3）凝血功能及胎盘功能检测：重症肝炎患者有异常。

三、处理原则

（一）妊娠期

若是急性轻症肝炎，注意休息，加强营养，并给予保肝药物，经积极治疗后可继续妊娠；若是慢性活动性肝炎，对母儿威胁较大，经治疗后应终止妊娠；若是重症肝炎经积极治疗病情控制24小时后及时终止妊娠；若肝炎伴有黄疸则按重症肝炎处理。

（二）分娩期

分娩前一周左右开始使用维生素K_1，备好新鲜血液，行阴道助产术以缩短第二产程，胎肩娩出后及时使用缩宫素等方法来防止产后出血。

（三）产褥期

严观病情，积极对症治疗，使用对肝脏损害较小的广谱抗生素，对不宜哺乳者，尽早退奶，新生儿须隔离4周。

四、护理评估

（一）病史

评估有无与病毒性肝炎患者密切接触史及是否有输血、注射血制品史等。

（二）身体状况

评估孕妇有无出现不能用早孕反应或其他原因解释的消化道症状如：食欲减退、厌油、恶心、腹胀、腹泻、乏力、肝区疼痛、黄疸、皮肤瘙痒等；肝脏有无肿大、压痛及叩击痛等。

（三）心理—社会状况

孕妇会因可能把病毒传播给胎儿而致严重后果如胎儿畸形、流产等而产生焦虑，对实施隔离措施不理解或隔离时间较长而产生自卑、情绪低落等表现。

五、可能的护理诊断

（1）知识缺乏：缺乏对本病的传播途径、对母儿的危害等相关知识。
（2）营养失调（低于机体需要量）：与食欲不振有关。
（3）有感染的危险：与分娩过程中接触母血、阴道分泌物等有关。
（4）潜在并发症：产后出血、肝性脑病。

六、预期目标

（1）患者及其家属获得了相关知识和技能。
（2）孕妇能摄入足够的能量来满足机体及胎儿的需要。
（3）婴儿产后无病毒性肝炎的感染。
（4）产后未发生产后出血、肝性脑病或被及时发现及时处理。

七、护理措施

（一）一般护理

保证病毒性肝炎孕产妇有足够的营养与休息，避免劳累。以高蛋白、高维生素、足量碳水化合物、低脂饮食为主，保持大便通畅，观察产后子宫复旧及恶露情况，防治各种并发症。

（二）专科护理

1. 妊娠期

适当休息，加强营养、避免体力劳动，每天至少睡眠9小时，并保持大便通畅，减少氨的吸收；严格执行消毒隔离制度，防止交叉感染；避免使用镇静剂、麻醉剂等可能损害肝脏的药物。

2. 分娩期

产妇入住隔离待产室或产房后,应密切监护产程进展,消除产妇紧张情绪,监测产妇的凝血功能,配制新鲜血备用,遵医嘱给予维生素 K_1,胎儿娩出后给予缩宫素以预防产后出血,分娩过程中防止软产道损伤,防止发生母婴传播,尽量缩短第二产程避免产妇体力过度消耗而加重对肝脏损害。

3. 产褥期

保证产妇足够的营养与休息,避免劳累,观察子宫收缩及阴道流血情况,遵医嘱选用对肝脏损害小的广谱抗生素预防感染。正确指导母乳喂养,仅HBsAg阳性的产妇可以母乳喂养,若HBsAg、HBeAg、HBcAb三项阳性或后两项阳性者不宜哺乳,但退乳忌用雌激素。新生儿出生后隔离4周,同时进行预防接种(详见项目六任务一)。

4. 重症肝炎孕产妇的护理

对重症肝炎孕产妇要严观病情,观察有无频繁呕吐、黄疸加深、扑翼样震颤、精神淡漠等症状,以便及时发现肝性脑病,严格限制蛋白质摄入,保持大便通畅,减少肠道内游离氨及毒物吸收,灌肠禁用肥皂水,密切观察患者的凝血功能变化及有无出血倾向等,及时防治DIC。待病情控制24小时后,做好剖宫产术的术前准备工作。

(三)心理护理

让孕产妇及其家属了解肝炎对母婴的影响,鼓励孕妇表达内心感受,多加疏导,积极给予心理支持,使孕产妇及其家属理解消毒隔离的方法与重要意义,以便积极配合检查和治疗。分娩期积极与产妇沟通交流,缓解因隔离而产生的恐惧心理。

(四)健康指导

指导孕产妇合理营养,充分休息,进食以高蛋白、高碳水化合物、高维生素、低脂饮食为主,宜少量多餐,避免体力劳动而加重肝脏负担;指导孕产妇及其家属做好预防隔离;指导产妇有效避孕,但禁用避孕药;患有病毒性肝炎的育龄妇女待肝炎痊愈后至少半年,最好2年后怀孕为宜。

八、结果评价

(1)孕妇摄入的营养物质能满足自身及胎儿的需要。

(2)孕产妇能描述病毒性肝炎的传播途径、对母儿的影响及如何预防病情恶化。

(3) 新生儿未感染肝炎病毒。

(4) 孕产妇无并发症如产后出血、肝性脑病、DIC等的发生，或已被及时发现和及时治疗。

（徐银帆）

任务三　妊娠合并糖尿病

糖尿病是临床常见的内分泌代谢障碍性疾病，主要是以糖代谢障碍为主，继而发生蛋白质、脂肪代谢障碍，水、电解质紊乱及各种急、慢性并发症等一系列临床表现。妊娠合并糖尿病包括两种情况，一种是妊娠前已患糖尿病，称糖尿病合并妊娠；另一种是妊娠后首次发生糖尿病，称妊娠期糖尿病（GDM），GDM约占妊娠合并糖尿病的80%以上，妊娠期糖尿病患者的糖代谢异常多能在产后自行恢复正常，但这些妇女今后患糖尿病概率明显增高。妊娠合并糖尿病病情复杂，对母儿危害较大，须高度重视。

一、妊娠、分娩与糖尿病之间的相互影响

（一）妊娠、分娩对糖尿病的影响

在妊娠期胎盘所分泌的抗胰岛素样物质增加，导致孕妇对胰岛素的需要量相应增加，但如果孕妇胰岛素的分泌受限，便不能维持正常的糖代谢而致血糖升高；分娩期由于子宫收缩消耗大量的糖原，同时产妇进食减少等，以上原因可使既往无糖尿病患者发生妊娠期糖尿病，使隐性糖尿病显性化或原有糖尿病的患者病情加重，甚至导致低血糖昏迷或酮症酸中毒。

（二）糖尿病对妊娠的影响

妊娠合并糖尿病对母儿的危害程度主要与患者的病情严重程度及血糖水平有关，易并发妊娠期高血压疾病且病情难以控制，导致母体免疫力下降，易发生各种感染，尤其是泌尿系感染，甚至诱发酮症酸中毒；高血糖易导致羊水过多、巨大儿、胎儿畸形、流产、新生儿呼吸窘迫综合征、新生儿低血糖等。

二、临床表现

（一）症状、体征

糖尿病妇女妊娠期会出现体形肥胖，多饮、多食、多尿"三多"症状，妊娠期并发羊水过多或巨大儿。有的还常发生外阴瘙痒，反复发作外阴、阴道假丝酵母菌感染，病情严重者出现恶心、视力模糊、呼吸加快、呼吸带有烂苹果味的酮症酸中毒表现。但妊娠期轻症者糖尿病的症状不明显。

（二）辅助检查

（1）血糖测定：2次或2次以上空腹血糖≥5.8 mmol/L；或任何1次血糖≥11.1 mmol/L且再测空腹血糖≥5.8 mmol/L，即可诊断为糖尿病。血糖是诊断糖尿病及其病情的重要指标。

（2）糖筛查试验：妊娠24~28周进行糖筛查试验，32~34周复查。将葡萄糖粉50 g溶于200 mL温水中，5分钟内服完，服后1小时血糖值≥7.8 mmol/L为糖筛查阳性，需进一步做葡萄糖耐量试验。

（3）75 g葡萄糖耐量试验：空腹12小时后，口服75 g葡萄糖，分别测定空腹、服后1小时、2小时及3小时的血糖值，4次血糖的正常值依次为5.6 mmol/L、10.3 mmol/L、8.6 mmol/L、6.7 mmol/L。其中至少2项≥正常值，即可诊断为妊娠期糖尿病。

三、处理原则

严格控制血糖，确保孕前、孕期血糖处于正常范围。重症患者出现严重心血管病变、肾功能减退或眼底增生性视网膜炎者不宜妊娠，若已妊娠应尽早人工终止妊娠。轻症患者血糖控制较好，可在严密监护下继续妊娠。孕产期治疗注意以下几点：

（1）饮食控制：是治疗糖尿病的基础，但要保证母儿必需的营养，维持正常的血糖及体重的增加。

（2）药物治疗：饮食治疗不能控制的患者，选用药物治疗。首选胰岛素，避免使用口服降糖药。

（3）加强对母儿的监护：密切监测血糖，加强产前检查，了解胎儿发育、胎儿成熟度以及胎盘功能等。

（4）终止妊娠：根据血糖控制情况、有无并发症、胎位异常、是否巨大胎儿、胎盘功能等，选择正确的分娩方式，适时终止妊娠。

（5）产后处理：产后根据病情调整胰岛素用量，新生儿无论体重大小均按早产儿处理。

四、护理评估

（一）病史

了解既往有无糖尿病史及糖尿病家族史，有无异常分娩史，如原因不明的流产、死胎、巨大胎儿、胎儿生长受限等。

（二）身体状况

多表现为多饮、多食、多尿"三多"症状，常有乏力、饥饿感、外阴瘙痒、反复的外阴及阴道念珠菌感染，有的糖尿病孕妇出现低血糖、高血糖、酮症酸中毒、羊水过多等并发症表现。

（三）心理—社会状况

糖尿病孕妇的饮食控制，孕妇会担心胎儿的营养供应，该病对母儿的危害而致孕产妇及其家属产生紧张、焦虑的情绪。

五、可能的护理诊断

（1）知识缺乏：缺乏饮食控制胰岛素治疗的相关知识。

（2）焦虑：与担心身体状况和胎儿预后有关。

（3）有感染的危险：与糖尿病抵抗力下降有关。

（4）潜在的并发症：低血糖、产后出血。

六、预期目标

（1）孕（产）妇理解饮食控制的重要意义，了解胰岛素治疗的方法。

（2）孕（产）妇焦虑明显减轻或消失。

（3）孕（产）妇无感染病灶出现。

（4）孕（产）妇未发生低血糖、产后出血等并发症。

七、护理措施

(一) 一般护理

严格控制血糖,定期产前检查,加强本病的相关知识教育,重视采用饮食治疗,严格控制并防止并发症的发生,正确使用胰岛素。

(二) 专科护理

1. 妊娠期

饮食控制对糖尿病孕妇的治疗十分重要,建议少食多餐,有的孕妇可通过饮食治疗使血糖维持在正常范围;孕妇可坚持每天晚餐后散步20~40分钟,因适当的运动有利于糖尿病病情的控制和正常分娩,也有利于控制孕期体重增加,体重增加应控制在10~12 kg以内;对饮食、运动控制不理想的患者,首选胰岛素治疗,忌用口服降糖药。

 知识链接

糖尿病孕妇的饮食控制

总热量控制在每日每千克体重150 kJ(36 kcal),一般来说碳水化合物约占40%,蛋白质约占20%,脂肪约占40%,通常把热量分配于三餐及三次点心即早餐摄入10%,午餐和晚餐各摄入30%,三次点心各占10%,使血糖维持在6.11~7.77 mmol/L且无饥饿感。同时注意每日补充钙剂1~1.2 g、叶酸60 mg、铁剂15 mg。若伴有高血压者适当限盐,忌食高糖食物。

2. 分娩期

产程中密切监护胎儿状况及产程进展,经阴道分娩者以总产程不超过12小时为宜,因产程过长易致酮症酸中毒,剖宫产应选用硬膜外麻醉;密切观察血糖、尿糖及尿酮体变化,血糖波动较大时,可按每4 g葡萄糖加1 U胰岛素比例静脉输入;保持外阴清洁,严格无菌操作,遵医嘱使用抗生素;当胎儿前肩娩出后立即遵医嘱使用缩宫素以防产后出血;新生儿无论体重大小,一律按早产儿护理,酌情给予保暖、吸氧,在出生30分钟后定时滴服25%葡萄糖液以防低血糖。

3. 产褥期

密切观察病情,根据空腹血糖水平调整胰岛素用量,一般在产褥期胰岛素用量应减少,产后24小时内胰岛素用量减至原用量的1/2,48小时后减至原用量的1/3。加强会阴护理，保持会阴伤口清洁干燥，遵医嘱给予广谱抗生素治疗，注意子宫收缩及恶露情况，延迟会阴伤口拆线时间。

（三）心理护理

向孕妇及其家属讲解妊娠合并糖尿病有关知识及其对母婴健康的危害，但只要病情稳定、血糖控制较好，不会对母儿造成大的危害，同时鼓励孕妇表达内心的焦虑，多与患者沟通交流，帮助其顺利渡过孕、产期。

（四）健康指导

鼓励产妇母乳喂养，认识低血糖、高血糖等的表现，保持会阴清洁，观察恶露情况，预防感染，教会产妇及其家属自测血糖，指导产妇定期进行产科及内科复查，产后应长期避孕，但不宜采用药物和宫内节育器避孕。

八、结果评价

（1）孕（产）妇了解有关糖尿病的知识，理解饮食控制的重要性及胰岛素使用的方法。

（2）患者安全顺利地渡过孕、产期且母婴健康。

（徐银帆）

任务四　妊娠合并贫血

贫血是妊娠期常见的合并症之一，以缺铁性贫血最常见，以下主要讲述妊娠合并缺铁性贫血。妊娠期由于血容量增加，且血浆增加多于红细胞增加，血液被稀释，所以血液处于生理性贫血状态，故妊娠期贫血的诊断标准低于非孕妇女。WHO标准是：孕妇外周血中血红蛋白（Hb）<110 g/L及血细胞比容（HCT）＜0.33为妊娠期贫血。一般将贫血的程度分为以下4度：

（1）轻度：RBC（红细胞）（3.0~3.5）×10^{12}/L，Hb 91~109 g/L。

（2）中度：RBC（2.0~3.0）×10^{12}/L，Hb 61~90 g/L。

（3）重度：RBC（1.0~2.0）×10^{12}/L，Hb 31~60 g/L。

（4）极重度：RBC≤1.0×10^{12}/L，Hb≤30 g/L。

一、贫血与妊娠之间的相互影响

由于妊娠期的生理变化可使原有贫血的病情加重。轻度的贫血对母儿的影响不大。重度贫血时,可因心肌缺氧导致贫血性心脏病,甚至诱发心力衰竭;使孕妇抵抗力下降,易并发产褥感染,增加妊娠与分娩的风险;还可因胎盘供血不足而致胎儿发育迟缓、胎儿窘迫、死胎、早产新生儿窒息等。

二、临床表现

(一)症状

轻者无明显症状,重者可出现头晕、心悸、乏力、气短、腹胀、腹泻、食欲不振等表现,甚至发生贫血性心脏病、心力衰竭。

(二)体征

孕妇皮肤黏膜苍白、毛发干燥、脱发、指甲薄脆及口腔炎、舌炎等。

(三)辅助检查

(1)外周血象:RBC<$3.5×10^{12}$/L、Hb<100 g/L 或 HCT<0.30 时,即可诊断为妊娠期贫血。

(2)血清铁测定:是反应缺铁的灵敏指标,孕妇血清铁<6.5 μmol/L,即可诊断为缺铁性贫血。

三、处理原则

消除病因、防治并发症、补充铁剂。Hb<100 g/L 的轻症患者,及时补充铁剂。Hb<60 g/L 的重症患者,近预产期或短时间内拟行剖宫产术者,宜少量多次输血。产后及时使用宫缩剂防止产后出血,给予广谱抗生素防治感染。

四、护理评估

（一）病史

询问有无慢性失血疾病病史如：月经过多、寄生虫病、消化道疾病等，有无长期偏食等原因导致的营养不良。

（二）身体状况

根据孕妇贫血程度，轻者多无明显症状，重者可出现头晕、心悸、乏力、气短、腹胀、腹泻、食欲不振等表现，孕妇皮肤黏膜苍白、毛发干燥、脱发、指甲薄脆及口腔炎、舌炎等。

（三）心理—社会状况

孕产妇及其家属因担心母儿的健康而焦虑。

五、可能的护理诊断

（1）知识缺乏：缺乏妊娠合并贫血的有关知识。

（2）焦虑：与担心自身及胎儿的健康有关。

（3）有感染的危险：与贫血导致的抵抗力下降有关。

六、预期目标

（1）孕（产）妇及其家属掌握了妊娠合并贫血的有关知识。

（2）患者及其家属焦虑明显减轻。

（3）孕（产）妇了解抵抗力下降所带来的危害。

七、护理措施

（一）一般护理

去除病因，积极治疗原发病，加强营养，纠正偏食、挑食等不良饮食习惯，正确使用铁剂。

（二）专科护理

1. 妊娠期

贫血孕妇应多食高蛋白、高热量、高维生素C的食物，多食富含铁剂的食物，如瘦肉、禽蛋、动物肝脏、菠菜及木耳等食物，注意多休息，减少机体耗氧量；适当补充铁剂，首选硫酸亚铁口服，从妊娠4个月起，每日给予0.3 g，宜餐中或餐后服用，同时给予维生素C 0.3 g，胃酸缺乏者可同时口服10%稀盐酸0.5～2 mL，以促进铁的吸收。

2. 分娩期

临产前遵医嘱给予止血剂如：维生素K_1、安络血等药物，当胎肩娩出后，立即给予缩宫素，预防出血，分娩过程中应尽量缩短第二产程，严格无菌操作，防止感染。

3. 产褥期

继续补充铁剂，观察子宫收缩及阴道流血情况，遵医嘱继续给予广谱抗生素预防或控制产褥感染，指导母乳喂养，对不宜哺乳者，应口服生麦芽、芒硝外敷乳房等方法退奶。

（三）心理护理

向孕妇及其家属介绍妊娠合并贫血的相关知识，使其认识到疾病的危害性以及预防措施，对其做好心理疏导，积极配合治疗。

（四）健康指导

孕前积极治疗慢性失血性疾病，保证足够的休息与营养，纠正不良的饮食习惯，指导正确服用铁剂，指导母乳喂养，同时做好避孕指导。

八、结果评价

（1）孕妇了解妊娠合并贫血的相关知识，掌握正确服用铁剂的方法。

（2）患者顺利渡过了妊娠期及分娩期，母儿健康。

项目小结

本项目介绍了四种临床常见的妊娠合并症，即妊娠合并心脏病、急性病毒性肝炎、糖尿病、贫血。通过以上知识的学习，对患有这些疾病的育龄期妇女能否承担妊娠，如何安全地渡过妊娠期、分娩期和产褥期形成全面的认识。本项目的重点是四种临床常见的妊娠合并症的临床表现、护理诊断及护理措施，难点是疾病与妊娠之间的相互影响。同学们通过学习应能说出妊娠合并心脏病孕妇易发生心衰的三个时期，简述孕产妇早期心衰的表现，说出妊娠合并心脏病孕妇终止妊娠的指征，描述妊娠合并心脏病对母儿的危害，说出妊娠合并急性病毒性肝炎的母婴传播途径，简述妊娠合并急性病毒性肝炎患者的护理措施，说出妊娠合并急性病毒性肝炎对母儿的危害、妊娠合并糖尿病患者的饮食指导、妊娠合并糖尿病对母儿的危害，简述妊娠合并糖尿病患者产褥期护理的注意事项，说出妊娠合并贫血对母儿的危害，简述妊娠合并缺铁性贫血患者的护理措施。

（徐银帆）

项目十 异常分娩妇女的护理

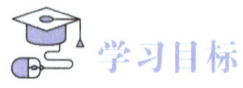

知识目标

1. 掌握：产力异常、产道异常的临床表现和护理措施。
2. 熟悉：产力异常、产道异常对母儿的影响、护理诊断和护理评估。
3. 熟悉：胎儿异常的临床表现、处理原则、护理评估和护理措施。
4. 了解：产力异常的病因。

技能目标

1. 说出急产、潜伏期延长、活跃期延长及停滞、第二产程延长及停滞、滞产和均小骨盆的概念。
2. 阐述子宫收缩乏力的分类、特点及护理措施。
3. 能对不同类型的骨产道异常做出诊断及护理。
4. 熟练操作跨耻征检查的方法并描述其意义。
5. 理解子宫收缩过强的分类、特点及护理措施。
6. 简述胎儿异常的临床表现、诊断要点及护理措施。

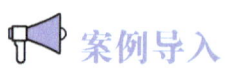

案例1：初产妇，27岁，妊娠39周，规律宫缩已18小时，查体：宫口扩张6 cm，胎

膜已破，胎头S-1，子宫收缩力弱，20秒/6~7分钟，胎儿体重估计约3000 g，血压120/80 mmHg，2小时后复查，宫口仍扩张6 cm，胎先露S-1，胎心140次/分。

思考：（1）该产妇可能的临床诊断是什么？

（2）应采取哪些处理及护理措施？

案例2： 初孕妇，26岁，妊娠38周，主诉肋下有块状物，腹部检查：子宫呈纵椭圆形，胎心164次/分，在脐上偏左听诊清楚，胎先露部软且不规则。

思考：（1）该产妇可能的胎位是什么？

（2）应采取哪些处理及护理措施？

案例3： 初孕妇，25岁，妊娠39周，规律宫缩已8小时，查体：髂棘间径24 cm，骶耻外径18 cm，坐骨棘间径8 cm，坐骨结节间径7 cm，胎心140次/分。肛查：宫口扩张5 cm，先露部为胎头，胎先露S-2。2小时后产妇呼叫腹痛难忍，胎心110次/分，子宫呈葫芦形，下段压痛明显。

思考：（1）该产妇可能的临床诊断是什么？

（2）有哪些护理诊断？

（3）目前应立即给予哪些处理与护理措施？

决定分娩是否顺利进行的因素有产力、产道、胎儿及产妇的精神心理状态。这些因素在分娩过程中相互影响。其中任何一个或一个以上因素发生异常，或这四个因素之间不能相互适应，使分娩进展受阻，称为异常分娩，俗称难产。难产处理不当会给母儿造成严重的危害。在分娩过程中，顺产与难产在一定条件下可以相互转化，若处理得当，难产可转变为顺产；若处理不当，顺产也可转变为难产。因此在处理难产时，必须仔细综合分析四因素之间的关系，及时正确处理，保证分娩顺利进行。

任务一　产力异常

产力包括子宫收缩力、腹肌和膈肌收缩力以及肛提肌收缩力，其中以子宫收缩力为主。在分娩过程中，子宫收缩的节律性、对称性及极性不正常或强度、频率有改变，称为子宫收缩力异常，也称产力异常。子宫收缩力异常临床上分为子宫收缩乏力和子宫收缩过强两类。每类又分为协调性子宫收缩和不协调性子宫收缩。以协调性宫缩乏力多见。

一、子宫收缩乏力

（一）病因

宫缩乏力的原因是综合性的，常见有以下因素。

1. 产道与胎儿因素

胎先露下降受阻，不能紧贴子宫下段和压迫宫颈部，因而不能引起有效的反射性子宫收缩，是导致继发性宫缩乏力最常见的原因。

2. 子宫因素

子宫壁过度膨胀（如多胎妊娠、羊水过多等），使子宫肌纤维过度伸展，失去正常收缩能力；多次妊娠分娩、子宫曾有过急慢性炎症使子宫肌纤维变性，影响子宫收缩；子宫肌瘤、子宫发育不良、子宫畸形等，均能引起子宫收缩乏力。

3. 精神因素

初产妇，尤其是35岁以上的高龄初产妇，对分娩缺乏正确认识，因此产生强烈的恐惧心理，精神过度紧张，导致大脑皮层功能紊乱而引起宫缩乏力。

4. 内分泌失调

临产后产妇体内雌激素、缩宫素、前列腺素、乙酰胆碱等分泌不足，而孕激素下降缓慢，子宫对乙酰胆碱的敏感性降低等因素，均影响子宫平滑肌兴奋阈，导致子宫收缩乏力。

5. 药物影响

临产后不适当地使用大剂量镇静剂或镇痛剂，如哌替啶、吗啡、硫酸镁、苯巴比妥等，可使子宫收缩受到抑制。

6. 其他因素

营养不良、贫血和其他慢性全身性疾病所致的体质虚弱者；临产后过早使用腹压；产妇直肠、膀胱充盈妨碍宫缩；临产后休息差、进食不足以及过多地消耗体力等也可致子宫收缩乏力。

（二）临床表现

子宫收缩乏力有两种类型，临床表现也不同。

1. 协调性宫缩乏力（低张性宫缩乏力）

子宫收缩具有正常节律性、对称性和极性，但收缩力弱，持续时间短、间歇时间长且不规律，宫缩<2次/10分钟。当子宫收缩达高峰期时，子宫体不隆起变硬，用手指按压子宫底部肌壁仍可出现凹陷，宫腔内压力低，故又称低张性宫缩乏力。这种宫缩使胎先露下

降及宫口扩张缓慢，产程延长甚至停滞。根据其在产程中出现的时间可分为：①原发性宫缩乏力，指产程开始即子宫收缩乏力，宫口不能如期扩张，胎先露部不能如期下降，产程延长；②继发性宫缩乏力，指产程开始子宫收缩正常，在产程进展到某一阶段（多在活跃期或第二产程），子宫收缩转弱，产程进展缓慢，甚至停滞。

2. 不协调性宫缩乏力（高张性宫缩乏力）

子宫收缩失去正常的节律性、对称性和极性。宫缩不是起自两侧子宫角部，可起自子宫的一处或多处，节律不协调；宫缩时子宫底部不强，而是子宫中段或下段强，呈极性倒置，宫缩间歇期子宫壁也不能完全松弛，宫腔内压力处于持续性高张状态，故又称高张性宫缩乏力。这种宫缩不能使宫口扩张、胎先露下降，属无效宫缩。但因宫腔内压增高，产妇自觉宫缩强，腹部持续疼痛，拒按、烦躁不安。严重者可出现脱水、电解质紊乱、肠胀气、尿潴留等，由于胎儿胎盘循环障碍，可出现胎儿宫内窘迫。

宫缩乏力可使宫口扩张及胎先露下降缓慢甚至停滞，从而使产程进展受阻，在产程图上可显示出来。主要表现为以下几种：

（1）潜伏期延长：初产妇潜伏期约需8小时，最大时限16小时，超过16小时称潜伏期延长。

（2）活跃期延长：初产妇约需4小时，最大时限8小时，超过8小时称活跃期延长。

（3）活跃期停滞：进入活跃期后，宫口不再扩张达2小时以上，称活跃期停滞。

（4）第二产程延长：宫口开全后，初产妇超过2小时，经产妇超过1小时胎儿尚未娩出，称第二产程延长。

（5）第二产程停滞：第二产程达1小时以上胎头下降无进展，称第二产程停滞。

（6）胎头下降延缓：活跃期晚期及第二产程中，胎头下降速度每小时少于1 cm，称胎头下降延缓。

（7）胎头下降停滞：活跃期晚期，胎头停留在原处不下降达1小时以上，称胎头下降停滞。

（8）滞产：总产程超过24小时者称为滞产。

以上几种产程进展异常，可以单独存在，也可合并存在。

（三）对母儿影响

1. 对母体的影响

（1）由于产程延长，产妇休息差、进食少，可导致产妇全身衰竭，出现肠胀气、尿潴留等，严重者引起脱水、酸中毒、电解质紊乱。

（2）膀胱、直肠受压过久，导致局部组织缺血、水肿、坏死脱落形成生殖道瘘。

（3）宫缩乏力使胎盘不易剥离、娩出，影响子宫壁血窦的关闭，易引起产后出血。

(4) 手术产率增高,产后感染率亦增加。

2. 对胎儿、新生儿的影响

(1) 由于宫缩乏力,使胎头下降受阻,内旋转异常,手术助产机会增加,易引起新生儿产伤。

(2) 高张性宫缩乏力时,导致胎盘血液循环受阻,供氧不足,可引起胎儿窘迫。

(3) 胎头受压过久,缺血缺氧,可发生胎儿窘迫、新生儿窒息,严重者可致胎儿或新生儿死亡。另外新生儿颅内出血发生率和死亡率增加。

(四) 处理原则

1. 协调性子宫收缩乏力

不论是原发性还是继发性子宫收缩乏力,处理原则都是要首先找出原因,针对原因进行恰当处理。如发现有头盆不称、胎位异常和其他剖宫产指征者,应及时行剖宫产术。如估计可经阴道分娩者,则首先要改善产妇全身状况,消除其紧张、恐惧心理,使其能够得到适当的休息与睡眠,补充营养与水分,满足基本需要。然后根据产程进展采取措施加强子宫收缩,促使产妇尽快安全地渡过分娩期。

2. 不协调性子宫收缩乏力

原则上是恢复子宫收缩的生理极性和对称性,给予适当的镇静剂如安定、哌替啶等,使产妇经过充分休息后恢复为协调性子宫收缩,产程得以顺利进展。如经上述处理无效,有胎儿窘迫或头盆不称,均应行剖宫产术。若不协调性子宫收缩已被控制,而子宫收缩力仍弱,可按协调性子宫收缩乏力处理,但在子宫收缩恢复其协调性之前,严禁应用缩宫素。

(五) 护理评估

1. 病史

仔细阅读产前检查资料,了解产妇身高、骨盆测量值、胎儿大小与头盆关系等,同时注意既往病史,经产妇还要了解过去的妊娠及分娩史。注意评估临产后产妇的精神状态、休息、进食及排泄情况;重点评估宫缩的节律性、对称性、极性、强度与频率,以及宫口扩张与先露下降的情况,从而了解产程的进展。

2. 身体状况

协调性宫缩乏力者,产程刚开始时,产妇无特殊不适,精神好,进食正常,表现为宫缩弱,持续时间短,间歇时间长,先露下降及宫颈口扩张缓慢,产程延长。

3. 心理—社会状况

当产程进展到某一阶段后,产妇出现焦虑状态,进食少,休息差,甚至出现肠胀气,排尿困难等。产妇及其家属对阴道分娩方式失去信心，通常要求行剖宫产术。不协调性子宫收缩乏力者，临产后表现为持续性腹痛，烦躁不安，进食少，休息差，产妇疲乏无力，在两次宫缩间歇期子宫壁也不完全放松，下腹部有压痛，胎位不清，胎心不规律。产妇及其家属表现出焦虑、恐惧情绪，担心母儿的安危，要求立即以剖宫产结束分娩。

4. 诊断性检查

（1）体格检查：测产妇的血压、脉搏、呼吸、心率，观察产妇神志、皮肤弹性等的改变。

（2）产程观察：

①用手触摸腹部或用胎儿电子监护仪连续监测宫缩的节律性、强度和频率的改变。

②用多普勒胎心听诊仪监测胎心率。

③根据描绘的产程图，了解产程的进展情况。

（3）实验室检查：尿液检查可出现尿酮体阳性，血生化检查可出现电解质和二氧化碳结合力的改变。

（六）可能的护理诊断

（1）疲乏：与产程延长和孕妇体力消耗有关。

（2）有体液不足的危险：与产程延长、过度疲乏影响摄入有关。

（3）焦虑：与宫缩乏力、产程时间长有关。

（4）恐惧：与惧怕难产和担心胎儿的安危有关。

（七）预期目标

（1）产妇能简述产程异常的原因。

（2）产妇体液异常的问题得到纠正，水、电解质达到平衡。

（3）产妇情绪稳定，安全渡过分娩期。

（八）护理措施

1. 第一产程的护理

（1）一般护理：

①保证休息，关心并安慰产妇，消除其紧张与恐惧心理。嘱产妇左侧卧位休息，避免过多消耗体力。

②补充营养、水分、电解质。鼓励产妇多进易消化高热量饮食，对入量不足者需补充液体，不能进食者可经静脉补充营养，每日液体摄入量不少于2500 mL，可用10%葡萄糖500～1000 mL+维生素C 2 g静脉滴注。对酸中毒者根据二氧化碳结合力，补充适量5%碳

酸氢钠，同时注意纠正电解质紊乱。

③排空充盈的膀胱和直肠。初产妇宫颈口扩张不足3 cm、胎膜未破者，可给予温肥皂水灌肠，以促进肠蠕动，排除粪便，刺激子宫收缩。自然排尿有困难者可先行诱导法，无效时应予导尿。

④定时监测生命体征，观察产妇精神状况，注意有无脱水及酸中毒。

⑤密切观察产程进展，勤听胎心音。检查宫口扩张及胎先露下降的程度、是否破膜、羊水性状；注意有无头盆不称。

⑥缩宫素静脉滴注者，必须专人监护，随时调节剂量、浓度和滴速，以免因子宫收缩过强而诱发子宫破裂或胎儿窘迫。不协调性宫缩乏力者，禁止使用缩宫素。

（2）改善全身状况：

①对于产妇过度疲劳或烦躁不安者，可给予地西泮10 mg缓慢静脉注射或哌替啶100 mg肌内注射，经熟睡后可恢复体力，使宫缩转强。

②灌肠、导尿：督促产妇每2～4小时排尿一次，避免膀胱充盈影响宫缩；尿潴留者诱导排尿无效时，可导尿排空膀胱。及时清空直肠，必要时行温肥皂水灌肠，清除粪便，排出积气，促进肠蠕动，刺激宫缩。

（3）加强子宫收缩：经过上述处理，仍旧宫缩乏力，且能排除头盆不称、胎位异常和骨盆狭窄，无胎儿窘迫，无剖宫产史者，则可采用以下方法加强子宫收缩。

①人工破膜：宫颈口已扩张3 cm或3 cm以上、无头盆不称、胎头已衔接者，可行人工破膜。破膜后胎先露下降紧贴子宫下段和宫颈内口，引起反射性子宫收缩，加速产程进展。破膜应在宫缩间歇期进行。

②静脉滴注缩宫素：先用5%葡萄糖液500 mL静脉滴注，调节滴速为8～10滴/分，然后加入缩宫素2.5 U，摇匀。每隔15分钟观察1次子宫收缩、胎心、血压和脉搏，并予记录。如宫缩不强，可逐渐加快滴速，一般不宜超过40滴/分，以宫缩达到持续40～60秒，间隔2～4分钟为宜。如宫缩过强（持续超过1分钟，间歇少于2分钟），血压升高或胎心异常，应立即停止滴注。

③针刺穴位：通常针刺合谷、三阴交、太冲、关元、中极等穴位，有增强宫缩的效果。

④刺激乳头可加强宫缩。

（4）不协调性宫缩乏力：给予镇静剂，如地西泮10 mg缓慢静脉注射或哌替啶100 mg肌内注射，使产妇充分休息。如恢复为协调性宫缩，产程得以顺利进展；若宫缩仍较弱，可采用加强宫缩的处理。在子宫收缩恢复其协调性之前，严禁使用加强宫缩的措施。如经上述处理后不协调性宫缩未能纠正，或伴有胎儿窘迫，均应行剖宫产术结束分娩。

2. 第二产程的护理

出现子宫收缩乏力时，如无头盆不称，可给予缩宫素静脉滴注，促进产程进展。此时应做好阴道助产和抢救新生儿的准备。

3. 第三产程的护理

预防产后出血及感染。遵医嘱于胎儿前肩娩出时用缩宫素 20 U 肌注或静脉滴注，预防产后出血。凡破膜时间超过 12 小时，总产程超过 24 小时，肛查或阴道操作多者，遵医嘱用抗生素预防感染。产妇在产房留观 2 小时，密切注意子宫收缩、阴道出血及生命体征。

4. 心理护理

产妇的心理状态直接影响到子宫收缩，故护士必须重视评估产妇的心理状况，及时给予解释和支持，防止精神紧张。可用语言或非语言性沟通技巧以示关心。同时鼓励产妇及其家属表达出她们的担心和不适感，医护人员随时解答产妇及其家属的问题，不断对分娩进程做出判断并将产程的进展和护理计划告知产妇及其家属，使产妇心中有数，对分娩有信心，并鼓励家属为产妇提供心理支持。

5. 健康指导

出院后注意休息，适当锻炼；加强会阴护理，保持外阴清洁，避免发生感染；指导母乳喂养。

（九）结果评价

（1）解决了产妇宫缩乏力的问题，使产力恢复正常状态。

（2）产妇无水、电解质失衡，母婴安全渡过分娩期，产后 24 小时内阴道出血量小于 500 mL。

（3）产妇在待产和分娩过程中获得支持，焦虑情绪缓解。

二、子宫收缩过强

（一）病因

1. 缩宫素应用不当

临产后使用缩宫素剂量过大，个体对缩宫素过于敏感或产道梗阻而错误地应用缩宫素。

2. 其他因素

产妇的精神过度紧张、胎膜早破及粗暴地、多次宫腔内操作等，均可刺激子宫壁，引起局部肌肉呈痉挛性不协调性收缩。

（二）临床表现

1. 协调性子宫收缩过强

子宫收缩的节律性、对称性和极性均正常，但子宫收缩力过强、过频。若产道无阻力，无头盆不称及胎位异常，产程往往进展很快，宫颈口在短时间内迅速开全，分娩在短时间内结束。如总产程不超过3小时，称为急产，多见于经产妇。若产道有阻力，过强、过频的宫缩使子宫体部肌肉增厚缩短，而子宫下段被拉长变薄，两者间形成明显的环状凹陷，出现病理性缩复环，可逐渐上升达脐部或以上，易导致子宫破裂。

2. 不协调性子宫收缩过强

子宫收缩失去正常的节律性、对称性和极性，表现为两种形式：

（1）强直性子宫收缩：几乎均是外界因素异常所致。如临产后产道发生梗阻或缩宫素应用不当等，都可引起宫颈口以上的子宫肌层出现强直性痉挛性收缩，宫缩间歇期短或无间歇，产妇表现为持续腹痛、烦躁不安、拒按。胎方位触不清，胎心音听不清。有时可出现病理性缩复环、血尿等先兆子宫破裂的征象。

（2）子宫痉挛性狭窄环：是指子宫体部的局部肌肉处于强烈的痉挛性收缩状态，持续不放松，形成痉挛性狭窄环（图10-1）。此环可发生在宫颈、宫体的任何部分，大多在子宫上、下段交界处，或环绕在胎体某一狭窄部，如胎颈、胎腰处，将胎体紧紧卡住，致使产程停滞。它不随宫缩上升，腹形也无改变，阴道检查在宫腔内可扪及紧张无弹性的狭窄环。若发生在第三产程，可导致胎盘滞留。

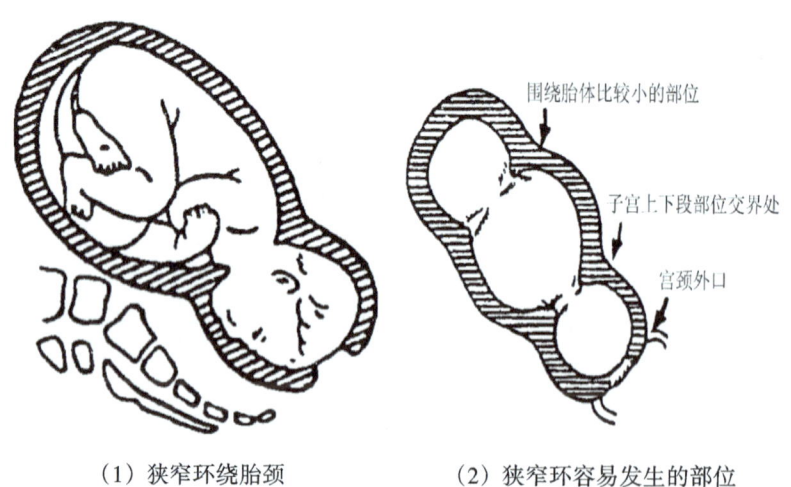

（1）狭窄环绕胎颈　　（2）狭窄环容易发生的部位

图10-1　子宫痉挛性狭窄环

(三) 对母儿影响

1. 对母体的影响

子宫收缩过强、过频，产程过快，可致初产妇宫颈、阴道以及会阴撕裂伤。子宫痉挛性狭窄环导致产程延长，产妇极度疲劳无力，手术产机会增多，接产时来不及消毒可致产褥感染。产后子宫肌纤维缩复不良易发生胎盘滞留或产后出血。

2. 对胎儿、新生儿的影响

宫缩过强过频影响子宫胎盘的血液循环，胎儿在子宫内缺氧，易发生胎儿窘迫、新生儿窒息甚至胎死宫内。胎儿娩出过快，胎头在产道内受到的压力突然解除可致新生儿颅内出血。如果来不及消毒即分娩，新生儿易发生感染。若坠地可致骨折、外伤等。

(四) 处理原则

（1）凡有急产史的产妇，在预产期前1~2周不宜外出，以免发生意外，应提前住院待产。

（2）做好接生及抢救新生儿窒息的准备，并积极预防母儿并发症。

（3）产程处理：

①协调性子宫收缩过强：及时给予宫缩抑制剂，避免急产的发生；出现病理性缩复环者，立即应用哌替啶100 mg肌内注射，同时行剖宫产术结束分娩。

②强直性子宫收缩：停用缩宫素，并给予宫缩抑制剂，行剖宫产术结束分娩。

③痉挛性狭窄环：立即停止一切产科操作，尽快查明原因，予以纠正。如无胎儿窘迫，可给予镇静剂或解痉剂，使狭窄环松解，如子宫收缩恢复正常，可行阴道助产术或等待自然分娩。

经上述处理无效或伴有胎儿窘迫时，应行剖宫产术结束分娩。

(五) 护理评估

1. 病史

认真阅读产前检查记录，如骨盆测量值、胎儿情况及妊娠并发症等有关资料。经产妇需了解有无急产史。同时了解产妇有无精神紧张、过度疲劳，是否应用缩宫素，有无胎盘早剥或粗暴的宫腔操作等诱因，重点评估本次临产时间、宫缩频率及强度和胎心、胎动情况。

2. 身体状况

产妇临产后突感腹部宫缩阵痛难忍，子宫收缩过频、过强，无喘息之机。

3. 心理—社会状况

产程进展很快,产妇毫无思想准备,有极度恐惧和无助感,担心胎儿与自身的安危。

4. 诊断性检查

(1) 一般体格检查:测体温、脉搏、呼吸、血压及一般情况。

(2) 产科检查:发现宫缩持续时间长、宫缩时宫内压很高,宫体硬,间歇时间短,触诊胎方位不清。如产道无梗阻,产程进展快,胎头下降迅速。如遇产道梗阻,可在腹部见一环状凹陷即病理性缩复环。此时子宫下段很薄,压痛明显,膀胱充盈或有血尿等先兆子宫破裂的征象。

(3) 胎儿电子监护仪监测宫缩及胎心率的变化。

(六)可能的护理诊断

(1) 疼痛:与过频过强的子宫收缩有关。
(2) 焦虑:与担心自身和胎儿安危有关。
(3) 有母儿受伤的危险:与急产造成软产道损伤、新生儿产伤有关。
(4) 潜在并发症:子宫破裂。

(七)预期目标

(1) 产妇能应用减轻疼痛的常用技巧。
(2) 产妇能陈述子宫收缩过强对母儿的危害并能配合处理。
(3) 产妇能描述自己的焦虑和应对方法。
(4) 无并发症的发生。

(八)护理措施

1. 加强产前检查

有急产史者,嘱其预产期前2周即住院待产,尽量卧床休息,提前做好接生及抢救新生儿的准备工作。

2. 分娩期护理

(1) 临产后进行产科检查时,动作轻柔,避免刺激子宫壁;禁止灌肠,防止宫缩过强。

(2) 掌握应用缩宫素的指征,正确使用缩宫素。

(3) 临产后密切观察宫缩、胎心与产程进展。一旦发现宫缩过频过强、宫口扩张迅速,或腹部出现病理性缩复环,应及时报告医生;若宫口已开全,应指导产妇张口哈气,减少屏气用力;若发生于静脉滴注缩宫素的产妇,应立即停药,嘱产妇左侧卧位,并给予吸氧，以改善胎儿缺氧状况。

（4）分娩时尽可能做会阴侧切术，胎儿娩出时嘱产妇勿向下屏气用力，以防止会阴裂伤。

3. 分娩后护理

产后常规阴道检查，发现软产道撕裂伤应及时缝合，遵医嘱给予抗生素预防感染；接生未及时消毒或新生儿坠地者，应给新生儿肌内注射维生素 K_1 10 mg，预防颅内出血，并肌内注射破伤风抗毒素 1500 U 和应用抗生素预防感染。

4. 心理护理

向产妇耐心解释疼痛的原因，鼓励深呼吸、按摩腰部以缓解疼痛。急产时产程进展很快，胎儿迅速娩出，产妇毫无思想准备，有恐惧和极度无助感，担心胎儿与自身的安危。此时应多与产妇沟通，详细解答产妇的问题，消除其紧张、恐惧感，使其主动配合治疗。鼓励其家属陪伴分娩，给予关爱与体贴，增强产妇分娩时的信心。

5. 健康指导

出院后注意休息，适当锻炼；加强会阴护理，保持外阴清洁，避免发生感染；指导母乳喂养。新生儿如出现意外，需协助产妇及其家属顺利渡过哀伤期。

（九）结果评价

（1）产妇能应用减轻疼痛的技巧，舒适感增加。

（2）产妇分娩顺利，母子平安。

（3）产妇焦虑情绪缓解，能配合处理。

（4）未发生子宫破裂，母儿安全渡过分娩期。

（徐银帆）

任务二　产道异常

产道是胎儿经阴道娩出的通道，包括骨产道（骨盆腔）和软产道（子宫下段、宫颈、阴道及骨盆底软组织）。产道异常可使胎儿娩出受阻，导致分娩困难。临床上以骨产道异常较为常见。

一、分类及临床表现

（一）骨产道异常

常见的骨产道异常有扁平骨盆、漏斗骨盆、均小骨盆和畸形骨盆。骨盆的形态异常或径线过短，使骨盆腔小于胎儿先露部可通过的限度，阻碍胎儿先露部下降，影响产程顺利进展，称狭窄骨盆。狭窄骨盆可以是一条径线或多条径线过短，也可以是一个平面或多个平面狭窄。

1. 骨盆入口平面狭窄

（1）分三级：Ⅰ级为临界性狭窄，其骶耻外径为18 cm，入口前后径为10 cm；Ⅱ级为相对性狭窄，骶耻外径为16.5～17.5 cm，入口前后径为8.5～9.5 cm；Ⅲ级为绝对性狭窄，骶耻外径≤16 cm，入口前后径≤8 cm。

（2）常见于以下两种。①单纯扁平骨盆：骨盆入口呈横扁圆形，骶岬向前下突出，使骨盆入口前后径缩短而横径正常（图10-2）。②佝偻病性扁平骨盆：童年患佝偻病，骨骼软化致骨盆变形。骨盆入口前后径明显缩短呈横的肾形，骶岬向前突出，骶骨下段向后移变直，尾骨前勾。

（3）临床表现：胎头衔接受阻，产妇于妊娠末期或临产后胎头仍不能入盆，临产后前羊水囊受力不均，易出现胎膜早破，胎头不能紧贴宫颈内口诱发反射性宫缩，可引起继发性宫缩乏力。骨盆绝对狭窄者，可发生梗阻性难产。

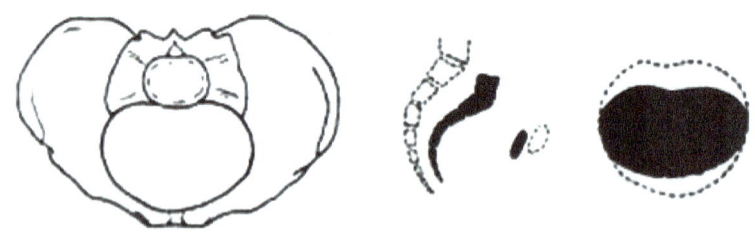

图10-2 单纯扁平骨盆

2. 中骨盆平面及出口平面狭窄

（1）分三级：Ⅰ级为临界性狭窄，坐骨棘间径为10 cm，坐骨结节间径为7.5 cm；Ⅱ级为相对性狭窄，坐骨棘间径为8.5～9.5 cm，坐骨结节间径为6.0～7.0 cm；Ⅲ级为绝对性狭窄，坐骨棘间径<8 cm，坐骨结节间径<5.5 cm。

（2）常见于以下两种。①漏斗骨盆：骨盆入口平面各径线均正常，中骨盆及出口平面明显狭窄。骨盆两侧壁自上而下向内倾斜，形似漏斗而得名。常见于男型骨盆。②横径狭窄骨盆：与类人猿型骨盆类似。骨盆各平面横径缩短，前后径稍长，坐骨切迹宽。主要因中骨盆及出口平面横径狭窄影响分娩。

(3) 临床表现：胎头内旋转受阻，胎头能正常衔接，潜伏期和活跃期早期产程进展顺利。当胎头下降达狭窄的中骨盆时，内旋转受阻，常不能顺利转为枕前位，形成持续性枕横位或枕后位，出现继发性宫缩乏力，活跃期后期及第二产程延长甚至停滞。

3. 骨盆3个平面狭窄

骨盆形态正常，但骨盆各平面径线均小于正常值2 cm或更多，称为均小骨盆。多见于身材矮小、体形匀称的妇女。

4. 畸形骨盆

骨盆失去正常形态及对称，如骨质软化症骨盆及偏斜骨盆等。一般不能经阴道分娩。

(二) 软产道异常

软产道是由子宫下段、宫颈、阴道及骨盆底软组织构成的弯曲管道。临床上软产道异常导致难产者少见，易被忽视。应于妊娠早期常规行双合诊检查，了解软产道有无异常。

1. 外阴异常

会阴坚韧、外阴水肿和外阴瘢痕。由于坚韧组织缺乏弹性，伸展性差，外阴疤痕使阴道口狭窄，可阻碍胎先露下降或在胎头娩出时造成严重的撕裂伤。

2. 阴道异常

阴道横隔或纵隔，当隔膜较薄时，可因先露扩张和压迫自行断裂或被挤向一侧，胎儿可顺利娩出，隔膜过厚可影响胎儿娩出；阴道瘢痕性狭窄轻者因妊娠后组织变软，不影响分娩，若狭窄程度重且位置高者，可影响胎先露下降；阴道尖锐湿疣妊娠期生长迅速，分娩时容易发生阴道裂伤、血肿及感染；此外阴道囊肿、肿瘤均可妨碍胎先露下降而影响胎儿娩出。

3. 宫颈异常

宫颈外口黏合、宫颈水肿、宫颈瘢痕、宫颈坚韧、宫颈癌、宫颈肌瘤等，常导致宫颈口扩张缓慢或停滞，产程延长，产妇体力衰竭等。

二、对母儿的影响

(一) 对母体的影响

(1) 骨盆入口平面狭窄：影响胎先露的衔接，发生胎位异常，如肩先露、臀先露等；由于胎先露不能紧贴子宫下段和宫颈，常引起继发性宫缩乏力，导致产程延长或停滞；或受力不均，易出现胎膜早破，并发脐带脱垂；骨盆绝对狭窄者，胎头下降受阻，若宫缩过强，则可能出现病理性缩复环，导致子宫破裂，危及产妇生命。

（2）中骨盆及出口平面狭窄：在分娩过程中影响胎头内旋转，使其不能顺利转为枕前位，发生持续性枕横位或枕后位，造成难产；胎头长时间嵌顿于产道内，压迫软组织引起局部缺血、水肿、坏死，形成生殖道瘘；由于产程延长、阴道检查与手术机会增加，感染发生率高。也可继发宫缩乏力导致产后出血。

（二）对胎儿、新生儿的影响

（1）胎膜早破并发脐带脱垂，易致胎儿窘迫或胎死宫内；出生后则发生新生儿窒息或死亡。

（2）胎头下降受阻、受挤压，易发生新生儿颅内出血。

（3）手术助产机会增加，易发生新生儿产伤，围生儿死亡率增高。

三、处理原则

（一）骨产道异常

临产后明确狭窄骨盆的类型和程度，结合胎儿大小、胎位、宫缩强弱、胎心、宫颈扩张程度、是否破膜及产妇年龄、胎次等综合判断，选择合适的分娩方式。

（1）骨盆入口平面狭窄：绝对骨盆狭窄，足月活胎多不能经阴道分娩，在临产后及时行剖宫产术；相对骨盆狭窄，可在严密观察下试产。

（2）中骨盆平面狭窄：宫口已开全，胎头双顶径已达坐骨棘水平或以下，可行阴道助产；宫口未开全、胎头双顶径在坐骨棘水平以上，或伴有胎儿窘迫，则行剖宫产。

（3）出口平面狭窄：原则上不宜试产。根据出口横径与后矢状径之和估计出口的大小，若两径之和大于15 cm，可经阴道分娩，多需行阴道助产；若两径之和小于15 cm，则行剖宫产。

（4）均小骨盆：估计胎儿不大，头盆相称、胎心正常、子宫收缩良好，可以试产；若胎儿较大，明显头盆不称，应尽早行剖宫产术。

（5）畸形骨盆：畸形严重，明显头盆不称者，应及时行剖宫产术。

（二）软产道异常

外阴水肿、会阴坚韧、会阴瘢痕较轻者，可行会阴侧斜切开，如瘢痕过大或宫颈瘢痕者，行剖宫产术；阴道横隔较薄者，可将横隔做"X"形切开，若阴道横隔较厚，阻碍胎先露下降，行剖宫产术；宫颈水肿者，可用0.5%利多卡因5～10 mL注射宫颈，也可在宫口近开全时用手上推宫颈前唇，使其逐渐越过胎头，可经阴道分娩，如处理无效，则行剖宫产术。

四、护理评估

（一）病史

询问既往有无佝偻病、髋关节结核、脊髓灰质炎及外伤史。重点了解产前检查的相关资料，尤其是骨盆测量提示产道异常的记录、处理措施。

（二）身体状况

狭窄骨盆易出现异常胎位，使胎先露不能紧贴子宫下段和宫颈，引起继发性宫缩乏力，产程延长；受力不均，易出现胎膜早破，脐带脱垂，导致胎儿窘迫甚至新生儿窒息死亡。

（三）心理—社会状况

产妇担心自身及胎儿的安危，出现焦虑甚至恐惧情绪。

（四）诊断性检查

1. 一般检查

测量孕妇的身高，若产妇身高在 145 cm 以下者，警惕均小骨盆，注意观察孕妇的体形、步态，有无跛足，有无脊柱和髋关节畸形，米氏菱形窝是否对称，有无尖腹及悬垂腹。

2. 腹部检查

（1）观察腹型，判断有无尖腹及悬垂腹；测量宫底高度和腹围，估计胎儿大小；四步触诊判断胎位是否正常。

（2）跨耻征检查，估计头盆是否相称。适用于初孕妇预产期前 2 周或经产妇临产后，胎头仍未入盆者。方法：孕妇排空膀胱后仰卧、两腿伸直，检查者将手放在耻骨联合上方，将浮动的胎头向骨盆腔方向推压。若胎头低于耻骨联合平面，表示胎头可以入盆，头盆相称，称胎头跨耻征阴性；若胎头与耻骨联合在同一平面，表示可疑头盆不称，称胎头跨耻征可疑阳性；如胎头高于耻骨联合平面，表示头盆明显不称，称胎头跨耻征阳性（图 10-3）。头盆不称提示骨盆有相对或绝对狭窄可能。

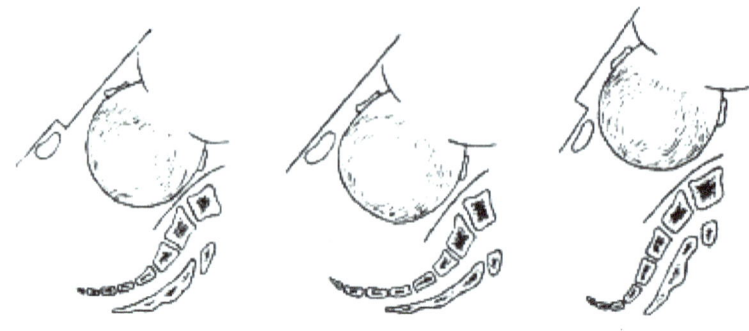

a. 头盆相称 b. 头盆可疑不称 c. 头盆不称

图10-3　跨耻征检查

3. 骨盆测量

包括骨盆外测量和骨盆内测量，骨盆外测量有异常者，应进行骨盆内测量。

（1）骨盆入口平面狭窄：如骶耻外径<18 cm，对角径小于11.5 cm，前后径小于10 cm。

（2）中骨盆平面狭窄：坐骨棘间径<10 cm，坐骨切迹宽度<两横指。

（3）骨盆出口平面狭窄：坐骨结节间径小于8 cm，耻骨弓角度小于90°，骨盆出口横径与出口后矢状径之和<15 cm。

（4）均小骨盆：骨盆外测量各径线小于正常值2 cm或以上。

4. B超检查

观察胎先露与骨盆的关系，测量胎头双顶径、胸径、股骨长度等多项指标，预测胎儿体重，判断是否能顺利通过骨产道。

五、可能的护理诊断

（1）有新生儿窒息的危险：与产程延长和产道异常有关。

（2）有感染的危险：与胎膜早破、产程延长和手术操作有关。

（3）潜在并发症：子宫破裂、胎儿窘迫。

（4）焦虑：与担心母儿安危有关。

六、预期目标

（1）新生儿出生状况良好，Apgar评分>7分。

（2）产妇感染征象得到及时控制。

（3）无并发症发生或并发症被及时发现及处理。

(4)产妇焦虑减轻,能积极配合治疗。

七、护理措施

(一)加强产前检查

有骨盆狭窄者嘱提前住院待产;骨盆明显狭窄者,做好剖宫产术的术前准备与护理。

(二)分娩期护理

1. 骨盆入口平面狭窄

轻度头盆不称者,在严密监护下行阴道试产,试产2~4小时,胎头仍未入盆,或出现胎儿窘迫,应及时行剖宫产结束分娩;明显头盆不称者,做好剖宫产的术前准备。

知识链接

试产的注意事项

a. 试产从宫口开大3~4 cm,胎膜已破开始,未破膜者外阴冲洗消毒后行人工破膜术,同时观察羊水量、性状及胎心情况。

b. 必须有专人监护,注意宫缩强弱、先露部下降情况及胎心变化。

c. 调动产妇的积极性,注意饮食、营养和休息,保持良好的产力。

d. 注意观察产程进展情况,发现产程不进展或胎儿窘迫、子宫先兆破裂征象,立即停止试产,及时通知医生及早处理。

e. 试产中不宜使用镇静剂、止痛剂,以免抑制新生儿呼吸,少肛查,禁灌肠。

f. 试产时间以2~4小时为宜,胎膜已破者,适当缩短试产时间,防止感染。若产程无进展或出现胎儿窘迫,应及时行剖宫产结束分娩。

2. 中骨盆平面狭窄

(1)宫口已开全,胎头双顶径已达坐骨棘水平或以下,可行胎头吸引、产钳等阴道助产,并做好抢救新生儿的准备。

(2)胎头双顶径在坐骨棘水平以上,或表现胎儿窘迫征象,应做好剖宫产的术前准备。

3. 出口平面狭窄

不宜试产。若出口横径与后矢状径之和大于15 cm,可经阴道分娩。否则,应做好剖宫产的术前准备。

4. 均小骨盆

头盆相称、胎心正常、宫缩好，可以协助试产。

5. 软产道异常

充分评估对分娩的影响程度，协助医生行会阴切开、局部湿热敷等处理措施。产程中出现宫颈水肿者，可用0.5%利多卡因5～10 mL宫颈注射，也可在宫口近开全时用手上推水肿的宫颈前唇，使其越过胎头，即可经阴道分娩。若处理无效，或宫颈瘢痕者，行剖宫产术。产后检查软产道，发现损伤协助医生及时处理。

6. 防止脐带脱垂

临产后应嘱产妇卧床休息，少做肛门检查，禁止灌肠，避免胎膜破裂。若胎膜已破，先露未衔接或胎位异常者应抬高床尾，防止脐带脱垂。

（三）分娩后护理

（1）胎儿娩出后，及时遵医嘱使用缩宫素，防止产后出血。

（2）胎先露长时间压迫阴道或出现血尿者，留置导尿管8～12日，保持导尿管通畅，防止发生生殖道瘘，并定时更换接尿袋，遵医嘱用抗生素预防感染。

（3）加强会阴护理，保持外阴清洁，每日常规擦洗会阴2次。

（4）胎头在产道压迫时间过长或经手术助产的新生儿，应严密观察是否有产伤及颅内出血的症状。

（四）心理护理

向产妇及其家属说明骨盆狭窄对母儿的影响，解除产妇及其家属对未知后果的焦虑，以取得良好的配合；认真解答产妇及其家属提出的疑问，使其了解目前产程进展情况，增强其自信心；耐心讲解阴道助产术或剖宫产术的必要性及可靠性，增加其安全感，缓解其恐惧心理。

（五）健康指导

出院后注意休息，适当锻炼；加强会阴护理，保持外阴清洁，避免发生感染；指导母乳喂养及护理手术产儿的知识，并告知产后检查的时间及必要性。

八、结果评价

（1）新生儿窒息被及时发现及处理，出院时状况良好。

(2) 产妇体温、白细胞正常，恶露无异常，会阴伤口愈合好。
(3) 并发症被及时发现及处理，母儿平安渡过分娩期。
(4) 产妇紧张情绪缓解，能积极配合实施处理方案。

（徐银帆）

任务三　胎位及胎儿发育异常

胎位异常是造成难产的常见原因之一。分娩时只有枕前位（约占90%）是正常胎位，其余均为异常胎位，包括胎头位置异常、臀先露和肩先露等，其中胎头位置异常者居多，占6%~7%，临床常见持续性枕后位或枕横位。胎儿发育异常常见巨大儿、畸形胎儿。

一、病因

（一）胎位异常

1. 持续性枕后位或枕横位

(1) 骨盆异常：多见于漏斗形骨盆。
(2) 胎头俯屈不良。
(3) 子宫收缩乏力：影响胎头下降、俯屈及内旋转，容易形成持续性枕后位或枕横位。
(4) 其他因素：前置胎盘、复合先露、胎儿过大或发育异常等。

2. 臀先露和肩先露

(1) 胎儿在宫腔内活动范围受限：子宫畸形、胎儿畸形、双胎妊娠及羊水过少等。
(2) 胎儿在宫腔内活动范围过大：羊水过多、经产妇腹壁松弛，胎儿易在宫腔内自由活动形成臀先露。
(3) 胎头衔接受阻：骨盆狭窄、前置胎盘、宫颈肌瘤时易发生臀先露。

（二）胎儿发育异常

父母身材高大，妊娠合并糖尿病，胎盘功能良好的过期妊娠或孕妇摄食过多等均会造成巨大胎儿。

二、临床表现

(一) 胎位异常

1. 持续性枕后位、枕横位

分娩过程中,胎头枕骨持续位于母体骨盆后方或侧方,至分娩后期胎头枕骨仍不能转向前方,使分娩发生困难,称为持续性枕后位或持续性枕横位。

临床表现为产程延长,多见于活跃晚期及第二产程延长。枕后位或枕横位时,胎先露不易紧贴子宫下段及宫颈内口,常导致宫缩乏力,宫口扩张缓慢,产程延长;产妇过早屏气用力,枕后位者因枕骨持续位于骨盆后方压迫直肠,产妇自觉肛门坠胀及排便感,致使宫口尚未开全就过早使用腹压,导致宫颈水肿和产妇疲劳,影响产程进展。若在阴道口已见到胎发,但多次宫缩后却不见胎头继续下降,应考虑持续性枕后位或枕横位。

2. 臀先露

臀先露是最常见的异常胎位。占妊娠足月分娩总数的3%~4%。根据胎儿双下肢采取的姿势不同,可分为单臀先露、混合臀先露和不完全臀先露3种类型。由于胎头大于胎臀,分娩时后出头位无明显变形,往往娩出困难,容易引发胎膜早破、脐带脱垂、胎儿窘迫等并发症,使围生儿死亡率增高,为枕先露分娩的3~8倍。

临床表现为妊娠期孕妇常感肋下有圆而硬的胎头;临产后出现产程延长,由于胎臀不能紧贴子宫下段及宫颈内口,常导致宫缩乏力,胎先露下降缓慢,产程延长。第一产程如已破膜,有时可见胎足脱出于阴道。

3. 肩先露

亦称横位。是对母儿最不利的胎位,占足月分娩总数的0.1%~0.25%,因足月活胎不能经阴道娩出,如处理不当,易造成子宫破裂,严重威胁母儿生命。

临床表现为产程延长,肩先露不能紧贴子宫下段及宫颈内口,容易发生宫缩乏力,导致产程延长;胎肩对宫颈压力不均,容易发生胎膜早破;破膜后羊水迅速外流,胎儿上肢或脐带容易脱出,导致胎儿窘迫甚至死亡。随着宫缩不断加强,胎肩及胎儿的部分胸廓被挤入盆腔内,胎体折叠弯曲、胎颈被拉长,上肢脱出于阴道口外,胎头和胎臀仍被阻于骨盆入口上方,形成嵌顿性横位或称忽略性肩先露(图10-4)。若子宫收缩继续加强,可形成病理性缩复环,是子宫破裂的先兆,若不及时处理,将发生子宫破裂。

(二)胎儿发育异常

1. 巨大儿

指胎儿体重≥4000 g者。约占出生总数的6.4%。临床表现为孕妇于妊娠期体重增长迅速,子宫快速增大,自觉腹部沉重、两肋胀痛,妊娠晚期可出现呼吸困难。可引起头盆不称、肩难产,使胎儿发生产伤、窒息,甚至死亡,并可导致子宫破裂等严重后果。

2. 胎儿畸形

多见于无脑儿、脊柱裂、脑积水等,其中脑积水是由于胎儿脑脊液循环障碍,过多的脑脊液(500~3000 mL)潴留于脑室,颅脑体积增大所致。常伴有脊柱裂、足内翻等畸形。临床表现为明显头盆不称,引起梗阻性难产、生殖道瘘、子宫破裂等。

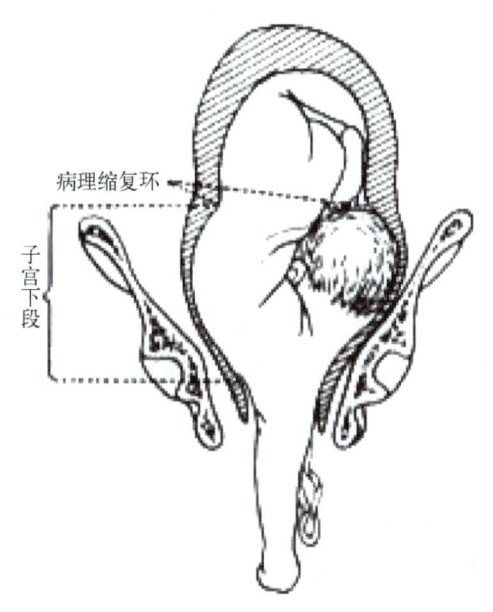

图10-4 嵌顿性横位

三、对母儿的影响

(一)对母体的影响

(1)胎位异常、胎儿发育异常均可导致继发性宫缩乏力,产程延长,多需手术助产,常发生软产道损伤,增加产后出血及感染的机会。

(2)臀位行阴道助产分娩时,若宫口未开全强行牵拉胎体,易造成软产道撕裂,甚至子宫破裂。

(3)因产程延长,软产道长时间受胎头压迫,可发生缺血、坏死、脱落,形成生殖道瘘。

(4)异常胎位对前羊水囊压力不均,易发生胎膜早破、脐带脱垂。

(二)对胎儿、新生儿的影响

因产程延长,胎儿受压过久及手术助产机会增多,常出现胎儿窘迫、新生儿窒息、产伤,甚至新生儿死亡。臀位分娩后出头困难,可导致脊柱损伤、臂丛神经损伤及颅内出血。

四、处理原则

（一）妊娠期

（1）胎位异常：定期产前检查，若妊娠30周后仍为异常胎位，应给予矫正。方法有膝胸卧位、激光照射或艾灸至阴穴及外倒转术。若矫正失败应提前住院待产。

（2）胎儿发育异常：定期产前检查，一旦发现巨大儿，应及时查明原因，如为糖尿病应积极治疗，并于36周后，根据胎儿成熟度、胎盘功能及血糖控制情况，择期终止妊娠。各种畸形儿，一旦确诊，立即破膜引产，终止妊娠。

（二）分娩期

根据胎儿大小、胎儿是否存活、宫口扩张程度、胎膜破裂与否等综合情况分析，决定分娩方式。

五、护理评估

（一）病史

询问既往有无糖尿病史及巨大儿、畸形儿的分娩病史；结合产前检查资料，了解身高、骨盆测量值、胎方位、羊水量、估计胎儿大小，有无头盆不称、前置胎盘等，评估产程进展和胎儿下降情况。

（二）身体状况

胎位异常、胎儿发育异常均可导致继发性宫缩乏力，产程延长，或出现胎膜早破、脐带脱垂，导致胎儿窘迫、新生儿产伤，甚至新生儿窒息死亡。

（三）心理—社会状况

产妇因产程延长，体力过多消耗而感到极其疲惫，对分娩失去信心，同时担心自身及胎儿的安危，出现焦虑、恐惧心理。

（四）诊断性检查

1. 腹部检查

持续性枕后位或枕横位：子宫呈纵椭圆形，在宫底部触及胎臀，胎背偏向母体的后方或侧方，腹部前方可清楚触及胎体，胎心音在脐下偏外侧处听诊最清楚。臀先露：子宫呈纵椭圆形，宫底部触到圆而硬、有浮球感的胎头，在耻骨联合上方触及软而宽、不规则的胎臀，胎心音位置较高，多在脐上方听得最清楚。横位：子宫呈横椭圆形，子宫底高度低于妊娠周数，宫底部及耻骨联合上方较空虚，在母体腹部一侧触及胎头，另一侧触及胎臀，胎心在靠近脐的下方听得最清楚。若腹部检查，宫高、腹围均大于妊娠月份，胎体偏大，先露高浮，听诊胎心音位置较正常稍高时，应考虑为巨大儿。

2. 肛门检查或阴道检查

检查时感觉盆腔后部较空虚，胎头矢状缝在骨盆斜径上，大囟门在前方，小囟门在后方，提示为持续性枕后位；胎头矢状缝在骨盆横径上，大小囟门分别在两侧，为枕横位。当肛门检查触不清囟门时，需经阴道检查，以胎儿耳郭的方向确定胎位。若触到软而形状不规则的臀部、胎足或生殖器，可确定为臀位。如胎膜已破，宫口已扩张，阴道检查时，直接触到肩胛骨、锁骨及腋窝时，可诊断为横位。若感胎头大，颅缝宽，囟门大且紧张，颅骨薄而软如乒乓球的感觉，则考虑脑积水。肛查或阴道检查必须在严格消毒下进行，且次数不宜过多，一般不超过10次。

3. B超检查

可明确胎方位，探测胎头的大小、位置及形态，对胎位及胎儿发育异常做出准确的判断。

4. 实验室检查

测定甲胎蛋白有助于胎儿畸形的诊断；测定血糖、尿糖了解有无合并糖尿病；孕晚期进行羊水检查了解胎盘功能及胎儿的成熟度。

六、可能的护理诊断

（1）有母儿受伤的危险：与产程延长，手术助产引起产道损伤、新生儿产伤有关。
（2）焦虑：与担心产程进展及胎儿安危有关。
（3）潜在的并发症：胎儿窘迫、新生儿窒息、产后出血。

七、预期目标

（1）未发生产道损伤及新生儿产伤。
（2）产妇焦虑情绪缓解，能与医护人员合作，接受分娩处理方案。
（3）未发生并发症或并发症被及时发现及时处理。

八、护理措施

(一) 加强产前检查

尽早发现胎位异常,并予以矫正。若矫正失败,应提前1周住院待产。有明显头盆不称及巨大儿者,遵医嘱做好剖宫产术的术前准备。

(二) 分娩期护理

(1) 临产后嘱产妇卧床休息,少活动,尽量减少不必要的肛门检查及阴道检查,禁止灌肠,避免胎膜早破、脐带脱垂。鼓励产妇多进食,保持体力。枕后位者,嘱其不要过早屏气用力,防止宫颈水肿和体力消耗。

(2) 严密观察宫缩、胎心及产程进展情况,发现异常及时报告医生,并协助处理。决定行阴道助产术者,应做好阴道助产术及抢救新生儿的准备工作。

(3) 胎位异常者,妊娠30周后采用膝胸卧位矫正胎位,每天2次,每次15分钟,1周后复查。

(4) 臀先露者,宫口扩张4~5cm时,为保证软产道充分扩张,应立即外阴消毒后用无菌巾在宫缩时堵住阴道口,直至宫口开全,方能娩出胎臀。在"堵"的过程中每隔10~15分钟听胎心一次,并注意宫口是否开全。发现异常立即吸氧并报告医生。阴道助娩时胎儿脐部娩出后,一般应在2~3分钟娩出胎头,最长不超过8分钟,以免因脐带受压而致死产。

(5) 有先兆子宫破裂征象者,即使胎儿已死亡,也应行剖宫产术;若胎儿已死亡,无先兆子宫破裂征象者,可待宫口开全后行毁胎术。

(三) 分娩后护理

胎儿娩出后,仔细检查有无新生儿产伤,胎盘、胎膜是否完整及软产道裂伤,并遵医嘱使用缩宫素与抗生素,防止产后出血和感染。加强会阴护理,保持外阴清洁,每日常规擦洗会阴2次。

(四) 心理护理

阴道分娩过程中,嘱产妇耐心等待,不要有急躁情绪,并及时将产程进展及胎儿状况告诉产妇和家属,增强产妇对分娩的自信心;对不能自然分娩者,向产妇耐心解释剖宫产术的必要性及可靠性,增加安全感。

（五）健康指导

出院后注意休息，适当锻炼，加强产后保健，保持外阴清洁，避免发生感染，指导母乳喂养，产后42天母婴复查。

九、结果评价

（1）新生儿健康，母子平安。
（2）产妇焦虑、紧张情绪缓解，能积极配合实施处理方案。
（3）未发生新生儿窒息、产后出血等并发症。

项目小结

决定分娩是否顺利进行的因素有产力、产道、胎儿及产妇的精神心理状态，本项目主要讲述了产力、产道、胎儿异常的原因、临床表现、对母儿的影响、处理原则、护理诊断、护理评估和护理措施。通过学习，要求同学们说出急产、潜伏期延长、活跃期延长及停滞、第二产程延长及停滞、滞产和均小骨盆的概念；阐述子宫收缩乏力的分类、特点及护理措施；能对不同类型的骨产道异常做出诊断及护理；熟练操作跨耻征检查的方法并描述其意义；理解子宫收缩过强的分类、特点及护理措施；简述胎儿异常的临床表现、诊断要点及护理措施。

（徐银帆）

项目十一 分娩期并发症患者的护理

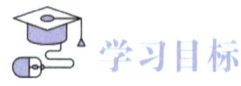

知识目标

1. 掌握：胎膜早破、脐带脱垂、产后出血、子宫破裂、羊水栓塞的定义及护理评估和护理措施；产后出血的病因、临床表现和处理原则。
2. 熟悉：胎膜早破、脐带脱垂、子宫破裂、羊水栓塞的病因、临床表现和处理原则。
3. 了解：羊水栓塞的病理生理。

技能目标

1. 解释以下名词：胎膜早破、脐带脱垂、子宫破裂、产后出血、羊水栓塞。
2. 描述导致分娩期常见并发症的原因、临床表现、处理原则、护理评估和预期目标，简述羊水栓塞的病理生理过程。
3. 列举预防分娩期并发症的主要措施。
4. 为有分娩期常见并发症的妇女提供整体护理。
5. 帮助学生树立"时间就是生命"的严谨工作态度，关心体贴孕产妇。

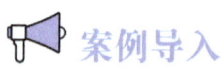

案例1：某女士，28岁，已婚，G_1P_0，孕39^{+5}周，胎膜早破昨日入院待产。今晨出现不规律宫缩，后因宫缩乏力使用缩宫素静滴，2小时前宫缩加强，现孕妇出现胸闷、

烦躁。

思考：（1）该孕妇是否存在羊水栓塞的危险？
（2）护理人员该如何实施护理措施？

案例2：孕妇王女士，28岁。G_1P_0，孕41周，胎头高浮，试产2小时，宫缩50秒/3分钟，胎心132次/分，突然阴道大量流液，液体清亮，查体：胎头仍高浮，胎心90次/分。

思考：（1）该孕妇可能的诊断是什么？如何紧急处理？
（2）目前应该采取哪些护理措施？

案例3：产妇宋女士，34岁，初产妇。妊娠足月临产，滞产，胎儿胎盘娩出后，出现间歇性阴道出血，色暗红，量较多，有凝血块。1小时内出血超过500 mL。查体：BP 90/50 mmHg，P 110次/分。触诊子宫柔软，轮廓不清。

思考：（1）该产妇可能的诊断是什么？出血原因最有可能是什么？
（2）目前应立即给予哪些处理与护理措施？

任务一　胎膜早破与脐带脱垂

胎膜在临产前自然破裂，称为胎膜早破（PROM）。妊娠满37周后，发生率约10%；不满37周的发生率为2.0%～3.5%。胎膜早破可能导致早产、脐带脱垂、母体与胎儿的感染率增加。

破膜后，脐带脱出于宫颈口外，降至阴道内甚至外阴者，称脐带脱垂。如胎膜未破，而脐带位于先露前方或一侧时称隐性脐带脱垂或脐带先露（图11-1）。脐带脱垂对胎儿危害极大，因脐带在先露与骨盆壁之间受挤压致脐带内血液循环受阻，胎儿缺氧，可发生严重的胎儿窘迫；如血流完全阻断，胎儿可迅速死亡。

一、病因

1. 前羊水囊内压力不均
如胎位异常、头盆不称、骨盆狭窄、胎先露部未衔接等。
2. 羊膜腔内压力增高
如羊水过多、多胎妊娠、巨大儿。

3. 胎膜脆性增加

生殖道炎症上行感染导致胎膜炎；缺乏微量元素锌和铜、维生素C等可使胎膜脆弱易破。

4. 宫颈病变

宫颈陈旧性裂伤、宫颈内口松弛，对胎膜的支持力减弱。

5. 机械性刺激

妊娠晚期性交、腹外伤等亦能导致胎膜破裂。

二、临床表现

孕妇突感有较多液体自阴道流出，继而少量间断性排出，不能自控。当腹压增加诸如咳嗽、打喷嚏、大笑或负重时，羊水即可流出。破膜后，胎心率突然变慢，脐带脱垂的可能性很大，应立即做阴道检查，如发现宫口外有粗如手指的有搏动的索状物，即为脐带。

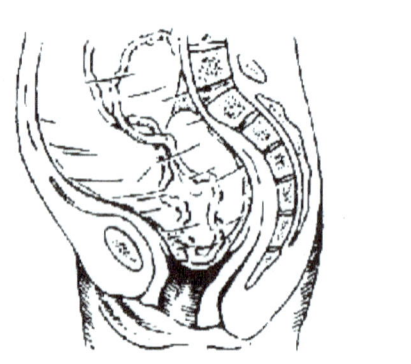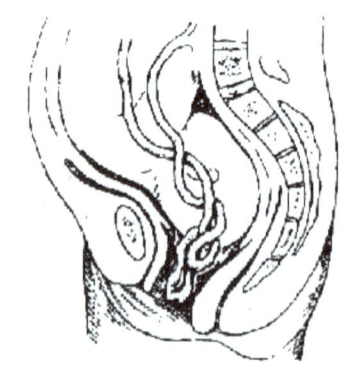

图11-1 脐带脱垂

三、处理原则

根据孕龄、是否临产等具体情况选择处理方案。

1. 期待疗法

孕龄28~35周胎膜早破不伴感染者，根据医嘱预防性使用抗生素，力争延长孕龄。治疗期间绝对卧床，防止感染，有宫缩者应用宫缩抑制剂，促进胎肺成熟，纠正羊水过少，严密监测胎儿宫内安危。

2. 终止妊娠

适用于妊娠35周后或伴有羊膜腔感染者。分娩方式根据具体情况而定。

（1）胎膜未破，发现隐性脐带脱垂时，产妇应卧床休息，取臀高头低位，使先露退出盆腔，减轻脐带受压，且改变体位后，脐带有退回可能。如宫缩良好、先露入盆而胎心率正常，则可待宫口开全后破膜，行阴道助产术助产。否则以剖宫产较为安全。

（2）破膜后发现脐带脱垂，应争分夺秒地进行抢救。根据宫口扩张程度及胎儿情况进行处理，同时做好抢救新生儿的准备工作。

①宫口开全：胎心存在、头盆相称者，应根据不同胎位行阴道助产术助产，争分夺秒终止妊娠。

②宫口未开全：产妇取头低臀高位，从阴道内将胎儿先露部上推，尽快行剖宫产术。

四、护理评估

（一）病史

详尽询问病史，确定破膜时间、孕周、是否存在感染以及破膜后处理情况等。

（二）身体状况

妊娠过程中，有突然发作的清亮液体自阴道流出，继而少量液体间断性排出，或有咳嗽、负重等增加腹压的动作后，流出液体。

（三）心理—社会状况

由于怀孕过程中孕妇突发阴道流液，可能惊慌失措，或焦恐不安，担心会影响孩子及自身的健康，有些孕妇可能开始设想早产会带来种种负性影响，甚至会产生恐惧情绪。

（四）诊断性检查

1. 产科检查

可见清亮液体自阴道流出，肛诊时将胎儿先露部上推可见到流液量增多，则可明确为胎膜早破。如发现宫口外有粗如手指的有搏动的索状物，即为脐带脱垂。

2. 阴道液酸碱度检查

正常阴道液呈酸性，羊水的pH为7.0~7.5。用pH试纸检查，pH≥6.5时视为阳性，胎膜早破的可能性极大。

3. 阴道液涂片检查

阴道液干燥片检查有羊齿状结晶出现，为羊水。

4. 涂片加热法

用吸管吸出宫颈管中液体涂于玻片上，酒精灯加热10分钟，变为白色为羊水，变为褐色为宫颈黏液。

5. 羊膜镜检查

可以直视胎先露部，看不到前羊膜囊，即可确诊为胎膜早破。

6. 胎心监护检查

宫缩时胎心率减慢，间歇时恢复缓慢或不规则，改变体位后，胎心率明显好转，应疑为隐性脐带脱垂。

7. 超声多普勒检查

如在胎头旁侧或先露部找到脐血流声像图，可确定脐带先露、脱垂。

五、可能的护理诊断

（1）有感染的危险：与胎膜破裂后生殖道逆行感染有关。

（2）有胎儿受伤的危险：与脐带脱垂和早产儿不成熟有关。

（3）焦虑：与未知的妊娠结果有关。

六、预期目标

（1）孕妇无感染发生。

（2）胎儿无并发症。

（3）孕妇能够认识胎膜早破的预后，对治疗和护理感到满意。

七、护理措施

（一）严密观察病情

（1）监测并记录胎心率的变化，及时识别并处理脐带脱垂等异常情况。

（2）严密观察羊水的性状、量、颜色等，必要时给予吸氧。

（3）若孕龄达到或超过35周，在破膜12～18小时后尚未临产者，按医嘱采取抗感染治疗的同时尽快终止妊娠。

（二）预防感染

（1）保持外阴清洁，每日两次0.1%苯扎溴铵（新洁尔灭）棉球擦洗会阴。

（2）观察并记录产妇生命体征，以了解有无感染征象。一般破膜后12小时即要给予抗生素治疗，预防感染的发生。

（三）脐带脱垂的预防及护理

1. 预防

嘱患者采取侧卧位或平卧位，垫高臀部，以防脐带脱垂，造成胎儿缺氧或宫内窘迫。

2. 脐带脱垂孕妇的护理

一旦发现脐带脱垂，胎心尚存在；或胎心虽有变异但未完全消失或刚突然消失者，说明胎儿此时尚存活，应在数分钟内尽快结束分娩。根据具体情况按医嘱及时采用胎头吸引术或产钳术，甚至采取剖宫产术终止妊娠。若宫颈未完全扩张，胎心好，无剖宫产条件或其家属不赞成剖宫产者，可试用脐带还纳术。脐带还纳术有多种方法，最常见的是产妇取头低臀高位，用一加大了旁孔的肛管，内置一金属条，将一消毒纱布条轻系于脱垂脐带的下部，然后在肛管旁孔处，以金属条插入棉布条圈内，将肛管送入宫腔底部，使脱出的脐带随肛管重新放入宫腔内，随后先抽出金属条，再抽出肛管，脐带与所系的纱布条留于胎先露部以上（图11-2）。在此过程中，应仔细听胎心音并严密观察脐带是否再次脱出。确定脐带还纳成功后，还应积极按医嘱做好剖宫产或缩宫素引产的准备。因脐带还纳术的成功率不高，术前应向孕妇及其家属做好交代，并取得配合。若胎心音已消失达10分钟及以上者，已确定胎死宫内，立即告诉家属实际情况，然后任其经阴道自然分娩，为避免会阴部裂伤，可行穿颅术。

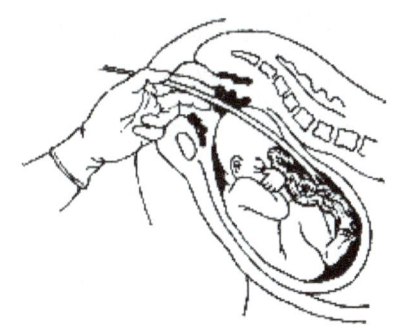

图11-2 脐带还纳术

（四）健康教育

（1）使孕妇了解胎膜早破的有关症状及防治知识。

（2）使孕妇及其家属认识到妊娠期卫生保健的重要性，主动定期接受产前指导，提高预防意识，包括：妊娠后期避免性交、避免负重等机械性刺激以防诱发胎膜早破。宫颈内口松弛者，需卧床休息，并于孕14～16周行宫颈环扎术，进行病因性治疗；告知孕妇及其家属一旦破膜应立即平卧位，垫高臀部，防止发生脐带脱垂，并立即送医院就诊。

（3）积极鼓励其面对现实，提前做好迎接新生儿的准备。

（五）做好孕妇的心理护理

鼓励其积极面对现实，提前做好迎接新生儿的准备。若为早产儿，可以给孕妇提供有关促进早产儿发育生长的方法，缓解其焦虑情绪。

八、结果评价

（1）母儿生命安全，未发生宫腔感染。
（2）孕妇及其家属能面对现实，配合医护的治疗和操作。

（安 洁）

任务二　产后出血

胎儿娩出后24小时内阴道流血量超过500 mL者，称为产后出血（PPH）。产后出血是分娩期的严重并发症，也是导致孕产妇死亡的最重要原因。出血时间较长者可以导致脑垂体缺血性坏死，继发严重的腺垂体功能减退——席汉综合征。产后出血可发生在胎儿娩出后至胎盘娩出前、胎盘娩出至产后2小时、产后2小时至24小时三个时期，但多发生在前两期。

一、病因

（一）子宫收缩乏力

子宫收缩乏力是产后出血最主要的原因，占产后出血总数的70%～80%。

1. 全身因素

产妇精神过度紧张；产程延长造成产妇全身衰竭；临产后过多使用镇静剂或麻醉剂；产妇患有全身急、慢性疾病，身体虚弱等。

2. 局部因素

多胎妊娠、巨大胎儿、羊水过多等引起子宫肌纤维过度伸展；多次分娩、流产、子宫手术史而致子宫肌壁损伤；妊娠高血压疾病或重度贫血致子宫肌层水肿；前置胎盘附着的子宫下段收缩不良；胎盘早剥导致子宫胎盘卒中，或因子宫肌瘤、子宫发育异常等影响子宫收缩。另外，膀胱、直肠充盈也可影响宫缩。

（二）胎盘因素

1. 胎盘剥离不全

多见于宫缩乏力，胎盘未剥离而过早牵拉脐带或挤压子宫，致胎盘部分剥离，剥离面血窦开放，而未剥离部分影响子宫收缩，不能有效地压迫血窦止血导致出血不止。

2. 胎盘滞留

胎盘在胎儿娩出后30分钟尚未排出者称胎盘滞留。宫缩乏力或因膀胱充盈压迫子宫下段，致胎盘虽已全部剥离而滞留于宫腔，影响子宫收缩。

3. 胎盘嵌顿

宫缩剂使用不当或粗暴按摩子宫等，刺激子宫局部产生痉挛性收缩，宫颈内口形成狭窄环，使已全部剥离的胎盘嵌顿于宫腔内，妨碍正常宫缩引起出血。

4. 胎盘粘连或植入

由于子宫内膜炎或人工流产、剖宫产等手术损伤子宫内膜，蜕膜发育不全，均可造成胎盘与宫壁粘连；甚至胎盘绒毛侵入子宫肌层，形成植入性胎盘。完全性粘连或植入者因胎盘未剥离可不出血；但部分性粘连或植入者，因其余部分已剥离，未剥离的胎盘影响宫缩，可引起致命性出血。

5. 胎盘残留

由于挤压子宫、牵拉脐带或胎盘发育异常，常致胎盘、胎膜残留，影响宫缩，可发生大量或持续少量的出血。

（三）软产道损伤

产力过强、产程进展过快、巨大儿、软产道组织弹性差、阴道手术助产操作不当或接产时保护会阴不当，均可造成软产道损伤致出血过多。

（四）凝血功能障碍

包括两类情况：一是妊娠合并凝血功能障碍性疾病，如血小板减少症、再生障碍性贫血、白血病、重症肝炎等；二是妊娠并发症导致凝血功能障碍，如重度子痫前期、重型胎盘早剥、羊水栓塞、死胎滞留过久等影响凝血功能，发生弥散性血管内凝血。

二、临床表现

产后出血的主要临床表现为阴道流血量过多，产妇由于大量失血会出现面色苍白、头晕心慌、出冷汗、脉搏细数、血压下降等继发性失血性休克、贫血及感染的症状与体征。

三、处理原则

针对不同原因迅速止血，补充血容量，纠正休克及防止感染。

1. 子宫收缩乏力性产后出血的处理

促进和加强宫缩是最迅速有效的止血方法，具体方法有按摩子宫、应用宫缩剂、填塞宫腔、结扎盆腔有关血管、髂内动脉栓塞术及切除子宫等。

2. 软产道损伤性产后出血的处理

准确及时找到裂伤或损伤部位，进行针对性的修补、缝合可有效达到止血目的。

3. 胎盘因素导致产后出血的处理

准确及时做出胎盘因素的临床判断，并进行相应的处理，必要时行手取胎盘术。

4. 凝血功能障碍引起出血的处理

孕前全身凝血功能障碍为妊娠的禁忌证，妊娠早期尽早终止妊娠，妊娠中晚期应积极治疗，去除病因以尽可能减少产后出血。

四、护理评估

（一）病史

护士除收集一般病史外，尤其要注意收集与诱发产后出血有关的病史，如孕前患有出血性疾病，多次人工流产史及产后出血史，妊娠合并高血压、胎盘早剥、多胎妊娠、羊水过多等病史，难产、产程延长或助产操作不当等情况。

（二）身体状况

发生阴道大出血时，产妇往往表现为面色苍白、出冷汗、脉细数、血压下降等，很快进入休克状态。尤其是子宫出血潴留于宫腔及阴道内时，产妇可表现为寒战、懒言、表情淡漠、呼吸短促，甚至烦躁不安，很快转入昏迷状态。软产道存在血肿的产妇会感到肛门坠胀、局部疼痛。护士应对产妇的出血量做出估计，其中观察子宫复旧情况是评估的主要内容。

（三）心理—社会状况

遇到产后出血情况，产妇及其家属往往表现得惊慌失措，束手无策，异常恐惧，担心产妇的生命安全。

（四）诊断性检查

1. 评估产后出血量

注意观察阴道出血是否凝固，同时估计出血量。临床上常用有刻度的器皿收集阴道出血，可简便准确地估计出血量。也可采用面积估计法，一般以血染两层5 cm×5 cm的纱布估计出血量为2 mL，10 cm×10 cm的二层纱布估计为5 mL，15 cm×15 cm的二层纱布估计为10 mL。同时也可采用称重法，把使用前后的纱布、卫生巾等称重，用其差值除以1.05（血液比重）即为实际出血量。

2. 腹部检查

子宫收缩乏力性出血及胎盘因素所致出血者，子宫轮廓不清，摸不到宫底，按摩后子宫收缩变硬，停止按摩又变软。血液、胎盘滞留于宫内者，宫底可升高，按摩子宫可使胎盘和血液排出。软产道裂伤、凝血功能障碍所致的出血，腹部检查宫缩较好，轮廓较清晰。

3. 软产道检查

检查宫颈、阴道穹窿处有无裂伤、血肿，并对会阴裂伤进行分度，必要时肛查，了解血肿及裂伤程度。

知识链接

软产道损伤程度

检查软产道损伤涉及的组织层次，分为3度（图11-3）。

Ⅰ度：指会阴皮肤及阴道入口黏膜撕裂，未达肌层，一般出血不多。

Ⅱ度：指裂伤已达会阴体肌层，累及阴道后壁黏膜，裂伤多不规则，出血较多。

Ⅲ度：指肛门外括约肌已断裂，甚至阴道直肠隔及部分直肠前壁有裂伤。

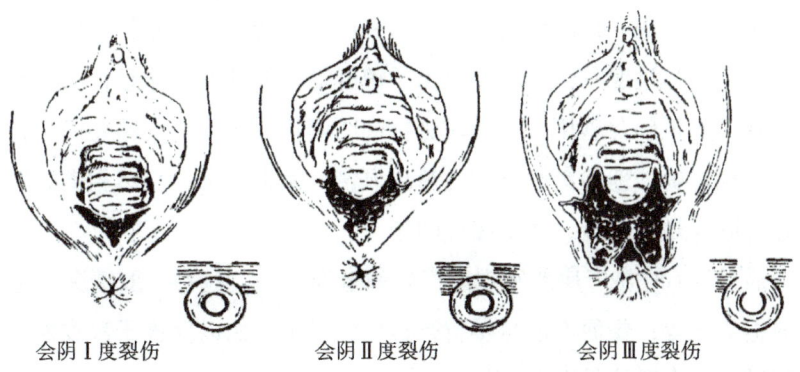

图11-3　会阴裂伤分度

4. 胎盘检查

仔细核实胎盘、胎膜的完整性，检查胎盘边缘有无中断的血管，表面有无陈旧血块沉积，胎膜破口距胎盘边缘的距离等。

5. 实验室检查

了解产妇的出凝血时间、凝血酶原时间及纤维蛋白原测定等结果。

五、可能的护理诊断

（1）潜在并发症：出血性休克。
（2）恐惧：与阴道大量出血出现生命威胁有关。
（3）有感染的危险：与手术操作、出血、全身抵抗力下降等有关。

六、预期目标

（1）产妇的血容量于实施抢救方案24小时内得到恢复，生命体征平稳。
（2）产妇及其家属能较好地面对现实。
（3）出院前，产妇体温正常、白细胞总数和中性粒细胞分类正常。

七、护理措施

（一）预防产后出血

（1）指导孕妇按时做好孕期保健，及时治疗可能诱发出血的妊娠合并症与并发症。
（2）有产后出血可能的孕妇，应在临产后为其做好输液、备血和急救用药等准备。
（3）正确处理产程，预防产后出血。第一产程应防止产程延长，保证产妇休息和有足够的能量，避免精神过度紧张，必要时给予镇静剂以保证产妇休息；第二产程严格遵从无菌技术，指导产妇正确合理用力，适时进行会阴侧切，正确协助胎儿娩出，必要时给予宫缩剂；第三产程正确处理胎盘娩出和测量出血量，胎盘必须在自然剥离后协助娩出，并仔细检查胎盘、胎膜是否完整，做出相应的处理。
（4）产后2个小时在产房严密观察产妇的全面状况，包括一般情况、生命体征、出血量、子宫收缩情况等；督促产妇尽早自行排尿；尽早开奶以促进子宫收缩；对于可能发生出血的产妇做好输血和抢救准备。

（二）止血、纠正失血性休克、控制感染

根据造成产后出血的不同原因进行针对性的止血，同时纠正休克并控制感染。

1. 子宫收缩乏力性产后出血者的护理

宫缩乏力所造成的产后出血一般可通过使用宫缩剂、按摩子宫、宫腔内填塞纱布或结扎相关血管以达到止血目的。

（1）宫缩剂的使用：对于子宫收缩乏力者，临床首选肌注缩宫素 10~20 U 或麦角新碱 0.2~0.4 mg，或静脉滴注缩宫素。

（2）按摩子宫：

第一种方法：最常用的方法是以一手满掌握住宫底部，即拇指置于子宫前壁，其余四指并拢后握住子宫后壁（图11-4），均匀而有节律地按摩子宫，以促使子宫收缩，从而达到止血的目的。

第二种方法：该方法又称为双手按摩子宫法，即一手于产妇耻骨联合上缘按压下腹中部，将子宫向上托起，使其高出盆腔，另一手握住宫体，在子宫底部进行有节律的按摩（图11-5），同时间断地挤压子宫，促使积存于宫腔的血液及时排出。

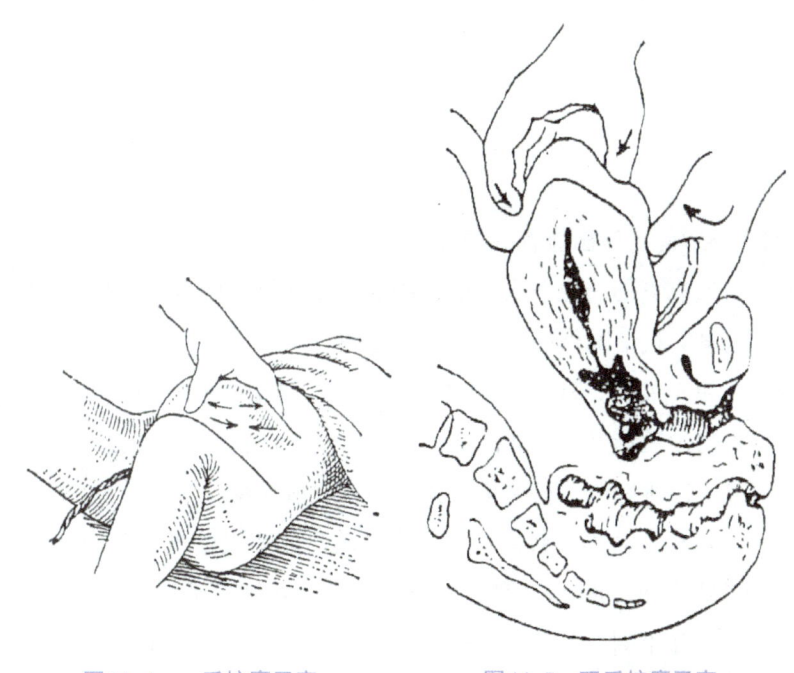

图11-4　一手按摩子宫　　图11-5　双手按摩子宫

第三种方法：一手在子宫体部按摩子宫后壁，另一手握拳置于阴道前穹窿挤压子宫前壁（图11-6），两手相对挤压子宫并做按摩，不仅可刺激子宫收缩，还可压迫子宫内血窦以减少出血。

（3）填塞宫腔：应用无菌纱布条填塞宫腔，具有明显的止血作用。适用于子宫全部松

弛无力，虽经按摩及宫缩剂等处理无效者。具体方法为：术者一手在腹部固定宫底，另一手持卵圆钳将无菌纱布送入宫腔（或用手），自宫底由里向外进行填塞（图11-7）。一般填塞时间为24小时。纱布取出前应肌注缩宫素，取出后注意观察生命体征、宫高及出血情况。由于产妇此时抵抗力较低，填塞纱布可增加感染机会，故该方法只有在缺乏血液的情况下方可使用，一般不提倡使用。

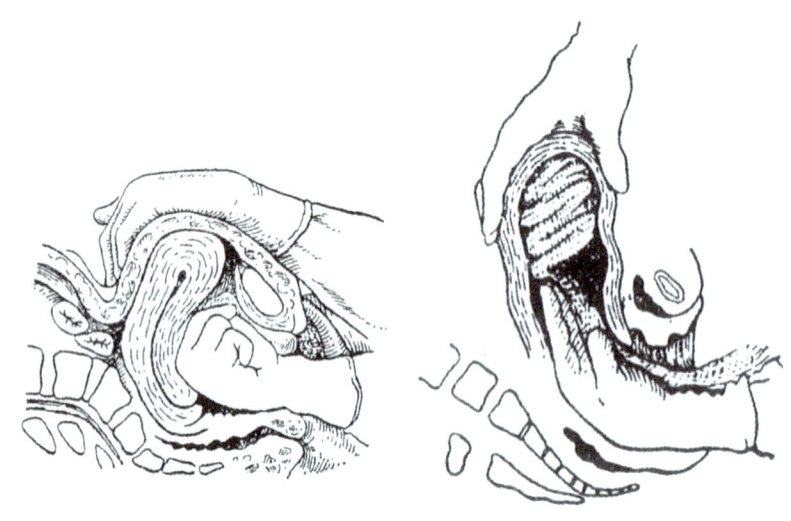

图11-6　腹部阴道双手按摩子宫　　图11-7　宫腔内填塞纱条

（4）结扎盆腔血管止血：主要适用于子宫收缩乏力、前置胎盘等所致的严重产后出血者。

2. 胎盘因素导致的产后出血者的护理

在确保胎盘自然剥离的情况下及时取出胎盘，仔细检查胎盘、胎膜是否完整，必要时做好刮宫准备和处理。视情况做好手取胎盘的处理。

（1）胎盘已从宫壁剥离，滞留宫腔者：先导尿，排空膀胱，一只手按摩并轻压宫底，另一只手轻拉脐带协助胎盘娩出；或注射宫缩剂促使子宫收缩，娩出胎盘。

（2）胎盘嵌顿：乙醚麻醉，松解子宫狭窄环，取出胎盘。

（3）胎盘剥离不全、粘连、残留：徒手剥离胎盘或取出胎盘（图11-8）（详见项目十三任务五）；用手难以取出的残留胎盘、胎膜，可用大号刮匙刮出。

（4）胎盘植入：徒手剥离胎盘时发现胎盘与宫壁关系紧密，分界不清，难以剥离，考虑为胎盘植入，应立即停止剥离。若出血不多，需保留子宫者，可保守治疗，遵医嘱用甲氨蝶呤治疗。若出血多考虑行子宫切除术，做好手术前、后的护理。

3. 软产道裂伤所致的产后出血者的护理

最有效的止血措施是准确找到裂伤部位并进行修复缝合。对于血肿引起的出血应切开引流并缝合止血。必要时给予补充血容量。

4. 凝血功能障碍性产后出血者的护理

应针对病因治疗，如血小板减少症、再生障碍性贫血等患者应遵医嘱输新鲜血或成分输血等，如发生弥散性血管内凝血应遵医嘱补充凝血因子，应用抗凝、抗纤溶剂等。

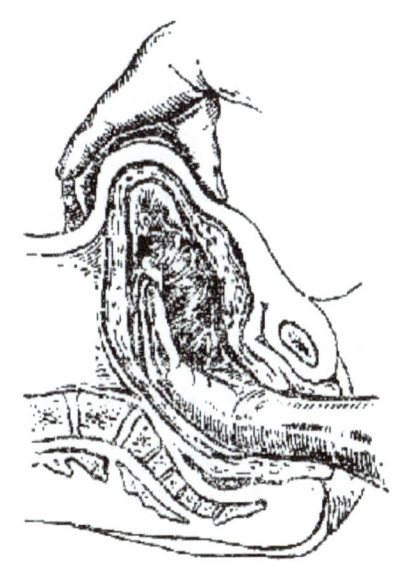

图11-8 手取胎盘示意图

5. 失血性休克者的护理

密切观察病情，及早发现休克征象并进行相应的预防性处理；一旦出现休克，保持环境安静，保持平卧位、吸氧、保暖；开通静脉通路、输血输液以补充血容量；严密观察患者意识状态、皮肤颜色及生命体征；观察子宫收缩及阴道出血情况并进行准确记录；遵医嘱给予抗感染治疗。

（三）心理护理及健康教育

大量失血后的产妇，由于其自理能力较差，护理人员应主动给予关爱和关心。为该类患者提供出院指导尤为重要，指导产妇及其家属制订产后康复计划，加强营养，适当活动；教会产妇及其家属观察子宫复旧和恶露的方法，以便及时发现异常，尽快到医院就诊。部分产妇分娩24小时后，在产褥期发生子宫大量出血，称为晚期产后出血，多于产后1～2周内发生，也有迟至产后6周发病者（详见项目十二任务二）。告知产妇出院后一旦出现阴道出血多需及时就诊，以免导致严重后果。产褥期禁止盆浴、禁止性生活。

八、结果评价

（1）产妇未出现出血性休克，生命体征及相关实验室检查项目正常。

（2）产妇及其家属能面对现实。

（安 洁）

任务三　子宫破裂

妊娠晚期或分娩期子宫体部或下段发生破裂称子宫破裂，为产科严重并发症之一，是孕产妇及围生儿死亡的重要原因。多发生于经产妇，尤其是多产妇。近年来由于大力推行计划生育和加强妇女保健，子宫破裂的发生率已明显下降。

根据子宫破裂发生的原因、时间、部位、程度分为自然破裂和损伤性破裂；妊娠期破裂和分娩期破裂；子宫体部破裂和下段破裂；完全性破裂和不完全性破裂。完全性破裂指子宫内膜、肌层及浆膜层全层断裂，宫腔与腹腔相通。不完全性破裂指子宫肌层全层或部分断裂，浆膜层保持完整，宫腔与腹腔不相通。

一、病因

1. 胎先露下降受阻

常因骨盆狭窄、胎位不正、头盆不称等引起。子宫上部肌层为克服产道的阻力而强烈收缩，使子宫下段超限度拉长变薄，导致子宫破裂。

2. 子宫本身病变

由于子宫瘢痕或子宫壁的病变，可在妊娠晚期或临产时发生子宫自然破裂。另外，子宫本身发育不良，或各种原因引起的感染，导致子宫肌纤维变性，影响肌纤维的伸展性，也可发生子宫破裂。

3. 手术损伤或创伤

内倒转术、产钳术、臀位牵引术等阴道助产时，操作者动作粗暴，不符合操作规程，均可造成子宫破裂。外伤也可导致子宫破裂，但发生率低。

4. 子宫收缩剂使用不当

未严格掌握缩宫素的使用指征、用法和用量，也未认真做好产程观察，可导致子宫的强直性收缩，当胎先露下降受阻时，也可发生子宫破裂。

二、临床表现

子宫破裂大多发生在临产时，常因分娩梗阻引起，破裂部位多在子宫下段。妊娠期破裂少见，多因子宫有瘢痕或畸形存在，破裂部位常在子宫体部。根据其发生及发展特点，将子宫破裂分为先兆子宫破裂和子宫破裂两个阶段。

1. 先兆子宫破裂

产程延长，宫缩过强过频，而胎先露不下降。表现为产妇烦躁不安，下腹剧痛难忍，拒按；面色潮红，呼吸急促，脉搏加快。两侧圆韧带极度紧张，可明显触及并伴随压痛。由于胎先露压迫膀胱，可有尿潴留，导尿时可见血尿。腹部检查：子宫压痛明显，子宫上下段交界处可见环状凹陷，此凹陷会逐渐上升达脐平或脐上，称病理性缩复环（图11-9），由于宫缩过强过频，胎盘血循环受阻致胎儿缺氧，胎动频繁，胎心率加快或减慢，甚至听不清。子宫病理缩复环、下腹部压痛、胎心率异常及血尿是先兆子宫破裂四大特征。

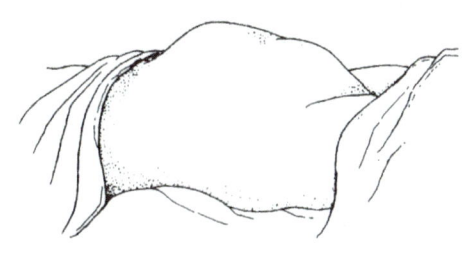

图11-9 先兆子宫破裂病理缩复环

2. 子宫破裂

根据破裂程度分为完全性破裂和不完全性破裂。

（1）不完全性破裂：指子宫肌层全部或者部分破裂，但浆膜层完整，宫腔与腹腔不相通，胎儿及其附属物仍然在宫腔内。检查时在子宫不全破裂处有明显压痛。

（2）完全性破裂：指宫壁全层破裂，宫腔与腹腔相通。子宫破裂时，产妇会突感腹部如撕裂样剧痛，此后腹痛减轻或者缓解，宫缩停止；但不久腹痛又呈现持续性，患者面色苍白，出冷汗，呼吸表浅且急促，脉搏细数，血压下降，很快进入休克状态。检查时可出现腹膜刺激征，在腹壁下可以清楚地触及胎儿的肢体，胎心音消失，阴道可有鲜血流出，量可多可少。阴道检查发现拨露或下降的胎儿先露部消失，已经扩张的宫口可回缩。

三、处理原则

先兆子宫破裂时应立即采取有效措施抑制子宫收缩，注射镇静剂或给予麻醉剂，同时迅速做好剖宫产的准备，尽快结束分娩。子宫破裂阶段，应在积极纠正休克的同时，无论胎儿是否存活，迅速进行剖腹探查术。术中及术后根据医嘱给予抗生素控制感染。

四、护理评估

1. 病史

主要收集与子宫破裂相关的既往史和现病史，如剖宫产史、此次妊娠是否有头盆不称或胎位不正、分娩期是否滥用缩宫素。

2. 身体状况

主要评估产妇的临床表现及情绪变化。评估产妇宫缩的特点、持续时间、间歇时间、宫缩程度、腹部疼痛状况、产妇排尿情况、有无病理性缩复环、胎心变化情况、胎动状况等，识别先兆子宫破裂或子宫破裂的临床症状与体征。

3. 心理—社会状况

该类患者常显得烦躁不安，疼痛难忍，出现恐惧、焦虑的心理。患者或者家属担心母儿健康，盼望尽早结束分娩。

4. 诊断性检查

（1）腹部检查及肛查：可以发现先兆子宫破裂的征兆或子宫破裂的体征，包括胎位、胎动、胎心的变化，以及患者血压的变化等；肛查时注意是否有宫口的回缩、下降中胎先露的消失等。

（2）实验室检查：血常规可见血红蛋白值下降、白细胞计数增加等；尿常规检查可见红细胞或肉眼血尿。

五、可能的护理诊断

（1）疼痛：与强直子宫收缩、病理性缩复环或者子宫破裂及腹膜刺激有关。

（2）组织灌注量不足：与子宫破裂后大量出血有关。

（3）预感性悲哀：与子宫破裂及胎儿死亡有关。

六、预期目标

（1）孕妇能陈述与子宫破裂有关的高危因素。

（2）孕妇在分娩过程中能与医护配合。

（3）孕妇及家属能表达恐惧、悲哀的情绪，并能面对现实。

七、护理措施

1. 预防子宫破裂

（1）建立健全三级保健网，宣传孕妇保健知识，做到三早。防止生育过多、刮宫过多、有剖宫产史及子宫肌瘤剜除者，至少避孕2年再孕。

（2）加强产前检查，及时纠正胎位不正，有难产史及剖宫产史、估计分娩有困难者，存在子宫破裂相关因素的人群应提前2周住院，根据病情选择分娩方式。

（3）对于缩宫素类药物的使用应严格掌握适应证及禁忌证，胎儿未娩出前严禁肌内注射，静脉滴注时必须有专人观察。

（4）正确掌握产科手术指征及方法，手术助产应掌握适应证与条件，宫口未开全不得进行；剖宫产术尽可能采用下段式；内倒转术或毁胎术后应探查宫腔，及时发现破裂，进行相应处理。

2. 一般护理

指导产妇注意饮食营养，及时纠正贫血，多吃富含铁剂、蛋白质、维生素的食物，如瘦肉、猪肝、绿色蔬菜、水果等。因胎儿死亡影响睡眠者，应在临睡前给予镇静剂。指导产妇定时排尿，保持外阴清洁。对于胎儿已死亡者，指导并协助产妇退乳。

3. 病情观察

严密观察生命体征、液体出入量；密切观察产程进展，及早发现病理性缩复环，及时处理；行试产的产妇，试产时间不宜过长，发现异常及时汇报医生。

4. 治疗护理

（1）先兆子宫破裂：协助医生采取措施抑制宫缩，同时应尽快做好剖宫产术前准备。协助医生做好家属的病情交代，并获得家属签字同意手术的协议书。

（2）子宫破裂：迅速通知医生并给予保暖、给氧，同时做好术前准备，术前、术中按医嘱应用抗生素。立即开通静脉通路，给予输血、输液，短时间内补充血容量。并根据实验室检查评估血容量以指导护理方案。

5. 心理护理

（1）对产妇及其家属介绍有关子宫破裂的治疗方案和护理计划以及对再次妊娠的影响。

（2）对胎儿已死亡的产妇，倾听其内心感受，许可产妇有悲伤的情绪，甚至哭泣，帮助产妇及其家属渡过悲伤阶段。

（3）尽可能为产妇及其家属提供良好的环境，给予生活等各个方面的护理，鼓励其进食以更好地恢复体力。

6. 健康指导

指导产妇及其家属制订产后康复计划。对行剖宫产术或子宫修补术的产妇，如无子女应指导其避孕2年后再怀孕。

八、结果评价

（1）孕（产）妇积极配合产程中医护的治疗和操作，生命体征平稳，体温正常。

（2）孕（产）妇及其家属能面对现实，能谈论与孩子有关的话题。

（安 洁）

任务四　羊水栓塞

羊水栓塞是在分娩过程中羊水进入母体血液循环引起肺栓塞、休克和弥散性血管内凝血（DIC）、肾衰竭或猝死等一系列严重症状的综合征。它是严重的分娩并发症，足月分娩产妇死亡率高达70%～80%，也可发生在引产及钳刮术中，但病情较缓和，极少死亡。近年研究认为，羊水栓塞的核心问题是过敏反应。

一、病因

（一）子宫血窦开放

羊水经宫颈黏膜静脉、胎盘附着处的静脉窦进入母体血液循环；在宫颈撕裂、子宫破裂、前置胎盘、胎盘早剥或剖宫产术中，羊水也易通过病理性开放的子宫血窦进入母体血液循环。

（二）宫腔内压增高

羊水还能在胎膜早破或破膜后进入子宫壁与胎膜之间，宫缩时宫腔内压增高，羊水通过子宫壁静脉进入母体循环。

总之，高龄产妇、多产妇、宫缩过强、急产等均是羊水栓塞的好发因素。胎膜早破、前置胎盘、胎盘早剥、子宫破裂、剖宫产术是发生羊水栓塞的诱因。

二、病理生理

羊水一旦进入母体血液循环，可引起机体的变态反应、肺动脉高压和凝血功能障碍等，使机体发生一系列病理生理变化（图11-10）。

1. 过敏性休克

羊水中有形成分作为致敏原，进入母体血循环立即引起Ⅰ型变态反应，导致过敏性休克，血压骤降甚至消失。

2. 肺动脉高压

羊水内有形成分进入肺循环阻塞肺小血管，并反射性兴奋迷走神经，使肺小血管痉挛加重，导致肺动脉高压；肺动脉高压可引起急性右心衰竭，继而呼吸、循环功能衰竭。

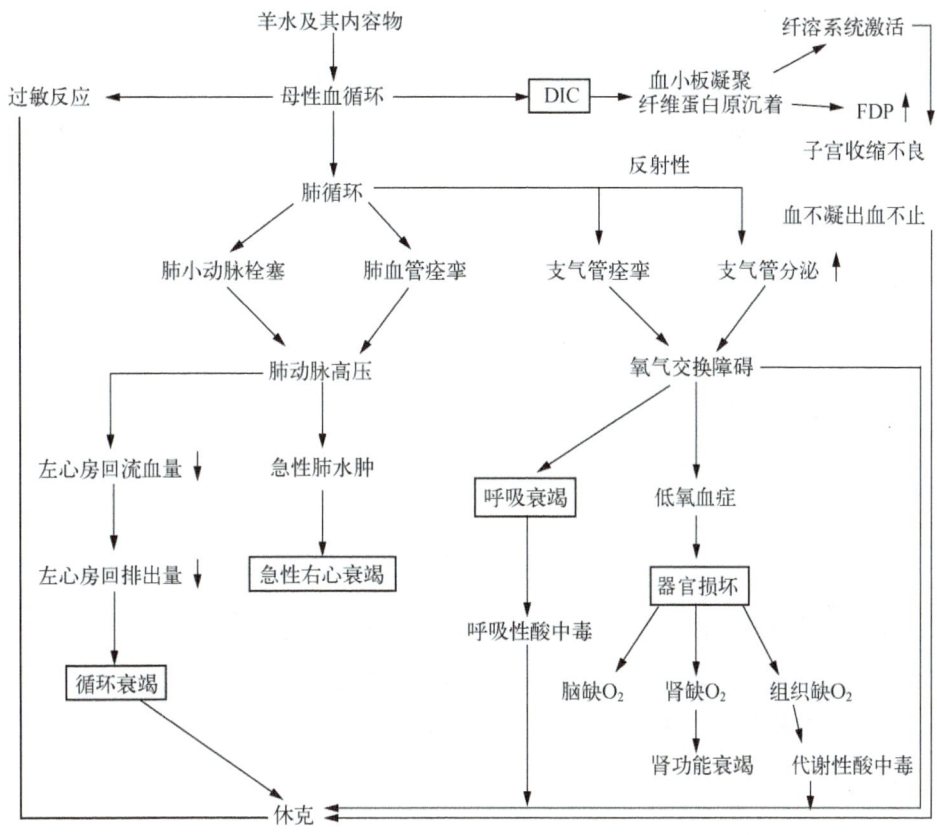

图11-10 羊水栓塞病理生理

3. 弥散性血管内凝血

妊娠期母血呈高凝状态,羊水中含大量促凝物质使血管内形成广泛微血栓,消耗大量凝血因子及纤维蛋白原,使血液呈低凝状态,致使DIC发生;另外,羊水中也含有激活纤溶系统的物质,因而使纤溶亢进,最终导致全身性出血及失血性休克。

4. 急性肾衰竭

由于循环功能衰竭引起肾缺血及DIC前期形成的血栓堵塞肾内小血管,引起肾缺血、缺氧,导致肾脏器质性损害。

三、临床表现

羊水栓塞临床发生和发展过程可以分为3个阶段。

1. 第一阶段

休克:由于肺动脉高压而导致的心力衰竭、急性循环呼吸衰竭及变态反应最终均可引起休克,常常发生于分娩过程的第一产程末、第二产程宫缩较强时,有时也可发生于胎儿娩出后短时间内。患者往往以烦躁不安、寒战、气急、恶心、呕吐等作为先兆症状,继而出现呛咳、呼吸困难、发绀、肺底部出现湿啰音、心率加快、面色苍白、四肢厥冷、血压下降等。严重者发病急骤，甚至没有先兆，仅惊叫一声或打一哈欠，血压便迅速下降或消失，产妇多于数分钟内迅速死亡。

2. 第二阶段

DIC引起的出血：患者经过第一阶段，继而发生难以控制的全身广泛性出血，阴道大量出血不止、切口渗血不凝、全身皮肤黏膜出血，甚至出现消化道大出血。

3. 第三阶段

急性肾衰竭：羊水栓塞后期患者出现少尿、无尿和尿毒症的表现。

以上3个阶段没有明显的界线，有时会混合出现。

四、处理原则

关键在于早期发现，根据患者各个阶段的主要问题，迅速抢救生命。

（1）纠正呼吸功能衰竭：加压给氧气，必要时行气管插管或气管切开，同时遵医嘱给予阿托品或氨茶碱等药物静脉滴注，以解除气管痉挛。

（2）抗过敏：及早大剂量使用肾上腺皮质激素如氢化可的松等。

（3）抗休克：纠正缺氧后，还要进行强心治疗，并及时补充血容量。可遵医嘱首选低分子右旋糖酐静脉滴注，24小时内输入500～1000 mL，同时用5%碳酸氢钠纠正酸中毒。

（4）积极纠正DIC及继发性纤溶、预防感染。

（5）产科处理：原则上待病情好转后，迅速结束分娩，阻断羊水再进入母体血循环。于第一产程发病者，如不能很快结束分娩，可以考虑行剖宫产术。第二产程发病者，可根据情况采取阴道助产。对一些无法控制的子宫出血可考虑同时行子宫切除术。

五、护理评估

（一）病史

评估与发生羊水栓塞有关的各种因素，如人工破膜史或胎膜早破史；前置胎盘或胎盘早剥史；宫缩过强等病史。

（二）身体状况

在强烈阵痛后产妇突然出现呼吸困难、面色青紫或苍白、四肢湿冷、咳血性泡沫样痰，并迅速出现心率加快、心律失常、血压下降等循环衰竭表现，很快进入休克状态，还表现有阴道出血不凝及全身黏膜出血,继而出现少尿或无尿。

(三)心理—社会状况

家属对目前的现象感到困惑不解,感到异常紧张和恐惧,一方面请求医护人员抢救产妇生命,另一方面还会处于自责或随意指责他人状态。

(四)诊断性检查

(1)全身检查:全身皮肤黏膜有出血点及瘀斑,肺部听诊有湿啰音。X线可见双肺弥漫性点片状浸润影,伴右心扩大及轻度肺不张。

(2)实验室检查:痰液涂片可查到羊水内容物、DIC各项血液检查阳性等。

 知识链接

DIC的诊断试验

三项筛选试验全部异常,即血小板计数在$150×10^9$/L以下;凝血酶原时间>15秒;纤维蛋白原在1.6 g/L以下,即可做出弥漫性血管内凝血的诊断。如只有两项异常,应再做一项纤溶试验,如有异常,方可确诊,见表11-1。

表11-1 DIC的诊断试验

	测定项目	正常值	诊断DIC异常值	DIC时平均值
筛选试验	血小板(万/m³)	25±5	<15	5.2
	凝血酶原时间(秒)	12±1	>15	18
	纤维蛋白原(毫克%)	230±35	<160	137
纤溶确诊试验	凝血酶时间(秒)	20±1.6	>25	27
	Fi试验	<1:8	>1:16	1:22
	优球蛋白溶解时间(分)	>120	<120	
	血浆鱼精蛋白副凝试验(3P)	阴性	阳性	

六、可能的护理诊断

(1)气体交换受损:与肺动脉高压有关。

(2)组织灌注量不足:与弥散性血管内凝血及失血有关。

(3)有胎儿窘迫的危险:与羊水栓塞母体循环受损有关。

(4）恐惧：与发病急、危及产妇生命有关。

七、预期目标

（1）产妇呼吸困难症状得到及时发现和处理。
（2）产妇能维持体液的平衡状态。
（3）产妇能陈述自身感受，舒适感增加。

八、护理措施

（一）预防

指导孕妇按时做好产前检查，及时发现可能导致栓塞的并发症，并给予积极处理。正确掌握缩宫素的使用指征，防止宫缩过强。严格掌握破膜时间，人工破膜宜在宫缩的间歇期，破口要小并注意控制羊水的流出速度。中期引产者，羊膜穿刺次数不应超过3次，钳刮时应先刺破胎膜，使羊水流出后，再夹出胎块。

（二）严密观察生命体征及产程

监测产妇的生命体征，及时测量出血量，并观察凝血功能、尿量等。尊重产妇的主诉，及时辨认羊水栓塞的症状和体征，发现异常立即报告医生并做好抢救准备。若子宫出血不止，及早做好子宫切除的术前准备。

（三）治疗配合

1. 解除肺动脉高压，改善低氧血症
（1）患者取半卧位，加压给氧。
（2）使用解痉药，缓解肺动脉高压。
2. 抗过敏、抗休克
（1）及早使用大剂量糖皮质激素抗过敏。
（2）用低分子右旋糖酐、新鲜血液补足血容量，如血压仍不回升，可用多巴胺静脉滴注，根据血压调节滴速。
（3）用毒毛旋花子甙 K 0.25 mg 加入葡萄糖液体中纠正心力衰竭。
（4）纠正酸中毒。
3. 防治DIC及肾衰竭
尽早应用肝素及补充凝血因子是控制DIC的关键。密切关注尿量，血容量补足后若仍旧少尿，遵医嘱给予利尿剂。

4. 预防感染

应选用对肾脏毒性较小的广谱抗生素预防感染。

（四）配合产科处理

原则上应在产妇呼吸、循环功能得到明显改善，并已纠正凝血功能障碍后进行。协助医生做好手术准备，加强基础护理和病情的监测，尽量减轻产妇的痛苦。

（五）心理护理

产妇在短期内出现严重栓塞症状，家属对此毫无心理准备，无法接受，感到愤怒，甚至出现过激行为。允许家属表达愤怒，对他们的问题及时解答，提供相应情感支持。患者神志清醒时，应给予鼓励，使其增强治愈的信心。

（六）健康指导

对出院患者讲解保健知识，增加营养。产后42天检查时，应做尿常规及凝血功能检查，指导其采用合适的避孕方法，待身体康复后再次妊娠。

九、结果评价

（1）产妇维持体液平衡状态，呼吸困难症状得到改善。

（2）产妇生命体征恢复平稳。

项目小结

本项目主要叙述了胎膜早破、脐带脱垂、产后出血、子宫破裂、羊水栓塞的定义、病因、临床表现和处理原则及护理评估和护理措施等内容。通过学习，要求同学们能够解释下列名词：胎膜早破、脐带脱垂、子宫破裂、产后出血、羊水栓塞，能够描述导致分娩期常见并发症的原因、临床表现、处理原则，简述羊水栓塞的病理生理过程，能够列举预防分娩期并发症的主要措施，能够对有分娩期常见并发症的妇女提供整体护理，逐步树立"时间就是生命"的严谨工作态度，关心体贴孕产妇。

（安 洁）

项目十二 异常产褥患者的护理

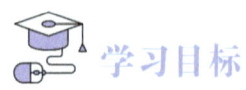 学习目标

知识目标

1. 掌握：产褥感染、晚期产后出血、产后抑郁症的概念，产褥感染、晚期产后出血的护理措施。
2. 熟悉：产褥感染、晚期产后出血的病因及处理原则。
3. 了解：产褥感染、晚期产后出血、产后抑郁症患者的临床表现、预期目标。

技能目标

1. 学会对产褥感染、晚期产后出血患者实施整体护理的技能。
2. 培养良好的职业道德和素养，能与患者进行有效沟通交流，服务耐心细微。

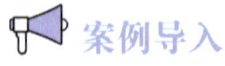 案例导入

案例：产妇，36岁。初产妇，贫血，胎膜早破，胎心128次/分，产钳助产分娩，检查胎盘发现少量胎膜残留。于产后10天高热，体检：下腹明显压痛、反跳痛、肌紧张，妇科检查：子宫压痛明显，复旧不良，宫旁左侧结缔组织增厚、压痛。辅助检查：白细胞持续增高，其中中性粒细胞增高明显。

思考：（1）该患者可能的诊断是什么？

（2）该患者应采取哪些护理措施？

任务一　产褥感染

产褥感染指分娩时及产褥期生殖道受病原体侵袭，引起局部或全身的感染。发病率约为6%，是临床上常见的产妇死亡原因之一。产褥病率指分娩24小时以后的10日内，用口表每日测量体温4次，有2次体温达到或超过38 ℃。引起产褥病率的主要原因是产褥感染，其次还包括泌尿系感染、上呼吸道感染、乳腺感染等生殖道以外的感染。

一、病因

（一）诱因

正常女性阴道对外界病原体入侵有一定的防御能力，阴道的自净作用及羊水中含有的抗菌物质，使得产妇妊娠和正常分娩过程中感染的机会通常较小。只有在机体免疫力低下时，才会成为感染的诱因，如产妇体质虚弱、营养不良、伴有贫血、胎膜早破、产科手术、产程延长、胎盘残留、产道损伤、产后出血等。

（二）病原体种类

正常女性阴道内含有大量的机会致病菌，以厌氧菌占优势，当机体抵抗力下降时，将会发生感染。常见的病原体有：需氧性链球菌、大肠杆菌、金黄色葡萄球菌、革兰阳性球菌、产气荚膜杆菌、支原体、衣原体等。其中大肠杆菌多见，溶血性链球菌致病性最强，常发生几种病原体的混合感染。

（三）感染途径

（1）外源性感染：可通过污染的衣物、用具、物品或医源性消毒不严引起。
（2）内源性感染：多由机体抵抗力下降，机会致病菌大量繁殖引起。

二、临床表现

发热、疼痛、异常恶露，是产褥感染三大临床主要症状。根据感染部位、程度、扩散范围的不同，产褥感染可分为以下几种类型。

1. 急性外阴、阴道及宫颈炎

由于分娩时会阴部损伤或手术导致的感染，病原体以葡萄球菌和大肠杆菌为主，表现为会阴部疼痛、坐位困难，局部伤口红肿、硬结、压痛明显，有脓性分泌物流出，甚者伤口裂开；严重时可出现低热。阴道裂伤感染表现为黏膜充血、水肿、溃疡、有大量脓性分泌物。若感染部位较深时，可引发阴道旁结缔组织炎。宫颈裂伤感染一般不易被早期发现，可向深部蔓延达宫旁组织，引发盆腔结缔组织炎。

2. 子宫感染

包括急性子宫内膜炎、子宫肌炎。病原体经胎盘剥离面侵入扩散到子宫蜕膜层，称子宫内膜炎，内膜充血、坏死，阴道内流出大量脓性分泌物，并有臭味。感染侵及子宫肌层称子宫肌炎，腹痛，恶露增多，子宫明显压痛，复旧不良，可伴有高热、寒战、头痛，白细胞计数明显增高等全身感染症状。两者常伴发。

3. 急性盆腔结缔组织炎、急性输卵管炎

病原体经宫旁淋巴或血行扩散至宫旁组织，引发盆腔结缔组织炎，出现急性炎性反应而形成炎性包块，波及输卵管时可引起急性输卵管炎。患者出现持续高热、寒战、头痛等全身不适，下腹部疼痛伴肛门坠胀，子宫复旧不良，下腹明显压痛、反跳痛、肌紧张。严重者炎症波及整个盆腔形成"冰冻骨盆"。

4. 急性盆腔腹膜炎及弥漫性腹膜炎

炎症进一步扩散至子宫浆膜，形成盆腔腹膜炎，继而发展成弥漫性腹膜炎。患者全身中毒症状明显，高热、寒战，全腹剧痛伴恶心、呕吐、腹胀，下腹部明显压痛、反跳痛、腹肌紧张。

5. 血栓性静脉炎

常见病原体为厌氧菌。病变单侧居多，产后1～2周多见，患者表现为寒战、高热，反复发作或持续数周，局部表现与盆腔结缔组织炎类似。临床有盆腔血栓性静脉炎与下肢血栓性静脉炎两类。下肢血栓性静脉炎，病变多在股静脉、腘静脉及大隐静脉，患者表现为弛张热，下肢持续性疼痛、水肿，皮肤发白，习称"股白肿"；局部静脉压痛或触及硬索状物。小腿深静脉栓塞时可出现腓肠肌及足底疼痛与压痛，彩色多普勒超声检查可协助诊断。

6. 脓毒血症及败血症

感染血栓脱落进入血液循环可引起脓毒血症，出现肺、脑、肾脓肿。若病原体大量进入血循环并繁殖形成败血症可危及生命。

三、处理原则

1. 支持疗法

加强营养，增强全身抵抗力，纠正贫血和水、电解质紊乱，补充蛋白质和足够维生素。

2. 局部病灶处理

及时清除宫腔内残留物，若会阴伤口或腹部切口感染者，则行切开引流术。

3. 应用抗生素

抗生素的选择要根据细菌培养和药敏结果。若不能确定病原体时，选用广谱高效抗生素。

4. 肝素治疗

适用于血栓性静脉炎的患者，应用大量抗生素的同时加用肝素、尿激酶，也可口服双香豆素、阿司匹林等。

5. 手术治疗

经积极治疗，感染未能得到控制，出现败血症、脓毒血症时，应行子宫切除术，清除原发病灶，抢救患者生命。

四、护理评估

（一）病史

评估产褥感染的诱因，了解患者是否有贫血、营养不良或生殖道感染的既往病史，了解孕产史及本次妊娠经过，有无妊娠并发症和合并症。

（二）身体状况

注意评估产妇全身状况、伤口愈合及子宫复旧情况，观察产妇发热、腹痛及恶露变化，区别临床类型。

（三）心理—社会状况

（1）因持续高热、寒战、局部疼痛，自己不能照顾新生儿使产妇产生焦虑情绪。

（2）丈夫及家庭其他成员对产妇的态度、家庭经济状况等均对产妇的情绪产生较大影响。

（四）诊断性检查

（1）血液检测：外周血白细胞计数增高，其中中性粒细胞增高明显；检测血清C反应蛋白，有助于早期诊断感染。

（2）病原体检测：血液细菌培养、阴道拭子及宫颈拭子病原体培养，可明确病原体类型。

（3）影像学检查：通过B超、CT检查、磁共振成像等，对感染形成的炎性包块、脓肿等，可做出定位及定性诊断。

五、可能的护理诊断

（1）疼痛：与伤口感染、子宫收缩有关。
（2）体温过高：与机体的炎性反应有关。
（3）母乳喂养中断：与发热、寒战及产妇因用药需中断哺乳有关。
（4）焦虑：与自身疾病和母子分离有关。

六、预期目标

（1）患者疼痛减轻或消失。
（2）患者感染得到控制，体温正常，水、电解质维持平衡。
（3）患者机体状态得到改善，恢复母乳喂养。
（4）患者能说出不安的心理感受，紧张情绪得以缓解。

七、护理措施

（一）一般护理

（1）保持病室安静、整洁、空气新鲜，保证充足的睡眠，给予高蛋白、高热量、高维生素饮食，摄入足够的液体。
（2）协助或指导患者采取半卧位，促进恶露引流排出，防止感染扩散。
（3）严密观察生命体征，观察恶露的性状、气味及伤口愈合情况，若有异常及时报告医生并协助处理。体温超过39℃者给予物理降温。

（二）专科护理

（1）遵医嘱正确使用抗生素，感染伤口应拆除缝线，有脓肿者应切开引流，并做好后穹窿穿刺、清宫术等的护理配合。
（2）每日擦洗或冲洗外阴2次，每次大便后清洁外阴部；会阴水肿者，局部用50%硫酸镁湿热敷或用红外线照射会阴15分钟/次，每日2次；下肢血栓性静脉炎者，嘱其抬高患肢，局部保暖并给予热敷，以促进血液循环，减轻肿胀。

（三）心理护理

向产妇及其家属解释病情、治疗及预后情况，消除其疑虑。应向产妇及其家属解释暂停哺乳的原因，并告知感染控制后可继续哺乳，消除产妇顾虑。鼓励家属及亲友为婴儿提供良好的照顾，并为产妇提供良好的社会支持，以消除产妇对疾病的恐惧。

（四）健康指导

(1) 加强产褥期宣教，向产妇和家属讲解产褥感染的原因及预防措施。保持会阴清洁，勤换会阴垫，注意用物消毒；并教会产妇自我观察、识别产褥感染征象，如恶露异常、腹痛、发热等异常出现时要及时就诊。

(2) 指导产妇注意休息，增加营养和适当运动，提升机体抵抗力。

(3) 指导产妇正确进行母乳喂养，协助暂停哺乳的产妇热敷乳房，排出乳汁，保持乳腺管通畅。

八、结果评价

(1) 患者感染症状得到有效控制，伤口愈合良好，体温恢复正常。

(2) 产妇能自我观察、识别产褥感染的征象，了解预防感染的措施。

(3) 产妇具有正确的母乳喂养知识，学会乳房的自我护理。

(4) 患者情绪稳定，积极配合治疗。

（陈健飞）

任务二　晚期产后出血

分娩24小时后，在产褥期内发生的子宫大量出血，称为晚期产后出血。常发生于产后1~2周，亦有迟至产后8周发病者。

一、病因

(1) 胎盘、胎膜残留：为阴道分娩者最常见的病因，多数发生于产后10日左右。

(2) 蜕膜残留：蜕膜多数情况下在产后一周内脱落，并随恶露排出体外。若蜕膜未完全剥离，长时间残留于宫腔内，可导致子宫复旧不全，继发子宫内膜炎，引发晚期产后出血。

（3）子宫胎盘附着面复旧不全：胎盘附着面复旧不全引起血栓脱落，导致产后出血。常发生在产后2周左右，表现为突然阴道大量流血。

（4）感染：多见于子宫内膜炎症。因感染引起胎盘附着面复旧不全，血窦关闭不全导致子宫出血。

（5）剖宫产术后子宫切口裂开：多数发生在术后2~3周，缝合肠线溶解脱落，血窦重新开放，引起大出血，甚至引发休克。

二、临床表现

1. 全身情况

继发性贫血，严重者可出现失血性休克。常并发感染，伴有恶露增加，有恶臭。

2. 阴道流血

血性恶露持续时间延长，反复阴道出血或突然大量流血，若合并感染，出血呈污浊状并带有臭味。

3. 妇科检查

子宫大而软，宫口松弛，有时可触及残留胎盘组织和凝血块，伴有感染者子宫压痛明显。

三、处理原则

（1）少量或中等量阴道流血患者，给予广谱抗生素防止感染，子宫收缩剂促使子宫收缩及复旧，同时支持疗法改善全身不适。

（2）宫腔内有残留物或胎盘附着部位复旧不全者，或疑有剖宫产术子宫切口裂开者，在静脉输液、备血及准备手术的条件下，行清宫术或剖腹探查术。

四、护理评估

（一）病史

了解本次妊娠、分娩的情况，有无产程延长；胎盘、胎膜娩出是否完整；是否行剖宫产术；了解产褥期子宫复旧是否正常；有无产褥感染等。

（二）身体状况

了解阴道出血的时间、量及气味，评估阴道出血的原因，是否并发感染，有无贫血及失血性休克的发生。

(三) 心理—社会状况

因阴道反复流血,使患者产生焦虑情绪。家属担心患者身体能否完全康复而忧虑。

(四) 诊断性检查

(1) 血液检测:了解贫血与感染情况。
(2) B超检查:了解子宫大小及宫腔有无残留组织、子宫切口愈合情况。
(3) 血HCG检查:有助于排除外绒毛膜癌。
(4) 病理检查:宫腔刮出物常规送病检。

五、可能的护理诊断

(1) 疲乏:与失血过多导致贫血及体质虚弱有关。
(2) 体液不足:与急性大量阴道流血有关。
(3) 体温过高:与合并感染有关。
(4) 焦虑:与不能很好地照顾婴儿和为婴儿哺乳,担心自己身体是否能很好地康复有关。

六、预期目标

(1) 患者无阴道流血,贫血得到纠正。
(2) 患者血容量得到恢复,血压、脉搏、尿量正常。
(3) 患者体温恢复正常。
(4) 患者能说出不安的心理感受,情绪稳定。

七、护理措施

(一) 一般护理

(1) 保持病室安静、整洁、空气新鲜,保证充足的睡眠,给予高蛋白、高热量、高维生素饮食,摄入足够的液体。
(2) 阴道出血多,有休克表现者,取平卧位,并及时给予吸氧、保暖。
(3) 严密观察生命体征,保持会阴及伤口清洁。

（二）专科护理

（1）查找出血原因并止血，建立静脉通路，遵医嘱及时补充血容量，纠正贫血，抢救休克。

（2）遵医嘱给予广谱抗生素预防感染，缩宫素促使子宫收缩复旧。

（三）心理护理

向产妇及其家属耐心解释病情变化及治疗方法，鼓励产妇积极配合治疗和护理，使得家属理解，产妇情绪稳定。

（四）健康指导

（1）教会产妇自我观察，做好会阴护理，保持会阴清洁。产褥期禁止性生活及盆浴。
（2）指导产妇注意休息，增加营养和适当运动，提升机体抵抗力。
（3）指导正确的母乳喂养。
（4）定期产后复查，发现异常及时就诊。

八、结果评价

（1）患者生命体征平稳，血压、体温恢复正常，能积极配合治疗。
（2）患者能说出不安的心理感受，紧张情绪得到缓解。

（陈健飞）

任务三　产褥期抑郁症

产褥期抑郁症，是产褥期精神综合征中最常见的一种类型，指产妇在产褥期间出现抑郁症状（既往无精神障碍史），表现为持续和严重的情绪低落以及一系列症候群，如动力减低、失眠、悲观等，甚至影响到对新生儿的照料。多数在产后2周内出现症状。

一、病因

对分娩的恐惧及对胎儿、新生儿的担忧是产褥期抑郁症不可忽视的诱因，遗传是产后心理障碍的潜在因素，个人的个性特征及对社会支持系统的认知是产褥期抑郁症发生的危险因素，机体内激素水平的急剧变化可能是产褥期抑郁症发生的生物学基础。

二、临床表现

（1）情绪改变：表现为心情压抑、沮丧；心烦意乱、苦恼、忧伤、悲观、绝望；疲劳、注意力不集中、失眠、乏力等。有时表现为孤独、不愿见人。心情变化昼轻夜重。

（2）自我评价低：无用感、自暴自弃，对身边的人充满敌意，与家人关系不协调。

（3）创造性思维受损：思维减退或注意力涣散，对社会活动明显缺乏兴趣，觉得生活无意义。

（4）自杀观念和行为：严重者出现自杀或伤害婴儿倾向，有时又陷于错乱或昏睡状态。

三、诊断标准

目前产褥期抑郁症尚无统一的诊断标准。美国精神病学会（1994年）在《精神疾病的诊断与统计手册》（DSM-Ⅳ）一书中制定了产褥期抑郁症诊断标准（见表12-1）。

表12-1　产褥期抑郁症的诊断标准

1. 在产后2周内出现下列5条或5条以上的症状,必须具备(1)(2)两条
(1)情绪抑郁
(2)对全部或多数活动明显缺乏兴趣或愉悦
(3)体重显著下降或增加
(4)失眠或睡眠过度
(5)精神运动性兴奋或阻滞
(6)疲劳或乏力
(7)遇事均感毫无意义或有自罪感
(8)思维能力减退或注意力不集中
(9)反复出现想死亡的想法
2. 在产后4周内发病

产褥期抑郁症诊断较困难，若产后能常规进行自我问卷调查对早期发现和诊断有很大的帮助。

四、处理原则

（1）心理治疗：是产褥期抑郁症最为重要的治疗手段，包括心理支持、咨询和社会干预等。

（2）药物治疗：应用抗抑郁药，主要适用于中重度抑郁症及心理治疗无效的患者，需在专科医师指导下用药。

五、护理评估

（一）病史

了解本次妊娠、分娩的经过，了解有无抑郁症、精神病的个人史或家族史，询问家庭中有无不良事件发生，询问家庭情况及社会支持系统是否良好。

（二）身体状况

了解患者情绪是否发生改变，自我评价是否降低，创造性思维是否受损，是否有自杀观念和行为出现。

（三）心理—社会状况

产褥期妇女情感脆弱，尤以产后一周情绪变化最为明显，心理处于严重不稳定状态，易发生情绪紊乱。

六、可能的护理诊断

（1）个人应对无效：与情绪抑郁、心理沮丧有关。
（2）有暴力行为的危险：与自我评价降低、丧失生活信心有关。

七、预期目标

（1）患者抑郁症状消除，生理、心理舒适感增强。
（2）患者进入母亲角色，主动关心、照顾婴儿。

八、护理措施

（一）一般护理

（1）保持病室安静、整洁、空气新鲜，保证充足的睡眠。
（2）护理相对集中，减少不必要的打扰，落实好陪伴制度。

（二）专科护理

遵医嘱正确使用抗抑郁药物，注意观察药物的疗效和副作用。

（三）心理护理

主动与产妇交谈，倾听产妇诉说想法和感受，做好心理疏导工作；对于有不良个性的产妇，应给予心理指导，避免精神刺激，减轻生活中的应激性压力；解除产妇不良的社会、心理因素，减轻心理负担和躯体症状；帮助产妇尽快适应母亲角色，指导产妇与婴儿进行接触，协助产妇照顾婴儿，培养产妇的自信心；发挥社会支持系统的作用，争取良好的家庭氛围。

（四）健康指导

（1）将孕期健康教育纳入社区护理工作中，做好社区产后访视，为产妇提供心理咨询。
（2）在家人的参与和帮助下，鼓励产妇锻炼身体，保持愉悦的心情。

九、结果评价

（1）患者情绪稳定，精神愉快，体力恢复良好，能与家人及医护人员正常交流。
（2）产妇、婴儿无身体伤害发生，能主动照顾婴儿，并能进行正确的母乳喂养。

项目小结

本项目讲述产褥感染、晚期产后出血、产后抑郁症患者的护理，介绍了这些疾病的病因及临床表现，提出常见的护理问题，结合护理预期目标，制定积极的防治及护理措施。通过本课程的学习，让学生能够对异常产褥的孕产妇实行整体护理；积极参与课堂教学和临床见习，在教学实践中以职业伦理道德作为指导行为的准则，并认真完成个案护理计划。

（陈健飞）

项目十三 产科手术妇女的护理

学习目标

知识目标

1. 掌握：产科常用手术的主要护理要点。
2. 熟悉：产科常用手术的目的、适应证及禁忌证。
3. 了解：产科常用手术的操作步骤及用物准备。

技能目标

1. 阐述会阴切开缝合术、产钳术、胎头吸引术、臀位牵引术、人工剥离胎盘术及剖宫产术的护理要点。
2. 描述各手术的操作步骤。
3. 说出各手术的适应证及禁忌证。
4. 能为各手术做好用物准备。

任务一 会阴切开缝合术

会阴切开缝合术是产科最常用的手术。目的是减少胎儿经阴道娩出的阻力，避免会阴严重裂伤。常用的手术方式有会阴正中切开和会阴后侧切开（图13-1、图13-2）两种。会阴正中切开术的优点是出血少，愈合好，瘢痕小；缺点是切口有可能向下延伸撕裂至肛门括约肌，造成会阴Ⅲ度裂伤。会阴后侧切开出血较正中切开多，但可充分扩大阴道，故临床常用。

一、适应证

（1）初产妇需行阴道助产手术者，如产钳术、胎头吸引术及臀位助产术。
（2）初产妇会阴坚韧、胎儿过大，可能引起会阴撕裂者。
（3）需缩短第二产程，尽快娩出胎儿者，如妊娠期高血压疾病、妊娠合并心脏病等。
（4）预防早产儿因会阴阻力过大引起的颅内出血。

二、术前准备

（1）产妇准备：取膀胱截石位，外阴备皮、消毒、铺巾。

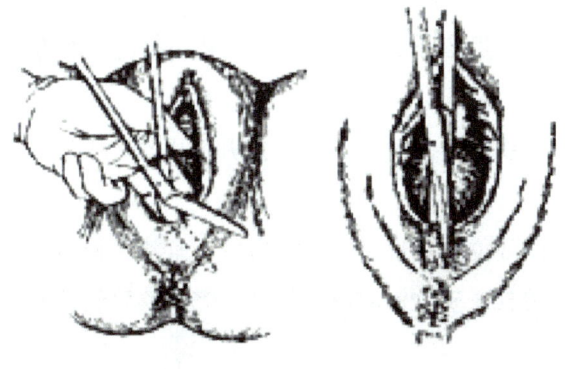

图13-1　会阴后侧切开　　图13-2　会阴正中切开

（2）物品准备：会阴切开包1个，内有会阴侧切剪1把，20 mL注射器1个，三角缝合针2个，圆缝合针2个，弯血管钳4把，巾钳4把，持针钳1把，2号圆针1枚，利多卡因5 mL，治疗巾4块，纱布10块左右，1号丝线1团，0号肠线1根或可吸收缝线1根。
（3）麻醉：多采用阴部神经阻滞麻醉或局部皮下浸润麻醉。

三、操作步骤

1. 会阴后侧切开
（1）会阴切开：冲洗消毒会阴并铺巾，术者左手示、中两指伸入胎先露和阴道侧后壁之间，右手持会阴侧切剪自会阴后联合处向左下方与正中线呈45°角（会阴高度膨隆时，可采用60°～70°角），宫缩时剪开皮肤及黏膜，切口长3～4 cm。注意阴道黏膜与皮肤切口长度应一致。然后用纱布压迫止血,必要时结扎小动脉止血。

(2)会阴缝合:胎盘娩出后检查阴道及其他部位有无裂伤,阴道内填塞带尾纱条1块。首先用0号或1号肠线自切口顶端前0.5~1 cm处开始向外间断或连续缝合阴道黏膜及黏膜下组织,直至处女膜外缘。再用0号肠线间断缝合会阴肌层和皮下组织,最后用1号丝线间断缝合皮肤(亦可皮内缝合)。注意按解剖层次缝合,缝合时注意皮肤对合整齐、松紧适宜,不留无效腔。

(3)肛门检查:缝合完毕取出阴道内的带尾纱条。常规进行肛门检查,了解有无肠线穿过直肠黏膜及有无阴道后壁血肿。

2. 会阴正中切开

在阴唇后联合处往肛门方向垂直切开,长2~3 cm,出血少,易缝合,但切口向下延伸可撕裂肛门括约肌,造成会阴Ⅲ度裂伤,故应慎重选择。

四、护理要点

(1)术前向产妇讲解会阴切开术的目的、方法和必要性,取得产妇的积极配合。

(2)指导产妇正确运用腹压。

(3)密切观察产程进展,协助助产士掌握会阴切开的最佳时机,准备好会阴切开各种用物。

(4)术后嘱产妇右侧卧位,观察切口有无出血、血肿、硬结,有无感染征象。会阴切口肿胀伴明显疼痛时,用50%硫酸镁溶液湿热敷、95%乙醇湿敷或红外线照射,有利于切口愈合。

(5)会阴后侧切伤口一般于术后第5日拆线,会阴正中切开于术后第3日拆线。

(6)健康指导:保持会阴清洁、干燥,每天会阴护理2次,排便后及时清洗会阴。

(勾晓雯)

任务二 胎头吸引术

胎头吸引术是利用负压吸引的原理,将胎头吸引器置于胎儿头上吸住胎头,通过牵引吸引器协助胎儿娩出的手术。目前常用的胎头吸引器有金属直形、牛角形空筒和金属扁圆形胎头吸引器(图13-3)。

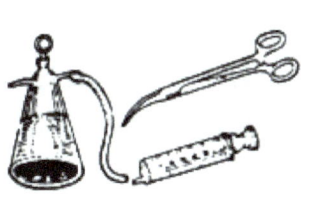 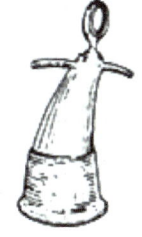 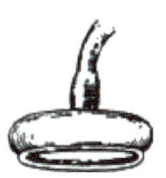

a. 直形空筒　　　　　b. 牛角形空筒　　　　c. 扁圆形罩

图13-3　采用的胎头吸引器

一、适应证

(1) 宫缩乏力致第二产程延长者。
(2) 缩短第二产程，如产妇有心脏病、妊娠期高血压疾病、胎儿宫内窘迫。
(3) 需做胎头内旋转并牵引助产者，如持续性枕后位或枕横位。
(4) 有剖宫产史或子宫有疤痕者。

二、禁忌证

(1) 宫口未开全，胎先露部未达阴道口者。
(2) 除顶先露以外的其他胎位，如面先露、额先露、臀先露等。
(3) 胎头双顶径在坐骨棘水平之上者。

三、术前准备

(1) 产妇准备：取膀胱截石位，外阴消毒、铺巾，导尿。
(2) 物品准备：胎头吸引器1个，会阴切开包1个，内有50 mL注射器1个，血管钳2把，治疗巾2块，纱布4块，一次性吸引管1根，吸氧面罩1个，供氧设备及新生儿抢救用品等。

四、操作步骤

(1) 阴道检查：必须确认宫口已开全、胎膜已破，明确胎方位。初产妇或会阴坚韧者，先行会阴后侧切开术。

（2）放置吸引器：术者左手示、中指下压撑开阴道后壁，右手持涂有润滑剂的吸引器，以其开口端沿阴道后壁滑入阴道内，使吸引器边缘与胎头紧贴，避开囟门。以右手示指沿吸引器周边检查一周，了解吸引器是否紧贴头皮，确定吸引器与胎头之间无阴道壁及宫颈组织夹于其间。检查无误后调整吸引器横柄与胎头矢状缝相一致，作为旋转胎头的标记。

（3）抽吸空气形成负压：助手用 50 mL 注射器连接橡皮管抽出吸引器内空气 150～180 mL，或用电动吸引器抽吸，使负压在 200～300 mmHg，用血管钳夹住橡皮管，等候 2～3 分钟，使吸引器与胎头吸牢。

（4）牵引：子宫收缩时，指导产妇屏气用力，同时顺骨盆轴方向，按正常胎头分娩机制进行牵引，使胎头俯屈、仰伸娩出。并注意保护好会阴。

（5）取下吸引器：当胎头娩出阴道口时即可松开止血钳解除负压，取下吸引器，协助娩出胎肩及胎体。

五、护理要点

（1）术前向产妇讲解胎头吸引术的目的、方法，取得产妇的配合。

（2）准备好手术所需物品，配合术者完成助产手术。

（3）密切观察产程进展，指导产妇配合手术，在术者牵拉吸引器时嘱产妇使用腹压。

（4）牵引吸引器之前，必须检查吸引器放置的位置及有无漏气。牵引时用力要适当，牵引时间不宜超过 20 分钟，如发生吸引器滑脱，可重新放置，但不应超过 2 次。

（5）术后常规检查软产道，有裂伤应配合术者立即缝合。

（6）新生儿护理：胎儿娩出后，立即协助清理呼吸道并进行 Apgar 评分；密切观察新生儿产瘤大小、位置，有无头皮血肿及头皮损伤，以便及时处理；观察新生儿面色、反应、肌张力等，警惕颅内出血的发生；给予新生儿维生素 K_1 10 mg 肌内注射，防止颅内出血；新生儿静卧 24 小时，避免搬动，3 日以内不淋浴。

（7）健康指导：加强育儿知识教育，指导母乳喂养，观察新生儿精神状态、大小便情况，指导按时预防接种。注意随访及健康检查。

（欧阳诗洁）

任务三　产钳术

产钳术是用产钳牵拉胎头以协助胎儿娩出的一种手术。常用的产钳为短弯形，由左右两叶组成，每叶又分钳叶（钳匙）、钳胫、钳锁和钳柄4个部分（图13-4）。

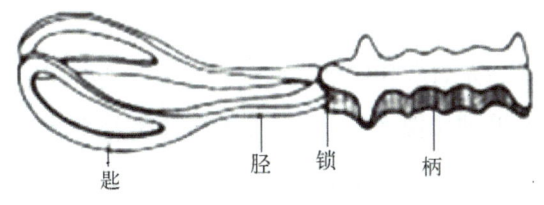

图13-4　产钳结构

一、适应证

（1）同胎头吸引术。
（2）胎头吸引术因阻力较大而失败者。
（3）臀先露分娩后出胎头困难者。

二、禁忌证

同胎头吸引术。

三、术前准备

（1）产妇准备：取膀胱截石位，外阴消毒、铺巾，导尿。
（2）物品准备：会阴切开包1个，产钳1副，吸氧面罩1个，坐凳，新生儿抢救用品等。

四、操作步骤

（1）阴道检查：必须确认宫口已开全、胎膜已破，明确胎方位。产钳放置前先行会阴后侧切开术。
（2）放置产钳：术前先将产钳两叶扣合确定左右叶及上下方向，将左右钳叶涂以润滑剂，手术者左手以执笔式持左叶钳柄，使钳叶下垂，凹面向前，右手掌面朝上，四指伸入阴道左后壁与胎头之间，将左叶沿右手掌面插入手掌与胎头之间，钳叶在右手引导下慢慢向胎头左侧及深部推进，将钳叶置于胎耳处后，将钳柄下移至水平位，由助手持钳柄固定左叶。术者右手持右叶钳柄，左手四指伸入阴道右后壁与胎头之间，同法放置右叶。产钳放置好后，检查钳叶与胎头之间有无软组织或脐带夹入、胎头矢状缝是否在两钳叶正中。

（3）扣合钳锁：产钳右叶在上，左叶在下，两钳叶柄平行交叉，扣合钳锁，钳柄对合，两叶钳锁平行交叉时扣合容易。

（4）牵拉产钳：宫缩时术者握住钳柄先向外、向下，然后再平行牵拉，当胎头着冠时逐步将钳柄上提，使胎头仰伸缓慢娩出。若一次宫缩不能娩出胎头，可于宫缩间歇期稍放松钳锁，以免胎头长时间受压。助手注意保护会阴。

（5）取下产钳：当胎头双顶径越过骨盆出口时，即可松解产钳，先取右叶，再取左叶，取钳时应顺胎头缓慢滑出，然后按分娩机转逐步娩出胎体。

五、护理要点

（1）向产妇讲解产钳术的目的、方法，取得产妇的配合。
（2）备好产钳助产术所需的物品，检查产钳是否完好。
（3）配合术者固定产钳及保护会阴。
（4）产后注意新生儿有无产伤，软产道有无裂伤。
（5）新生儿护理：同胎头吸引术。
（6）健康指导：同胎头吸引术。

（欧阳诗洁）

任务四　臀位牵引术

臀位牵引术是指臀位经阴道分娩时，胎儿从足至头全部由接产者协助牵引娩出的手术。

一、适应证

（1）胎儿窘迫或脐带脱垂者。
（2）需缩短第二产程者，如产妇有心脏病、妊娠期高血压疾病、重度贫血等。

(3) 宫口已开全，胎儿存活者。

(4) 第二产程延长者。

二、禁忌证

(1) 骨盆狭窄及头盆不称。

(2) 估计胎儿体重超过3500 g以上者。

(3) 胎膜未破，宫口未开全者。

三、术前准备

(1) 产妇准备：取膀胱截石位，外阴消毒、铺巾，导尿。

(2) 物品准备：产包1个，内有弯盘1个，血管钳2把，巾钳4把，持针器1把，小镊子1把，侧切剪单包，三角缝合针1个，圆缝合针大、中号各1个，臀单1块，无菌隔离衣2件，治疗巾4块，脐带卷1个，双层大包布1块，吸引器1台，一次性吸引管1根，吸氧面罩1个，供氧设备及新生儿抢救用品。

四、操作步骤

1. 阴道检查

了解臀位的类型，先露部下降情况，确认宫口已开全、胎膜已破。初产妇先行会阴后侧切开术。

2. 下肢及臀部娩出

足先露或混合臀先露时，将一手伸入阴道内握住胎足，向下牵引（图13-5）。当胎足露于阴道口时，用消毒治疗巾包裹胎足，并改用双手握持小腿向产妇后下方牵引，握持点随胎儿下肢下降逐渐上移至大腿股部。当胎臀露出阴道口时稍向上牵拉即娩出胎臀。单臀先露时，术者用示指钩住胎儿腹股沟向下用力牵引，使粗隆间径经过骨盆出口前后径，娩出胎臀，下肢随胎臀逐渐娩出。

3. 胎肩及上肢娩出

胎臀娩出后，术者用治疗巾包裹胎臀，双手拇指放于胎儿骶部，其余四指握住胎儿髋部，向下牵引躯干，并将胎背转向母体前方，使双肩径与骨盆入口横径或斜径相一致，利于胎肩通过骨盆入口。当肋缘、肩胛下角显露时，继续向下牵引，同时将胎背转向母体侧方，使双肩径与骨盆出口前后径相一致，此时可用下列方法娩出胎肩及上肢。

（1）旋转法：用消毒治疗巾包裹躯干，双手拇指放在胎儿背部，四指在胎儿腹部握住胎臀，将胎体沿逆时针方向旋转，同时稍向下牵引，使前肩及前臂自耻骨弓下娩出，再将胎体沿顺时针方向旋转，娩出后肩及后臂。

（2）滑脱法：术者右手握住胎儿双足，向前上方提起，使后肩露于会阴部，左手示、中指伸入阴道内，钩住后上肢肘部，使胎儿后臂自会阴前缘滑出，然后将胎体放低，使前肩及前臂自耻骨弓下娩出。

4. 胎头娩出

胎肩及上肢全部娩出后，及时将胎背转向前方，使胎体矢状缝与骨盆出口前后径相一致，同时将胎体俯卧在术者左前臂上，左手中指伸入胎儿口中，示指和无名指分别扶在胎儿两侧颊骨上，右手中指压低胎儿枕骨，使胎头俯屈，示指和无名指放于胎儿两锁骨上，两手协助向下牵引，此时助手从产妇耻骨联合上方向下适当施压，协助胎头俯屈。当枕骨下凹达耻骨弓下时，以此为支点，逐渐将胎体上抬，使胎儿下颌、面部及额部相继从会阴前缘娩出，随后枕部从耻骨弓下娩出。若胎头娩出困难，可用后出头产钳助产娩出（图13-6）。

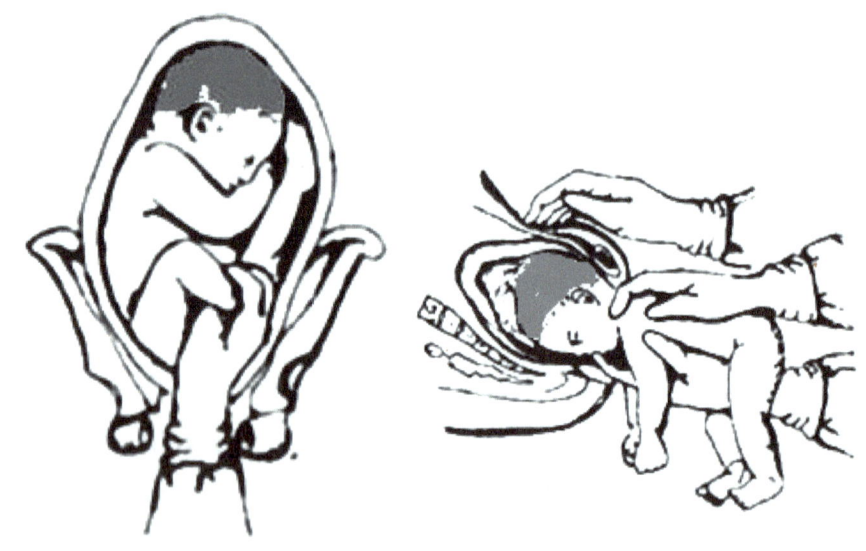

图13-5　混合臀先露牵引法　　　图13-6　胎头娩出法

五、护理要点

（1）向产妇讲解臀位牵引术的目的，取得产妇的配合。

（2）准备好手术所需物品，术中协助术者完成助产手术。

（3）操作过程中应镇静而敏捷，必须严格按臀位分娩机制进行，牵引时用力要均匀，避免使用暴力造成产伤。

（4）脐带娩出后，必须在8分钟内娩出胎儿，以免脐带受压时间过长导致胎儿死亡。

（5）术后密切观察产妇阴道流血及子宫收缩情况，若宫缩不好，立即按摩子宫，刺激子宫收缩，同时遵医嘱应用缩宫素。

（6）术后注意新生儿有无产伤，软产道有无裂伤。

（7）新生儿护理：同胎头吸引术。

（8）健康指导：同胎头吸引术。

（欧阳诗洁）

任务五　人工剥离胎盘术

人工剥离胎盘术是指胎儿娩出后，术者用手剥离并取出滞留于子宫内胎盘组织的手术。

一、适应证

（1）胎儿娩出后，胎盘部分剥离引起大量阴道流血者。

（2）胎儿娩出后30分钟，胎盘仍未娩出者。

二、麻醉

一般不需要麻醉。当子宫颈内口较紧，手不能进入宫腔时，可肌注阿托品0.5 mg或哌替啶50～100 mg。

三、术前准备

（1）产妇准备：取膀胱截石位，导尿，再次外阴消毒。

（2）物品准备：消毒手套、导尿物品、外阴消毒物品等。

四、操作步骤

（1）产妇取膀胱截石位，导尿排空膀胱后，再次消毒外阴部，术者更换无菌手套。

（2）术者一手在产妇下腹部按压子宫底，另一手五指并拢呈圆锥形，顺脐带缓慢进入子宫腔，触及胎盘边缘。手背紧贴子宫壁，手掌面向胎盘的母体面，手指横行并拢，以手掌的尺侧缘，缓慢将胎盘从边缘向中心与子宫壁分离，待胎盘完全从宫壁剥离后，将胎盘握于手中取出。

五、护理要点

（1）术前向产妇讲解人工剥离胎盘术的目的，以取得患者的配合。

（2）监测产妇生命体征，做好输血、输液的准备。

（3）严格无菌操作，动作要轻柔，切忌粗暴强行剥离。尽量一次进入宫腔完成为妥，以免增加宫腔感染的概率。

（4）检查取出的胎盘、胎膜是否完整，如有缺损，可用大号刮匙轻刮一周。

（5）胎盘取出后密切观察产妇阴道流血及子宫收缩情况，宫缩不佳时，立即按摩子宫，遵医嘱应用缩宫素。

（6）术后应用抗生素预防感染。

（欧阳诗洁）

任务六　剖宫产术

剖宫产术为经腹壁切开子宫取出胎儿及其附属物的手术。主要应用于不能经阴道分娩或若经阴道分娩将给母儿带来危险的产妇。该手术应用恰当可解决难产和某些产科并发症，使母儿转危为安，但有出血、感染和损伤周围脏器等危险，故应慎重选择。

一、适应证

（1）产道异常：头盆不称、骨盆狭窄或畸形、子宫肿瘤或宫颈水肿阻塞产道等。

（2）产力异常：子宫收缩乏力，经处理无效者。

（3）胎儿异常：异常胎位（横位、初产妇臀位等）、巨大胎儿、胎儿宫内窘迫等。

(4) 妊娠合并症及并发症：如妊娠期高血压疾病、妊娠合并心脏病、前置胎盘、胎盘早剥等。

(5) 子宫异常：有剖宫产史、瘢痕子宫等。

(6) 盼子心切：多年不孕、高龄初孕妇等。

二、物品准备

剖宫产手术包1个。内有25 cm不锈钢盆1个，弯盘1个，1号、4号、7号刀柄各1把，刀片3个，解剖镊2把，小无齿镊2把，大无齿镊2把，卵圆钳6把，18 cm弯血管钳6把，10 cm、12 cm、14 cm直血管钳各4把，阿里斯钳4把，巾钳4把，持针器3把，吸引器头1个，S状拉钩1个，腹腔双头拉钩1个，阑尾拉钩2个，双层剖腹单1块，手术衣6件，治疗巾10块，纱布垫4块，纱布20块左右，手套10副，1、4、7号线团各1个，铬制肠线2管。

三、麻醉方式

以连续硬脊膜外麻醉为主，少数选用全身麻醉。

四、手术方式

(1) 子宫下段剖宫产术：切开腹壁，剪开子宫膀胱反折腹膜，向下推开膀胱，暴露子宫下段，行子宫下段横切口，横向钝性撕开，娩出胎儿、胎盘，最后缝合子宫及关腹。此手术方式出血少、切口愈合好、术后并发症少，故广泛应用于临床。

(2) 子宫体剖宫产术：在子宫体正中做纵行切口。此手术仅用于急于娩出胎儿或不能在子宫下段手术者。

(3) 腹膜外剖宫产术：在腹膜外分离推开膀胱，暴露子宫下段，切开子宫取出胎儿。手术较复杂，多用于子宫腔有严重感染者。

五、护理要点

（一）术前准备

(1) 心理护理：向产妇及其家属介绍剖宫产术的必要性，讲解手术过程中可能出现的问题，耐心解答产妇的问题，解除产妇的恐惧心理。

（2）消化道准备：术前禁食12小时，禁水6小时，术前一日晚和术日晨，各灌肠一次。

（3）皮肤准备：备皮及消毒。

（4）药物试验：做普鲁卡因、青霉素等药物过敏试验。

（5）加强观察：密切观察宫缩及胎心变化。术前监测生命体征，遵医嘱给予麻醉前药物，禁用呼吸抑制剂，如吗啡等，以防新生儿窒息。

（6）膀胱准备：术前需要留置导尿管，排空膀胱。

（7）新生儿准备：做好新生儿保暖和抢救工作，如暖箱、气管插管、氧气、急救药品等。

（二）术中配合

（1）巡回护士：术前检查术中所用物品是否齐全，是否处于完好备用状态；协助麻醉医师摆好产妇体位，穿刺麻醉管，完成穿刺；术中提供所需物品。

（2）器械护士：熟悉手术步骤，递送敷料及器械要及时、准确、方法正确。术前、术后认真仔细清点器械及敷料，确保准确无误。

（3）助产士：携带新生儿衣被及抢救物品在手术室候产。

（三）术后护理

（1）术后体位与活动：术后去枕平卧6小时，头偏向一侧，防止吸入呕吐物。产后24小时取半卧位，有利于深呼吸及恶露排出。鼓励产妇做深呼吸、勤翻身并尽早下床活动。

（2）观察病情：术后每0.5～1小时测血压、脉搏、呼吸1次，直至平稳。术后每日测体温4次，直至体温正常后改每日1次。定时按摩子宫，并注意子宫收缩及阴道流血情况。

（3）保持导尿管通畅：注意观察尿的量及颜色。导尿管留置24小时后拔出，拔管后观察能否自行排尿。

（4）饮食指导：观察产妇有无腹胀，了解肛门排气情况。鼓励产妇6小时以后进流质饮食，并根据肠道功能恢复的情况逐步过渡到半流质，以保证产妇营养，有利乳汁的分泌。

（5）用药指导：酌情补液2～3日，遵医嘱应用抗生素预防感染。

（6）健康指导：注意合理营养；坚持做产后保健操，有利于产后恢复；指导婴儿护理及鼓励产妇母乳喂养；产后6周禁止性生活，需再生育者，严格避孕2年以上；产后42日到医院做产后复查。

项目小结

本项目主要讲述会阴切开缝合术、胎头吸引术、产钳术、剖宫产、臀位牵引术和人工剥离胎盘术的适应证和禁忌证、物品准备、操作方法及护理要点。通过学习,要求同学们能说出各手术的适应证和禁忌证,能为各手术做好用物准备,并能为各手术患者进行护理。

(欧阳诗洁)

项目十四　母婴保健

学习目标

知识目标
1. 掌握：妇女各期保健。
2. 熟悉：新生儿保健的主要内容。

技能目标
1. 陈述母婴保健的概念，主要内容和措施。
2. 能运用所学知识指导社区工作人员开展母婴保健工作。

任务一　妇女保健

一、妇女保健的概念

妇女保健是依据妇女一生不同时期的生理与心理特点，针对危害妇女身心健康的各种疾病因素，运用科学合理的管理方式、先进的医学技术开展有效的预防及治疗；通过提供系统的健康保护，切实提高妇女的身心健康水平。

二、妇女保健工作的意义

妇女保健是我国卫生保健事业的重要组成部分，其宗旨是维护和促进妇女的身心健康。以预防为主，以保健为中心，以基层为重点，以生殖健康为核心开展妇女保健工作，并促进计划生育基本国策的贯彻和落实。

国际上常以孕产妇死亡率、婴儿死亡率和人均期望寿命作为衡量一个国家文明进步的三大指标。因此，发展妇女保健事业是造福千家万户、促进民族兴旺发达的大事。

三、妇女保健工作的主要任务

（一）妇女各期保健

1. 青春期保健

包括女性青春期营养与卫生指导、体育锻炼、心理卫生与性教育以及月经失调、性发育异常等青春期常见病的防治等。

2. 婚前保健

为即将婚配的双方在登记结婚前所提供的保健服务。此期主要通过婚前医学检查、婚前生育与节育指导、婚前健康与遗传咨询等措施，避免医学上不适宜的结婚、生育，保证婚配双方拥有美满和谐的婚姻生活，防治某些疾病，减少遗传性疾病的延续，促进后代健康。

3. 围生期保健

通过妊娠期保健、分娩期保健、产褥期保健、哺乳期保健，为孕产妇及胎儿、婴儿提供全方位的保健服务，以降低母婴围生期发病率、死亡率以及远期致残率，从而实现优生优育，保障母婴安全与健康。

4. 围绝经期保健

围绝经期是女性生命周期中的一个重要时期，是指妇女开始出现内分泌、生物学变化及临床表现直到绝经后1年。部分妇女因性激素减少出现一系列躯体和精神心理症状，故围绝经期保健的目的在于提高妇女的自我保健意识和生活质量。主要内容有：①合理安排生活、加强营养、适当锻炼身体、保持心情舒畅；②保持外阴清洁，防止感染；③定期体检，筛查肿瘤；④在医生指导下采用激素替代治疗防治围绝经期综合征。

5. 老年期保健

国际老年学会规定60~65岁为老年前期，65岁以上进入老年期。由于生理上的明显变化，使老年人心理和生活产生巨大的改变，易患各种身心疾病，如泌尿生殖器官萎缩、尿路感染、尿失禁、各种肿瘤、骨质疏松、冠心病、阿尔茨海默病等。指导老年人定期体检、保持生活规律、适当锻炼身体、注意劳逸结合，有利于健康长寿。

（二）职业妇女的劳动保健

我国政府十分重视劳动妇女的职业保健与下一代健康，根据妇女特殊生理特点，先后制定了一系列的法律法规，以确保妇女在劳动中的安全与健康。相关法律法规如下：

1. 月经期

女职工月经期内，工作单位不得安排其从事高温、低温、冷水或重体力劳动强度的工作（装卸、搬运等）。

2. 妊娠期

妇女妊娠期间，工作单位不得安排其从事孕期禁忌的劳动，不得延长劳动时间；对于不能胜任原劳动的孕妇，可减轻其劳动量或调换工作；妊娠满7个月后不得安排其从事夜班工作；女职工妊娠后，在劳动时间内进行产前检查应算作劳动时间；不得在女职工妊娠期、哺乳期降低其基本工资或解除劳动合同。

3. 产期

女职工产假90天，其中，产前可以休2周；难产者增加2周休假。多胞胎生育，每多生1个婴儿，产假增加2周。

4. 哺乳期

婴儿不满1周岁的女职工，所在单位应该在每班劳动时间内给予2次哺乳时间，每次30分钟；多胞胎者，多哺乳一个婴儿，每次哺乳时间延长30分钟，且每班劳动时间内的2次哺乳时间可以合并使用。不得安排其从事哺乳期禁忌的工作，不得延长劳动时间及安排夜班工作。

（徐银帆）

任务二　新生儿保健

胎儿娩出后，其生活环境明显不同于宫内环境，新生儿为了更好地生存，各器官系统必须发生相应变化，由于各器官系统的功能发育尚不完善，其生理调节与适应能力还不够成熟，所以新生儿的发病率与病死率均显著高于其他年龄组儿童，做好新生儿保健工作对于提高整个儿童保健水平具有至关重要的作用。

一、家庭访视

家庭访视包括初访、周访、半月访、满月访。每次访视都应有相应重点内容，并针对新生儿监护人及家庭成员的文化背景，给予有针对性的保健指导，建立新生儿健康管理和预防接种卡。同时对早产儿、低出生体重儿、高危儿等提早进行家庭访视，并酌情增加家庭访视的次数。

1. 初访重点

一般于新生儿出院后1~2日内进行初访，重点观察新生儿的面色、呼吸、哭声、睡眠情况；检查皮肤、黏膜及脐部有无感染；了解新生儿出生体重、喂养方式、孕母状况以及分娩方式等基本信息；有针对性地指导母乳喂养、新生儿沐浴及皮肤护理等护理技术。

2. 周访重点

周访多于生后5~7日内进行。重点了解新生儿在喂养过程中出现的一些新问题，并给予针对性的指导；检查新生儿脐带是否脱落以及黄疸程度。

3. 半月访重点

半月访于生后10~14日进行。重点了解新生儿的生长状况，黄疸是否消退，体重是否恢复到出生体重，如果体重恢复不良，应分析原因给予有针对性的指导措施。一般足月儿于生后半个月开始每日补充生理量的维生素D_3，以预防佝偻病。

4. 满月访重点

一般于生后27~28日进行，重点了解新生儿喂养与护理情况，测量新生儿体重，做全面体格检查。足月儿满月时体重增加不足0.6 kg，应分析原因，给予喂养指导。并做出新生儿期访视小结，指导家长监测婴儿生长发育，定期做体格检查。

通过家庭访视可以及时发现新生儿异常，降低新生儿疾病发生率或减轻新生儿疾病的严重程度。每次访视结束应认真填写新生儿卡，满月后转婴儿保健系统管理。

二、合理喂养

母乳是新生儿的天然食品，应积极鼓励并支持母亲坚持母乳喂养，大力宣传母乳喂养的优点，指导哺乳方式与技巧，指导母亲学会观察乳汁分泌是否能够满足新生儿所需，学会观察新生儿吸吮情况。如果母乳分泌充足，新生儿喂乳后能够安静入睡，体重增加正常，大小便正常；母亲可有乳房胀痛或乳汁溢出浸湿衣服的现象。对于吸吮力较弱的新生儿，可以把母乳挤出后用滴管喂养，少量多次，以防误入气管；新生儿喂奶后宜右侧卧位，床头略抬高，防止溢奶窒息；如母乳确实不足或没有母乳时，应指导家长学会科学的人工喂养方法。

三、正确保暖

新生儿的体温调节中枢发育尚不完善，体温易随外界环境温度的变化而改变。新生儿室内温度宜保持在22~24℃，湿度在55%~65%。冬季环境温度过低可致新生儿尤其是低出生体重儿体温不升，进而影响机体血液循环与新陈代谢，发生新生儿寒冷损伤综合征。故寒冷季节应特别注意新生儿保暖工作，家访时向家长指导正确的新生儿保暖措施，避免烫伤。夏季环境温度过高、衣被过厚或包裹过于严实，可致新生儿捂热综合征，因此要随气温变化随时调节环境温度，增减衣被。

四、日常护理

指导家长学会观察新生儿的吸吮力、精神状态、呼吸、面色以及体温与大小便情况，能够及时发现异常情况；新生儿代谢旺盛，且皮肤娇嫩，应每日沐浴，教会家长正确的新生儿沐浴方法；向家长指导新生儿皮肤、眼睛、口鼻腔黏膜、外耳道、脐部以及臀部护理方法。

五、预防疾病与意外

新生儿免疫力差，极易发生各种感染，所有用具宜新生儿专用，食具用后要消毒；新生儿衣物、被褥以及尿布应清洁干燥；护理新生儿前先洗手；室内经常通风换气，以防感染发生。患皮肤病、消化道和呼吸道感染或传染病患者不宜接触新生儿，感冒者接触新生儿之前，必须戴口罩，尽量减少亲友探视或亲吻新生儿，防止交叉感染；新生儿出生后按时接种卡介苗和乙肝疫苗；护理新生儿时宜做好安全防护，如包被不宜包裹太严实，新生儿周围不宜放置过多的衣物或绒玩具，以免阻塞新生儿口鼻；母乳喂养时姿势正确，以免乳房堵塞新生儿口鼻引起窒息。

六、早期教育

新生儿期视、嗅、听、触觉已经初步发展，可以通过反复的视、听觉训练，建立各种条件反射，以培养新生儿对周围环境的反应能力。一方面要鼓励家长多拥抱、抚摸宝宝，促进良好的情感连接，建立并培养亲子感情；另一方面父母要对新生儿多唱歌说话，促进宝宝智力发育。

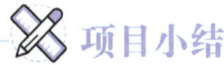 项目小结

国际上常以孕产妇死亡率、婴儿死亡率和人均期望寿命作为衡量一个国家文明进步的三大指标。本项目介绍了妇女保健与新生儿保健。通过学习，要求同学们重点掌握妇女各期保健，熟悉妇女保健的工作任务；本项目难点为新生儿保健的主要内容。通过学习，要求同学们能陈述母婴保健的概念，主要内容和措施；能运用所学知识指导社区工作人员开展母婴保健工作。

（徐银帆）

项目十五 妇科病史及检查

学习目标

知识目标

1. 掌握：妇科病史的采集方法及内容。
2. 熟悉：妇科检查的方法及护理配合。
3. 了解：妇科患者的心理。

技能目标

1. 能运用护理程序对妇科患者进行整体护理。
2. 学会尊重、关心患者，并能保护患者的隐私。

案例导入

案例：杨女士，已婚，38岁，停经7周，少量阴道流血3天，今晨突感下腹部剧烈疼痛，呈撕裂样疼痛，伴明显肛门坠胀感，血压75/50 mmHg，脉搏120次/分，呼吸20次/分，心率120次/分，右下腹部压痛、反跳痛（++），移动性浊音阳性，妇检：子宫稍增大，宫颈举痛，余无异常。

思考：（1）为明确护理诊断，应如何进行病史采集？

（2）应采取哪些具体的护理措施？

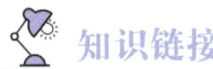 **知识链接**

妇科护理病历是包括护理对象的健康状况，可能的护理诊断、护理措施及护理评价在内的系统文书，是运用护理程序对妇科护理对象进行健康评估，并把收集到的资料进行分析、归纳和整理的书面记录。护士在实施护理计划的过程中，还要及时将护理对象在治疗期间所接受的治疗和护理情况记录在护理病历上，在记录过程中要做到客观、全面、系统地反映护理质量。同时，护理病历还是一个重要的法律依据，因此还要做到及时、准确、简练、不得涂改。

任务一　妇科病史

一、健康史采集方法

护理评估是护理程序的基础，是指收集有关护理对象的全面资料，并加以整理、综合、判断的过程。可通过观察、会谈、身体检查、心理测试、阅读检查报告等方法获取护理对象的生理、心理、社会、精神及文化等各方面的资料。护理评估的准确性有赖于收集资料的可靠性、准确性。由于女性生殖系统疾病难免涉及与性生活、个人隐私相关的问题，收集资料时患者常常因害羞不愿实话实说，因此在评估过程中，要态度和蔼、体贴尊重、语言亲切、耐心细致地询问，动作轻柔地进行体格检查，并给予保护隐私的承诺，尽量避免第三者在场，给患者以责任感、安全感，以确保收集的资料的真实性。

二、健康史采集内容

包括一般项目、主诉、现病史、月经史、婚育史、既往史、个人史及家族史8个方面。

（一）一般项目

包括患者姓名、年龄、婚姻状况、籍贯、职业、民族、受教育程度、宗教信仰、常住住址、入院日期、病史记录日期、入院方式、病史陈述者、可靠程度等。若非患者陈述，应注明陈述者与患者的关系。由于妇产科护理对象年龄、婚姻、信仰、职业等的差异，往往会影响护理对象发病后的反应。在护理评估过程中需注意这些问题。

(二）主诉

指护理对象本次就诊的主要症状（或体征）与持续时间。要求通过主诉初步估计疾病的大致范围。要求简明扼要，通常不超过20字，一般采用症状学名称，避免使用病名。妇科临床常见症状有外阴瘙痒、阴道出血、白带增多、闭经、下腹痛、下腹部包块以及不孕等。若患者有停经、阴道出血及腹痛三种主要症状，则还应按其发生时间的顺序将主诉书写为：停经×日后，阴道出血×日，腹痛×日。若患者无任何自觉不适，妇科普查时发现卵巢囊肿，主诉应据实写为：普查发现"卵巢囊肿"×日。

（三）现病史

围绕主诉，了解从本次最早发病起至此次住院时疾病的发生、发展和治疗的全过程。为病史的主要组成部分，应详加记述。以主诉症状为核心，按时间先后依次描述。包括有无发病诱因，发病时间、起病缓急，主要症状的部位、性质、持续时间及严重程度，病情的发展与演变，发病后的诊断及治疗经过、治疗效果及副反应等。除主要症状外，有无伴随症状及其出现的时间、特点和演变过程，特别是与主要症状之间的相互关系。此外，对患者的一般情况，如食欲、大小便、体重变化以及有无寒战、发热等，均应了解并记录。

（四）月经史

询问初潮年龄，月经周期及经期持续时间。如14岁初潮，每28~30天来一次月经。每次持续5日，可简写为$14\frac{5}{28\sim30}$，每次经量多少，有无血块，经前有无不适（如乳房胀痛、水肿、抑郁或易激动等），有无痛经及疼痛部位、性质、程度以及痛经起始和消失时间。常规询问末次月经日期（LMP）及其经量和持续时间。若其流血情况不同于以往正常月经时，还应了解再前次月经日期（PMP）。若已绝经患者，应询问绝经年龄，绝经后有无阴道出血、白带增多或其他不适。

（五）婚育史

了解婚次及每次结婚年龄，是否近亲结婚（直系血亲及三代旁系血亲），男方健康状况，有无冶游史、性病史以及双方同居情况等。以及问明足月产、早产及流产的次数以及现存子女数，如足月产2次，无早产，流产1次，现存子女2人，可简写为2-0-1-2，或仅用孕3产2（G_3P_2）表示。并询问分娩方式，有无难产史，新生儿出生情况，产后有无大量出血或感染史，以及末次分娩或流产日期。采用何种避孕措施及其效果。

(六)既往史

以往健康情况，曾患何种疾病，特别是妇产科病史，如生殖系统炎症、肿瘤、损伤、畸形等。有无肺结核、肠结核、结核性腹膜炎、肝炎、心血管疾病以及腹部其他病史等。为防止遗漏，可按全身各系统依次询问。此外，还应问明有无药物、食物过敏史。并注明对何种药物过敏。

(七)个人史

生活和居住情况，出生地和曾居留地区，以及个人有无特殊癖好，如有无烟、酒、毒品等嗜好。

(八)家族史

家庭成员如父母、兄弟、姊妹及子女健康状况，家族成员中有无遗传性疾病（如血友病、白化病等）、可能与遗传有关的疾病（如糖尿病、高血压等）以及传染病（如结核等）。

（卢颖琨）

任务二　体格检查

身体状况评估（即体格检查）应在采集病史后进行。包括全身检查、腹部检查和盆腔检查。孕产妇身体评估还应包括产道及肛门指诊检查。盆腔检查为妇科所特有的检查，又称妇科检查。除急诊外，应按下列先后顺序进行。

一、全身检查

应常规测体温、脉搏、呼吸、血压、体重及必要时测量身高。其他项目还包括患者神志、精神状态、面容、体态、全身发育及毛发分布情况、皮肤、淋巴结（特别是左锁骨上和腹股沟淋巴结）、头部器官、颈、乳房（注意其发育、有无包块、分泌物、局部是否有凹陷）、心、肺、脊柱及四肢。

二、腹部检查

腹部检查是妇产科体格检查的重要组成部分，应在盆腔检查前进行。视诊观察腹部形状（如有无隆起或呈蛙腹状）及大小，腹壁有无瘢痕、静脉曲张、妊娠纹、腹壁疝、腹直肌分离等。扪诊腹壁厚度，肝、脾、肾有无增大及压痛，腹部是否有压痛、反跳痛或肌紧张、是否扪及包块，有包块时应描述包块部位、大小（以厘米为单位或用相当于妊娠子宫月份表示，如包块相当于妊娠4个月大）、形状、质地、活动度、表面是否光滑或有高低不平隆起以及有无压痛等。叩诊时注意鼓音和浊音分布范围，有无移动性浊音存在。若妊娠时，应测量宫底高度、腹围，并了解胎位、胎心及胎动（详见项目三）等。

三、盆腔检查

（一）检查器械

包括无菌手套、阴道窥器、鼠齿钳、长镊、子宫探针、宫颈刮板、玻片、长棉签、消毒液、液状石蜡或肥皂水、生理盐水等。

（二）基本要求

（1）检查者应关心体贴患者，做到态度严肃、语言亲切、检查仔细、动作轻柔，检查前向患者做好解释工作。

（2）除尿失禁患者外，检查前应解净小便，必要时可导尿排空膀胱。大便充盈者应在排便或灌肠后检查。

（3）每检查一人，更换置于臀部下面的一次性垫单或纸单、无菌手套、检查器械，做到一人一换，以防交叉感染。

（4）除尿瘘患者有时需取膝胸位外，一般盆腔检查时均取膀胱截石位，患者臀部置于台缘，头部略抬高，两手平放于身旁，以使腹肌松弛。检查者面向患者，立在患者两腿之间。危重患者不宜搬动时可在病床上检查。

（5）避免经期做盆腔检查。但若为异常阴道出血则必须检查。检查前应先严格消毒外阴，并使用无菌手套及器械，以防感染发生。

（6）对无性生活的患者禁做双合诊及阴道窥器检查，一般行直肠腹部诊。若确有检查必要时，应先征得患者及其家属同意后，方可以示指缓慢放入阴道扪诊。

（7）男护士对患者进行妇科检查时，需有女性医护人员在场，以减轻患者紧张心理，避免发生误会。

(8) 疑有盆腔内病变的腹壁肥厚、高度紧张不合作或无性生活的患者,若妇科检查不满意时,可行B超检查。甚至必要时在麻醉下进行彻底的盆腔检查,以便做出较准确的评估。

(三) 检查方法及步骤

1. 外阴部检查

观察外阴发育及阴毛多少和分布情况(呈女性型或男性型分布),有无畸形、水肿、皮炎、溃疡、赘生物或肿块,注意皮肤和黏膜的色泽及质地变化,有无增厚、变薄或萎缩。然后用左手拇指和示指分开小阴唇,暴露阴道前庭及尿道口和阴道口,观察有无赘生物。无性生活患者的处女膜完整未破,其阴道口勉强可容一示指;有性生活的患者的阴道口能容两指通过;经产妇的处女膜仅余残痕或会阴侧切瘢痕。检查时还应让患者用力向下屏气,观察有无阴道前壁或后壁膨出、子宫脱垂或尿失禁等。

2. 阴道窥器检查

应根据患者阴道壁情况,选用适当大小的阴道窥器。无性生活者非经本人同意,禁用窥器检查。

(1) 阴道窥器检查的方法:放入阴道窥器时,将两叶合拢,用液状石蜡(肥皂液或生理盐水)润滑两叶前端,以减轻插入阴道时的不适感,避免损伤阴道。冬季气温低时,可将窥器前端置入40℃左右的肥皂液中预热。若拟作宫颈细胞学检查或阴道分泌物涂片时,则不宜用润滑剂,以免干扰检查结果,必要时可改用生理盐水作润滑剂。放置窥器前先用左手示指和拇指分开两侧小阴唇,暴露阴道口,右手持预先备好的窥器,避开敏感的尿道周围区,沿阴道侧后壁缓缓插入阴道(图15-1,图15-2),向上向后推进,边推进边将两叶转正,并张开两叶,直至完全暴露子宫颈、阴道壁。然后旋转窥器,仔细观察子宫颈、阴道壁及后穹窿部。需要注意的是在放入或取出的过程中,必须合拢两叶,以免小阴唇和阴道壁黏膜被夹入两叶侧壁间而引起患者疼痛或不适。

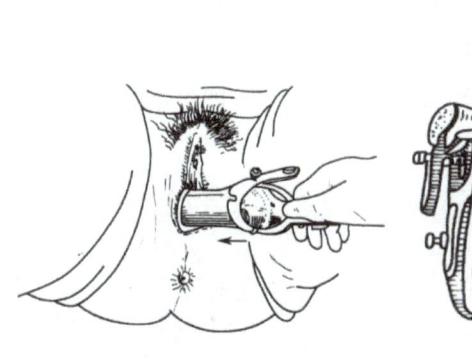 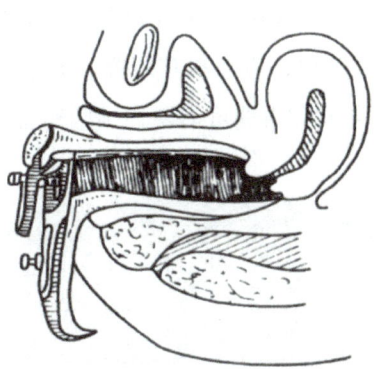

图15-1　窥器放入阴道　　　　　图15-2　暴露宫颈

(2) 阴道窥器检查的内容。①检查子宫颈：充分暴露宫颈后，观察子宫颈大小、颜色、外口形状，有无出血、糜烂、撕裂、外翻、畸形、腺囊肿、息肉、赘生物，宫颈管内有无出血或异常分泌物。此时可于宫颈外口鳞柱交界处取材做宫颈细胞学检查或子宫颈分泌物培养。②检查阴道：旋转窥器，观察阴道前后壁和侧壁黏膜的颜色、皱襞多少、是否有阴道隔或双阴道等先天畸形、有无溃疡、有无赘生物或囊肿等。注意阴道内分泌物的量、色泽、性状、有无臭味。若阴道分泌物异常者，应做涂片或培养找滴虫、假丝酵母菌、淋病奈瑟球菌及线索细胞等。

3. 双合诊

双合诊是盆腔检查的重要内容。检查者用一手的示指和中指或一指涂润滑剂放入阴道，另一手在腹部配合检查，称为双合诊。其目的在于查清阴道、子宫颈、子宫体、输卵管、卵巢、宫旁结缔组织及韧带，以及盆腔内其他器官和组织的情况。①检查方法：可根据检查者个人习惯，用右手（或左手）戴好消毒手套，示、中两指涂润滑剂后，轻轻沿阴道后壁放入阴道。②检查内容：阴道通畅度及深度、有无畸形、瘢痕、结节或肿块及阴道后穹窿的情况；并了解子宫颈的大小、形状、硬度及宫颈外口情况，有无接触性出血，若上抬宫颈时患者感疼痛称宫颈举痛。当扪及宫颈外口方向朝后时，宫体为前倾；宫颈外口方向朝前时，宫体为后倾。外口朝前且阴道内手指伸达后穹窿顶部可触及子宫体时，子宫为后屈。随后将阴道内两指放在子宫颈后方，另一手掌心朝下手指平放在患者腹部平脐处，当阴道内手指向上向前方抬举宫颈时，腹部手指往下往后按压腹壁，并逐渐向耻骨联合部位移动，通过内、外手指同时抬举和按压，相互协调，扪诊子宫体位置、大小、形状、软硬度、活动度以及有无压痛（图15-3）。正常子宫位置一般是前倾略前屈。"倾"指宫体纵轴与身体纵轴的关系。若宫体朝向耻骨，称为前倾；当子宫体朝向骶骨，称为后倾。"屈"指宫体与子宫颈间的关系。若两者间的纵轴形成的角度朝向前方，称为前屈，形成的角度朝向后方，称为后屈。扪清子宫后，将阴道内两指由宫颈后方移至一侧穹窿部，尽可能往上向盆腔深部扪触；与此同时，另一手从同侧下腹壁髂嵴水平开始，由上往下按压腹壁，与阴道内手指相互对合，以触摸该侧子宫附件区有无肿块、增厚或压痛（图15-4）。若扪及肿块，应查清其位置、大小、形状、软硬度、活动度、与子宫的关系以及有无压痛等。正常卵巢偶可扪及，触后稍有酸胀感。正常输卵管不能扪及。

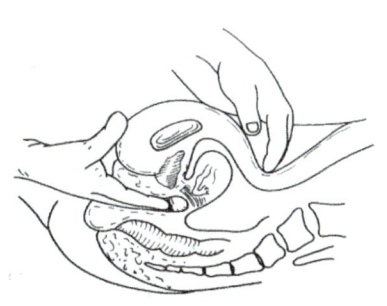
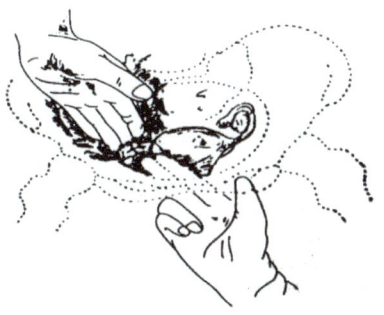

图15-3 双合诊——子宫检查　　图15-4 双合诊——附件区检查

4. 三合诊

即腹部、阴道、直肠联合检查。①检查方法：检查时一手示指置入阴道，中指放入直肠以替代双合诊时阴道内的两指外，其余具体检查步骤与双合诊时相同（图15-5）。三合诊的目的在于弥补双合诊的不足。②检查内容：通过三合诊可扪清后倾或后屈子宫的大小，发现子宫后壁、直肠子宫陷凹、宫颈韧带及双侧盆腔后部的病变；估计盆腔内病变范围，特别是肿瘤与盆壁间的关系，以及扪诊阴道直肠隔、骶骨前方或直肠内有无病变等。

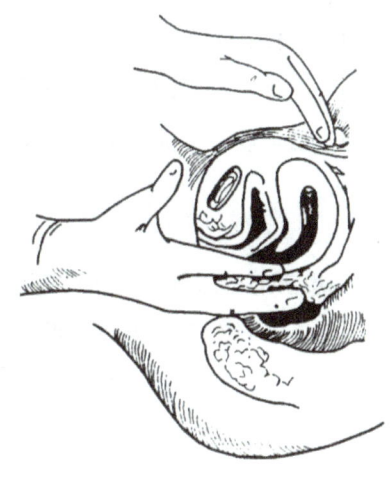

图15-5 三合诊

5. 直肠腹部诊

检查时一手示指插入直肠，另一只手在腹部配合检查，称直肠腹部诊。一般适用于阴道闭锁、无性生活史、月经期或因其他原因不宜行双合诊的患者。

 知识链接

双合诊、三合诊或直肠腹部诊时，除应按常规操作外，如能熟练掌握以下几点，可以提高工作效率。①若患者腹肌较紧张，可边检查边与患者交谈，嘱患者张口呼吸而使腹肌放松；②当两手指放入阴道，患者感疼痛或不适时，可仅用示指替代双指进行检查；③三合诊中，中指伸入肛门时，可嘱患者像排大便那样用力向下屏气，这样肛门括约肌可自行放松，以减轻患者的不适感；④当检查者无法查明盆腔内解剖关系时，继续强行扪诊，不但患者难以耐受，且往往徒劳无益。此时应停止检查，待下次检查时，多能获得满意结果。

（四）记录

妇科记录通过盆腔检查，将检查结果按解剖部位先后顺序记录结果。而产科记录通常有特殊的表格，用以记录结果。

（1）外阴：发育情况、阴毛分布形态、婚产类型（未婚、已婚未产或经产）。有异常发现时，加以详述。

（2）阴道：是否通畅，黏膜情况，分泌物量、色、性状以及有无臭味。

（3）宫颈：大小、硬度，有无糜烂样改变、撕裂、息肉、腺囊肿，有无接触性出血、举痛及摇摆痛等。

（4）宫体：位置、大小、硬度、活动度，表面是否平整、有无压痛等。

（5）附件：有无块物、增厚或压痛。若扪及包块，记录其位置、大小、硬度，表面光滑与否，活动度，有无压痛，以及与子宫及盆壁的关系。左右两侧情况分别记录。

（五）心理—社会状况

1. 患者对健康问题及医院环境的感知

了解患者对健康问题的感受，对自己所患疾病的认识和态度，对住院、治疗和护理的期望和感受，对患者角色的接受。如有的患者担心通过住院检查发现更严重疾病如癌症，不知该如何面对未知的压力，而不愿就医。也可因为经济、工作或知识缺乏等问题，延误就医。

2. 患者对疾病的反应

应用量化评估量表评估患者患病前及患病后的应激方法，面对压力时的解决方式，处理问题过程中遇到的困难，可以明确导致患者疾病的社会心理原因，以采取心理护理措施，帮助患者预防、减轻或消除心理方面对健康的影响。

3. 患者的精神心理状态

发病以来，患者的定向力、意识水平、注意力、仪表、举止、情绪、沟通交流能力、思维、记忆和判断能力有无改变。患病后有无恐惧、绝望、焦虑、否认、愤怒、自责、沮丧、悲哀等情绪变化。如妇科检查常使患者感到害羞、困扰，也可因其他因素使患者对护理评估产生畏惧，拖延或拒绝接受检查。

四、可能的护理诊断

护理诊断是对患者生命历程中所遇到的生理、心理、精神、社会和文化等方面问题的阐述，这些问题可以通过护理措施解决。当护士全面收集了有关护理对象的资料，并加以综合整理、分析后，应根据护理对象的问题确定护理诊断。护理诊断应包括：护理对象潜在性与现存性问题；以及自我护理的能力、妇女群体健康的改变趋势。我国目前多用北美护理诊断协会（NANDA）认可的护理诊断。确认护理诊断后，按照其重要性、紧迫性排列先后顺序，能够根据病情轻重缓急实施护理措施。妇产科患者的护理诊断常见有焦虑、恐惧、疼痛、知识缺乏、预感性悲哀、皮肤完整性受损等。

五、预期目标

预期目标是指通过护理干预，护士期望护理对象达到的健康状态或在行为上的改变，也是护理效果的标准。根据所需的时间的长短可将护理目标分为长期目标和短期目标。有时长期目标中期望的结果往往需要一系列的短期目标才能更好实现，或者长期目标包括一系列渐进性的短期目标，这样可以使护士分清各个护理阶段的工作任务，也可因短期目标的逐步实现而增强患者实现长期目标的信心。长期目标和短期目标在时间上没有绝对的分界，有些护理计划只有短期目标，有些护理计划则可能具有长期和短期目标。制定护理目标可指导护士为达到预期护理目标有计划地制定护理措施，并在护理程序的最后一步对护理工作进行效果评价。

六、护理措施

护理措施是指护士为帮助护理对象达到预定目标所采取的具体护理活动。包括执行医嘱、缓解症状、促进舒适的护理措施，预防、减轻和消除病变反应的措施，用药指导和健康教育等。护理措施的内容分为三类：依赖性护理措施、协作性护理措施及独立性护理措施。

七、结果评价

结果评价是对整个护理效果的判定。用以判断执行护理措施后患者的反应，是评价预期目的是否达到的过程。将患者目前的健康状况与护理计划中的护理目标进行比较，并判断目标是否实现，实际与目标之间可能会出现目标完全实现、目标部分实现和目标未实现几种结果，若目标未能实现或部分实现，应寻找原因，重新收集资料，并调整护理诊断和护理计划。一般有停止、修订、排除及增加四种。在评价过程中，应注意总结，不断改进，并提高护理质量，以争取护理对象早日康复。

项目小结

采集妇科病史与检查是为护理对象提供良好护理的主要依据,也是妇产科护理临床实践的基本技能。盆腔检查更是妇科特有的检查方法。通过本项目的学习,应掌握妇科病史的采集方法及内容;熟悉妇科检查的方法及护理配合;了解妇科患者的心理。帮助护理对象制订合理的护理计划并实施是本项目学习的重点内容。同时,懂得如何尊重、关心患者,保护患者的隐私,赢得患者的信任,从而更好地实施护理计划,使妇科患者早日恢复健康。

(卢颖琨)

项目十六　女性生殖系统炎症患者的护理

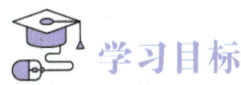 学习目标

知识目标

1. 掌握：女性生殖系统炎症的临床表现、护理评估；外阴炎、阴道炎、宫颈炎和盆腔炎的临床表现、护理要点。

2. 熟悉：女性生殖系统炎症可能的护理诊断、预期目标、结果评价，以及外阴炎、阴道炎、宫颈炎和盆腔炎的病因、处理原则。

3. 了解：女性生殖系统炎症的病原体、传播途径，以及各种常见女性生殖系统炎症的护理目标和护理评价。

技能目标

1. 能对女性生殖系统炎症常见疾病进行准确的护理评估及护理诊断，并实施相应的护理措施。

2. 能叙述女性生殖系统的自然防御功能及女性生殖系统炎症的病原体、传播途径、临床表现、处理原则。

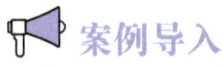 案例导入

案例：张女士，33岁，因高热伴左下腹痛3天入院。3天前因田间劳作后出现寒战、高热，体温最高时为40.5 ℃，自行服用"肠炎灵、芬必得"两天（具体剂量不详），效果甚微，遂来院就诊。平素月经规律，经量中，无痛经。既往有"盆腔炎"病史，曾两次

发作。入院查体：体温39℃，脉搏102次/分，呼吸21次/分，血压105/75 mmHg，呈急性病容，被动体位，神志清楚，心肺听诊无异常。下腹部压痛及反跳痛明显，肌壁较紧张，叩诊鼓音，肠鸣音稍减。妇科检查：阴道分泌物较多，色黄，有臭味；子宫位置、形态、大小基本正常；左附件区可扪及5 cm×7 cm×4 cm大小的囊性包块，表面光滑，不活动，压痛明显。

思考：（1）请做出目前最可能的护理诊断，需要进行的辅助检查有哪些？

（2）明确该患者的处理原则，应采取哪些具体的护理措施？

任务一 概述

女性生殖系统炎症是女性生殖系统常见病、多发病，炎症可局限于一个部位，也可多个部位同时发生，病情可轻可重，轻者多无症状，重者可引起败血症、感染性休克甚至是死亡。然而，女性特有的生殖器解剖及生理特点使女性具备了比较完善的自然防御功能，增强了对炎症感染的防御能力。

一、女性生殖系统的自然防御功能

（1）外阴：两侧大、小阴唇自然合拢，遮掩阴道口、尿道口，可防止病原微生物的侵入。外阴皮肤为鳞状上皮，增强了抵御感染的能力。

（2）阴道：由于盆底肌的作用，阴道口闭合，阴道前、后壁紧贴，可以防止外界的污染。但经产妇的阴道松弛，这种防御功能将有所降低。生理情况下，卵巢分泌的雌激素能促使阴道上皮细胞增生变厚，增强了对病原体的抵抗力；并增加了细胞内糖原的含量，上皮细胞使糖原分解为单糖，而正常妇女的阴道中寄生着一种叫阴道乳酸杆菌的细菌，它能将单糖分解成乳酸，使阴道内环境呈酸性（pH≤4.5，多数保持在3.8～4.4）。那些宜于在碱性环境中生长的病原体因此会受到抑制，这就是阴道的自净作用。乳酸杆菌除维持阴道的酸性环境外，还产生H_2O_2、细菌素等抗微生物因子，可抑制病原微生物的生长；同时，通过竞争排斥机制抑制致病菌在阴道的生长繁殖，以维持阴道微生态的平衡。

（3）子宫颈：宫颈管黏膜由分泌黏液的高柱状上皮构成，分泌大量黏液形成"黏液栓"，堵塞子宫颈管，病原体不易侵入；且宫颈内口平时紧闭，宫颈阴道部表面覆盖复层鳞状上皮，具有较强的抗感染能力。

（4）子宫内膜：育龄期女性子宫内膜呈周期性剥脱，可及时消除宫腔内的感染。此外，子宫内膜还能分泌含有乳铁蛋白、溶菌酶的分泌液，能清除进入宫腔的少量病原体。

（5）输卵管：输卵管黏膜上皮细胞的纤毛向子宫腔方向摆动以及输卵管的蠕动，均有利于阻止病原体的侵入。同时输卵管也能分泌有乳铁蛋白、溶菌酶的分泌液，能清除进入输卵管的病原体。

（6）生殖道的免疫系统：生殖道的黏膜如子宫和宫颈，聚集有不同数量的淋巴组织及散在的淋巴细胞，包括T细胞、B细胞。此外，中性粒细胞、巨噬细胞、补体以及一些细胞因子均在局部有重要的免疫功能，发挥抗感染作用。

虽然女性生殖系统有较强的自然防御功能，但其前、后分别与尿道和肛门毗邻，易被污染；外阴、阴道又是性交、分娩、流产及各种宫腔操作的必由之路，特别是在女性特殊生理期如经期、分娩、流产、产褥以及意外损伤或手术时，生殖系统的自然防御功能下降，病原体容易侵入。此外，体内雌激素水平低下；长期使用广谱抗生素致使乳杆菌生长受到抑制；不恰当的阴道灌洗；长期慢性疾病；机体免疫力下降均可使机会致病菌成为优势菌，造成炎症发生。

二、病原体

（1）细菌：以化脓菌多见，如葡萄球菌、链球菌、大肠杆菌、厌氧菌、变形杆菌、淋病奈瑟球菌、结核分枝杆菌等。

（2）原虫：以阴道毛滴虫多见，其次是阿米巴原虫。

（3）真菌：以假丝酵母菌为主。

（4）病毒：以疱疹病毒、人乳头状瘤病毒多见。

（5）螺旋体：如苍白密螺旋体。

（6）衣原体：常见沙眼衣原体，感染症状不明显，但常导致输卵管黏膜结构及功能破坏，并可引起盆腔广泛粘连，导致不孕。

（7）支原体：是正常阴道菌群的一种，在一定条件下可引起生殖系统炎症。

三、传染途径

（1）沿生殖道黏膜上行蔓延：病原体侵入外阴、阴道后，或阴道内的菌群沿子宫颈、子宫内膜、输卵管到达卵巢及腹腔。葡萄球菌、淋病奈瑟球菌、沙眼衣原体等多以该途径蔓延。

（2）经淋巴系统蔓延：病原体经生殖道创口处的淋巴管侵入，再经丰富的淋巴系统扩散至盆腔结缔组织、子宫附件及腹膜，是流产感染、产褥感染以及妇科小手术术后感染的主要途径。多见于大肠杆菌、链球菌、厌氧菌感染。

(3) 经血液循环蔓延：病原体先侵入人体其他系统，再经血液循环感染生殖系统。主要为结核分枝杆菌的传播途径。

(4) 直接蔓延：腹腔器官感染后直接蔓延到内生殖器官，如阑尾炎可引起输卵管炎。

四、临床表现

因炎症的范围及轻重不同，临床表现也不一致。常见的临床表现如下，①外阴不适：若不注意皮肤的清洁，外阴受分泌物的刺激，可引起瘙痒、烧灼感、疼痛。②分泌物增多：正常白带呈白色稀糊状或蛋清样，量少，无腥臭味，称生理性白带。若生殖道发生炎症时，特别是阴道炎及宫颈炎时，白带的量明显增多且有臭味，性状也有改变，称病理性白带。③下腹痛：为妇科疾病常见症状，多为持续性疼痛，可伴有腰骶部坠胀，劳累后、经期或性生活后可加重。④其他：炎症形成脓肿时，可在腹部盆腔扪及包块；炎性包块造成压迫，可出现局部压迫症状；若炎症累及腹膜，可有消化道症状。慢性炎症导致盆腔粘连、输卵管堵塞时，可造成不孕。

此外轻者多无明显体征，严重时可见急性病容，如体温升高，脉搏加快，腹膜刺激征等。妇科检查：外阴红肿；外阴、阴道潮红、充血或水肿；阴道后穹窿分泌物增多，且有异味；宫颈充血，举痛明显；子宫体活动受限，触痛明显；附件区可增厚、有压痛。

五、处理原则

(1) 病因治疗：积极寻找病因，针对病因治疗。

(2) 控制炎症：针对不同的致病菌选用敏感的抗生素治疗，要求用药及时、规范、足量、有效、彻底。可全身或局部使用。

(3) 局部治疗：可采用药物进行局部冲洗、熏洗或热敷，或用抗生素药膏局部涂抹。另外还可以用短波、微波、超短波、激光、冷冻、药物离子导入等方法，促进血液循环，提高新陈代谢，有利于炎症的吸收和消退。

(4) 手术治疗：根据病情，可选择经腹部或经阴道手术，以去除病灶，避免复发。

(5) 中药治疗：根据具体情况的不同，进行辨证论治，随症加减，如活血化瘀、清热解毒、利湿等。

(6) 加强预防：注意个人卫生，保持外阴清洁干燥；勤换内裤，穿棉质内衣裤；加强营养，增强体质，提高机体免疫力，以避免重复感染的可能；另外，避免治疗不彻底；定期进行妇科体检，及早发现炎症并积极治疗。

六、护理评估

（一）病史

（1）询问年龄、月经史、婚育史、采用的避孕或节育措施。

（2）询问生殖系统手术史，是否有术后感染或产褥感染史。

（3）询问发病后有无发热、寒战、腹痛；阴道分泌物增多及阴道分泌物颜色和性状改变；外阴有无灼热感、痒、痛、肿胀；有无排尿、排便改变等。此次发病以来的诊治经过和效果。

（4）询问既往有无肝炎、结核及糖尿病病史，有无性病史等，有无接受性激素治疗或长期应用抗生素治疗病史。

（5）询问有无输血史、吸毒史。

（二）身心状况

评估发病以来是否有精神不振、食欲减退、体重下降、乏力、头痛、四肢疼痛等。当炎症扩散到盆腔时，可有腰骶部疼痛、下腹坠胀痛，常在性交、劳累后及月经前后加剧。若累及腹膜引起炎症，则出现消化系统症状如恶心、呕吐、腹胀、腹泻等；若脓肿已形成，则有下腹部局部压迫刺激症状，如尿频、尿急、尿痛等。炎症累及输卵管时，炎性分泌物将不利于精子通过，并造成蠕动受限、输卵管粘连堵塞等，导致不孕。

通过与患者接触、交谈，了解患者的情绪、心理状态的变化。部分未婚女性，常因恐惧、害羞、担心遭人嘲笑、怕被抛弃等原因未及时就诊，或悄悄寻找非法医疗相关机构处理，以致延误病情，给治疗和护理带来了一定的难度。

（三）诊断性检查

（1）妇科检查：观察外阴有无抓痕，肿胀、充血、溃疡、皮肤增厚或粗糙，有无压痛。外阴、尿道口、肛门周围等部位有无丘疹或斑疹、乳头状疣，以及色素减退等情况；注意阴道黏膜有无充血、糜烂、溃疡等，阴道穹窿分泌物的量及性状；观察宫颈有无充血、接触性出血、水肿、糜烂样改变，有无肥大及其程度，有无息肉、裂伤、外翻及宫颈腺囊肿、宫颈举痛情况。通过盆腔检查了解宫体大小、位置、质地、活动度及压痛情况；检查附件区有无包块、增粗及压痛。若扪及包块，应记录包块位置、大小、质地、表面光滑与否、活动度、有无压痛，与周围脏器关系如何。左右两侧的情况分别记录。

（2）阴道分泌物检查：取少量阴道分泌物涂于玻片上，查找病原体如滴虫、假丝酵母菌、细菌等，必要时可做细菌培养及药敏试验。

(3) 聚合酶链反应（PCR）：PCR方法灵敏度高，简便、快速，特异性强，可确诊人乳头瘤病毒感染、淋病奈瑟球菌感染等。

(4) 宫颈刮片：适用于有血性白带者，需要和子宫体或宫颈恶性肿瘤鉴别者。

(5) B超检查：可了解子宫、附件是否有包块，输卵管是否有积液、是否存在盆腔积液等情况。

(6) 阴道镜检查：有助于发现宫颈病变。

(7) 分段诊刮术：是宫腔疾病诊断的重要方法之一，刮取宫腔内容物做病理检查协助诊断。若疑有宫颈管病变时，应对宫颈管及宫腔分步进行刮宫，称分段诊刮。

(8) 局部组织活检：但凡外阴、阴道及宫颈发现的异常增生物均可做活体组织检查，以明确诊断，如尖锐湿疣、息肉，并可排除恶性肿瘤。

(9) 腹腔镜检查：能比较直观地了解子宫、卵巢、输卵管及盆腔腹膜的情况，如充血、水肿、包块等，可在镜下取腹腔内液体行细菌培养，或在病变处取材做活组织检查。此检查属微创，但费用较其他检查高。

七、可能的护理诊断

(1) 焦虑：与接受治疗后效果不佳有关。
(2) 舒适度的改变：与外阴瘙痒、灼热分泌物增多有关。
(3) 组织完整性受损：与炎性分泌物刺激引起局部瘙痒有关。
(4) 知识缺乏：与缺乏妇科生殖系统炎症预防相关知识及不良卫生习惯有关。

八、预期目标

(1) 患者能接受治疗措施后，焦虑减轻或消失。
(2) 患者能接受医护人员指导，积极配合治疗，症状减轻或消失。
(3) 患者可以复述炎症防治相关措施，并能改变不良卫生习惯。

九、护理措施

1. 一般护理

嘱患者多休息，避免劳累，急性炎症期如急性盆腔炎时应卧床休息。指导患者采取半卧位姿势，以利于分泌物积聚于子宫直肠陷凹而使炎症局限或便于引流。指导患者增加营养，进食高热量、高蛋白、高维生素饮食。发热时多饮水。

2. 缓解症状，促进舒适

指导患者定时更换消毒会阴垫，保持会阴部清洁，便后冲洗及会阴擦洗时遵循由前向后、从尿道到阴道，最后肛门的原则。以保持会阴部的清洁干燥。对有发热的患者做好物理降温并及时为其更换衣服、床单。对疼痛症状明显患者，遵医嘱给予止痛剂。局部奇痒难忍时，可酌情给予止痒药膏，并嘱咐患者避免抓挠而加重病情。

3. 病情观察，协助治疗

认真对待患者的主诉，巡视过程中观察其生命体征、分泌物的量和性状、用药反应等并详细记录，准确执行医嘱，及时、正确收集各种标本，协助医生完成诊疗。若有异常情况及时向医生汇报。

4. 心理护理，精神支持

评估患者对诊疗方案的了解程度及执行能力，帮助其接受妇科诊治中的各种治疗的目的、具体措施、副反应等。由于炎症部位为患者的隐私处，患者往往有害羞心理，为其提供有助于保护隐私的环境，缓解患者不安、恐惧的情绪。执行医嘱时，尽量使用通俗易懂的语言与患者及其家属进行沟通，认真回答其提出的问题，耐心倾听其诉说，并鼓励其坚持治疗和随访。

5. 健康指导

（1）卫生宣教：保持外阴清洁干燥，注意性卫生；向患者及其伴侣讲解常见的女性生殖系统炎症的病因、诱发因素及预防措施，建议患者穿透气性好的棉织品内裤；治疗期间避免饮酒及食用辛辣刺激的食物、禁止性生活；勿去公共浴池、游泳池；浴盆、浴巾等用具应消毒；外阴清洗用具专用；注意月经期、妊娠期、分娩期和产褥期个人卫生。

（2）指导用药：生殖系统炎症除全身用药外，常需局部用药，应向患者说明各种不同剂型药物的作用、用药途径及注意事项、副反应，以保证疗程和疗效。

（3）普查普治：积极开展普查普治，建议患者定期进行妇科检查，做到早发现、早诊治。

十、结果评价

（1）症状减轻：患者诉说不适症状减轻或消失，舒适感增加。

（2）焦虑缓解：患者描述自己的焦虑及其表现，接受医护人员指导，焦虑症状缓解或消失。

（3）促进健康：患者能调整生活方式，如保持外阴部清洁干燥，养成良好卫生习惯。

（勾晓雯）

任务二　外阴炎症

外阴炎主要是指外阴部的皮肤和黏膜的炎症。

一、病因

由于外阴与尿道、肛门毗邻，经常受到经血、阴道分泌物、恶露、尿液、粪便的刺激，若不注意清洁，易引起外阴炎症；其次糖尿病患者糖尿的刺激，尿瘘、粪瘘患者的尿液、粪便的刺激等；此外，穿紧身化纤内裤，局部潮湿以及经期使用劣质卫生巾的刺激，均可引起外阴炎。

二、临床表现

外阴皮肤瘙痒、疼痛、烧灼感，活动、性交、排尿、排便时加重。妇科检查见外阴局部充血、肿胀、糜烂，常有抓痕，严重者可见溃疡或湿疹。若慢性炎症，可见皮肤增厚、粗糙、皲裂，甚至苔藓样变。

三、处理原则

积极寻找病因并处理，若发现生殖道炎症、糖尿病、尿瘘、粪瘘的应积极治疗。注意个人卫生，消除物理刺激，保持外阴清洁、干燥。

四、护理原则

1. 药物护理

可用40 ℃左右的高锰酸钾溶液（配比浓度为1∶5000）坐浴，2次/日，每次20~30分钟。若皮肤有破溃，可在坐浴后涂抗生素软膏或紫草油。此外可选用含有苦参、蛇床子、白鲜皮、土茯苓、黄柏、川椒等成分的中成药洗剂外洗、坐浴。月经期禁止坐浴。

2. 健康指导

养成良好的卫生习惯，平时用清洁的温水清洗外阴，并保持外阴清洁干燥，特别是经期、妊娠期、分娩期和产褥期等特殊时期；炎症急性期时注意休息，嘱患者不要抓挠皮肤；勿用刺激性药物或肥皂清洗外阴；经期应使用消毒严格、柔软透气的会阴垫；如外阴黏膜有破溃，要注意预防继发感染。另外选择透气性好的内裤，并勤换勤洗勤晒，避免悬挂于潮湿处，不穿化纤内裤和紧身衣。指导患者纠正不良的生活习惯，治疗期间不饮酒，限制辛辣食物的摄入，禁止性生活。

（勾晓雯）

任务三　前庭大腺炎及前庭大腺囊肿

一、病因

因解剖部位的特点，即前庭大腺位于两侧大阴唇后1/3深部，腺管开口于处女膜与小阴唇之间。在性交、分娩等情况污染外阴部时，病原体容易侵入而引起前庭大腺炎。此病多见于育龄期女性。幼女及绝经后女性少见。主要病原体为葡萄球菌、大肠杆菌、链球菌、肠球菌，随着性传播疾病发病率的增加，淋病奈瑟菌及沙眼衣原体已成为常见的病原体。

急性炎症发作时，病原体首先侵犯腺管，腺管呈急性化脓性炎症，腺管开口往往因肿胀或渗出物凝聚而阻塞，脓液不能外流、积存而形成脓肿，称前庭大腺脓肿。引起前庭大腺管阻塞的常见原因有：①前庭大腺脓肿消退后，腺管口阻塞，脓液吸收后，被黏液分泌物所代替而形成囊肿；②腺腔内的黏液浓稠或先天性腺管狭窄，分泌物排出不畅，导致囊肿形成；③前庭大腺腺管，如分娩时会阴与阴道裂伤后疤痕阻塞腺管口，或会阴后一侧切开术损伤腺管。前庭大腺囊肿可继发感染形成脓肿反复发作。

二、临床表现

炎症多发生于一侧。初起时局部肿胀、疼痛、灼热感，行走不便，有的可致大小便困难。检查见局部皮肤红肿、发热、压痛明显。当脓肿形成时，可触及波动感，脓肿直径可达3～6 cm，部分患者可出现发热等全身症状。当脓肿内压力增大时，表面皮肤变薄，脓肿可自行破溃，若破孔较大，可自行引流，炎症较快消退而痊愈；若破孔较小，引流不畅时，则炎症持续不消退，并可反复急性发作。

若前庭大腺囊肿已形成且囊肿较小、无感染时，患者多无自觉症状；若囊肿较大，患者可有外阴坠胀感或性交不适。检查见囊肿多为单侧，也可双侧同时累及，囊肿多呈椭圆形，大小不等，位于外阴部后下方，可持续数年不变。

三、处理原则

可根据前庭大腺开口处分泌物细菌培养，确定病原体，选用敏感抗生素以控制炎症。此外，也可选用清热、解毒的中药局部热敷或坐浴。若脓肿形成，可切开引流并行造口术。

四、护理要点

患者急性炎症发作时，需卧床休息。保持外阴清洁；取前庭大腺开口处分泌物进行细菌培养及药敏试验，根据结果，遵医嘱给予抗生素以控制炎症，必要时可给予止痛剂。此外，也可选如蒲公英、金银花、连翘、苦参、贯众等中药煎汤局部热敷或坐浴。

若脓肿或囊肿形成，可切开引流并行造口术。局部用引流条引流，引流条需每日更换，外阴用消毒液常规擦洗，2次/天。伤口愈合后，可改用坐浴。

前庭大腺囊肿现多采用前庭大腺囊肿造口术，造口术方法简单、损伤小，术后还能保留腺体功能。还可采用CO_2激光或微波行囊肿造口术。

（勾晓雯）

任务四　阴道炎症

一、滴虫阴道炎

滴虫阴道炎由阴道毛滴虫引起，是常见的阴道炎。

（一）病因

滴虫阴道炎患者的阴道pH一般在5.0~6.5，多数>6.0。滴虫能消耗或吞噬阴道上皮细胞内的糖原，阻碍乳酸生成，导致阴道酸度降低更有利于其繁殖，由于阴道酸碱度的改变，促使继发性的细菌感染，破坏阴道自身的防御机制。故在月经期前后、妊娠期或产后等阴道pH改变时，隐藏在腺体及阴道皱襞中的滴虫常得以繁殖，引起炎症发作。滴虫不仅能寄生于阴道，还常常侵入尿道或尿道旁腺，甚至膀胱、肾盂以及藏匿于男方的包皮皱襞、尿道或前列腺中，男性感染滴虫后常无症状，易成为感染源。

知识链接

滴虫呈梨形，体积约为多核白细胞的 2~3 倍，滴虫顶端有 4 根鞭毛，体侧有波动膜，后端尖并有轴柱凸出，无色透明如水滴（图 16-1）。鞭毛随波动膜的波动而活动。适宜滴虫生长的温度为 25~40 ℃，pH 5.2~6.6 的潮湿环境。滴虫滋养体生命力较强，能在 3~5 ℃环境中生存 21 日，在 46 ℃环境中生存 20~60 分钟。在半干燥环境中约生存 10 小时，在普通肥皂水中能生存 45~120 分钟。在 pH 为 5.0 以下或 7.5 以上的环境中则不生长。

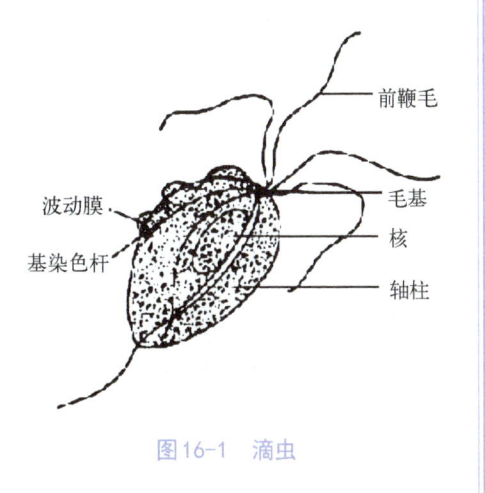

图 16-1　滴虫

（二）传播方式

（1）直接传播：经性交直接传播。

（2）间接传播：经公共浴池、浴盆、浴巾、游泳池、马桶、衣物等间接传播；或通过污染的器械及敷料传播。

（三）临床表现

潜伏期 4~28 日，25%~50% 的患者感染初期无症状，典型症状为阴道分泌物增多，呈稀薄的泡沫状及外阴瘙痒。分泌物可呈脓性、黄绿色，有臭味。瘙痒部位主要为阴道口及外阴，可伴有灼热、疼痛、性交痛等。若合并尿路感染，可有尿频、尿痛，有时可见血尿。阴道毛滴虫能吞噬精子，并能阻碍乳酸生成，影响精子在阴道内存活，可致不孕。阴道内有滴虫存在而无炎症反应的患者称为带虫者。

妇科检查时见患者阴道黏膜充血，严重者有散在出血斑点，甚至宫颈有出血斑点，形成"草莓样"宫颈，后穹窿有多量白带，呈灰黄色、黄白色稀薄液体或黄绿色脓性分泌物，常呈泡沫样。带虫者阴道黏膜多无异常改变。

（四）处理原则

（1）全身用药：因滴虫可寄生于尿道或尿道旁腺，甚至膀胱等，治愈此病，需全身用药，常用甲硝唑 2 g（或替硝唑 2 g），单次顿服；或甲硝唑 400 mg，每日 2 次，7 日为 1 个疗程，疗效相同。口服吸收好，疗效高，毒性小，应用方便。性伴侣应同时治疗。

（2）局部用药：可全身及局部联合用药，药效更佳。另外，不能耐受口服给药或不宜全身给药者可单独局部给药，甲硝唑阴道泡腾片 200 mg 每晚睡前塞入阴道，7 天为 1 个疗程。

（五）护理要点

指导患者自我护理，注意个人卫生，保持外阴部清洁、干燥，尽量避免抓挠外阴部以免皮肤破损。勤换内裤；内裤、坐浴及洗涤用物应煮沸消毒 5~10 分钟以消灭病原体，治疗期间禁止性生活，避免交叉和重复感染的机会。

治疗护理过程中需要注意的是：①告知患者做分泌物培养前 24~48 小时内避免性交、阴道冲洗或局部用药；分泌物取出后应及时送检并注意保暖，否则滴虫活动力减弱，干扰检查结果。②告知患者全身用药后，少部分患者偶见胃肠道反应，如食欲减退、恶心、呕吐。此外，偶见头痛、皮疹、白细胞减少等，一旦发现应报告医生并停药。妊娠期是否用甲硝唑治疗尚有争议，故孕早期慎用。甲硝唑能通过乳汁排泄，若在哺乳期用药，用药期间及用药后 4 小时之内不宜哺乳。因甲硝唑能抑制乙醇在体内氧化而产生有毒的中间代谢产物，所以甲硝唑用药期间及停药 24 小时（替硝唑 72 小时）内，禁止饮酒。③告知患者坚持按照医嘱正规治疗的重要性，并指导患者各种药物的用药方法，如：甲硝唑口服；甲硝唑阴道泡腾片塞阴道，阴道用药前可先用 1% 乳酸液或 0.5% 醋酸溶液冲洗阴道，再将药塞入阴道后穹窿，以提高疗效。月经期间暂停坐浴、阴道冲洗及阴道用药。④滴虫阴道炎主要由性行为传播，所以性伴侣应同时进行治疗，且治疗期间禁止性交。⑤告知患者治愈标准，滴虫阴道炎常于月经后复发，故治疗后若检查滴虫为阴性时，仍应每次月经干净后复查阴道分泌物，若经连续 3 次检查均阴性，方为治愈。需要注意的是滴虫转阴后，仍需于下次月经后继续治疗一疗程，以巩固疗效。

二、外阴阴道假丝酵母菌病

外阴阴道假丝酵母菌病（VVC）由假丝酵母菌引起，假丝酵母菌病发病率仅次于滴虫阴道炎。

（一）病因

最常见的病原体为白假丝酵母菌，占 80%~90%，发病率较高。外阴阴道假丝酵母菌对热的抵抗能力相对较差，60 ℃持续加热 1 小时即死亡，但对干燥、日光、紫外线及化学试剂等抵抗力较强。白假丝酵母菌为机会致病菌，当阴道内糖原增多、酸度增加、局部抵抗能力下降时，特别是阴道pH<4.5时，最适合假丝酵母菌繁殖。故多见于孕妇、糖尿病、大量雌激素治疗、长期应用抗生素者及类固醇皮质激素或免疫缺陷综合征者，阴道内微生物之间的相互制约关系发生改变时，易发此病。穿紧身化纤内裤、肥胖者也会因局部湿度增加，引起假丝酵母菌繁殖而致阴道炎。

（二）传播方式

（1）内源性传播：为主要传播途径，假丝酵母菌为机会致病菌，一旦条件适宜可引起感染，此外，假丝酵母菌除寄生在阴道，还寄生在肠道和口腔，这三个部位的假丝酵母菌可以互相传染。

（2）直接传播：少部分患者可通过性交传染。

（3）间接传播：少数患者通过接触被污染的衣物、毛巾、马桶等物品间接传染。

（三）临床表现

主要为外阴瘙痒、灼痛、性交痛以及尿痛，部分患者阴道分泌物增多。阴道分泌物由脱落上皮细胞和菌丝体、酵母菌和假丝菌组成，呈白色稠呈凝乳状或豆腐渣样。

妇科检查可见外阴红斑、水肿，常伴有皮肤抓痕，严重者可见皮肤皲裂、表皮脱落。小阴唇内侧及阴道附有白色膜状物，擦除后露出红肿黏膜面，急性期还可见到糜烂及浅表溃疡。

（四）处理原则

（1）消除诱因：积极治疗糖尿病，及时停用广谱抗生素、雌激素及类固醇皮质激素。

（2）局部用药：单纯性VVC主要以局部、短程抗真菌药物为主，唑类药物的疗效高于制霉菌素。可选用下列药物塞入阴道内：①咪康唑栓剂，每晚1粒（200 mg），连用7日；或每晚1粒（400 mg），连用3日；或1粒（1200 mg），单次用药。②克霉唑栓剂，每晚1粒（150 mg），塞入阴道深部，连用7日，或每日早、晚各1粒（50 mg），连用3日；或1粒（500 mg），单次用药。③制霉菌素栓剂，每晚1粒（10万U），连用10~14日。复杂性VVC患者局部用药需要适当延长为7~14日。

（3）全身用药：若不能耐受局部用药者；无性生活史及不愿采用局部用药者，可选用口服药物。单纯性VVC患者也可全身用药，全身用药与局部用药的疗效相似，治愈率为80%~90%。常用药物有：伊曲康唑、氟康唑、酮康唑等。复杂性VVC患者口服药物治疗应延长治疗时间，若口服氟康唑150 mg，则72小时后加服1次。

（五）护理要点

护理基本同滴虫阴道炎患者。告知患者发病的因素及治疗原则，鼓励其积极配合治疗；培养健康的卫生习惯，保持局部清洁；避免交叉感染。勤换内裤，内裤、洗涤用物均应用开水烫洗。根据患者的具体情况，选择不同的用药途径。并向患者说明用药的目的与方法，取得配合，按医嘱完成正规疗程。需要阴道用药的，患者应洗手后戴手套，用示指将药沿阴道后壁推入阴道深部，为保证药物局部作用时间，最好在晚上睡前放置。阴道用药前可用2%～4%碳酸氢钠液坐浴或阴道冲洗后用药，以提高用药效果。妊娠期合并感染者为避免胎儿感染，应坚持局部治疗，禁用口服唑类药物，以7日疗法效果为佳。性伴侣应进行念珠菌的检查及治疗，约15%的男性与女性患者接触后患有龟头炎，以防女性重复感染。

三、萎缩性阴道炎

萎缩性阴道炎常见于自然绝经或人工绝经后的女性，也可见于产后闭经或药物假绝经治疗的女性。

（一）病因

因卵巢功能衰退，雌激素水平降低，阴道上皮萎缩，黏膜变薄，上皮细胞内糖原减少，阴道内pH升高（多为5.0～7.0），嗜酸性的乳酸杆菌不再为优势菌群，致使阴道自净作用减弱，其他致病菌过度繁殖或易于入侵引起炎症。

（二）临床表现

主要为外阴灼热不适、瘙痒及阴道分泌物增多。阴道分泌物呈稀薄、淡黄色，感染严重时呈脓血性白带。由于阴道黏膜萎缩，可伴有性交痛。妇科检查可见阴道呈萎缩性改变，上皮皱襞消失、萎缩、变薄。阴道黏膜充血，有散在小出血点或点状出血斑，有时可见浅表溃疡。溃疡面可与对侧粘连，严重时可造成阴道狭窄甚至闭锁，炎症分泌物引流不畅时，可形成阴道积脓或宫腔积脓。

（三）治疗原则

（1）提高阴道抵抗力：针对病因，补充雌激素、提高阴道抵抗力是萎缩性阴道炎的主要治疗方法（乳癌或子宫内膜癌患者慎用）。雌激素制剂可局部给药，也可全身用药。雌三醇软膏或结合雌激素软膏局部涂抹，每日1～2次，14日为一疗程。全身用药可口服替勃龙2.5 mg，每日1次，或选用其他雌孕激素联合用药。

(2) 抑制细菌生长：阴道局部应用抗生素如甲硝唑 200 mg 或诺氟沙星 100 mg，放入阴道深部，每晚 1 次，7～10 日为一疗程。对于阴道局部干涩明显者，可应用润滑剂。

（四）护理要点

保持会阴清洁，勤换、勤洗内裤，出现症状应及时诊治。告知患者用药的目的、方法与注意事项，使其主动配合治疗。患者可在阴道用药前，用 1% 乳酸或 0.5% 醋酸冲洗阴道，1 次/日，以增加阴道酸度，抑制细菌生长繁殖。患者用药有困难者，指导其家属协助用药或由医务人员帮助使用。

四、细菌性阴道病

细菌性阴道病（BV）是阴道内正常菌群失调所致的一种混合感染，但临床及病理特征无炎症改变。

（一）病因

正常寄生在阴道内的细菌生态平衡（菌群）失调。生理状态下，以产生过氧化氢的乳酸杆菌占优势。细菌性阴道病时，阴道内乳酸杆菌减少而其他细菌大量繁殖，主要有加德纳尔菌、动弯杆菌及其他厌氧菌（普雷沃菌、紫单胞菌、消化链球菌等），部分患者合并支原体感染，其中以厌氧菌居多，厌氧菌的浓度可以是正常妇女的 100～1000 倍。导致阴道菌群改变的原因尚不清楚，可能与频繁性交、多性伴侣或滥用药物灌洗阴道使阴道碱化有关。

（二）临床表现

10%～40% 患者临床无症状，有症状者主要表现为阴道分泌物增多，有鱼腥臭味，性交后可加重，可伴有轻度外阴瘙痒或烧灼感。妇科检查阴道黏膜无充血的炎症表现。分泌物的特点：呈灰白色、质地均匀一致、稀薄，黏度低但黏附于阴道壁，易从阴道壁拭去。取材分泌物时，应注意取自阴道侧壁的分泌物，避免取自宫颈管或后穹窿。

主要采用 Amsel 临床诊断标准，下列 4 项中有 3 项阳性即可临床诊断为细菌性阴道病。

（1）分泌物呈灰白色、质地均匀一致、稀薄，黏度低但常黏附于阴道壁。

（2）阴道 pH>4.5。

（3）氨臭味试验阳性：取少许阴道分泌物放在玻片上，加入 10% 氢氧化钾溶液 1～2 滴，若产生一种烂鱼肉样腥臭气味即为阳性。

（4）线索细胞阳性：取少许阴道分泌物放在玻片上，加 1 滴生理盐水混合，置于高倍光镜下找线索细胞。阴道脱落的表层细胞即为线索细胞，于细胞边缘贴附颗粒状物即厌氧菌，细胞边缘不清，尤其是加德纳尔菌，若见到>20%的线索细胞即为细菌性阴道病的表现。

（三）处理原则

（1）全身用药：首选甲硝唑400 mg，每日2次，口服，连用7天；替代方案：替硝唑2 g，口服，每日1次，连用3日，或克林霉素300 mg，每日2次，连用7日。

（2）局部用药：阴道用药甲硝唑200 mg，每晚1次，连用7日。或2%克林霉素软膏阴道涂布，每次5 g，每晚1次，连用7日。可在阴道用药前用过氧化氢溶液冲洗阴道，或用1%乳酸溶液或0.5%醋酸溶液冲洗阴道，以改善阴道内环境，提高疗效。

（四）护理要点

告知患者用药的目的、方法与注意事项，使其主动配合治疗过程。其他用药注意事项可参照滴虫性阴道炎。进行健康教育，保持会阴清洁，勤换、勤洗内裤，出现症状应及时诊治。

治疗后无症状者无须随访。但妊娠合并BV者需要随访治疗效果，因其可导致绒毛膜炎、胎膜早破、早产等。另外，该病复发较常见，对症状持续存在或症状反复出现者，应告知其复诊以及坚持治疗的必要性。可选择与初治者不同的抗厌氧菌药物，也可尝试用阴道乳酸杆菌制剂。

（勾晓雯）

任务五　子宫颈炎症

子宫颈炎习惯称宫颈炎，指子宫颈发生炎症，包括局部充血、水肿、上皮变性、坏死、黏膜、黏膜下组织、腺体周围见大量中性粒细胞浸润，腺体腔中可见脓性分泌物，分泌物可经宫颈外口流出。表现为急性炎症改变。急性宫颈炎可由多种病原体引起，也可由理化因素或机械性子宫颈损伤引起。而慢性宫颈炎可由急性宫颈炎不及时治疗或治疗不彻底迁延而来，也可以是病原体持续感染所致。

一、病因

常见的病原体为葡萄球菌、链球菌、肠球菌等。近年来随着性传播疾病的增加，急性宫颈炎已成为常见疾病。内源性病原体有细菌性阴道病病原体、生殖道支原体感染,但部分患者的病原体尚不清楚;性途径传播病原体有淋病奈瑟球菌及沙眼衣原体,主要见于性传播疾病高危人群。

二、临床表现

(一)急性子宫颈炎

大部分患者常无症状,有症状者主要表现为阴道分泌物增多。分泌物的性状依据病原体的种类、炎症的程度而有所不同,可见乳白色黏液状,或呈淡黄色脓性,或血性白带。因分泌物刺激可引起外阴瘙痒及灼热感,有时也可出现经间期出血、性交后出血等症状。若合并尿路感染,可出现尿急、尿频、尿痛等症状。

妇科检查时可见宫颈充血、水肿、黏膜外翻,有脓性黏稠分泌物附着甚至从宫颈管流出,宫颈管黏膜质脆,易出血。若为淋病奈瑟球菌感染时,因尿道旁腺、前庭大腺受累,可见尿道口、阴道口黏膜充血、水肿以及大量脓性分泌物。

(二)慢性子宫颈炎

患者多无症状,少数可有阴道分泌物增多,呈淡黄色或脓性,性交后出血或月经间期出血,偶有分泌物刺激,引起外阴瘙痒或不适。

妇科检查可见宫颈外口处的宫颈阴道部外观呈细颗粒状的红色区,称为宫颈糜烂样改变。可有黄色分泌物覆盖子宫颈口或从宫颈口流出,也可表现为子宫颈肥大或子宫颈息肉。

 知识链接

宫颈糜烂样改变过去常称为"宫颈糜烂"。随着对宫颈病理生理认识的提高,"宫颈糜烂"这一术语在西方国家的妇产科教材中已被废弃,而改称宫颈柱状上皮异位,并认为,"宫颈糜烂"并不是上皮脱落、溃疡的真性糜烂,也不等同于病理学上的慢性宫颈炎的诊断标准。宫颈糜烂样改变有可能是病理性的,如炎症时的宫颈柱状上皮充血、水肿,也可能是宫颈原始鳞柱交接部的外移,或宫颈上皮内瘤变或宫颈癌的早期表现。

三、处理原则

治疗前应排除宫颈上皮内瘤变和宫颈癌。

（1）急性子宫颈炎：主要以抗生素治疗为主。可根据不同情况针对病原体采用抗生素及时、足量治疗。若病原体为淋病奈瑟球菌或沙眼衣感染时，性伴侣需进行相应的检查和治疗。

（2）慢性子宫颈炎：宫颈糜烂样改变若无临床症状，不需治疗，仅需要做细胞学筛查。若细胞学检查异常，则根据细胞学结果进行相应处理。也有专家学者认为，宫颈管的柱状上皮抵抗力低，病原体易侵入而发生炎症，应采取各种治疗方法破坏柱状上皮和化生上皮，使宫颈阴道部全部为新生的鳞状上皮覆盖，以减少异常化生及感染的机会。目前，物理治疗是临床最常用的有效治疗方法。如激光、冷冻和微波治疗，也可辅以中药治疗。仅子宫颈肥大一般无须治疗；子宫颈息肉可行息肉摘除术。

四、护理要点

给予高蛋白、高热量、高维生素饮食，适当卧床休息；加强会阴部护理，保持外阴清洁、干燥，减少局部摩擦，并及时更换会阴垫，保持床单位及衣物清洁；监测生命体征，发现体温异常或感染性休克症状，应向医生报告、及时处理。注意观察有无合并症相关症状。

1. 急性宫颈炎

针对病原体选择有效抗生素，按医嘱规范、及时、足量使用抗生素，并观察有无药物副作用。

2. 慢性宫颈炎

以物理治疗为主。临床常用的物理治疗方法有激光、冷冻、红外线、微波等疗法。其原理都是将宫颈糜烂面的单层柱状上皮破坏，结痂脱落后新的鳞状上皮覆盖创面，一般为期3~4周，病变较深者，需6~8周，宫颈可恢复光滑外观。物理治疗的患者需注意：①治疗前应常规做细胞学检查，排除宫颈上皮内瘤变和宫颈癌；②治疗时间应选择在月经干净后3~7天内进行；③急性生殖器炎症为治疗禁忌证；④术后应每日清洗外阴2次，并保持外阴清洁；⑤患者术后均有阴道分泌物增多，在宫颈创面痂皮脱落前，阴道有大量黄水流出，脱痂时（大约在术后1~2周）可有少量血水或少许出血，若出血量多需及时就诊；⑥因创面未愈，禁止盆浴、游泳、性交及阴道冲洗8周左右。

3. 健康教育

指导育龄期女性定期接受妇科检查，及时发现症状，并予以积极治疗。告知患者一般治疗前常规行宫颈刮片细胞学检查的重要性，以排除癌变可能。

4. 随访

一般于两次月经干净后3~7日复查，了解创面愈合情况，同时注意观察有无宫颈管狭窄。未痊愈者可择期行2次治疗。经治疗后症状持续存在者，应告知患者随诊，并对其进行全面评估，分析原因，调整治疗方案。包括了解有无再次感染性传播疾病、性伴侣是否已进行治疗、阴道菌群失调是否持续存在等。

(勾晓雯)

任务六　盆腔炎性疾病

盆腔炎性疾病（PID）是指女性上生殖道的一组感染性疾病，主要包括子宫内膜炎、输卵管炎、输卵管卵巢脓肿、盆腔腹膜炎。炎症可局限于一个部位，也可同时累及多个部位，其中以输卵管炎及输卵管卵巢炎最常见。盆腔炎性疾病多发生在有月经的性活跃期女性，其他年龄阶段的女性较少发生盆腔炎性疾病，若发生盆腔炎性疾病往往是邻近器官炎症扩散所致。盆腔炎性疾病若不及时诊治或治疗不彻底，可导致上生殖道感染后遗症（不孕、输卵管妊娠、慢性盆腔疼痛、炎症反复发作等），称为盆腔炎性疾病后遗症。

一、病因

引起盆腔炎性疾病的病原体有内源性病原体和外源性病原体两种，两类病原体可单独存在，也可混合感染。当机体免疫力下降、内分泌发生变化及致病体侵入时，炎症即可发生。①内源性病原体主要来自寄居于阴道内的菌群，包括需氧菌、兼性厌氧菌（如金黄色葡萄球菌、溶血性链球菌）及厌氧菌（如脆弱类杆菌、消化球菌、消化链球菌）等；②外源性病原体主要为性传播疾病的病原体，如淋病奈瑟球菌、沙眼衣原体、支原体等。

病原体可经生殖道黏膜上行蔓延；也可经生殖道创伤处的淋巴管经淋巴系统蔓延；或病原体先侵入人体的其他系统再经血液循环传播；或因腹腔内其他脏器感染后直接蔓延至内生殖器。

了解引发PID的高危因素有利于盆腔炎性疾病的正确诊断、护理和预防。PID的高危因素有：①年龄，年轻女性容易发病，可能与性活动频繁、生殖道的自然防御功能较差有关；②性行为不良，如初次性交年龄小、性生活紊乱、性卫生不良或性伴侣有性传播疾病；③下生殖道感染，如淋病奈瑟菌性宫颈炎、衣原体性宫颈炎以及细菌性阴道病等与PID的发病关系密切；④宫腔操作消毒不严格或手术所致生殖道黏膜损伤，可导致寄居于下生殖道内的菌群上行感染；⑤经期卫生不良、经期性交；⑥邻近器官炎症如阑尾炎、腹膜炎等直接蔓延至盆腔，导致炎症发作；⑦盆腔炎性疾病再次急性发作。

二、临床表现

1. 急性盆腔炎性疾病

因炎症轻重及范围大小的不同，患者的临床表现差异较大，轻者多无症状或症状轻微，因此常被延误治疗导致上生殖道感染后遗症。轻者常见症状有阴道分泌物增多、下腹痛、发热等。腹痛为持续性、劳累或性交后加重。重者可有寒战、高热、头痛、食欲不振等。月经期发病者可出现经量增多、经期延长等症状。若脓肿形成者可有下腹包块及局部压迫刺激症状，若包块位于子宫前方可出现排尿困难、尿频等膀胱刺激症状，引起炎症时还可有尿痛。若包块位于子宫后方可有直肠刺激症状；若累及腹膜可导致腹泻、里急后重和排便困难。患者若有输卵管炎的症状及体征并同时伴有右上腹疼痛者，需怀疑有肝周围炎。

患者体征差异较大，轻者多无明显异常，或妇科检查可发现宫颈举痛或宫体压痛或附件区压痛等。严重者呈急性病容，体温升高，心率加快，下腹部有压痛、反跳痛及肌紧张，肠鸣音减弱或消失，叩诊鼓音明显。盆腔检查可见阴道脓性分泌物，有臭味；宫颈充血、水肿、举痛明显，可见大量脓性、臭味分泌物从宫颈口流出；穹窿部触痛明显，需注意穹窿部是否饱满；子宫体稍增大、有压痛，活动受限，子宫两侧压痛明显；若为单纯输卵管炎，可触及增粗的输卵管，压痛明显；宫旁结缔组织炎时可扪及宫旁一侧或两侧片状增厚，或两侧宫骶韧带高度水肿、增粗，压痛明显；若为输卵管积脓或输卵管卵巢脓肿，可触及包块且压痛明显，不活动；若盆腔脓肿形成且位置较低时，可扪及后穹窿或侧穹窿有肿块，且有波动感。三合诊常能协助进一步了解盆腔情况。

2. 盆腔炎性疾病后遗症

因病变涉及部位不同，临床表现也不同。患者可有低热、乏力等，临床多表现为不孕、异位妊娠、慢性盆腔痛或盆腔炎性疾病反复发作等症状。妇科检查可见子宫大小正常或稍大、常呈后位、活动受限或粘连固定、有触痛；宫旁组织增厚、骶韧带增粗，触痛；或附件区可触及条索状、囊性或质韧包块，活动受限，有触痛。如子宫被固定或封闭于周围瘢痕化组织中，则呈"冰冻骨盆"状态。

三、治疗原则

（1）急性盆腔炎性疾病：主要以抗生素药物治疗为主，必要时手术治疗。

（2）盆腔炎性疾病后遗症：多采用综合性治疗方案控制炎症，缓解症状，增加受孕机会。包括中西药治疗、物理疗法（短波、超短波、激光、离子导入等）、手术治疗等。平时应注意增强机体抵抗力。

四、护理要点

1. 一般护理

若患者病情严重或经门诊治疗无效者应住院治疗，并提供相应的护理：①卧床休息，取半卧位，有利于炎性分泌物积聚于子宫直肠陷凹，使炎症局限；②给予高热量、高蛋白、高维生素饮食、半流质饮食，并遵医嘱纠正电解质紊乱和酸碱失衡；③高热时采取物理降温，若有腹胀，应行胃肠减压；④保持外阴清洁，每日消毒外阴2次，同时应减少不必要的盆腔检查，以避免炎症扩散。

2. 治疗护理

①根据病原体的特点及时选择高效的抗生素积极治疗，绝大多数盆腔炎性疾病患者能彻底治愈。所以使患者了解及时、足量的抗生素治疗的重要性，使其建立信心，主动配合。②护士应经常巡视患者，严密观察，注意病情变化，防止脓毒血症、败血症及肝周围炎的发生。并保证药液在体内的有效浓度、疗效及不良反应。③对于药物治疗无效、脓肿持续存在、脓肿破裂者需要手术切除病灶，根据患者情况选择经腹手术或腹腔镜手术。需要手术治疗者，为其提供相应的护理措施。

3. 心理护理

关心患者的疾苦，倾听患者的诉说，尽可能满足患者的需求、解除患者思想顾虑，增强对治疗的信心。和患者及其家属共同探讨适合于个人的治疗方案、取得家人的理解和帮助，减轻患者的心理压力。

4. 随访

采取抗生素治疗的患者，应在72小时内随诊以确定疗效，评估临床症状是否改善，若无改善，则需进一步检查，重新进行评估，必要时行腹腔镜或手术探查。对沙眼衣原体及淋病奈瑟菌感染者，可在治疗后4~6周复查病原体。

5. 健康教育

做好经期、孕期及产褥期的卫生宣教；指导性生活卫生，减少性传播疾病，月经期禁止性交。对沙眼衣原体感染的高危妇女进行筛查和治疗，可减少盆腔炎性疾病发生率。若下生殖道感染，应及时接受规范治疗，防止盆腔炎性疾病后遗症的发生。

项目小结

本项目主要叙述了女性生殖系统炎症的病原体、传播途径，各种常见女性生殖系统炎症的病因、临床表现、处理原则以及护理目标和护理评价，以及外阴炎、阴道炎、宫颈炎及盆腔炎的病因、临床表现和处理。通过学习，要求同学们能够解释下列名词：阴道的自洁作用、盆腔炎性疾病后遗症；掌握外阴炎、阴道炎、宫颈炎和盆腔炎的护理要点；熟悉上述疾病的病因、临床表现、处理原则及护理要点，了解女性生殖系统炎症的病原体、传播途径，能对女性生殖系统炎症常见疾病进行准确的护理评估及护理诊断，并实施相应的护理措施；能叙述女性生殖系统的自然防御功能。

（勾晓雯）

项目十七 月经失调患者的护理

学习目标

知识目标

1. 掌握：功能失调性子宫出血、闭经、痛经及绝经期综合征的定义。各类月经失调患者的护理评估、护理诊断及护理措施。
2. 熟悉：各类月经失调患者的临床表现及处理原则。
3. 了解：各类月经失调患者的病因。

技能目标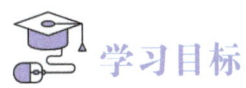

1. 叙述功能失调性子宫出血、闭经、痛经及绝经期综合征的定义。
2. 阐述各类月经失调患者的临床表现及处理原则。
3. 能为各类月经失调患者提供相应的护理措施。
4. 学会基础体温测定、记录、解读。
5. 能够在护理评估和护理操作过程中，尊重患者、爱护患者。

案例导入

案例：某女，16岁，未婚，停经10周后前日突然阴道大量流血，伴下腹痛。平时月经周期2~4个月。血压95/60 mmHg，脉搏90次/分，呼吸18次/分，心率90次/分，妇检：因患者无性生活史，暂未进行。

思考：（1）该患者最可能的护理诊断有哪些？应选择哪些辅助检查？
（2）应采取哪些具体的护理措施？

任务一 功能失调性子宫出血

功能失调性子宫出血（DUB）简称功血，由于调节生殖的神经内分泌机制紊乱，造成的异常子宫出血，而全身及内、外生殖器官无明显器质性病变存在。其为妇科常见病，常表现为月经周期长短不一、经期延长、经量过多或不规则阴道流血，可分为排卵型和无排卵型两类，其中无排卵型多发生在青春期和更年期，排卵型多发生在育龄期。其中约85%的病例属无排卵型功血。功血可发生于月经初潮至绝经间的任何年龄，青春期的患者约占20%，育龄期占30%，绝经过渡期占50%。

一、病因

（一）无排卵型功血

无排卵型功血好发于青春期和绝经过渡期，但也可发生于育龄期。青春期功血患者下丘脑-垂体-卵巢轴激素间的反馈调节尚未成熟，大脑中枢对雌激素的正反馈作用反应低下，卵泡刺激素（FSH）持续处于低水平，虽有卵泡生长但不能发育成成熟卵泡，黄体生成素（LH）不能形成促排卵性的陡直高峰导致无排卵。而绝经过渡期的女性因卵巢功能逐渐衰退，卵巢对垂体促性腺激素的反应性下降，卵泡发育受阻而不能排卵。生育年龄的女性可因内外环境刺激，如应激、肥胖、劳累、流产、手术、疾病（多囊卵巢综合征、高催乳素血症）等因素引起下丘脑-垂体-卵巢轴功能调节异常，引起短暂或持续的不排卵。各种因素造成的无排卵，均可导致子宫内膜受单一的雌激素刺激而无黄体酮对抗，从而引起雌激素突破性出血或撤退性出血。

（二）有排卵型功血

较无排卵型功血少见，多发生于育龄期女性，排卵有周期性，因此仍有相对规律的月经周期。其原因为：①子宫内膜纤溶酶活性过高或前列腺素等血管舒缩因子分泌失调所致。②黄体功能异常：可分为黄体功能不全和黄体萎缩不全两种类型，前者因黄体期黄体酮分泌不足导致黄体期缩短；后者月经周期中黄体发育良好，但黄体萎缩过程延长（超过14天），从而导致子宫内膜不能如期完整脱落。③与排卵前后激素水平波动有关。

二、临床表现

1. 无排卵型功血

临床主要表现为子宫不规则出血,月经周期紊乱,经期长短不一,出血量时多时少,出血多时可伴有贫血甚至休克,出血期不伴有下腹疼痛或其他不适。根据出血特点的不同,概括为:①周期规则,经量过多(>80 mL)或经期延长(常>7天);②周期不规则,经期延长,经量过多;③周期不规则,经期延长而经量正常;④周期缩短,月经频发(<21天)。

2. 排卵型功血

(1)经量过多,一般月经周期规则,经期正常,但经量>80 mL。常因子宫内膜纤溶酶活性过高或前列腺素等血管舒缩因子分泌失调所致。

(2)月经间期出血,因黄体功能异常所致,又分为:①黄体功能不全,表现为月经周期缩短,月经频发,有时月经周期虽在正常范围内,但是卵泡期延长,黄体期缩短;②黄体萎缩不全,表现为月经周期正常,但经期延长,常常先点滴出血后才有月经来潮,之后又常淋漓数日。黄体功能异常者常合并不孕或流产。

(3)围排卵期出血:出血时间<7天,出血停止后数天又出血,量少,多数持续1~3天,或时有时无。出血原因尚不明确,可能与排卵前后激素水平波动有关。

三、处理原则

功血的治疗以药物治疗为主。青春期及育龄期无排卵型功血以止血、调整月经周期、促排卵为治疗原则;绝经过渡期功血以止血、调整周期、减少经量为治疗原则,须注意防止子宫内膜病变。

(一)无排卵型功血

1. 止血

根据出血量选择合适的制剂和方法。少量出血者,使用最低有效量激素,以减少药物副作用。大量出血者,药物止血要求在治疗8小时内见效,24~48小时内出血基本停止。96小时以上仍不止血者,应考虑更改功血诊断。

(1)性激素:治疗首选性激素。常用的有孕激素、雌激素、雄激素。使用方法有使用单一药物和雌孕激素联合用药两种。

①孕激素:孕激素治疗也称"药物刮宫"或"子宫内膜脱落法"。适用于体内已有一定的雌激素水平、血红蛋白水平>80 g/L、生命体征稳定的患者。止血的作用机制是使在雌

激素作用下持续增生的子宫内膜转化至分泌期。停药后子宫内膜脱落较完全，起到药物性刮宫作用，从而达到止血的效果。一般停药后短期内即有撤退性出血。常用药物有甲羟孕酮、甲地孕酮、炔诺酮等。以炔诺酮为例，首剂量5 mg，每8小时1次，2~3日血止后每隔3日递减1/3量，直至维持量每日2.5~5.0 mg，持续用至血止后21日停药，停药后3~7日出现撤药性出血。

②雌激素：应用雌激素以迅速提高血内雌激素浓度，促使子宫内膜生长，短期达到内膜修复而止血，这种治疗方法称"子宫内膜修复法"，适用于出血时间长、量多，血红蛋白<80 g/L的青春期患者。常用药物有苯甲酸雌二醇、结合雌激素（倍美力）、妊马雌酮等，用法如下：a. 苯甲酸雌二醇，初始剂量3~4 mg/天，分2~3次肌内注射。若出血明显减少，则维持；若出血量未减少，则加量。也可从6~8 mg/天开始。止血3日后开始减量，每隔3日递减1/3。每日最大剂量一般不超过12 mg。b. 结合雌激素，剂量1.25 mg/次口服，4~6小时1次，血止3日后每隔3日递减1/3。用雌激素治疗时如患者血红蛋白计数增加至90 g/L以上后，须加用孕激素，引发撤退性出血。c. 对雌激素水平较低的间断性少量长期出血的患者，采用生理替代剂量，如妊马雌酮1.25 mg，每日1次，连用21日，最后7~10日加用孕激素，如醋酸甲羟孕酮10 mg，每日1次。停药后3~7日发生撤药性出血，需注意的是停药后出血量会较多，一般7日内血止。

(2) 雌、孕激素联合用药：联合用药的止血效果优于使用单一药物。青春期和育龄期无排卵型功血常用口服避孕药治疗。如第三代短效口服避孕药去氧孕烯炔雌醇片、复方孕二烯酮片或炔雌醇环丙孕酮片，用法为每次1~2片，每8~12小时1次，血止3日后逐渐减量至每日1片，维持至21日周期结束。

(3) 刮宫术：既可迅速止血，又能了解子宫内膜病理变化，排除恶性病变。适用于绝经过渡期及病程长、出血量大的育龄期患者，无性生活史的青春期患者一般不选择刮宫术，仅大量出血且药物治疗无效，需立即止血，或需要行子宫内膜组织病理学检查者采用。术前应征得患者及其家属的知情同意。

(4) 手术治疗：适用于药物治疗效果不佳或不宜用药且无生育要求的患者，尤其是不易随访的年龄较大者以及子宫内膜病理检查有癌前病变或癌变者，可以做子宫内膜切除术或子宫全切除术。

(5) 辅助治疗：①一般止血药，氨甲环酸1 g，每日2~3次，或酚磺乙胺（止血敏）、维生素K等；②丙酸睾酮，具有对抗雌激素的作用，减少盆腔充血和增加子宫张力，以减少子宫出血并能协助止血；③出血严重时可补充凝血因子以矫正凝血功能，如血小板、纤维蛋白原、新鲜冻干血浆或新鲜血；④矫正贫血，对中、重度贫血的患者，可同时给予铁剂和叶酸治疗，必要时输血治疗；⑤出血时间长、抵抗力差、贫血严重或合并感染者，应及时给予抗感染治疗。

2. 调整月经周期

采用上述方法止血后，必须调整月经周期。青春期及育龄期无排卵型功血患者，需要恢复正常的内分泌功能，建立正常的月经周期；绝经过渡期患者，需要控制出血及预防子宫内膜病变的发生，并防止功血复发。常用的方法有：

（1）雌孕激素序贯疗法：即人工周期，其模拟女性自然月经周期中卵巢的内分泌变化，将雌孕激素序贯应用，使子宫内膜发生相应变化，引起周期性脱落。适用于青春期功血或育龄期功血内源性雌激素水平较低的患者。常用药物有妊马雌酮1.25 mg或戊酸雌二醇2 mg，每晚1次，从撤药性出血第5日开始用药，连用21日，第11日起加用醋酸甲羟孕酮10 mg，每日1次，连用10日。一般连续3个周期为一疗程。若正常月经仍未建立，应重复上述序贯疗法。

（2）雌、孕激素联合应用：治疗开始便雌孕激素联合使用。其中孕激素能限制雌激素促内膜生长作用，使撤药性出血量逐渐减少，而雌激素可预防治疗过程中孕激素突破性出血。常用口服避孕药，可以很好地控制周期，尤其适用于有避孕需求的患者。自周期撤药性出血第5日起，每日1片，连用21日，停药一周后再服用下一个周期的药，连续3个周期为一疗程。病情反复者可延用6个周期。

（3）孕激素法：适用于青春期或子宫内膜病理检查结果为增生期内膜的功血患者。于月经周期后半期（撤药性出血的第16～25日）服用醋酸甲羟孕酮10 mg，每日1次，连用10～14日，酌情应用5～6个周期。

3. 促排卵

适用于有生育要求经上述治疗后仍无排卵的不孕患者，可针对病因进行促排卵治疗。青春期患者一般不提倡使用。

4. 宫内放置缓释系统

可有效治疗功血，原理为在宫腔内放置含有左炔诺孕酮的节育器，局部释放孕激素，抑制子宫内膜生长。

（二）有排卵型功血

1. 月经过多

（1）药物治疗：①给予止血药，如酚磺乙胺、氨甲环酸、维生素K等；②宫腔放置含有左炔诺孕酮的宫内缓释系统；③使用高效合成孕激素，可使子宫内膜萎缩。

（2）手术治疗：子宫内膜切除术、子宫全切除术或子宫动脉栓塞术。

2. 月经间期出血

建议首先对患者进行1～2个周期的观察，测定基础体温（BBT）、明确出血类型并排除器质性病变后再进行干预。采取止血及对症处理。

四、护理评估

（一）病史

询问年龄、婚姻状况等基本信息。了解本次发病以来的情况，如本次月经异常发生的时间、持续时间，用药情况及用药后疗效等。了解与本次疾病相关的诱因，如精神创伤、营养状况、环境改变、过度劳累等。了解月经史、生育史、避孕措施等信息，特别是了解有无停经史、既往月经异常发生的情况，了解既往健康情况：有无肝病、血液病、高血压、代谢性疾病等，有无引起月经失调的全身或生殖系统的相关疾病史。

（二）身心状况

观察患者的营养和精神状态，有无贫血貌、出血点、紫癜、黄疸或其他病态。若贫血的患者有头晕、乏力、失眠、精神不振、心悸等临床症状。体格检查以了解甲状腺、淋巴结、乳房发育情况，并进行腹部触诊，仔细评估生殖系统情况，排除阴道、宫颈及子宫的器质性病变，对治疗无效的患者再次进行仔细检查以排除其他疾病。年轻患者常因害羞或其他顾虑延误就诊，随着病程延长并发感染或止血效果不佳，另外大量出血的患者容易产生恐惧和焦虑，影响身心健康和工作学习。围绝经期患者常常担心疾病严重程度，担心有肿瘤而焦虑、恐惧。

（三）诊断性检查

（1）妇科检查：盆腔检查排除器质性病灶；多无异常发现。

（2）尿妊娠试验：用于有性生活史者，以排除妊娠及妊娠相关疾病。

（3）宫颈黏液结晶检查：经前可见羊齿植物叶状结晶，提示无排卵。

（4）血清性激素测定：适时测定孕酮水平，可确定有无排卵及黄体功能。无排卵患者血清孕酮含量较低。

（5）阴道脱落细胞涂片检查：无排卵患者表现为中、高度雌激素影响。

（6）基础体温测定：基础体温（BBT）是测定排卵的简易可行方法，卵巢功能正常的育龄期女性，其基础体温变化呈周期性改变。即在月经后及卵泡期体温比较低（常36.6 ℃以下），排卵后体温上升0.3～0.5 ℃，一直持续到经前1～2日或月经第1日，体温又降到原来水平。将月经周期每日测量的基础体温连线，则呈双相曲线（图17-1）。无排卵型功血的基础体温，呈单相曲线（图17-2）。

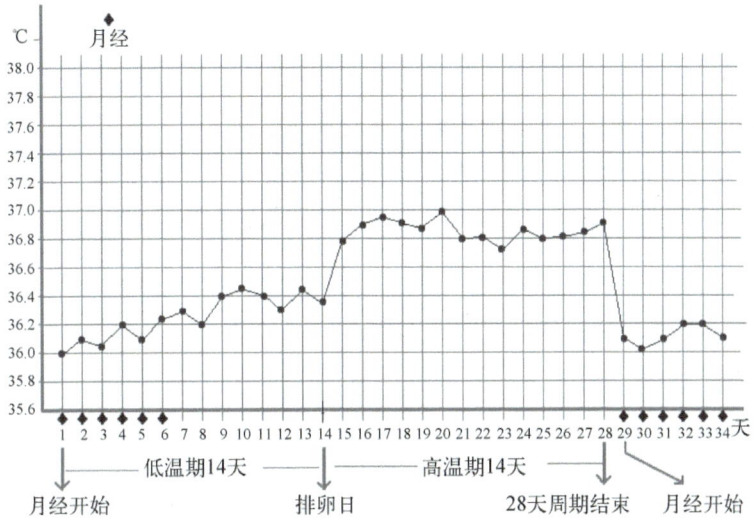

图 17-1 双相曲线

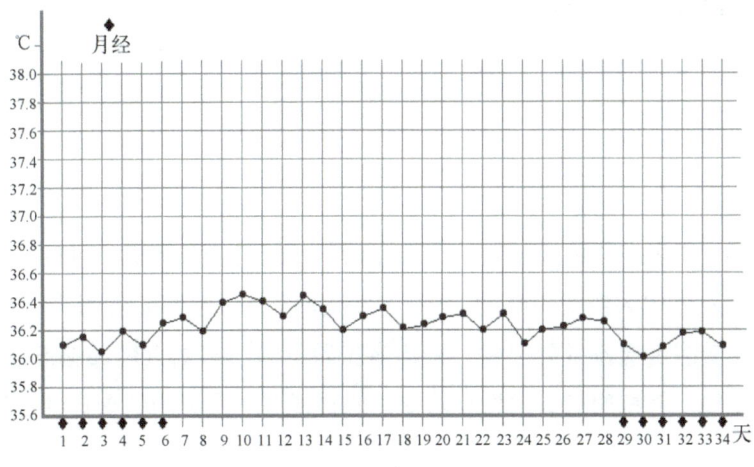

图 17-2 单相曲线

（7）诊断性刮宫：简称诊刮，既能诊断疾病，也能起治疗作用。适用于有性生活的急性大出血或绝经过渡期的患者。对药物治疗无效或存在子宫内膜癌高危因素的患者，有止血和诊断的作用。无排卵功血患者的子宫内膜病理检查可见增生期变化或增生过长，无分泌期改变。若需做诊刮时，应经患者或家属知情同意。无性生活史患者，多不采用。

（8）子宫内膜活组织检查：适用于无须诊刮止血，但需要病理诊断的患者。患者的子宫内膜病理检查结果为增生期变化或增生过长，无分泌期内膜出现。

（9）血液常规及凝血功能检查：了解有无贫血；测定血小板计数、出凝血时间等，排除血液功能异常性疾病。

五、可能的护理诊断

（1）舒适度减弱：与子宫不规则出血、月经紊乱影响工作、学习有关。
（2）疲乏：与子宫异常出血导致的继发性贫血有关。
（3）有感染的危险：与子宫不规则出血有关。出血量多导致严重贫血，机体抵抗力下降有关。
（4）知识缺乏：缺乏正确服用性激素的知识。

六、预期目标

（1）患者说出增加舒适感的方法并实施，能够恢复日常活动。
（2）患者说出正确服用性激素的方法并实施。
（3）患者住院期间无感染发生。

七、护理措施

1. 补充营养

因为出血多，患者往往体质较差，应加强营养，改善全身情况，可补充铁剂、维生素C和蛋白质。成人体内大约每100 mL血中含50 mg铁，行经期妇女每天从食物中吸收铁0.7～2.0 mg，经量多者应额外补充铁。向患者推荐含铁较多的食物如猪肝、豆角、蛋黄、胡萝卜、葡萄干等。并按照患者的饮食习惯，制订适合于患者的饮食计划，保证患者获得足够的营养。

2. 病情观察

重点观察子宫出血量、是否有贫血及其严重程度、激素止血治疗的疗效。嘱患者保留出血期间使用的会阴垫及内裤，以评估出血量；出血量较多者，督促其卧床休息，避免过度疲劳和剧烈活动。贫血严重者，遵医嘱做好配血及输血、止血措施，遵医嘱执行治疗方案维持患者正常血容量。观察并记录患者的生命体征。

3. 遵医嘱使用性激素

遵医嘱正确服用性激素，确保药物在血中维持稳定水平，不随意停服和漏服，以免因药量不足导致撤退性出血；药物减量必须遵医嘱在血止后开始，每隔3日减量1次，每次减量不超过原剂量的1/3，直至维持量，以防再次出血。激素止血治疗通常24～48小时之内能减少出血或完全止血，72小时尚未止血者应报告医生，注意检查是否有器质性疾病或用药不当。使用促排卵药物时，患者要正确测量基础体温，以监测排卵情况，同时注意有无卵巢过度刺激综合征的症状和体征，及时发现并处理。应用口服避孕药的潜在风险应予注意，有血栓性疾病、心脑血管疾病高危因素及40岁以上吸烟的女性不宜使用。

4. 预防感染

严密观察是否存在与感染有关的征象，如体温、脉搏、子宫体有无压痛等，监测白细胞计数和分类，同时做好会阴部护理保持局部清洁。如有感染征象、及时报告医生，遵医嘱进行抗生素治疗。

5. 做好围手术期护理

若患者需进行手术治疗，如诊断性刮宫、子宫内膜切除术、子宫切除术等手术为其做好围术期护理，详见相关项目。

6. 加强心理护理

鼓励患者表达内心感受，倾听患者的诉说，了解患者的疑虑。向患者解释病情及提供相关信息，帮助患者澄清问题，摆脱焦虑。也可交替使用放松技术，分散患者的注意力。

7. 健康指导

出血时要注意外阴清洁，勤换内裤及月经垫等，禁止盆浴及性生活。指导患者正确测量基础体温；指导患者在治疗时及治疗后定期随访；对治疗无效者要嘱患者按医嘱及时进一步检查以排除其他疾病。

八、结果评价

（1）患者按医嘱正确服用性激素，无撤退性出血的发生。
（2）患者未发生感染，表现为体温正常、白细胞计数和分类正常。
（3）患者表达对疾病的感受，包括正性的和负性的。舒适感增加。

（陈健飞）

任务二　闭经

闭经是妇科常见症状，表现为无月经或月经停止。根据既往有无月经来潮，将闭经分为原发性和继发性两大类。原发性闭经是指年龄超过13岁、第二性征未发育；或年龄超过15岁、第二性征已发育，但月经尚未来潮。继发性闭经是正常月经周期建立后因某种病理性原因月经停止6个月以上者，或按自身原有月经周期计算停经3个周期以上者。青春期前、妊娠期、哺乳期及绝经后的月经不来潮均属生理现象，不在本任务讨论范畴。

一、病因

正常月经的建立和维持有赖于下丘脑-垂体-卵巢轴的神经内分泌调节，以及靶器官子宫内膜对性激素的周期性反应，其中任何一个环节发生障碍都会出现月经失调，甚至导致闭经。

（一）原发性闭经

相对较少见，多由遗传原因或先天性发育缺陷引起。

1. 米勒管发育不全综合征

约占青春期原发性闭经的20%。主要异常表现为始基子宫或无子宫、无阴道。有些患者伴有肾异常或骨骼畸形；患者的染色体核型为正常的46，XX；促性腺激素正常，有排卵，外生殖器、输卵管、卵巢发育正常；女性第二性征正常。

2. 雄激素不敏感综合征

又称睾丸女性化完全型。为男性假两性畸形，染色体核型为46，XY，但X染色体上的雄激素受体基因缺陷。性腺为睾丸，位于腹腔或腹股沟内，睾酮水平在男性范围，但靶细胞睾酮受体缺陷，没有生物学效应发生，睾酮仍能通过芳香化酶转化为雌激素，故表型为女性。患者至青春期有乳房隆起丰满，但乳头发育不良，乳晕苍白，阴毛、腋毛稀少，阴道为盲端，短而浅，子宫及输卵管缺如。

3. 高促性腺激素性功能减退

因为性腺衰竭导致性激素分泌减少，引起反馈性LH和FSH升高，常与生殖道异常同时存在，有特纳综合征，46，XX单纯性腺发育不全，46，XY单纯性腺发育不全等。

（1）特纳综合征：因性腺先天发育不全，性染色体异常引起，缺少一个X染色体或分化不完全。核型为45，X0或45，X0/46，XX或45，X0/47，XXX。临床表现为卵巢不发育，原发性闭经及第二性征发育不良，患者身材矮小，常有蹼颈、盾胸、后发际低、肘外翻、腭高耳低、鱼样嘴等临床特征，可伴主动脉缩窄及肾、骨骼畸形。自身免疫性甲状腺炎、听力下降、高血压等。

（2）46，XY条索状性腺：又称Swyer综合征。主要表现为条索状性腺及原发性闭经。由于Y染色体存在，患者在10~20岁时发生性腺母细胞瘤或无性细胞瘤的风险增高，确诊后应切除条索状性腺。临床表现为女性生殖系统存在，但无青春期性发育，女性第二性征发育不良。

（3）46，XX条索状性腺：临床表现为体格发育无异常，卵巢呈条索状无功能实体，内无生殖细胞和卵泡，子宫发育不良，外生殖器女型，第二性征发育差。

4. 低促性腺激素性功能减退

多因下丘脑分泌GnRH不足或垂体分泌促性腺激素不足而致原发性闭经。最常见为体质性青春发育延迟，其次为嗅觉缺失综合征。临床表现为原发性闭经，女性第二性征缺如，嗅觉丧失或减退，但女性内生殖器官分化正常。

5. 对抗性卵巢综合征

又称卵巢不敏感综合征。特征为：患者卵巢内多数为始基卵泡及初级卵泡；内源性促性腺激素，特别是FSH升高；卵巢对外源性促性腺激素不敏感；但女性第二性征存在，临床上表现为原发性闭经。

6. 生殖道闭锁

任何生殖道闭锁引起的横向阻断均可导致闭经，如阴道横隔、无孔处女膜等。

7. 真两性畸形

非常少见，患者同时存在男性和女性性腺，染色体核型可为XX，XY或嵌合体。女性第二性征存在。

（二）继发性闭经

继发性闭经发病率明显高于原发性闭经。病因复杂。以下丘脑性闭经最常见，依次为垂体、卵巢、子宫性及下生殖道发育异常闭经。

1. 下丘脑性闭经

最常见的一类闭经。指中枢神经系统及下丘脑各种功能和器质性疾病引起的闭经，以功能性原因为主。特点为下丘脑合成和分泌GnRH缺陷或下降导致垂体促性腺激素LH和FSH的分泌功能低下。若治疗及时，是可逆的。

（1）应激性闭经：因精神打击、紧张、忧虑、环境变化、过劳等可引起内源性阿片类物质、多巴胺和促肾上腺皮质激素释放激素水平应激性升高，继而抑制下丘脑促性腺激素释放激素的分泌。

（2）体重下降和神经性厌食所致闭经：中枢神经对体重急剧下降极为敏感，若体重减轻10%~15%，或脂肪丢失30%时将会出现闭经。不论单纯性体重下降或真正的神经性厌食均可诱发闭经，最终导致下丘脑多种神经内分泌激素分泌水平的降低，引起垂体前叶多种促性腺激素包括LH、FSH、ACTH（促肾上腺皮质激素）等分泌水平下降。临床表现为严重消瘦和闭经。

（3）运动性闭经：长期剧烈运动易致闭经，原因是多方面的。初潮发生和月经的维持有赖于一定比例（17%~20%）的机体脂肪，若运动员机体肌肉/脂肪比率增加或总体脂肪减少可使月经异常。另外，运动加剧后GnRH释放受到抑制，导致LH释放受到抑制也可以引起闭经。

(4) 药物性闭经：长期使用抑制中枢或下丘脑的药物，如抗抑郁药、抗精神病药、避孕药等可抑制下丘脑分泌 GnRH 或通过抑制下丘脑多巴胺，使垂体分泌催乳素（PRL）增多而致闭经。一般停药后 3~6 个月多可恢复月经。

(5) 颅咽管瘤：瘤体增大压迫下丘脑和垂体柄引起闭经、生殖器官萎缩、肥胖、颅压增高、视力障碍等症状，也称肥胖生殖无能营养不良症。是垂体、下丘脑性闭经的罕见原因。

2. 垂体性闭经

主要由垂体病变引起。腺垂体功能失调或器质性病变均可影响促性腺激素的分泌，继而影响卵巢功能而引起闭经。常见于垂体肿瘤、垂体梗死、空蝶鞍综合征等。

(1) 垂体肿瘤：位于蝶鞍内的腺垂体中各种腺细胞均可发生肿瘤。常见的有分泌 PRL 的腺瘤，闭经程度与 PRL 对下丘脑 GnRH 分泌的抑制程度有关，进而引起闭经泌乳综合征。其他还有生长激素腺瘤、促甲状腺激素腺瘤、促肾上腺皮质激素腺瘤以及无功能的垂体腺瘤。不同的肿瘤症状也不相同，但都有闭经表现。

(2) 垂体梗死：常见的有席汉综合征。由于产后大出血休克，使垂体缺血坏死，尤其腺垂体最为敏感，促性腺激素分泌细胞发生缺血性坏死，也可累及促甲状腺激素和促肾上腺皮质激素分泌细胞。于是出现闭经、无泌乳、性欲减退、毛发脱落等，第二性征衰退，生殖器官萎缩，以及畏寒、嗜睡、低血压及基础代谢率降低。可伴有严重而局限的眼眶后方疼痛、视野缺损及视力减退等。

(3) 空蝶鞍综合征：因鞍膈先天性发育不全或病变，使蝶鞍内出现空隙，脑脊液流向蝶鞍的垂体窝，垂体受压缩小，而蝶鞍扩大，称空蝶鞍。因压迫垂体柄使下丘脑与垂体间的门脉循环受阻，出现高催乳激素血症及闭经。常见症状为闭经，有时泌乳。

3. 卵巢性闭经

闭经的原因在卵巢。卵巢分泌的性激素水平低下，子宫内膜不能发生周期性变化而导致闭经。

(1) 卵巢功能早衰：40 岁前卵巢内卵泡耗竭或医源性损伤导致卵巢功能衰竭，称卵巢功能早衰。病因以特发性即无明确诱因的卵巢萎缩及过早绝经最常见。另外，自身免疫性疾病、遗传因素或特发性原因亦可引起本病，表现为继发闭经，常伴更年期症状，具有低雌激素及高促性腺激素特征。特别是 FSH 升高，FSH 常 >40 U/L，并伴有雌激素水平下降。

(2) 卵巢功能性肿瘤：产生雄激素的睾丸母细胞瘤、卵巢门细胞瘤等，产生过量的雄激素抑制下丘脑-垂体-卵巢轴功能而闭经。分泌雌激素的颗粒、卵泡膜细胞瘤持续分泌雌激素，抑制了排卵，使子宫内膜持续增生而闭经。

(3) 多囊卵巢综合征：主要以长期不排卵及高雄激素血症为特征。临床表现为闭经、不孕、多毛和肥胖等症。

4. 子宫性闭经

闭经原因在子宫。此时月经调节功能正常，第二性征发育往往也正常，多因子宫内膜受到损伤或对卵巢激素不能产生正常的反应，从而引起闭经。常见有子宫内膜损伤、子宫内膜炎、子宫切除手术后或盆腔放疗术后。

5. 其他

甲状腺、肾上腺、胰腺等功能紊乱也可引起闭经，甲状腺功能减退或亢进、肾上腺皮质功能亢进、肾上腺皮质肿瘤等较为常见。

二、临床表现

以无月经或月经停止为主要表现，同时出现与疾病相关的症状。无孔处女膜或阴道横隔患者可出现周期性下腹痛；嗅觉缺失综合征患者可有嗅觉减退或丧失；卵巢功能早衰有过早绝经并伴绝经综合征症状；神经性厌食伴有体重急剧下降等。

体格检查全身发育状况，有无先天畸形；注意体重、身高；观察精神状态、智力发育、营养和健康情况。妇科检查应注意观察内、外生殖器的发育，有无先天性缺陷、畸形等，腹股沟区有无肿块，第二性征发育情况如毛发分布、乳房发育是否正常，有无乳汁分泌等。此外，临床评估还可发现其他与疾病相关体征。如嗅觉缺失综合征患者其内、外生殖器均为幼稚型；特纳综合征患者有身体发育异常、第二性征缺失、卵巢不发育等；席汉综合征患者的生殖器官萎缩、阴毛稀少等；多囊卵巢综合征患者有毛发增多、肥胖、双侧卵巢增大等；先天性下生殖道发育异常可见无孔处女膜或阴道横隔等。

三、处理原则

积极纠正全身健康情况，进行病因和心理治疗，因疾病或某种因素引起的下丘脑-垂体-卵巢轴功能紊乱者，可用性激素替代疗法。

1. 全身治疗

积极治疗全身性疾病，提高机体素质，在闭经治疗中占有重要地位。如疾病引起的闭经首先考虑全身性治疗；消瘦引起的闭经则需要增加营养，保持标准体重；运动性闭经者则适当减少运动量；体重超标的肥胖妇女的闭经，多数并发内分泌失调，需调整饮食结构，加强体力劳动和锻炼等。

2. 心理治疗

应激或精神因素所致的闭经，应进行心理疏导，消除紧张和焦虑情绪，如精神性闭经行精神心理疏导疗法，神经性厌食症者也应进行精神心理方面的治疗。

3. 激素治疗

诊断明确后，根据病变环节及病因给予相应激素治疗。

（1）性激素补充治疗：

①雌孕激素人工周期疗法。适用于有子宫者。妊马雌酮0.625 mg/天，连用21日，最后10日同时给予醋酸甲羟孕酮6～10 mg/天。

②孕激素疗法。适用于体内有一定内源性雌激素水平的患者。于月经周期后半期或撤药性出血第16～25日，口服醋酸甲羟孕酮，每日6～10 mg，连用10日。

（2）促排卵：适用于有生育要求的闭经患者。对于低促性腺激素水平的患者，在采用雌激素治疗促进生殖器发育，子宫内膜获得对雌孕激素的反应后，可用尿促性素（HMG）联合绒毛膜促性腺激素（hCG）促进卵泡发育及诱发排卵。但须由有经验的医生在B超和激素水平监测的条件下用药；对于FSH升高的闭经患者，由于其卵巢功能衰竭，不适合用促排卵药物治疗；对于FSH和PRL正常的闭经患者，由于其体内有一定内源性雌激素，可选用氯米芬促排卵。

四、护理评估

（一）病史

询问年龄、婚姻状况；详细询问月经史，包括初潮年龄、第二性征发育情况、了解闭经前月经情况；已婚女性询问其生育史、避孕措施及产后并发症等信息。了解本次疾病情况：如本次月经异常发生的时间、持续的时间、治疗情况，了解发病前有无引起闭经的诱因如精神创伤、营养问题、过劳、环境改变、体重增减、剧烈运动等；此外还应了解既往健康情况，回顾患者在生长发育过程中有无先天性缺陷、家族中有无相同疾病者；或其他疾病及治疗情况。

（二）身心状况

评估患者精神状态、营养及全身发育状况，测量身高、体重、有无多毛、第二性征发育情况，内、外生殖器的发育，有无先天性缺陷、畸形等。因主要症状是闭经，对患者的自我概念有较大的影响，患者会担心闭经对自己的健康、性生活和生育能力的影响。病程过长及反复治疗效果不佳时，会加重患者和家属的心理压力，表现为情绪低落，会对治疗和护理丧失信心，将加重闭经。

(三) 诊断性检查

1. 妇科检查

观察第二性征发育情况，如内、外生殖器的发育，有无缺陷、畸形和肿瘤，腹股沟区有无包块。

2. 功能实验

（1）药物撤退试验：用于评估内源性雌激素水平。

①孕激素试验：用黄体酮注射液，每日肌注 20 mg，连续用药 5 日；或口服甲羟孕酮，每日 10 mg，连用 5 日。停药后 3~5 日出现撤药出血（为阳性反应），提示子宫内膜已受一定水平的雌激素影响。若孕激素试验无撤药出血（为阴性反应），说明患者体内雌激素水平低下，从而对孕激素无反应，需进一步做雌孕激素序贯试验。

②雌孕激素序贯试验：嘱患者于每晚睡前服己烯雌酚 1 mg 或妊马雌酮 1.25 mg，连续服用 21 日。为使停药后子宫内膜脱落完全，最后 10 日加用甲羟孕酮，每日口服 10 mg，停药后 3~7 日发生撤药出血为阳性反应，提示子宫内膜功能正常，可排除子宫性闭经。引起闭经的原因是患者体内雌激素水平低落所致，应进一步寻找原因。若无撤药出血为阴性反应，则应重复一次试验，仍无出血，提示闭经原因和子宫内膜有关，可诊断为子宫性闭经。

（2）垂体兴奋试验：又称 GnRH 刺激试验，可以了解垂体对 GnRH 的反应性。注射 GnRH 后 LH 值较注射前显著升高，说明垂体功能正常，病变在下丘脑；若经多次重复试验，LH 值仍无升高或增高不显著，提示垂体功能减退，引起闭经的病因可能在垂体。常见的有席汉综合征。

（3）激素水平测定：在停用雌孕激素药物至少两周后测定 FSH、LH、PRL、促甲状腺激素（TSH）等激素以协助诊断。

①血甾体激素测定：包括雌二醇、孕酮及睾酮的测定。血孕酮水平升高，提示有排卵；雌激素水平低，提示卵巢功能不正常或衰竭；睾酮水平高，提示可能为多囊卵巢综合征或卵巢性索间质细胞瘤等。

②催乳素及垂体促性腺激素测定：FSH>40 U/L 升高提示卵巢功能衰竭；LH/FSH≥2~3，对诊断多囊卵巢综合征有帮助；FSH、LH 均<5 U/L，提示垂体功能减退，病变可能在垂体或下丘脑；PRL>25 μg/L 时称高催乳激素血症，应进一步做头颅影像学检查，以排除垂体肿瘤。

（4）影像学检查：

①盆腔 B 超检查：了解盆腔有无子宫缺如；子宫形态、大小及内膜厚度；卵巢大小、形态、卵泡数目等。

②CT或MRI：用于盆腔及头部蝶鞍区检查，观察盆腔有无肿块和中枢神经系统病变情况，诊断卵巢肿瘤、下丘脑病变、垂体微腺瘤、空蝶鞍等。

③子宫输卵管造影：了解子宫腔形态、大小及输卵管情况，用以诊断生殖系统发育不良、畸形、结核及宫腔粘连等。

（5）其他检查：

①基础体温测定：确定是否有排卵。

②宫腔镜检查：在宫腔镜直视下观察子宫腔及内膜有无粘连、可疑结核等病变。

③腹腔镜检查：在腹腔镜直视下观察卵巢形态、子宫大小，对诊断多囊卵巢综合征等有价值。

④染色体检查：用于了解性腺发育不全及指导临床治疗。

五、可能的护理诊断

（1）焦虑：与担心疾病对健康、性生活、生育的影响有关。

（2）长期自尊受挫：与不能有周期性月经来潮而对女性性别否定有关。

（3）知识缺乏：与缺乏对闭经相关知识的认识有关。

六、预期目标

（1）患者能够接受闭经的事实，客观地评价自己。

（2）患者能够主动、积极地配合诊治方案。

（3）患者能够主动诉说病情及担心。

七、护理措施

（1）给予足够的营养，鼓励患者加强锻炼，保持标准体重，增强体质。

（2）在治疗护理过程中，确保患者遵医嘱，配合各项检查。如：做功能试验的检查，要保证患者遵医嘱使用药物并随访用药后的反应；做激素水平测定，要保证患者遵医嘱收集检查标本；做影像学检查，要做好检查前的准备工作和检查后的护理；做宫腔镜和腹腔镜检查，要做好手术前后的护理等。

（3）在使用性激素治疗时要严格遵医嘱正确用药，不擅自停服、漏服，也不随意更改剂量；对手术治疗的患者做好相应的术前术后护理。

（4）加强心理护理，建立良好的护患关系，鼓励患者多表达自己的感情；鼓励患者保持心情舒畅；正确对待疾病。向患者提供诊疗信息，帮助其澄清一些错误观念，解除患者担心疾病的心理压力。

八、结果评价

（1）患者能以客观的态度接受自己闭经，主动积极地配合诊治方案。
（2）患者表示了解病情，并能与护士交流治疗心得，与病友交流病情和治疗感受。
（3）患者能保持相对良好的心理状态，积极遵医嘱进行正规治疗方案。

（陈健飞）

任务三　痛经

痛经指行经前后或月经期出现下腹疼痛、坠胀，可伴有腰酸或头痛、乏力、头晕、恶心等不适，严重者可影响生活和工作。是妇科最常见的症状之一，可分为原发性和继发性痛经两类。前者指生殖器官无器质性病变的痛经，后者多由盆腔器质性病变引起，如子宫内膜异位症、盆腔炎等。这里仅讨论原发性痛经。90%以上的痛经为原发性痛经。原发性痛经多见于青春期，常在初潮后的1~2年内发病。

一、病因

原发性痛经的发生与月经时子宫内膜前列腺素（PG）含量增高有关。经研究痛经患者子宫内膜和月经血中$PGF_{2\alpha}$和PGE_2含量较正常女性明显升高。并且其中$PGF_{2\alpha}$是引起痛经的主要原因。$PGF_{2\alpha}$含量增高诱发子宫平滑肌过强收缩，血管挛缩，引起子宫呈缺血、缺氧状态而出现痛经。子宫平滑肌长时间过度收缩可使子宫腔压力升高，造成子宫供血不足，当子宫压力超过平均动脉压时即可引起子宫缺血，刺激子宫自主神经疼痛纤维而发生痛经。无排卵的子宫内膜因无分泌期反应，前列腺素浓度很低，通常不发生痛经。增多的前列腺素进入血液循环，可引起心血管和消化道等症状。血管升压素、内源性缩宫素以及β内啡肽等物质的增加也与原发性痛经有关。此外，原发性痛经还受精神、神经因素的影响，如焦虑、恐惧、精神紧张、寒冷刺激、经期剧烈运动可通过中枢神经系统刺激盆腔疼痛纤维引起痛经。疼痛的主观感受与个体痛阈有关。

二、临床表现

月经期下腹部疼痛是主要症状,疼痛位于下腹中线或放射至腰骶部、外阴与肛门,少数的可放射至大腿内侧。原发性痛经青春期多见,多自初潮后1~2年开始;疼痛多从月经来潮时开始,最早出现在行经前12小时,月经第1日疼痛较为剧烈,多呈痉挛性,持续2~3日后缓解;可伴有恶心、呕吐、腹泻、头晕、乏力等症状,严重时面色发白、出冷汗。妇科检查多无异常发现。

三、处理原则

本病的处理原则是注重精神心理治疗,让患者了解月经时轻度不适是生理反应。当疼痛不能忍受时适当辅以药物治疗,以对症治疗为主,如镇痛、镇静、解痉。同时避免精神刺激和过度疲劳。青春期痛经临床常用前列腺素合成酶抑制剂如布洛芬、酮洛芬、甲氯芬那酸。有避孕要求的痛经女性可使用口服避孕药,通过抑制排卵减少月经血前列腺素含量以减轻疼痛。此外,还可配合中医中药治疗本病。

四、护理评估

(一)病史

首先应评估是原发性痛经还是继发性痛经,并了解患者的年龄、月经史与婚育史,询问有无诱发痛经的因素;疼痛与月经的关系,如疼痛发生的时间、部位、性质及程度;是否经过治疗,如有用药,应了解用药量及药效持续时间,疼痛时的伴随症状以及自觉最能缓解疼痛的方法和体位。

(二)身心状况

女性对痛经不适的耐受因人而异。痛经引起小腹胀痛或腰酸的感觉,给生活工作带来一定影响,会使患者有意识或无意识地怨恨自己是女性,认为来月经是"倒霉""痛苦",甚至发生性格改变。

(三)诊断性检查

妇科检查多无阳性体征。为排除继发性痛经和盆腔病变,可做B超检查、腹腔镜检查、子宫输卵管造影、宫腔镜检查,排除子宫内膜异位症、子宫肌瘤、盆腔粘连等疾病引起的疼痛。其中腹腔镜检查是最有诊断价值的检查方法。

五、可能的护理诊断

（1）疼痛：与月经期子宫过强收缩，子宫肌组织缺血缺氧，刺激疼痛神经元有关。
（2）焦虑：与长期、反复痛经造成精神紧张有关。

六、预期目标

（1）患者的疼痛症状缓解。
（2）患者月经来潮前及经期无焦虑感。

七、护理措施

（一）注重心理护理

心理护理是痛经患者护理的重要环节。关心并理解患者的不适和焦虑心理；解释月经期出现的一些生理反应如轻度下腹坠胀和腰酸等，是不影响日常生活、学习和工作的；向患者阐明痛经的生理知识；当疼痛不能忍受时提供对症治疗。

（二）缓解疼痛

腹部局部热敷和进食热的饮品如热汤或热茶可适当缓解疼痛。当疼痛不能忍受时，应遵医嘱适当辅以药物治疗以减轻疼痛，若因每次经期都服用止痛剂，应防止成瘾。口服避孕药和前列腺素合成酶抑制剂可以有效地治疗原发性痛经。使用避孕药的过程中不可擅自停服、漏服，也不可随意更改药物剂量。

（三）健康教育

应加强经期防护，预防感冒；注意合理安排作息和保证充足睡眠；鼓励正常进食以加强营养；注意经期清洁卫生，保持外阴的清洁干燥，经期禁性生活；避免剧烈运动和劳累，但仍须适度锻炼。

八、结果评价

（1）患者自诉疼痛症状减轻，并能说明疼痛减轻的具体措施。
（2）患者焦虑行为表现减少，在心理和生理上的舒适感增加。

（陈健飞）

任务四　经前期综合征

经前期综合征（PMS）又称经前症候群，是指女性反复在黄体期出现周期性以情感、行为和躯体障碍为特征的综合征，严重者影响学习、工作及生活质量，对日常生活造成负面影响。月经来潮后，症状可自然消失。发病率为30%~40%，严重者占5%~10%。以25~45岁的女性多见。

一、病因

目前引起经前期综合征的原因尚不清楚，可能与卵巢激素失调和中枢神经递质异常、维生素B_6缺乏、精神社会因素等有关。

（1）雌、孕激素比例失调：近年研究发现经前期综合征可能与黄体后期雌、孕激素撤退有关，临床补充雌、孕激素合剂减少性激素周期性生理变动，能有效缓解。

（2）神经递质异常：经前期综合征患者在黄体后期循环中类阿片肽浓度异常下降，表现为内源性类阿片肽撤退症状，导致精神、神经及行为方面的变化。其他还包括5-羟色胺活性改变等。

（3）缺乏维生素B_6：多巴胺和5-羟色胺的合成辅酶有赖于维生素B_6，经前期综合征患者，黄体后期和经前期全血中5-羟色胺水平下降，脑5-羟色胺活性降低时机体对应激刺激的敏感性增加，对环境的应激能力降低而易受伤害，引起行为及精神症状。

（4）精神社会因素：研究表明，经前期综合征患者对安慰剂治疗的反应率高达30%~50%。部分患者精神症状突出，且情绪紧张时症状加重，提示社会环境与患者的精神心理因素间的相互作用参与经前期综合征的发生。

二、临床表现

症状常出现于月经前 1~2 周，有周期性和自止性，月经来潮后迅速、明显减轻或消失。主要症状有精神紧张、情绪不稳定、易怒、争吵哭闹或无精打采、表情淡漠、失眠、健忘、注意力不集中、判断力减弱、工作效率降低等。其中易怒多见。妇科检查无异常，部分患者可有手、足、颜面浮肿，体重增加；头痛、腰骶部疼痛、盆腔痛、乳房胀痛，或伴有恶心、腹部胀满、呕吐、腹泻等。

三、处理原则

以心理治疗、调整生活状态为主，药物治疗为辅。药物治疗主要以对症治疗为主。如抗焦虑药、抗抑郁症药、利尿剂、维生素 B_6、口服避孕药等。

四、护理评估

（一）病史

了解年龄、婚姻状况，以及既往妇科、产科等病史；认真评估患者生理、心理方面的疾病史，并排除精神病及心、肝、肾等疾病引起的浮肿。不在经前期发生但在经前期加重的疾病如偏头痛、子宫内膜异位症等都不属于经前期综合征。

（二）身心状况

月经前 1~2 周出现一种周期性的身体症状，包括乳房胀痛不适、浮肿、体重增加、腹胀、乏力、腰骶部疼痛、盆腔痛、头痛等。心理方面的症状包括：精神紧张、情绪不稳定、易怒、争吵哭闹或无精打采、表情淡漠、失眠、健忘等。

（三）诊断性检查

妇科检查常无异常。全身检查若有浮肿体征，应排除心、肝、肾等疾病引起的浮肿。

五、可能的护理诊断

(1) 焦虑：可能与黄体期后期体内内啡肽浓度改变有关。
(2) 舒适度减弱：与周期性经前出现不适症状有关。

六、预期目标

（1）患者在月经来潮前两周及月经期能够消除焦虑。
（2）患者在月经来潮前两周及月经期自觉舒适度有较大改善。

七、护理措施

1. 加强心理护理

对患者进行心理安慰与疏导，帮助患者认识疾病，调整心态，重拾控制自己生活和工作的勇气及信心。

2. 做好饮食护理

饮食方面选择高碳水化合物、低蛋白饮食，有水肿者限盐并减少糖、咖啡因、乙醇等的摄入。补充富含维生素B_6和镁的食物，如猪肉、牛奶、蛋黄等。

3. 协助治疗护理

根据患者的用药情况进行相应的护理。对有明显焦虑及易怒的患者遵医嘱给予抗焦虑药；月经前体重增加明显者（>1.5 kg）给予利尿剂；维生素B_6具有调节自主神经系统与下丘脑-垂体-卵巢轴关系的作用，还能抑制催乳激素的合成而改善症状。

4. 健康教育

向患者及其家属讲解可能造成经前期综合征的原因及目前有效的处理措施；帮助患者获得家属的支持和理解；增加女性自我控制的能力；保证充足的睡眠，注意休息，避免劳累和精神紧张；加强锻炼和运动，可选择有氧运动，如走路、跳舞、慢跑、游泳，对肌肉张力具有镇定的作用。

八、结果评价

（1）患者临床症状缓解或消失。自诉舒适度增加。
（2）患者消除焦虑，能正确面对月经来潮。

（陈健飞）

任务五 绝经综合征

绝经综合征指女性绝经前后出现性激素波动或减少所致的一系列躯体及精神心理症状。绝经分为自然绝经和人工绝经。自然绝经指卵巢内卵泡生理性耗竭所致的绝经；人工绝经指双侧卵巢经手术切除或放射线照射等所致的绝经。人工绝经者更易发生绝经综合征。约1/3的绝经期妇女，能通过神经内分泌的自我调节，达到新的平衡，而无自觉症状；还有2/3妇女可出现一系列症状。

一、病因

1. 内分泌因素

卵巢功能减退，血中雌、孕激素水平降低，使正常的下丘脑-垂体-卵巢轴平衡失调，影响了自主神经中枢及其支配下的各脏器功能，进而出现一系列自主神经功能失调的症状。若卵巢切除或受放疗影响，雌激素急剧下降，症状更为明显，而补充雌激素后可迅速改善。

2. 神经递质功能紊乱

血β-内啡肽及其自身抗体含量明显降低，导致神经内分泌调节功能紊乱。神经递质5-羟色胺水平异常，与情绪变化密切相关。

3. 个体差异

由于个体人格特征、职业、文化水平等与绝经期综合征的发病及症状严重程度都有一定的关系。绝经期综合征患者大多神经类型不稳定，且精神较压抑或精神上有过较强烈刺激的病史。另外，经常从事体力劳动的人发生绝经综合征的较少，即便发生，一般症状较轻且消退较快。

二、临床表现

1. 近期症状

（1）月经改变：是绝经前后常见症状。分为4种情况：①月经频发，月经周期缩短，常少于21天，常伴有经前点滴出血，以致出血时间延长；②月经稀发，月经周期超过35天；③不规则子宫出血，排卵停止而发生功能性子宫出血；④闭经，子宫内膜不再增生和脱落。多数女性经历不同类型和时期的月经改变后逐渐进入闭经，也有少数女性可能突然闭经。

（2）自主神经失调症状：临床常见有心悸、耳鸣、眩晕、失眠、头痛等自主神经失调症状。

（3）血管舒缩症状：主要表现为潮热，为绝经前后最常见且典型的症状，患者自觉反复出现短暂性的从胸部向颈及面部扩散的阵阵上涌的热浪，皮肤有弥散性或片状发红，伴有出汗，汗后又有畏寒。持续时间一般为3~5分钟，多在凌晨乍醒时、黄昏或夜间，活动进食、穿衣、盖被过多等情况下或情绪激动时更易发作。可影响情绪、工作、睡眠，患者异常痛苦。

（4）精神神经症状：多表现为注意力不集中，易激怒、焦虑不安或情绪低落、抑郁，或情绪波动大，不能自我控制等情绪症状，可有记忆力减退。

2. 远期症状

（1）泌尿生殖道症状：主要表现为泌尿生殖道萎缩症状，如阴道干燥、性交困难，反复阴道感染、尿路感染，如排尿困难、尿急、尿痛等反复发生。

（2）骨质疏松：绝经后女性由于雌激素缺乏使骨质吸收速度快于骨质生成，导致骨量丢失，而出现骨质疏松。严重者可致骨折，如股骨颈、桡骨远端、椎体等部位易发生。

（3）阿尔茨海默病：经研究发现绝经后期女性比老年男性患此病的风险高，可能与绝经后内源性雌激素水平低下有关。表现为失语失认、记忆丧失、定向计算判断障碍及性格行为和情绪的改变。

（4）心血管病变：绝经后女性易发生动脉粥样硬化、心肌缺血、心肌梗死、高血压和脑出血，冠心病发生率及并发心肌梗死的死亡率也随年龄增加而增加，这些可能与雌激素水平低下有关。

（5）其他：皮肤皱纹增多加深，皮肤变薄、干燥甚至皲裂，皮肤色素沉着，易出现斑点；易发生皮炎；绝经后大多数女性出现毛发的分布改变等。

三、处理原则

以缓解近期症状为主，并预防骨质疏松症、动脉硬化等的发生。

1. 加强心理疏导

加强心理疏导，保持乐观的心态；使绝经过渡期女性了解变化的生理过程；坚持身体锻炼，增加日晒时间，饮食注意摄取足量蛋白质及含钙丰富食物，遵医嘱补充钙剂，以预防骨质疏松；养成健康的生活方式及饮食习惯，安全渡过绝经过渡期。

2. 激素补充治疗

激素补充治疗以补充雌激素最为关键。雌激素受体分布于全身各重要器官，因此，合理应用雌激素可有效缓解围绝经期症状,改善患者生活质量。但激素补充治疗在有适应证且无禁忌证时方可选用。

（1）适应证：主要针对因雌激素缺乏所致的泌尿生殖道萎缩相关问题；血管舒缩相关症状；自主神经失调相关问题以及低骨量及骨质疏松症等。

（2）禁忌证：①已知或可疑妊娠；②已知或可疑雌激素依赖性肿瘤，如乳腺癌、子宫内膜癌；③不明原因的子宫出血；④近期（6个月内）有活动性静脉或动脉血栓栓塞性疾病；⑤严重的肝、肾功能障碍或胆汁淤积性疾病；⑥血卟啉病。

（3）慎用情况：严重的糖尿病及高血压、子宫内膜异位症、子宫肌瘤、子宫内膜增生病史、血栓形成倾向、癫痫、胆囊疾病、哮喘、偏头痛、高催乳素血症、乳腺良性疾病、乳腺癌家族史，系统性红斑狼疮，以及已完全缓解的宫颈鳞癌、子宫内膜癌、卵巢上皮性癌等。

（4）常用的药物及方法：以雌激素为主，必要时辅以孕激素。剂量和用药方案要个性化，严格遵医嘱用药，从最小有效剂量开始给药为佳。

①雌激素，原则上选用天然性激素制剂，如戊酸雌二醇、尼尔雌醇等。适用于子宫已切除的患者。

②孕激素制剂，常用药物有天然制剂微粒化孕酮及醋酸甲羟孕酮。适用于绝经过渡期功血。

③雌、孕激素联合，包括序贯用药和联合用药。适用于有完整子宫的女性。

（5）用药途径：性激素可因制剂不同而有不同的使用途径，如全身用药、局部用药。常用的有口服、经阴道或经皮肤、皮下给药。

3. 其他药物治疗

包括钙剂和维生素D，维生素D适用于绝经期妇女缺少户外活动者，与钙剂合用有利于钙的吸收；降钙素可缓解骨痛，稳定或增加骨量，是作用很强的骨吸收抑制剂，常用的有鲑降钙素；以及双膦酸盐类，可抑制破骨细胞，故有较强的抗骨吸收作用从而提高骨密度，常用氯甲双膦酸盐。

四、护理评估

（一）病史

了解年龄、婚姻等信息。了解本次发病的相关情况，有绝经综合征症状后是否就医，如有治疗应了解治疗情况；评估月经史、生育史；了解既往健康状况，并排除全身器质性病变及精神疾病，如高血压、糖尿病、肝病、冠心病等。并了解既往有无子宫或卵巢切除手术、是否接受过盆腔放射治疗等。

(二) 身心情况

评估月经紊乱症状、血管舒缩症状、自主神经失调症状、精神神经症状、泌尿生殖道萎缩症状、骨质疏松、阿尔茨海默病、心血管病变等。评估这些症状是否有诱因，是否对正常生活有影响。评估患者对这些症状的应对或处理后效果如何。此外需对患者进行全身状况的相关检查，以排除明显的器质性病变。

女性进入绝经期以后，由于家庭、社会环境等因素的变化诱发的一系列症状，可加重身体与精神的负担，如子女问题、父母年老或去世、爱人工作及地位的改变、自身健康与容貌的改变、工作压力的增加等，易引起情绪不稳定，如易激怒、焦虑不安或情绪低落、抑郁，或情绪波动大，不能自我控制等情绪症状等。

(三) 诊断性检查

1. 妇科检查

可见内、外生殖器呈现不同程度的萎缩性改变，如外阴萎缩，大、小阴唇变薄；阴道萎缩、阴道皱襞减少；若合并感染时，外阴灼热不适、瘙痒及阴道分泌物增多，呈稀薄、淡黄色，味臭；感染严重时呈脓血性白带。子宫颈及子宫萎缩变小等。

2. 血清FSH值及E_2值的测定

测定血清FSH值及E_2值可了解卵巢功能，绝经过渡期女性血清FSH>10 U/L，提示卵巢功能下降；当闭经、FSH>40 U/L且E_2<10～20 pg/mL时，提示卵巢功能衰竭。

3. 氯米芬兴奋实验

月经第5日起口服氯米芬，每日50 mg，连用5日，停药第1日测FSH>12 U/L，提示卵巢储备功能下降。

五、可能的护理诊断

（1）舒适度减弱：与存在自主神经失调症状及血管舒缩症状有关。

（2）知识缺乏：与缺乏绝经期相关知识及应对方法有关。

（3）有感染的危险：与绝经期泌尿、生殖道局部组织结构改变，抵抗力低下有关。

六、预期目标

（1）患者能正确认识绝经综合征症状，并能积极应对。

（2）患者能改善绝经综合征的症状，增加舒适度。

（3）患者无感染发生。

七、护理措施

（1）注重心理护理，指导患者正确认识绝经期，帮助患者了解绝经期的生理、心理变化，指导患者保持良好的心理状态，自觉控制情绪变化，以减轻精神症状。认真倾听患者的述说，让患者表达对疾病的困惑和焦虑；与患者交流时通过语言、表情、态度、行为等给予患者良性影响，使护患双方发挥积极性，相互配合，有助于缓解症状。帮助患者家属特别是身边的亲人了解绝经期女性可能出现的症状，取得家人的理解和配合，帮助患者渡过绝经期。

（2）指导患者养成良好的饮食习惯，做到既营养又符合饮食习惯，以保证足够的营养。多吃奶制品，补充钙质；多吃豆制品，因为大豆中含有类雌激素物质。加强身体锻炼，多参加娱乐活动，保持一定的运动量，既能增强体质，又能保持愉悦的心情，减轻不适。

（3）指导患者了解用药目的、剂量及方法；帮助患者了解药物的副反应和应对措施，如雌激素剂量过大时，可引起乳房胀痛、白带多、阴道出血、头痛、水肿或色素沉着等，而孕激素的副作用主要有抑郁、易怒、乳腺痛和水肿等。此外应督促长期使用性激素者定期随访；若用药期间出现子宫不规则出血的情况，须及时就医排除子宫内膜病变。

（4）健康指导：设立"妇女围绝经期专科门诊"，提供绝经期咨询、指导和知识教育；帮助患者认识绝经期女性生理、心理变化的知识，以及预防绝经期综合征的措施；帮助患者消除恐惧、焦虑，以乐观积极的态度对待老年期的到来；帮助解决各种心理矛盾、情绪障碍、心理冲突、思维方法等问题；积极防治围绝经期女性常见病、多发病，如糖尿病、高血压、冠心病、肿瘤和骨质疏松等症；宣传雌激素补充疗法的有关知识，如适应证和禁忌证等。建议患者进行防癌检查，如女性生殖道和乳腺肿瘤。

八、结果评价

（1）患者理解绝经期生理心理变化的相关知识。

（2）患者自觉绝经期综合征的症状改善。

（3）围绝经期患者无感染性疾病发生。

项目小结

本项目主要叙述了功能失调性子宫出血、闭经、痛经及绝经期综合征的定义、病因、临床表现及护理评估及护理措施。通过学习，要求同学们能够解释下列名词：无排卵型功血、有排卵型功血、原发性闭经、席汉综合征、痛经；能叙述功能失调性子宫出血、闭经、痛经及更年期综合征的定义并能阐述各类月经失调患者的临床表现及处理原则；能为各类月经失调患者提供相应的护理措施；能够在护理评估和护理操作过程中，尊重患者、爱护患者。

（陈健飞）

项目十八 妊娠滋养细胞疾病患者的护理

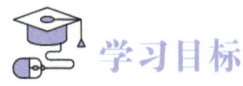 学习目标

知识目标

1. 掌握：葡萄胎、侵蚀性葡萄胎和绒毛膜癌的护理评估、护理诊断和护理措施。
2. 熟悉：化疗患者的护理措施，妊娠滋养细胞疾病的临床表现和处理原则。
3. 了解：妊娠滋养细胞疾病的病理特点、护理预期目标和护理结果评价。

技能目标

1. 解释下列名词：滋养细胞疾病，葡萄胎，侵蚀性葡萄胎，绒毛膜癌。
2. 叙述各类滋养细胞疾病的病理、主要临床表现、处理原则及护理措施。
3. 简述对化疗患者的护理措施。
4. 识别妊娠滋养细胞疾病个案，并提供整体护理。

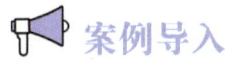 案例导入

案例：李女士，28岁，因停经2月，阴道不规则流血3天入院。妇科检查：子宫增大如孕3月，质软，无压痛。尿妊娠实验阳性，B超检查宫腔内见"落雪状"图像，未见胎儿。

思考：该患者可能发生了什么问题？与自然流产有何不同？

妊娠滋养细胞疾病（GTD）是一组来源于胎盘绒毛滋养细胞的疾病，主要包括葡萄

胎、侵蚀性葡萄胎和绒毛膜癌（简称绒癌）。其中，侵蚀性葡萄胎和绒毛膜癌合称为妊娠滋养细胞肿瘤。

滋养细胞是胎儿的附属物，对于母体来说是一种同种异体移植物。正常妊娠时，构成绒毛上皮的滋养细胞可直接从母体吸收养分，或自己合成蛋白质和葡萄糖，以供胚胎生长。这种滋养细胞有侵蚀周围组织、穿破血管进入血液循环的能力，但它的侵蚀范围仅限于蜕膜层内。少数穿破血管后进入母体血液的滋养细胞可进入母体的子宫肌层，但它并不造成破坏。当胎盘形成并继续发育至一定阶段，滋养细胞逐步退化。分娩后，随着胎盘的剥离和排出，大部分滋养细胞被排出母体，少数在产褥期随蜕膜脱落而消失。

某些情况下，滋养细胞异常增生，其侵蚀能力增强，经血循环至机体的其他部位，种植形成远处转移并造成不同程度的破坏，形成滋养细胞疾病。滋养细胞疾病绝大部分继发于妊娠。

任务一　葡萄胎患者的护理

葡萄胎（HM）又名水泡状胎块，是一种滋养细胞的良性病变，病变局限于子宫腔内，分完全性和部分性葡萄胎两类。主要为组成胎盘的绒毛滋养细胞增生，绒毛发生水肿变性，各个绒毛的乳头变为大小不一的水泡，水泡间有细蒂相连成串，形如葡萄而得名。葡萄胎的真正发病原因不明，可发生在生育期妇女的任何年龄，年龄大者发病率较年龄小者高。东南亚国家和地区的发病率比欧美国家高。

一、病理

1. 完全性葡萄胎

较多见，宫腔内充满水泡状组织，水泡直径数毫米至数厘米不等，壁薄，内含黏性液体，水泡间隙充满血液及凝血块；无胎儿及其附属物痕迹。镜下可见滋养细胞增生，绒毛间质水肿，间质内血管消失（图18-1）。

2. 部分性葡萄胎

仅部分绒毛受累变为水泡，可合并发育异常或死亡的胚胎或胎儿。

3. 卵巢黄素囊肿

因滋养细胞异常增生，产生大量绒毛膜促性腺激素（hCG）刺激卵巢卵泡内膜细胞发生黄素化而形成囊肿，称卵巢黄素囊肿（图18-2）。

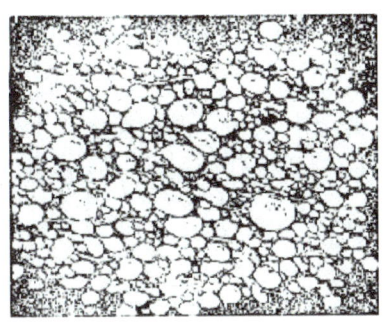 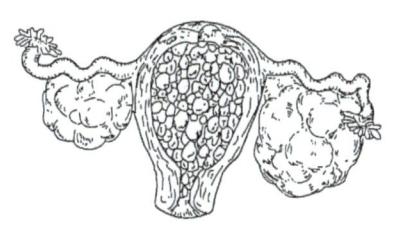

图18-1 葡萄胎　　图18-2 良性葡萄胎及双侧卵巢黄素囊肿

二、临床表现

1. 停经后阴道流血

多数患者在停经2～4个月时出现不规则阴道流血，时断时续，开始量少，以后逐渐增多，可因反复大量出血造成贫血及继发感染，有时可发现水泡状物排出。

2. 子宫异常增大

由于滋养细胞增生及水泡状变化，或因宫腔内积血，大多数患者的子宫大于相应月份的正常妊娠子宫，质地极软。少数患者因水泡状物及血块的排出，或绒毛水泡退行性变，或停止发展的缘故，其子宫大小可能与正常妊娠月份相符或较小。

3. 妊娠高血压疾病表现

葡萄胎患者出现妊娠呕吐较正常妊娠者为早，持续时间长，且症状严重；较早出现蛋白尿、水肿、高血压等症状，少数患者甚严重。

4. 卵巢黄素囊肿

葡萄胎患者常有双侧卵巢囊性增大，囊壁薄，表面光滑。一般不产生症状，偶可发生急性扭转而致急腹痛。黄素囊肿随hCG水平的下降而自趋消退。

5. 腹痛

为阵发性下腹隐痛。一般发生在阴道流血前，是葡萄胎流产的表现。葡萄胎增长迅速，子宫急速膨大时，可引起下腹胀痛。若是黄素囊肿急性扭转时则为急腹痛。

6. 甲状腺功能亢进征象

约7%的患者出现轻度甲亢表现，如心动过速、皮肤潮热和震颤。

三、处理原则

（1）清除宫腔内容物是主要治疗方法，葡萄胎确诊后应及时行吸宫术。

（2）子宫切除术适宜年龄>40岁、无生育要求、子宫迅速增大者，可行子宫全切术，保留双侧附件。

（3）预防性化疗适于下列高危病例：①年龄大于40岁；②葡萄胎排出前hCG值异常升高，葡萄胎清除后hCG值下降缓慢；③子宫体明显大于相应孕周；④卵巢黄素囊肿直径>6 cm；⑤病理报告提示滋养细胞高度增生或伴有不典型增生；⑥重复葡萄胎；⑦无条件随访者。化疗时机尽可能选择在清宫前或清宫时。

四、护理评估

（一）病史

询问患者及其家族的既往疾病史，包括滋养细胞疾病史。患者的月经史、生育史；此次妊娠的反应，有无剧吐、阴道流血等。如有阴道流血，应询问阴道流血的量、质、时间，并询问是否有水泡状物排出。

（二）身体状况

患者往往主诉无自觉胎动，扪不到胎体。有些患者出现蛋白尿、水肿、高血压等妊娠高血压疾病症状。患者可有不规则阴道流血。如有反复大量出血，又未得到适当的处理，可以有贫血的症状，急性大出血者可出现休克。由于子宫的快速增大，患者往往有腹部不适或阵发性隐痛。若发生黄素囊肿急性扭转时则表现为急腹痛。

（三）心理—社会状况

确诊葡萄胎后，患者及其家属可能表现出紧张不安和焦虑。担心清宫手术是否安全、是否会发生恶变、术后是否需要进一步治疗、对今后生育有无影响等，加重其不良情绪。

（四）诊断性检查

1. 产科检查
子宫大于停经月份，腹部检查扪不到胎体，用多普勒超声检查听不到胎心音。
2. 绒毛膜促性腺激素（hCG）测定
用尿hCG酶联免疫吸附试验及血hCG放射免疫测定法。患者的血、尿hCG处于高值范围，且持续不降或超出正常妊娠时的水平。通常血β-hCG>100 kU/L，最高可达1000 kU/L。
3. 超声检查
B超可见增大的子宫区充满弥漫分布的光点呈"落雪状"，小囊样无回声区，未见正常的胎体影像。

4. 甲状腺功能亢进征象

约7%的患者出现轻度甲亢表现，T_3、T_4水平升高。

五、可能的护理诊断

（1）焦虑：与担心清宫手术及预后有关。
（2）功能障碍性悲伤：与妊娠的愿望得不到满足有关。
（3）潜在的并发症：失血性休克、子宫穿孔、感染。
（4）知识缺乏：缺乏术后需随访的相关知识。

六、预期目标

（1）患者情绪稳定，能正视葡萄胎的结局，焦虑和悲伤缓解。
（2）经积极治疗和护理，未发生并发症。
（3）能说出随访的重要性和具体方法。

七、护理措施

（一）心理护理

加强与患者和家属的沟通，解释葡萄胎是良性病变，说明尽早清除宫腔内容物的必要性。告知患者葡萄胎治愈后2年可正常生育，缓解其焦虑和悲伤心理。鼓励患者表达对疾病和妊娠结局的感受以及对治疗措施的认识，增强战胜疾病的信心。

（二）严密观察病情

观察腹痛及阴道流血情况，检查阴道排出物内有无水泡状组织，并保留消毒纸垫，以评估出血量及流出物的性质。流血过多时，密切观察血压、脉搏、呼吸等生命体征。

（三）配合治疗，预防并发症

1. 吸宫术的护理

（1）术前准备：告知患者吸宫术的必要性、手术方法和注意事项，取得理解和配合。备血，准备缩宫素及其他抢救药品和物品，遵医嘱建立静脉通道。
（2）术中配合：①严格无菌操作，指导患者配合手术。术中充分扩张宫颈管，为避免葡萄胎组织堵塞吸管，选用大号吸管吸宫，待子宫缩小后再慎重刮宫。出血多者遵医嘱给予缩宫素静脉滴注。宫颈管扩张前不用缩宫素，避免滋养细胞挤入子宫壁血窦，诱发肺栓塞和转移。②严密观察病情，监测生命体征，注意腹痛和出血情况，防止子宫穿孔和失血性休克。③一般不宜一次刮宫太彻底。

(3) 术后护理：①每次刮出物均应及时送病理检查，注意挑选靠近宫壁较小的水泡组织送检。②子宫大于妊娠12周者，1周后可行第2次刮宫。③术后保持外阴清洁，注意患者体温变化、腹痛以及阴道出血情况，遵医嘱用抗生素，预防感染。

2. 子宫切除术的护理

按妇科腹部手术常规护理。

3. 预防性化疗的护理

详见本项目任务三相关内容。

(四) 健康及随访指导

告知患者进高蛋白、高维生素、易消化饮食，适当活动，睡眠充足。正确留置尿标本（清晨第1次尿）。保持外阴清洁，以防感染。每次刮宫手术后禁止性生活1个月。葡萄胎的恶变率为10%~25%，为此需重视刮宫术后的定期随访。一般是第一次葡萄胎刮宫后，每周随访1次血、尿hCG。葡萄胎排空后，血hCG逐渐下降，约9周降至正常，最迟不超过14周。若hCG持续异常应考虑恶变。hCG阴性后仍需每周复查1次；3个月内如一直阴性改为每半月检查1次，共3个月；如连续阴性，改为每月检查1次持续半年；第二年起每半年1次，共随访2年。在随访血、尿hCG的同时，应注意有无阴道异常流血、咳嗽、咯血及其他转移灶症状，定时做妇科检查、盆腔B超及X线胸片检查。在2年中做好避孕，但避免选用宫内节育器及药物避孕方法（最好采用避孕套）。

八、结果评价

(1) 患者情绪稳定，焦虑、悲伤缓解。

(2) 患者配合治疗，并发症未发生。

(3) 患者和家属了解随访的重要性和方法。

（卢颖琨）

任务二　妊娠滋养细胞肿瘤患者的护理

> **知识链接**
>
> **妊娠滋养细胞肿瘤**
>
> 侵蚀性葡萄胎和绒毛膜癌具有恶性肿瘤的特征，二者在临床表现、诊断和处理原则等方面基本相同。因化疗后多能治愈，缺乏组织学诊断依据，国际妇产科联盟（FIGO）2000 年建议，妊娠滋养细胞疾病的临床分类可不以组织学为依据，将侵蚀性葡萄胎和绒毛膜癌合称为妊娠滋养细胞肿瘤。

妊娠滋养细胞肿瘤（GTT）是滋养细胞的恶性病变，包括侵蚀性葡萄胎和绒毛膜癌，多继发于良性葡萄胎之后。葡萄胎清除后半年内恶变者多为侵蚀性葡萄胎，1 年以上恶变者多为绒毛膜癌，半年至 1 年间恶变者二者皆有可能。

一、病理

侵蚀性葡萄胎（IHM）指葡萄胎组织侵入子宫肌层或转移至子宫以外。仅继发于葡萄胎之后，具有恶性肿瘤行为，但恶性程度较低，仅 4% 患者并发远处转移，预后较好。镜下检查可见子宫肌层及转移病灶有显著增生的滋养细胞并呈团块状，细胞大小、形态均不一致，该滋养细胞可破坏正常组织侵入血管中；增生的滋养细胞有明显的出血及坏死，但仍可见变性的或完好的绒毛结构。

绒毛膜癌（CC）是一种高度恶性的滋养细胞肿瘤，早期即可发生血行转移。常继发于葡萄胎、流产、足月妊娠和异位妊娠之后，也可发生于绝经后的妇女，这是因为滋养细胞具有可隐匿多年的特征。绒毛膜癌多发生在子宫，也有子宫内原发病灶已消失而只有转移灶表现。肉眼见子宫增大、柔软，癌肿在宫壁形成单个或多个肿瘤，呈深红色、紫色或棕褐色，其可突入宫腔或穿破宫壁至阔韧带或腹腔。癌肿质脆，极易出血（图 18-3）。镜下表现为滋养细胞极度不规则增生，分化不良并侵入肌层及血管，周围大片

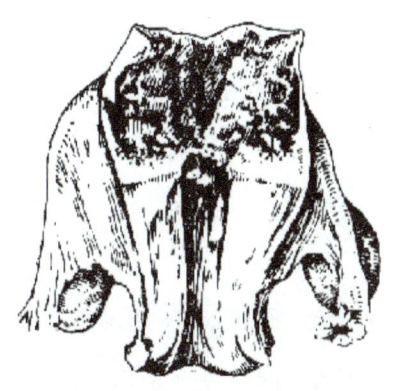

图 18-3　绒毛膜癌

出血、坏死，绒毛结构消失。

二、临床表现

（一）原发灶症状

表现为葡萄胎清宫术后或者流产、足月产及异位妊娠后阴道不规则流血，或月经恢复数月后出现阴道不规则流血，量多少不定。子宫不能如期复原，黄素囊肿持续存在。如浸润的滋养细胞穿破子宫则有腹腔内出血及腹痛。与滋养细胞分泌hCG有关，可出现乳房增大，乳头、乳晕着色，子宫变软等假孕症状。

（二）转移灶症状

易发生早期血行转移，视转移部位而出现相应的症状和体征。其中较常见也为较早的转移部位为肺，其次是阴道及子宫旁组织，脑转移较少见，但致死率高。肺转移的常见症状为咳嗽、血痰或反复咯血、胸痛等。发生阴道、宫颈转移时，局部表现为紫蓝色结节，其溃破后可大出血。脑转移为主要死亡原因，按病情进展分三期，瘤栓期表现为一过性脑缺血症状，如短暂失语、失明、突然跌倒等；脑瘤期出现头痛、喷射性呕吐、偏瘫、抽搐和昏迷；脑疝期表现为颅内压明显升高，脑疝形成，可因压迫呼吸中枢而死亡。

三、处理原则

以化疗为主，手术为辅。年轻未育者尽可能不切除子宫，以保留生育能力。如不得已切除子宫者仍可保留卵巢。需手术治疗者一般主张先化疗，待病情基本控制后再手术，以减少因手术干扰而引起病灶扩散，尤其是盆腔转移者。肝、脑有转移的重症患者，除以上治疗外，可加用放射治疗。

四、护理评估

（一）病史

采集阴道不规则流血的病史；若是葡萄胎的患者，注意采集葡萄胎的刮宫病史，血、尿hCG测定的结果资料；询问生殖道、肺部、脑等处转移灶的相应症状的主诉，是否用过化疗及化疗的时间、药物、剂量、疗效及用药后机体的反应情况等资料。

(二) 身体状况

患者有不规则阴道流血。当滋养细胞穿破子宫时则有腹腔内出血及腹痛。阴道、宫颈转移灶溃破时可致大量出血。如有肺转移时,患者有咳嗽、血痰及反复咯血、胸痛等症状。脑转移时,患者有一过性跌倒、失语、失明、头痛、呕吐、偏瘫及昏迷等症状。

(三) 心理—社会状况

患者往往感到悲哀,不能接受现实,对疾病的预后产生无助感。因为需要多次化疗而经济困难,表现为焦虑不安。需要手术者,会因为要切除子宫而产生心理负担;未生育过的患者则因为生育无望而绝望,迫切希望取得丈夫及家人的理解、帮助。

(四) 诊断性检查

1. 妇科检查

子宫大于正常,质软;有时可触到黄素囊肿;发生阴道、宫颈转移时,转移灶局部可见紫蓝色结节。

2. 血 β-hCG

是诊断葡萄胎后妊娠滋养细胞肿瘤的主要依据。葡萄胎排空后9周以上,或流产、足月产、异位妊娠后4周以上,血 β-hCG 持续高水平,或一度下降后又上升,排除妊娠物残留或再次妊娠,结合临床表现,可诊断为妊娠滋养细胞肿瘤。

3. B超检查

有助于判断子宫大小、肌层有无浸润和卵巢黄素囊肿情况。

4. 影像学检查

胸部X线摄片可发现肺转移灶,表现为棉球状或团块状阴影。CT和MRI检查可用于肺、脑、肝转移和盆腔病灶的诊断。

5. 病理学检查

在子宫肌层或转移灶中见到绒毛结构为侵蚀性葡萄胎,无绒毛结构者为绒毛膜癌。

五、可能的护理诊断

(1) 焦虑:与恶性病变、病程长有关。

(2) 潜在的并发症:肺转移、阴道转移、脑转移。

(3) 有感染的危险:与阴道流血及化疗有关。

六、预期目标

（1）患者焦虑缓解或消失。
（2）未发生并发症或并发症得到及时发现和处理。
（3）能说出引起感染的危险因素及预防措施，感染未发生。
（4）能定期随访。

七、护理措施

（一）心理护理

评估患者及其家属对疾病的心理反应，了解患者既往面对应激情况的反应方式，并指导患者此次面对疾病的应对方式。对住院者做好环境、病友及医护人员的介绍，减轻患者的陌生恐惧感。提供疾病及护理信息，帮助患者和家属树立信心。让患者诉说心理痛苦及失落感，接受现实。提供有关化学药物治疗及其护理的信息，以减少顾虑及无助感。主动听取患者、家属的意见，以了解对有关治疗进展和预后的真实想法。

（二）严密观察病情

注意患者有无阴道流血、咳嗽、咯血、腹痛以及头痛、呕吐、偏瘫、抽搐和昏迷等表现。协助患者hCG测定、胸部X线摄片、B超等检查，有助于判断病情。如发现异常，立即通知医生并配合处理。

（三）做好治疗配合

化疗者按化疗护理（见本项目任务三），化疗疗程结束后，每周测一次血β-hCG，有助于判断疗效。手术治疗者按妇科手术前、后护理常规实施护理。

（四）有转移灶者，按相应的症状护理

（1）肺转移：①卧床休息，呼吸困难者取半卧位并吸氧。②遵医嘱应用化疗药物。③大咯血患者，取头低患侧卧位，轻击背部，及时清除积血，保持呼吸道通畅，协助医生抢救。

（2）阴道转移：①卧床休息，保持外阴清洁。禁止性生活，禁止不必要的阴道冲洗和检查，以免引起结节溃破大出血。②转移灶破溃出血时，遵医嘱输液、输血，配合医生用消毒纱布条填塞压迫止血，严密监测生命体征变化。填塞纱布条于24~48小时内取出。

(3) 脑转移：①卧床休息，专人护理，防止瘤栓期一过性脑缺血造成意外损伤，注意观察颅内压增高的症状。②吸氧，遵医嘱用药，给予化疗、止血剂及降低颅内压的药物。③抽搐及昏迷患者，应专人护理，预防发生坠地摔伤、口舌咬伤及吸入性肺炎等。

（五）预防感染

(1) 给予高蛋白、高维生素、易消化的饮食，鼓励患者进食，以增强机体的抵抗力。

(2) 注意休息，不过分劳累，阴道转移者应卧床休息、以免引起破溃大出血。注意外阴清洁，以防感染。注意观察阴道流血和体温变化，遵医嘱使用抗生素。

(3) 对化疗导致白细胞减少的患者，遵医嘱少量多次输新鲜血并进行保护性隔离，限制探视和陪护人员，避免去公共场所。

（六）健康及随访指导

(1) 坚持规范性化疗，出院后严密随访，警惕复发。一年内每月随访一次，一年后每3个月随访一次，持续至三年后改为每年一次至五年，此后每两年一次。随访内容同葡萄胎。

(2) 恢复期节制性生活，做好避孕。至少于化疗停止12个月后方可妊娠。

八、结果评价

(1) 患者焦虑缓解。
(2) 转移未发生或得到及时发现和处理。
(3) 患者了解感染的危险因素，感染未发生。
(4) 能定期随访。

 知识链接

滋养细胞肿瘤的化疗

滋养细胞肿瘤对化疗极敏感，是目前化疗治愈率最高的恶性肿瘤，侵蚀性葡萄胎的治愈率近100%，绒毛膜癌的治愈率达90%以上。氟尿嘧啶（5-Fu）、放线菌素D是首选的化疗药物，副作用小，疗效好。而实施规范化疗之前，绒毛膜癌死亡率高达90%以上，病程进展快，被称为"癌中之王"。

（卢颖琨）

任务三　化疗患者的护理

化学药物治疗恶性肿瘤已取得了肯定的功效。通过化学药物治疗（简称化疗），许多恶性肿瘤患者的症状得到缓解，有的甚至达到基本根治。滋养细胞疾病是所有肿瘤中对化疗最敏感的一种。随着化疗的方法学和药物学的快速进展，绒毛膜癌患者的死亡率已大为下降，经治疗缓解后很少复发。

抗肿瘤药物既能抑制肿瘤细胞生长，也能影响机体正常细胞的代谢，故均有一定毒性。在治疗时，用量越大，毒副作用越明显。化疗的主要副作用是造血系统功能障碍，其次为消化道反应、脱发等，对心血管系统、肝肾等损害也常见。了解化疗药物的毒副作用，观察用药反应，是对化疗患者实施整体护理的关键所在。

一、护理评估

（一）病史

采集患者既往用药史，尤其是接受化疗史及药物过敏史。记录既往接受化疗过程中出现的药物毒副反应及应对情况。询问有关造血系统、肝脏、消化系统及肾脏疾病史，了解疾病的治疗经过及病程。采集患者的肿瘤疾病史，发病时间、治疗方法、效果及目前的状况。

（二）身体状况

测体温、脉搏、呼吸、血压，观察患者的一般情况，检查全身皮肤、黏膜、淋巴结以及全身各重要器官有无异常。评估原发肿瘤的症状和体征。评估有无化疗的不良反应，如骨髓抑制、消化道症状、肝肾功能损害等。

（三）心理—社会状况

患者往往对化疗的副反应产生恐惧、自卑，尤其是具有化疗经历的患者更为明显。护理对象通常会对疾病的预后及化疗效果产生焦虑、悲观情绪，也可因长期治疗产生经济困难，会显得闷闷不乐或烦躁，表现出对支持和帮助的渴望。

（四）诊断性检查

（1）血、尿、大便常规和肝、肾功能检查。了解化疗药物的毒性反应，为能否继续化疗提供依据。

（2）X线胸片及心电图检查。

二、可能的护理诊断

（1）营养失调（低于机体需要量）：与化疗所致的消化道反应有关。

（2）有感染的危险：与化疗药物引起的白细胞减少有关。

（3）体液不足：与化疗药物所致恶心、呕吐、腹泻有关。

（4）知识缺乏：缺乏化疗毒副反应的相关知识。

（5）焦虑：与担心疾病预后和化疗的副反应有关。

三、预期目标

（1）患者体重保持在化疗前水平。

（2）患者口腔黏膜保持湿润。

（3）患者在化疗期间，无感染发生，体温正常。

（4）患者能正确接受当前身体外表的改变。

四、护理措施

（一）心理护理

倾听患者诉说恐惧、不适及疼痛。关心患者以取得信任。提供正确的信息，鼓励患者应对化疗副反应，减轻恐惧和焦虑。在患者与医生、患者与家属之间起桥梁作用，提供可利用的支持系统，帮助患者渡过脱发等所造成的心理危险期。

（二）加强护理，减轻毒副反应

1. 化疗前准备

（1）协助患者完善各项化疗前检查：如血常规、肝肾功能、心电图、B超、胸部X线检查等。

（2）准确测量并记录体重：①每个疗程用药前及用药中各测1次体重。通常选择清晨空腹并排空大小便后，由护士核磅秤后测量，酌情减去衣服重量。②根据体重正确计算和调整药物剂量。体重不准确，用药剂量过大可发生中毒反应，过小则影响疗效。

2. 用药护理

根据医嘱严格三查八对，正确溶解和稀释药物，并做到现配现用，一般常温下不超过1小时，尤其是氮芥类药物。如果联合用药应根据药物的性质排出先后顺序。放线菌素D、顺铂等需要避光的药物，使用时要用避光罩或黑布包好。注意保护静脉，从远端开始，有计划地穿刺，练就过硬的穿刺本领，使穿刺次数减少到最少。用药前，先注入少量生理盐水，确定针头在静脉后再注入化疗药物。如发现药物外渗应立即停止滴入。遇到对使用局部刺激较强的药物，如氮芥、长春新碱、放线菌素D等外渗，需立即给予局部冷敷，并用生理盐水或普鲁卡因局部封闭，以后用金黄散外敷，以防止局部组织坏死，减轻疼痛和肿胀。用药过程中要按医嘱调节滴速，以减少对静脉的刺激。腹腔化疗者应经常变动卧位，保证药物与病灶充分接触，提高疗效。

做好自我防护，避免化疗药物不慎接触裸露皮肤，有条件者使用生物安全柜配制化疗药物。

3. 药物副反应及护理

（1）造血功能障碍（骨髓抑制）：最常见，主要表现为外周血白细胞及血小板计数减少，停药14天后多可自然恢复。应遵医嘱定期查血常规。①白细胞低于3.0×10^9/L或血小板降至50×10^9/L以下，应考虑停药并预防感染和出血。注意体温变化，观察患者有无鼻出血、皮下淤血、牙龈出血或阴道出血的倾向，遵医嘱用抗生素、输新鲜血或白细胞。②如白细胞低于1.0×10^9/L，极易因轻微感染而导致败血症，应进行保护性隔离，谢绝探视，禁止带菌者入室并净化空气。

（2）消化道反应：表现为食欲不振、恶心、呕吐及口腔溃疡等，多在用药后2~3天开始，5~6天后达高峰，停药后逐渐好转，一般不影响继续治疗。

①口腔护理：保持口腔清洁，使用软毛牙刷。出现口腔溃疡者，忌辛辣或过冷过热的刺激性食物，给予温凉的流质饮食或软食，进食前后用消毒液漱口。重度疼痛者，进食前15分钟给予丁卡因溶液涂敷溃疡面；进食后漱口，用甲紫或冰硼散等局部涂抹。化疗后2周内，不宜吃容易损伤口腔黏膜的坚果类和油炸食品。

②创造良好的进食环境，鼓励患者进食清淡、易消化和平时喜爱的食物，少量多餐。必要时遵医嘱应用镇静剂、止吐剂或静脉输液补充营养。

③出现腹痛、腹泻时，应观察大便的次数、性质和量，必要时送检，警惕假膜性肠炎的发生。

（3）脏器功能损伤：监测肝、肾功能变化，注意有无肢体麻木、复视等神经系统损害的表现；有无尿急、尿频、血尿等膀胱炎的症状，出现异常及时报告医生。上述反应一般于停药后逐渐恢复正常。应用对肾脏毒性较大的化疗药物时，可通过静脉输液、鼓励患者多饮水等方法，促进药物排泄，减轻肾脏毒性。

（4）皮疹和脱发。停药后可逐渐恢复正常。

（三）防止营养失调

鼓励患者多进食，根据患者的口味提供高蛋白、高维生素、易消化饮食，保证所需营养及液体的摄入。必要时，遵医嘱给予静脉输液补充营养。注意休息，保持充足睡眠以减少消耗。

（四）健康卫生指导

鼓励患者注意休息，每天保证足够睡眠时间。饮食注意菜肴的色香味调配，鼓励患者进食高蛋白、富含维生素、易消化的食物，多食水果、蔬菜。指导患者饮食前后漱口，经常擦身更衣，保持皮肤干燥和清洁。

五、结果评价

（1）患者心态良好，并在化疗过程中表现出主动、积极的行为。

（2）能按期完成化疗计划，化疗期间无并发症。

项目小结

本项目主要叙述了葡萄胎、侵蚀性葡萄胎和绒毛膜癌的病理、临床表现和处理原则及护理评估和护理措施以及化疗患者的护理评估、护理措施等内容。通过学习，要求同学们能够解释下列名词：滋养细胞疾病，葡萄胎，侵蚀性葡萄胎，绒毛膜癌；叙述各类滋养细胞疾病的主要临床表现，处理原则及护理措施；简述对化疗患者的护理措施；识别妊娠滋养细胞疾病个案，并提供整体护理。

（卢颖琨）

项目十九　妇科腹部手术患者的护理

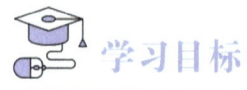

知识目标

1．掌握：腹部手术患者术前准备、术后护理及护理评估，掌握子宫颈癌、子宫肌瘤、子宫内膜癌、卵巢肿瘤的护理措施。

2．熟悉：妇科腹部手术患者常见护理诊断，子宫颈癌、子宫肌瘤、子宫内膜癌、卵巢肿瘤的临床表现及护理评估，子宫颈癌、子宫肌瘤、子宫内膜癌、卵巢肿瘤的常见护理诊断及护理目标。

3．了解：腹部手术的常见类型。

技能目标

1．学会为妇科各种腹部手术患者提供整体护理。

2．养成尊重患者的习惯，具备保护患者隐私的职业道德，服务耐心细微。

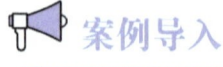

案例：女，42岁。5月前因"月经不调"彩超发现盆腔包块，当时未予重视。3月前出现腹痛症状，行抗感染、对症治疗，症状缓解后出院。平素偶有腹痛及腰骶酸痛，近两月痛经加重，无分泌物增多及外阴瘙痒、接触性出血，无阴道流血、流液，无畏寒、发热等不适。体检：下腹正中触及一包块，如妊娠3个月大小。妇科检查：子宫增大如妊娠3个月大小，质硬，无压痛，活动度好。

思考：（1）该患者可能的诊断是什么？
（2）该患者应采取哪些护理措施？

任务一 妇科腹部手术患者的护理

腹部手术是妇科疾病常用的一种诊疗手段，它具有双重性，既有去除疾病、修复组织的功能，也有损伤组织、器官及机体的可能性，因此充分的术前准备，精心的术后护理是促进患者康复的关键。

一、概述

（一）腹部手术的适应证

子宫本身和（或）附件有病变，性质不明的下腹部包块，诊断不清的急腹症等。

（二）分类

按手术范围分为：剖腹探查术、附件切除术、次全子宫切除术、全子宫切除术、肿瘤细胞减灭术、输卵管再通术等。按手术急缓程度分为择期手术、限期手术、急诊手术3种。按手术的目的分为诊断性手术、治疗性手术、姑息性手术等。

二、手术前准备

（一）护理评估

1. 病史

术前了解患者的一般情况、月经史、婚育史、药物过敏史、既往健康状况；询问有无异常阴道流血及排液，若有则询问阴道流血及排液的量及性状，有无异味；询问腹痛、腹部肿块的情况；了解有无手术史及手术的原因、名称、效果等；了解患者的饮食、排便、睡眠、生活习惯情况及有无不良嗜好等。明确本次手术的目的、类型及手术方式。

2. 身体状况

测量生命体征，观察患者皮肤的颜色、弹性，了解患者是否存在贫血、营养不良及水肿等情况；评估患者心、肺、肝、肾等重要器官的功能；了解子宫附件情况，评估宫颈有无肥大，子宫软硬度，有无硬结、包块等改变。

3. 心理—社会状况

首先，妇科手术直接涉及女性生殖器官，由于患者对手术相关知识缺乏了解，担心术后会影响性功能、生育能力及损害女性特征，导致患者产生羞怯、焦虑、自卑等心理。其次，由于患者对住院、手术安全、医生的技术水平及术后康复等问题的担心，会产生紧张、恐惧的心理，降低患者对麻醉和手术的耐受力。

4. 诊断性检查

常规检查包括：血、尿、大便常规，血型鉴定、出凝血时间、交叉配血，肝肾功能测定、B超、心电图、胸部X线等，并根据病情需要选择相应的特殊检查。

（二）常见护理诊断

(1) 焦虑：与担心麻醉、手术的危险性及术后康复有关。
(2) 知识缺乏：与缺乏手术及护理相关知识有关。
(3) 自尊紊乱：与手术切除某生殖器有关。

（三）预期目标

(1) 患者焦虑程度减轻。
(2) 患者了解术前准备相关知识并积极配合。
(3) 患者能逐渐接受手术切除生殖器的事实。

（四）护理措施

1. 心理护理

护士应充分利用术前健康教育的机会和患者及其家属进行沟通，了解患者的心理状态，鼓励家属多陪伴患者，耐心解答患者及其家属的疑问，使其在术前做好充分的思想准备，以积极的态度和轻松的心情配合手术。

2. 知识宣教

(1) 说明手术的重要性和必要性，介绍麻醉方式、术者资质、手术过程、术中可能遇到的情况及护理配合，可提供手术成功病例，提高患者对手术成功的信心，更好地配合手术治疗。

(2) 向患者介绍术前各项准备工作的目的和意义，教会患者配合护士实施术前准备。

(3) 指导患者摄取高蛋白、高热量、高维生素、低脂肪的全营养饮食，术前营养状况直接影响术后患者的康复。

3. 专科护理

（1）胃肠道准备：目的是防止因麻醉或呕吐造成窒息或吸入性肺炎；减少术中、术后肠胀气，术中能清晰地暴露术野；同时为可能涉及肠道的手术做好准备。

一般腹部手术（如全子宫切除术、附件切除术等）：术前1日，晚餐减量，进易消化食物，术前8小时禁止进食，术前4小时严格禁水；术前1日用肥皂水或灌肠液灌肠1~2次或口服缓泻剂。对怀疑异位妊娠者禁止灌肠。

可能涉及肠道的手术（如卵巢癌细胞减灭术）：术前3日起进少渣半流质饮食，遵医嘱口服肠道抑菌药，减少术后感染的机会。术前1日行清洁灌肠，直至排出的灌肠液无大便残渣为止。

（2）皮肤准备：目的是防止术后切口感染。时间在术前1日或手术当日。范围为：上自剑突下缘，两侧至腋中线，下达阴阜及大腿上1/3处的皮肤，注意用棉签蘸液状石蜡清洁脐部污垢，勿损伤脐窝。

（3）阴道准备：目的是避免术后感染。多用于全子宫切除术的患者，于术前3日进行，常用1:5000的高锰酸钾溶液坐浴或0.02%聚维酮碘冲洗，每天1次，手术当天再次冲洗。

（4）充分休息：目的是减轻患者的焦虑程度，保证患者充足睡眠，提高手术耐受力。可遵医嘱给予患者适量镇静剂，如地西泮（安定）5 mg口服。

（五）结果评价

（1）患者情绪稳定，焦虑程度减轻，能积极配合手术。
（2）患者能正确面对切除生殖器的事实，能陈述术后康复训练的具体方法。

三、手术日护理

（1）手术日晨护士应再次核查术前准备工作是否完善，监测生命体征，了解患者自我感受。如出现发热、血压升高或月经来潮、过度焦虑恐惧等，应及时向医生报告。

（2）拟行全子宫切除术的患者术日晨行阴道常规冲洗，并在宫颈及阴道穹窿部涂1%甲紫，作为术者切除子宫的标记。

（3）术前30分钟遵医嘱予基础麻醉药，常用苯巴比妥、阿托品，减少呼吸道分泌物。

（4）术前留置导尿管，保持引流通畅，妥善固定，以防术中损伤膀胱或出现术后尿潴留。

（5）进入手术室前嘱患者取下义齿、首饰、眼镜等，并将贵重物品交家属保管；更换清洁衣裤，用布帽罩好长发，以免术中弄乱头发或被呕吐物污染。擦去指甲油、口红等，便于病情观察。

（6）将患者移交手术室前，与手术室护士在患者床旁认真详细地核对患者姓名、年龄、床号、手术名称等，双方核对无误后签字，并携带病历、术中所需材料和药品等将患者送至手术室。

（7）根据患者手术种类，麻醉方式准备好麻醉床，备好术后监护用具及各种急救用物。

四、手术后护理

术后护理是指患者从手术完毕到患者基本康复出院这段时间的护理。术后护理恰当与否，关系到手术的效果、患者的恢复。术后护理应以患者的生命体征及各系统功能的恢复为护理重点，同时防止各种手术并发症的发生。

（一）护理评估

1. 病史

术后患者由参加手术的护士和麻醉师护送回病室，责任护士应与麻醉医师、手术室护士进行详细的床旁交接，了解患者术中经过、麻醉类型、手术方式及范围、术中出血情况、输血与否、术中尿量、输液情况及有无特殊护理事项等，并做好记录。

2. 身体状况

评估患者基本生命体征；观察患者神志是否清醒，了解麻醉恢复情况；了解导尿管和其他引流管固定情况，是否通畅；引流液的量、色、性状及有无异味。观察手术部位和麻醉针孔处敷料是否干燥，有无出血、渗液、渗血。评估阴道流血及分泌物的情况等。及时评估患者术后疼痛的部位、性质、程度，使用止痛剂后疼痛缓解的程度。

3. 心理—社会状况

评估患者及其家属术后的心理反应。患者在麻醉作用消除后常因术后疼痛和其他不适产生焦虑、紧张、不安等情绪反应。术后患者及其家属常担心手术成功与否，有无并发症；担忧术后体力的恢复及性生活的恢复而焦虑不安。

（二）常见的护理诊断

（1）疼痛：与手术创伤有关。

（2）自理缺陷：与切口疼痛及留置尿管和引流管有关。

（3）感染的危险：与手术切口及术后机体抵抗力下降有关。

（4）焦虑：与术后疼痛和担心手术效果和术后康复有关。

（三）预期目标

(1) 患者疼痛缓解。
(2) 患者自理能力逐渐恢复。
(3) 患者无术后感染发生或发生感染时能及时发现与处理。
(4) 患者焦虑程度减轻，情绪平稳。

（四）护理措施

1. 一般护理

(1) 体位：遵医嘱安置患者体位。如全身麻醉尚未完全清醒的患者，应有专人守护，去枕平卧，头偏向一侧，防止呕吐物、分泌物呛入气管，引起吸入性肺炎或窒息；如硬膜外麻醉的患者应去枕平卧6~8小时；如蛛网膜下腔麻醉者应去枕平卧12小时。患者病情稳定，术后次日晨可采取半卧位。

(2) 病情监测：一般术后15~30分钟观察并记录一次呼吸、血压、脉搏，直至病情平稳后，改为每4小时1次；24小时后每日测4次，持续3天无异常者可改为每日2次。同时应注意观察患者的意识、面色、末梢循环及手术切口情况、阴道有无出血等，发现异常及时上报医生。

(3) 饮食护理：未涉及肠道的手术患者，一般术后6~8小时可进少量流质饮食，但避免产气食物如牛奶、豆浆等，防止肠胀气；待肛门排气后，改为半流质饮食，至肠蠕动完全恢复后可进高热量、高蛋白、高维生素的普食。涉及肠道的手术患者，术后禁食，至肛门排气后方可进流质饮食，逐渐过渡到半流质和普食。术后患者应加强营养，增加高蛋白质及高维生素的摄入，促进伤口的愈合。

(4) 活动及休息：保持病房内安静舒适、温度适宜、空气清新，让患者在舒适的环境中休养、康复。在疼痛耐受的前提下鼓励患者早活动，勤翻身、咳嗽，并做深呼吸，有利于改善循环和减少肺部并发症。尽早下床活动，防止下肢静脉血栓形成，同时促进肠蠕动，减少肠粘连。

2. 专科护理

(1) 疼痛的护理：疼痛在术后24小时内最明显，通过评估疼痛的程度给予适当的止痛处理，常用镇痛泵、镇痛剂或辅助治疗方法，如皮肤按摩，分散或转移注意力等，来减轻其疼痛。各种治疗、护理尽可能集中完成，动作轻柔，减少对患者不必要的干扰。

(2) 腹胀的护理：术后腹胀多因胃肠功能受抑制，出现肠麻痹或机械性肠梗阻。若术后48小时腹胀未减轻，应查明原因，同时遵医嘱采取以下措施：鼓励患者尽早下床活动；热敷下腹部或生理盐水低位灌肠；针灸、肛管排气或肌内注射新斯的明等，刺激肠蠕动，缓解腹胀。

（3）尿潴留的护理：尿潴留由多种原因导致，如留置导尿管机械性刺激、麻醉剂、止痛剂的使用等，使排尿反射受到抑制。处理方法有：鼓励并协助患者下床排尿，下腹部热敷、按摩、听流水声、冲洗外阴等，针灸或肌内注射新斯的明，经上述处理无效时给予导尿。

（4）留置管的护理：

①一般腹部手术术后留置尿管24~48小时，保持尿管引流通畅，观察并记录尿液的量、颜色、性状。如为子宫切除加盆腔淋巴结清扫术术后留置尿管时间为7~14天，在拔管前3天试行夹管，训练膀胱功能，促使正常排尿功能恢复，防止尿潴留发生。导尿管拔除后注意患者能否自行排尿，必要时应重新留置尿管。在留置尿管期间护士应每日外阴擦洗2次，保持外阴清洁，同时术后患者尿量不少于每小时50 mL。

②术后若有腹腔引流管或盆腔引流管者，应固定好各种引流管，保持引流通畅及引流管周围皮肤的清洁干燥，注意观察引流液的量、颜色及性状，并做好记录；每日更换引流袋，引流管口处要经常消毒。一般负压引流液24小时不超过200 mL。

（5）预防感染：术后由于机体对创伤的炎症反应，体温可稍有升高，但一般不超过38 ℃，术后1~2日可恢复正常，不需特殊处理。若术后体温持续升高或降至正常后再度升高，则提示有感染的可能，应及时报告医生。当体温超过39 ℃可采取物理降温，必要时遵医嘱使用解热镇痛药。

①切口的护理：术后用腹带包扎腹部，注意观察腹部切口有无渗血、渗液，保持切口敷料清洁干燥，及时更换敷料，如有红、肿、压痛、硬结等感染征象需及时报告医生，可采取理疗、热敷等措施，促进炎症的吸收。

②外阴、阴道的护理：保持外阴的清洁干燥，每日擦洗外阴2次；阴道内填塞纱布的患者，术后24小时纱布须取出；全子宫切除术的患者阴道残端有切口存在，应注意观察阴道流血情况及分泌物量、色、有无异味，以判断阴道伤口有无感染及切口的愈合情况，由于阴道残端肠线溶化，术后6~7日阴道有少许浆液性分泌物属正常现象。

3. 心理护理

耐心和患者及其家属沟通，讲述可能出现术后切口疼痛、腹胀、发热、翻身、咳嗽困难等不适，积极采取措施，缓解不适，细心解答患者及其家属提出的疑问，消除术后紧张、焦虑的不良心理反应，使患者对康复充满信心。

4. 健康教育

（1）出院后充分休息，加强营养，均衡饮食。

（2）术后逐渐增加活动量，鼓励患者进行力所能及的活动，促进体力恢复。但避免过度劳累。

（3）全子宫切除术的患者未经医生同意，禁止阴道冲洗和性生活。

（4）遵医嘱安排患者定期随访。

（五）结果评价

（1）患者疼痛程度减轻，能正常入睡。

（2）患者基本生活能自理。

（3）患者住院期间体温正常，切口无红、肿、热、痛。

（4）患者情绪稳定，焦虑程度减轻。

（和琴芝）

任务二　子宫颈癌患者的护理

子宫颈癌是最常见的妇科恶性肿瘤，严重威胁妇女的健康和生命。高发年龄为50～55岁，平均年龄为52.2岁。自20世纪50年代以来，由于子宫颈细胞学筛查的普遍应用，使子宫颈癌和癌前病变得以早发现、早治疗，子宫颈癌的发病率和死亡率明显下降。

一、概述

（一）病因

子宫颈癌的病因迄今为止尚未完全明确。目前认为与以下因素有关：

（1）不良性行为及婚育史：早婚、早育、多产以及性生活紊乱者，子宫颈癌发病率显著增高。患有阴茎癌、前列腺癌或性伴侣曾患子宫颈癌者为高危男子，凡与高危男子有性接触的妇女，子宫颈癌的发生率明显增加。

（2）病毒因素：单纯性疱疹病毒Ⅱ型、人乳头瘤病毒（HPV）、人巨细胞病毒与子宫颈癌的发生有着密切的关系，其中人乳头瘤病毒感染是子宫颈癌发生的高危因素。

（3）其他因素：慢性子宫颈炎与宫颈裂伤的患者宫颈癌的发生率较高，经济状况、种族、地理环境对疾病的发生有一定的影响；还发现子宫颈癌与雌激素水平、遗传因素有关。

(二) 病理

子宫颈癌好发于子宫颈外口柱状上皮和鳞状上皮交界处即移行带区。组织学分类多为鳞状上皮癌，占80%～85%；其次是腺癌，极少数为鳞腺癌。

1. 巨检

宫颈上皮内瘤病及微小浸润癌，经肉眼观察无明显异常，或类似于宫颈糜烂，随着病变的逐步发展，有以下4种类型：

（1）外生型：最常见，癌灶向外生长，状如乳头状或菜花样。组织脆，触之易出血。常累及阴道，较少浸润子宫颈深部组织及宫旁组织。

（2）内生型：癌灶向宫颈深部组织浸润，使宫颈扩张并侵犯子宫下段。宫颈肥大变硬，表面光滑或仅有轻度糜烂，整个癌颈段膨大如桶状，常累及宫旁组织。

（3）溃疡型：上述两型癌变继续发展，合并感染坏死，癌组织脱落后形成凹陷性溃疡或空洞，形如火山口，有恶臭。

（4）颈管型：癌灶发生在宫颈管内，常入侵子宫颈管及子宫峡部，并转移到盆腔淋巴结。

2. 显微镜检查

按癌组织发生的连续病理过程，子宫颈癌分为以下3个阶段：宫颈不典型增生→宫颈原位癌→宫颈浸润癌。

（1）微小浸润癌：指在原位癌基础上镜检发现的小滴状、锯齿状癌细胞团突破基底膜，浸润间质。

（2）浸润癌：指癌灶浸润间质的范围已超出微小浸润癌，多呈网状或团块浸润间质。根据癌细胞的分化程度分为：Ⅰ级，高分化鳞癌（角化性大细胞型）；Ⅱ级，中分化鳞癌（非角化性大细胞型）；Ⅲ级，低分化鳞癌（小细胞型）。

(三) 转移途径（图19-1）

子宫颈癌转移途径主要为直接蔓延及淋巴转移，其中直接蔓延最常见，血行转移少见。

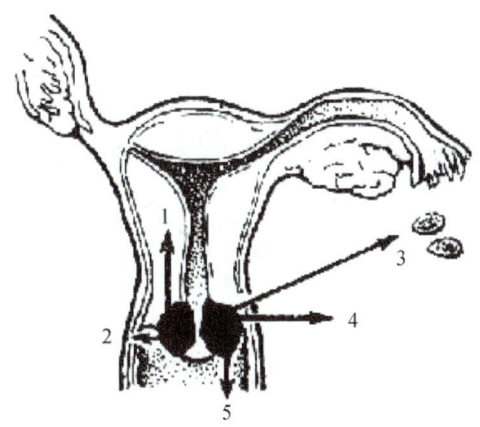

1. 至宫体；2. 至穹窿；3. 至盆腔淋巴结；4. 至宫旁结缔组织；5. 至阴道

图19-1　宫颈癌转移途径

（四）临床分期

采用国际妇产科联盟（FIGO，2009年）的临床分期标准（表19-1，图19-2），将子宫颈癌分为4期。

表19-1　子宫颈癌的临床分期（FIGO,2009年）

分期	症状
Ⅰ期	肿瘤局限在子宫颈（扩展至宫体将被忽略）
ⅠA	镜下浸润癌（所有肉眼可见的病灶，包括表浅浸润，均为ⅠB期）
ⅠA$_1$	间质浸润深度≤3 mm,宽度≤7 mm
ⅠA$_2$	间质浸润深度>3 mm且<5 mm,宽度≤7 mm
ⅠB	临床癌灶局限于宫颈,或者镜下病灶>ⅠA
ⅠB$_1$	临床癌灶≤4 cm
ⅠB$_2$	临床癌灶>4 cm
Ⅱ期	肿瘤超越子宫,但未达骨盆壁或未达阴道下1/3
ⅡA	肿瘤侵犯阴道上2/3,无明显宫旁浸润
ⅡA$_1$	临床可见癌灶≤4 cm
ⅡA$_2$	临床可见癌灶>4 cm
ⅡB	有明显宫旁浸润,但未达盆壁
Ⅲ期	肿瘤扩散到骨盆壁,直肠指诊肿瘤和盆壁之间无间隙。肿瘤累及阴道下1/3,由肿瘤引起肾盂积水或肾无功能的所有病例
Ⅳ期	肿瘤超出真骨盆或浸润膀胱和(或)直肠黏膜

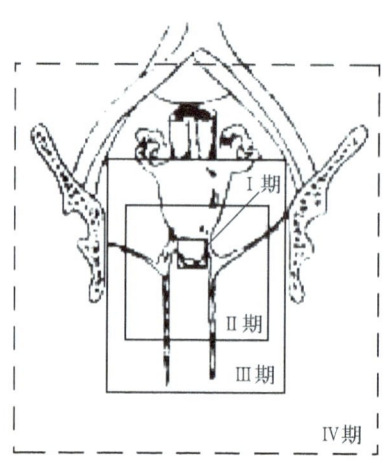

图19-2 子宫颈癌的临床分期示意图

二、临床表现

早期子宫颈癌常无明显症状和体征。随着病变的发展，可出现下述表现。

1. 症状

（1）阴道出血：早期宫颈癌患者常表现为接触性出血，即在性交后或妇科检查后出现阴道出血，出血量少。也可表现为经期延长，周期缩短，经量增多等。老年患者常表现为绝经后不规则阴道出血。晚期病灶若侵蚀血管，可引起致命性大出血。

（2）阴道排液：常发生在阴道出血后。表现为白色或血性，稀薄如水样或米泔样的少量排液，有腥臭味；晚期患者因癌组织坏死并发感染时，可有大量脓性或米泔样恶臭白带。

（3）晚期症状：晚期因癌灶累及范围不同出现不同的继发症状，如尿频、尿急、便秘、里急后重等；当发生宫颈旁浸润，压迫神经，可导致腰骶部、下腹部及下肢疼痛；癌肿压迫输尿管或累及输尿管时，可发生输尿管梗阻、肾盂积水及尿毒症，晚期还可出现贫血、恶病质等全身衰竭症状。

2. 体征

微小浸润癌，子宫颈表面光滑或轻度糜烂。随着病情的发展，可出现不同的体征。外生型子宫颈癌可见息肉状或菜花状赘生物，常伴随感染，质脆易出血；内生型子宫颈癌表现为子宫颈肥大或子宫颈管膨大，质硬；晚期癌灶累及宫旁组织，妇科检查可扪及宫颈旁组织增厚，结节状，质硬，形成"冰冻骨盆"。

三、处理原则

根据子宫颈癌的临床分期,结合患者的年龄、生育要求及身体状况等综合分析,采用以手术和放疗为主,化疗为辅的综合治疗方案。手术治疗适用于ⅠA～ⅡA的早期子宫颈癌患者。放射治疗适用于各期患者,尤其是不能耐受手术或晚期患者。

四、护理评估

(一)病史

评估患者性生活史及婚育史,了解有无早婚、早育、多产以及性生活紊乱。评估患者有无慢性子宫颈炎与宫颈裂伤存在,了解患者的经济状况及所处的地理环境,询问有无家族遗传因素等。

(二)身体状况

注意评估患者全身状况、阴道出血及排液情况,询问患者有无疼痛,评估疼痛的部位、性质及程度,观察有无贫血、恶病质等全身衰竭的表现。

(三)心理—社会状况

早期病例多在普查时发现,子宫颈刮片报告异常时患者会表现出震惊、怀疑、恐惧等复杂情绪,随着诊断治疗的深入,确定诊断后患者还会出现悲观厌世。经历否认、愤怒、妥协、忧郁、接受等心理反应过程。

(四)诊断性检查

(1)子宫颈刮片细胞学检查:是筛查子宫颈癌的主要方法,也是目前发现宫颈癌前病变和早期宫颈癌的主要方法。刮片取材部位:子宫颈癌好发部位(宫颈外口细胞移行带区)。

(2)碘试验:正常子宫颈上皮和阴道黏膜富含糖原,碘液涂染后呈现棕色或深褐色;病变组织上皮区无糖原,故不着色。若涂碘后不着色即为宫颈病变的高危区,高危区域取材行活检可提高诊断率。

(3)阴道镜检查:阴道镜可进一步观察早期病变,选择在镜下可疑病变部位进行宫颈活组织检查,可提高确诊率。

(4)子宫颈活体组织检查:是确诊子宫颈癌的最可靠依据。凡宫颈刮片细胞学检查巴氏Ⅲ级或Ⅲ级以上者，可在阴道镜检查下，选择碘试验在不着色区进行宫颈活体组织检查，若子宫颈没有明显病灶者，可选择在子宫颈鳞柱状上皮细胞交界部3、6、9、12点4处取材，组织送检，可提高诊断的准确率。若子宫颈刮片细胞学检查阳性，但子宫颈活检为阴性时，需进一步用小刮匙搔刮子宫颈管，并将刮出物送病检。

（5）其他：检查胸部X线、膀胱镜检、直肠镜、淋巴造影等可协助确定癌肿分期。

五、可能的护理诊断

（1）焦虑、恐惧：与确诊宫颈癌带来的心理应激及预后有关。
（2）疼痛：与癌症晚期病变浸润及手术切口创伤有关。
（3）潜在并发症（感染、排尿困难等）：与癌灶坏死或癌灶累及周围器官有关。
（4）知识缺乏：缺乏预防子宫颈癌及术后随访的相关知识。

六、预期目标

（1）患者的焦虑及恐惧程度减轻，能积极配合治疗。
（2）患者疼痛减轻，手术切口愈合良好。
（3）患者住院期间无感染或排尿障碍发生或发生时能及时发现与处理。
（4）患者能说出子宫颈癌的预防措施和出院随访的相关知识。

七、护理措施

（一）一般护理

（1）保持病室安静、整洁、空气新鲜，保证充足的睡眠，给予高蛋白、高热量、高维生素饮食，纠正患者不良的饮食习惯。
（2）协助或指导患者翻身，预防长期卧床并发症的发生；术后尽早下床活动，促进肠蠕动，减少肠粘连。
（3）严密观察患者的生命体征，注意阴道流血、阴道排液及全身状况，若发生阴道大出血，及时上报医生，协助医生急救及处理。

（二）专科护理

1. 预防感染

监测体温，及时发现感染征象；保持外阴局部的清洁干燥，每日擦洗外阴2次；阴道恶臭排液者，可用1∶5000高锰酸钾溶液擦洗阴道，动作轻柔，以免病变组织破溃引发大出血；必要时遵医嘱给予抗生素预防感染。

2. 缓解疼痛

注意观察晚期子宫颈癌患者疼痛的部位、性质及程度，协助患者选择舒适体位并向患者及其家属介绍缓解疼痛的方法，必要时遵医嘱给予止痛剂。

3. 手术患者的护理

（1）术前准备：手术前3日选用消毒剂如氯己定等消毒子宫颈及阴道，手术前日晚做好清洁灌肠，其余准备同一般腹部手术。

（2）术后护理：①子宫颈癌的根治手术涉及范围广，患者术后反应较一般腹部手术者明显，故术后须加强监测，要求每15~30分钟观察并记录患者的生命体征及出入量，待病情稳定后再改为每4小时一次。②注意保持导尿管、腹腔及盆腔引流管的通畅，认真观察引流液、尿液的量及性状。通常盆腔引流管按医嘱于术后48~72小时取出。术后7~14日拔除导尿管。

4. 放疗、化疗患者的护理

注意放疗、化疗的并发症监测及护理。

（三）心理护理

关心、陪伴患者，鼓励其宣泄内心感受，耐心向患者及其家属讲解诊治过程中可能出现的问题及有效的应对措施，使患者了解子宫颈癌的各项诊疗方法，以及患者需要配合的内容。向患者介绍可能出现的不适和有效的应对措施，给予患者心理支持，增强患者的信心。

（四）健康指导

1. 普及防癌知识

（1）告知患者远离与子宫颈癌发病有关的高危因素，提倡晚婚晚育、少生优生。

（2）宣传定期进行防癌普查的重要性，30岁以上的妇女定期防癌普查，一般1~2年普查一次，常规做宫颈刮片或液基薄层细胞学检查（TCT）。

（3）高危人群每半年接受一次妇科检查，出现接触性阴道出血及绝经前后异常阴道出血者应及早就医。

（4）积极治疗慢性子宫颈炎，减少或消除致癌因素。

2. 术后随访

（1）随访时间及内容：随访时间，第1个月首次随访，以后每2~3月复查1次；出院后第2年，每3~4个月1次；1年后3~6个月1次；第3~5年6个月复查1次，第6年开始1年复查1次。内容包括盆腔检查、阴道脱落细胞学检查、胸部X线和血常规等检查。出现任何异常症状均应及时就诊。

（2）生活指导：术后避免重体力劳动，根据机体康复情况逐渐增加活动量和强度；性生活恢复依据术后复查结果而定。

八、结果评价

（1）患者焦虑、恐惧减轻，治疗期间能积极配合诊疗护理工作。

（2）患者疼痛缓解，切口愈合良好。

（3）患者住院期间没有感染和尿潴留等并发症发生。

（4）患者能说出子宫颈癌的预防措施，能以积极的态度对待疾病，并能复述出院后随访时间。

（和琴芝）

任务三　子宫肌瘤患者的护理

子宫肌瘤是女性生殖系统最常见的良性肿瘤，30~50岁妇女多见。由子宫平滑肌组织异常增生和少量结缔组织共同组成。

一、概述

（一）病因

子宫肌瘤确切病因不清。因子宫肌瘤好发于生育年龄，青春期少见，绝经以后萎缩或消退，妊娠时雌激素水平增高，肌瘤会迅速增大；外源性雌激素可加速肌瘤生长，故提示肌瘤的发生与雌激素刺激有关，和孕激素也有一定关系。

（二）病理

（1）巨检：肌瘤表面光滑，为实质性球形包块，质地较子宫肌层硬，压迫周围肌壁纤维形成假包膜，与周围组织有明显界限，故手术时肌瘤容易剥出。肌瘤呈灰白色，切面呈旋涡状结构。

（2）显微镜检查：肌瘤主要由增生的梭形平滑肌细胞与纤维结缔组织构成，肌细胞大小均匀，排列成旋涡状，核为杆状。

（三）分类

（1）根据肌瘤生长部位，分为宫体肌瘤（90%）和宫颈肌瘤（10%）。

（2）根据肌瘤与子宫肌壁的关系不同，可分为3类（图19-3）。

肌壁间肌瘤。肌瘤位于子宫肌壁间，周围被肌层包绕，是最多见的一种类型，占60%~70%。

浆膜下肌瘤。肌瘤向子宫浆膜面生长，突出子宫体表面并由浆膜层覆盖，此型约占20%。

黏膜下肌瘤。肌瘤向宫腔方向生长，突出于宫腔，表面由子宫黏膜覆盖，肌瘤易形成蒂，在宫腔内犹如异物，常常引起子宫收缩，被挤出宫颈而突入阴道。此型占10%~15%。

子宫肌瘤常多发，各种类型的肌瘤可同时发生，称多发性子宫肌瘤。

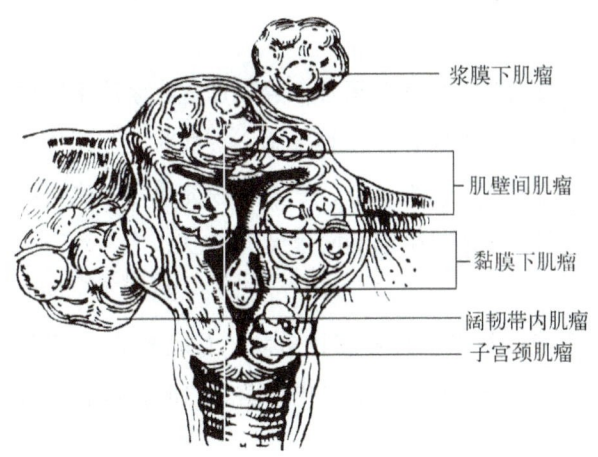

图19-3　子宫肌瘤分类示意图

（四）肌瘤的变性

肌瘤的血运来自假包膜，当肌瘤生长过快或肌瘤过大时，可发生中心性缺血，失去原有的肌瘤典型结构特点，称为肌瘤变性。可发生玻璃样变、囊性变、红色变性、脂肪变、钙化、肉瘤样变,其中玻璃样变最常见,红色样变常发生于妊娠期和产褥期,肉瘤样变为肌瘤恶性,临床少见。

二、临床表现

1. 症状

多数无明显症状,仅在体检时偶然发现。其症状的出现与肌瘤的生长部位、大小、生长速度、数目及肌瘤变性有关。

(1) 月经改变:子宫肌瘤最常见的症状,典型表现为经量增多、经期延长。多见于大的肌壁间肌瘤及黏膜下肌瘤,肌瘤使宫腔及内膜面积增大,子宫内膜增生过长或子宫收缩不良,导致月经周期缩短、经期延长、经量增多、不规则阴道流血等。肌壁间小肌瘤及浆膜下肌瘤常无明显月经改变。

(2) 下腹包块:多见于浆膜下肌瘤及较大肌壁间肌瘤。当肌瘤逐渐增大超出盆腔时,患者可在下腹正中触及包块。

(3) 白带增多:肌壁间肌瘤使宫腔面积增大,内膜腺体分泌增加,同时伴盆腔充血,致使白带增多;当黏膜下肌瘤脱出阴道内,表面极易感染、坏死,可有大量脓血性阴道分泌物,伴有臭味。

(4) 压迫症状:子宫前壁下段肌瘤可压迫膀胱,可出现尿频、排尿困难、尿潴留等。阔韧带肌瘤压迫输尿管可出现肾盂积水。子宫后壁肌瘤压迫直肠可引起下腹坠胀不适、便秘等。

(5) 其他:包括下腹坠胀、腰酸背痛等,经期加重。浆膜下肌瘤蒂扭转可出现急性腹痛。肌瘤红色样变时出现剧烈腹痛,伴发热、恶心等症状。当肌瘤压迫输卵管,影响精子进入,可造成不孕。肌瘤增大使宫腔变形,子宫内膜充血等,也可妨碍受精卵着床,造成不孕或流产。月经量长期过多还可引起不同程度的贫血。

2. 体征

肌瘤较大时可在下腹部触及实性不规则包块。妇科检查:子宫不规则增大或均匀增大,表面凹凸不平,质硬,当黏膜下肌瘤脱出于宫颈口时,可看见宫颈口肿块。

三、处理原则

根据患者的年龄、症状,肌瘤的大小、数目、生长部位以及对生育功能的要求等情况进行综合分析,选择适宜的治疗方案。

(1) 随访观察:适用于肌瘤小、无症状的患者或近绝经年龄的妇女,3~6月随访一次，若肌瘤增长迅速或出现明显症状时再行进一步治疗。

（2）药物治疗：适用于肌瘤小于2个月妊娠子宫大小和症状轻者，以及近绝经年龄或全身情况不宜手术者，在排除生殖系统恶性肿瘤的情况下，使用药物治疗。常用雄激素、米非司酮和亮丙瑞林等药物。

（3）手术治疗：是目前临床上的主要治疗方法。适用于肌瘤超过10周妊娠子宫大小，症状明显导致继发性贫血、肌瘤生长迅速疑有恶变（肉瘤变）或保守治疗失败的患者。对35岁以下需保留生育功能的患者一般采取肌瘤剔除术；对肌瘤较大，症状明显，药物治疗无效、不需要保留生育功能或疑有恶变的患者行子宫次全切除术或全子宫切除术。近年，临床上还开展了子宫动脉栓塞术、子宫肌瘤射频消融技术、冷冻疗法等，具有保留子宫、术后恢复快等优点。

四、护理评估

（一）病史

询问患者年龄，了解月经史及婚育史，询问有无长期服用雌激素等用药史；家族中有无子宫肌瘤发病史。了解发病情况及治疗经过，评估发病后月经变化情况；并注意排除因妊娠、内分泌失调等所引发的子宫出血。

（二）身体状况

注意评估患者全身状况、月经改变的情况，下腹是否触及包块及包块的大小、性质，评估白带性状，观察有无瘤体压迫的表现。

（三）心理—社会状况

大多数子宫肌瘤患者于体检时偶然发现，当无症状时，容易被忽视，不能坚持随访观察；有症状者，首先担心肌瘤加重或变性，为选择何种处理方案而出现焦虑、无助，或因接受手术治疗而恐惧不安，尤其担心手术后生活状态的改变。

（四）诊断性检查

B超是临床上诊断子宫肌瘤最常用的检查方法，可明确肌瘤类型、大小、数目、部位及有无变性。必要时可行宫腔镜、腹腔镜等检查。

五、可能的护理诊断

（1）知识缺乏：缺乏对子宫肌瘤的性质及治疗方案选择的相关知识。
（2）潜在并发症（贫血、感染）：与月经过多、手术、机体抵抗力下降有关。
（3）焦虑：担心肌瘤恶变及术后生活方式的改变。

六、预期目标

（1）患者了解子宫肌瘤的相关知识，能主动配合治疗。
（2）患者的月经异常和贫血得到纠正，住院期间未发生感染或感染被及时控制。
（3）患者焦虑程度减轻，情绪稳定。

七、护理措施

（一）一般护理

（1）观察生命体征：吸氧、保暖、建立静脉通道，加强营养，给予高蛋白、高热量、高维生素、富含铁的饮食。
（2）压迫症状因肿瘤压迫出现排便不畅时，遵医嘱给予导尿，或用缓泻剂软化粪便，以缓解尿潴留、便秘等症状。

（二）专科护理

1. 纠正贫血，预防感染

注意患者月经变化，正确评估出血量；遵医嘱给予止血药物，必要时输血，维持有效血容量。保持外阴清洁，注意阴道分泌物情况，有异常臭味及时上报医生。

2. 药物治疗护理

（1）促性腺激素释放激素类似物（GnRHa）：抑制垂体功能，降低雌激素水平，使肌瘤缩小。常用药物为亮丙瑞林或戈舍瑞林。用药超过6个月，雌二醇水平近似绝经，可出现围绝经期综合征，故应避免长期应用。
（2）米非司酮：每日12.5 mg口服，拮抗孕激素，可作为术前用药或提前绝经使用，因其增加子宫内膜增生风险，不宜长期应用。
（3）其他：可用雄激素对抗雌激素，但每月总量不超过300 mg，以免男性化。若月经明显增多者可用抗雌激素制剂他莫西芬（三苯氧胺）治疗。

3. 手术治疗护理

（1）手术方式选择：肌瘤剔除术适用于年轻希望保留生育功能者，浆膜下或肌壁间肌瘤可经腹或腹腔镜切除肌瘤，黏膜下肌瘤可经阴道或宫腔镜下切除。50%患者术后有复发机会，约1/3患者需再次手术。子宫切除术适于肌瘤较大、不要求保留生育功能或疑有恶变者。术前应行宫颈刮片细胞学检查，排除子宫颈恶性病变。

（2）需手术治疗者按腹部或阴道手术患者常规进行术前准备及术后护理。

4. 子宫肌瘤合并妊娠患者的护理

（1）加强产前检查，肌瘤较小者多能自然分娩，不需急于干预。肌瘤较大者应警惕妊娠期及产褥期发生肌瘤红色变性，卧床休息，遵医嘱使用止痛剂等，多能自行缓解。

（2）若肌瘤阻碍胎先露下降导致产程异常时，遵医嘱做好剖宫产术前准备及术后护理。

（三）心理护理

与患者建立良好的护患关系，通过介绍疾病相关知识，使患者能确信子宫肌瘤属于良性肿瘤，消除其不必要的顾虑。为患者提供表达内心顾虑、恐惧和期望的机会，帮助患者分析疾病的相关知识，减轻患者的焦虑感。

（四）健康指导

（1）对生育年龄的女性做好月经相关知识宣教，增强女性自我保护意识，接受定期的妇科普查。

（2）采用保守治疗及近绝经期患者，定期随访，3~6月定期复查，监测肌瘤生长情况，了解患者病情变化，如肌瘤继续增大或出现明显症状应手术治疗。应用药物治疗的患者，向患者说明用药后，月经量明显减少，肌瘤也能缩小，但停药后有增大的可能。

（3）指导患者术后1个月复查，了解术后恢复情况。术后3个月内禁止性生活和重体力劳动。对于子宫肌瘤剔除术的患者，术后应避孕2年以上才能考虑妊娠。对于切除子宫的患者，术后月经不再来潮，生育功能丧失，但不会引起早衰。若出现不适，需及时就诊。

八、结果评价

（1）患者能了解与疾病发生、发展、治疗、护理的相关知识，能主动配合治疗。

（2）患者月经异常和贫血得到纠正，住院期间未发生感染。

（3）患者焦虑程度减轻，能以积极的态度应对疾病。

（和琴芝）

任务四 子宫内膜癌患者的护理

子宫内膜癌是发生于子宫内膜层的一组上皮性恶性肿瘤，其中以腺癌最常见。是女性生殖系统常见的三大恶性肿瘤之一，占女性全身恶性肿瘤的7%，占女性生殖系统恶性肿瘤的20%~30%。多见于50岁以上妇女，平均发病年龄为60岁，近年来发病率有上升趋势。

一、概述

（一）病因

确切病因尚未阐明，可能与雌激素长期刺激，缺乏孕激素拮抗密切相关。

（1）雌激素对子宫内膜的长期刺激：常见于无排卵型疾病，如无排卵型功血、多囊卵巢综合征等，和分泌雌激素的卵巢肿瘤，如卵巢颗粒细胞瘤、卵泡膜细胞瘤等；也可见于绝经后服用雌激素或长期服用他莫昔芬的妇女，子宫内膜长期受雌激素的刺激，无黄体酮拮抗，子宫内膜可发生不同程度增生，最后癌变。

（2）体质因素：肥胖、高血压、糖尿病为子宫内膜癌三联征，患者常伴有不孕或月经延迟，其他心血管疾病为子宫内膜癌的高危因素。

（3）遗传因素：大约20%的子宫内膜癌患者有家族史。

（二）病理

1. 巨检

子宫内膜癌多发生在子宫底部，尤其双侧子宫角附近多见，其次为子宫后壁。大体可分为两种，但肉眼观察无明显区别。

（1）弥散型：子宫内膜大部分或全部被癌组织侵犯，癌灶从内膜表层长出并突向宫腔，较少浸润肌层。癌组织灰白色或淡黄色，表面有出血、坏死或形成溃疡，甚至侵犯肌壁全层并扩散至宫颈管，导致宫颈管阻塞，引起宫腔积脓。

（2）局灶型：癌灶较小，局限于宫腔，多见于子宫底部及宫角部，呈息肉或小菜花状，易出血，也易侵犯肌层。

2. 显微镜检查

镜下可分为内膜样腺癌、腺癌伴鳞状上皮分化、透明细胞癌、浆液性腺癌、黏液性癌5种类型；其中内膜样腺癌占80%~90%。国际妇产科联盟提出按腺癌分化程度可分为Ⅰ

级（高分化，G_1）、Ⅱ级（中分化，G_2）、Ⅲ级（低分化，G_3），其中级别越高，恶性程度越高。

（三）转移途径

子宫内膜癌多数生长较缓慢，病灶局限在内膜和宫腔的时间较长，转移较晚。转移途径为直接蔓延、淋巴转移，其中淋巴转移为子宫内膜癌的主要转移途径，晚期可出现血行转移。

（四）临床分期

根据国际妇产科联盟（FIGO，2009年）修订的手术病理分期标准（表19-2），将子宫内膜癌分为4期。

表19-2　子宫内膜癌手术病理分期（FIGO，2009年）

分期	肿瘤的范围
Ⅰ期	肿瘤局限于子宫体
Ⅱ期	肿瘤侵犯宫颈间质，但无宫体外蔓延
Ⅲ期	肿瘤局部和(或)区域扩散
Ⅳ期	肿瘤侵及膀胱和(或)直肠黏膜，伴(或)远处转移

二、临床表现

1. 症状

早期无明显症状，仅在普查或体检时偶然发现。

（1）阴道流血：患者就诊的主要症状，主要表现为绝经后阴道不规则流血，量少。尚未绝经者主要表现为经量增多，经期延长或月经紊乱。

（2）阴道排液：早期多为血性或浆液性排液，晚期若合并感染时则出现恶臭、脓血性排液。

（3）下腹疼痛及全身症状：当癌组织累及宫颈内口，阻塞宫颈，可引起宫腔积脓，出现下腹胀痛或痉挛性疼痛。晚期癌肿浸润周围组织或压迫神经可引起下腹或腰骶部疼痛。晚期患者可有贫血、消瘦、恶病质等全身症状。

2. 体征

早期妇科检查可无明显异常，晚期子宫明显增大、变软，合并宫腔积脓时触痛明显，偶见癌组织自宫颈管内脱出，质脆，触之易出血。癌灶向周围组织浸润时，子宫固定，在宫旁或盆腔内可扪及不规则结节样物。

三、处理原则

根据病情发展速度及手术病理分期，结合患者年龄及身体状况决定治疗方案，早期患者以手术为主，晚期不能耐受手术或癌症复发者则以放射、药物综合治疗为主。

四、护理评估

（一）病史

评估患者是否存在与子宫内膜癌发病相关的高危因素，如肥胖、高血压、糖尿病、不育、绝经延迟；了解停经后是否进行雌激素替代治疗；询问有无绝经后阴道流血或阴道排液病史；了解有无肿瘤家族史等。

（二）身体状况

注意评估患者全身状况、阴道流血及排液的情况，下腹是否出现疼痛及疼痛的部位、性质，观察有无瘤体压迫的表现。

（三）心理—社会状况

当患者出现症状需要接受各种检查时，常充满恐惧和焦虑。当子宫内膜癌确诊后，将出现恐惧、绝望及担心影响家庭等复杂心理反应。

（四）诊断性检查

（1）分段诊断性刮宫：是确诊子宫内膜癌最常用、最有价值的方法。术中先用小刮匙环刮宫颈管，再探宫腔，然后刮取宫腔内膜，刮取物分瓶标记，送病理检查。

（2）其他：B超、细胞学检查、宫腔镜检查、MRI、CT、血清CA125测定等检查均有助于协助诊断。

五、可能的护理诊断

（1）焦虑、恐惧：与担心癌肿会影响生命安全及需要手术有关。
（2）知识缺乏：缺乏预防子宫内膜癌的相关知识。

六、预期目标

（1）患者的焦虑、恐惧减轻。

（2）患者能叙述子宫内膜癌诊治及预后的相关知识。

七、护理措施

（一）一般护理

（1）增加营养，纠正身体一般状况，鼓励患者进高蛋白、高热量、高维生素、易消化饮食，进食不足或全身营养状况极差者，采取静脉补充营养。

（2）促进舒适，防止感染，阴道排液多时，可采取半卧位。保持外阴清洁，每日擦洗会阴2次，预防感染。

（二）专科护理

（1）手术治疗：是治疗子宫内膜癌的主要方法，配合医生认真做好术前准备及术后护理，协助患者完成各项护理活动。

（2）孕激素治疗：适用于晚期或复发癌患者、子宫内膜不典型增生和早期要求保留生育功能的患者。治疗前应向患者说明常用的孕激素药物，用药剂量、时间、可能出现的副作用等。对大剂量孕激素治疗的患者警惕药物性肝炎的发生，治疗期间监测肝功能。

（3）放疗或化疗：内膜癌晚期综合治疗措施，按放、化疗常规进行护理。

（三）心理护理

针对患者的心理特点，应鼓励家属多与患者沟通交流，给予亲情支持；鼓励患者说出对疾病治疗的疑虑，并耐心解答所提出的问题。同时告知患者子宫内膜癌转移较晚，预后较好，消除患者恐惧，缓解其焦虑程度，增强治病信心。

（四）健康指导

（1）普及防癌知识，大力宣传定期进行防癌普查的重要性。中老年妇女，应每年接受1次妇科检查，关注高危人群（肥胖、高血压、糖尿病、绝经延迟、不孕及其他心血管疾病的女性）。告知围绝经期和绝经后妇女，需服用雌激素替代疗法者应在医生的指导下正确用药，用药期间加强监护和随访。

（2）若有不规则阴道流血或绝经后阴道流血者应及早诊治，排除生殖器官肿瘤。及时治疗子宫内膜不典型增生。

（3）强调定期复查的重要性。出院后定时随访，了解有无异常情况发生，术后2年内，每3~6月复查一次；术后3~5年，每6~12月复查一次；5年后，每年复查1次。如有异常及时就诊检查。

八、结果评价

（1）住院期间，患者情绪稳定，能适应医院的生活环境，睡眠良好，积极配合各项诊疗活动。

（2）患者了解子宫内膜癌的相关知识，能以积极的态度对待疾病。

（和琴芝）

任务五　卵巢肿瘤患者的护理

卵巢肿瘤是常见的妇科肿瘤，可发生于任何年龄，其中卵巢恶性肿瘤是女性生殖器官常见的三大恶性肿瘤之一，由于卵巢位于盆腔深部，早期症状不明显不易发现，同时缺乏早期诊断和鉴别的方法，一旦出现症状，往往已属病变晚期，又缺少有效根治手段，其死亡率已居女性生殖器官恶性肿瘤首位，成为当今妇科肿瘤中对妇女生命和健康威胁最大的肿瘤，须高度警惕。

一、概述

（一）病因

卵巢癌的病因尚不明确，目前认为可能与未育、不孕、饮食习惯、环境因素、家族遗传以及患有乳腺癌、子宫内膜癌等因素有关。

（二）分类

卵巢体积虽小，但卵巢肿瘤组织形态的复杂性居全身各器官之首。分类方法很多，目前采用世界卫生组织（WHO，2003年）修订后的卵巢肿瘤组织学分类法。

其主要的病理学类型有：

（1）卵巢上皮性肿瘤：最常见的卵巢肿瘤，多见于中老年妇女。包括浆液性肿瘤、黏液性肿瘤、子宫内膜样肿瘤、透明细胞肿瘤、移行细胞肿瘤、鳞状细胞肿瘤、混合性上皮性肿瘤及未分化和未分类肿瘤，有良性、交界性和恶性之分，其中浆液性囊腺癌是最常见的卵巢恶性肿瘤，肿瘤生长快，预后差。

（2）卵巢生殖细胞肿瘤：好发于青少年及儿童，为来源于原始生殖细胞的一组肿瘤。包括无性细胞瘤、卵黄囊瘤（内胚窦瘤）、畸胎瘤、胚胎性癌等，其中畸胎瘤分为成熟畸胎瘤和未成熟畸胎瘤，成熟畸胎瘤又称为皮样囊肿，是最常见的卵巢良性肿瘤。

（3）卵巢性索间质肿瘤：来源于原始性腺中的性索及间质组织，包括颗粒细胞间质细胞肿瘤、支持细胞间质细胞肿瘤（睾丸母细胞瘤）、类固醇细胞瘤等，约占卵巢肿瘤的5%，肿瘤大多具有分泌功能，又称为功能性卵巢肿瘤。

（4）卵巢转移性肿瘤：原发于体内任何部位如肠、胃、生殖道、泌尿道、乳腺等的恶性肿瘤，均有可能转移至卵巢，包括库肯勃瘤等，占卵巢肿瘤的5%~10%。恶性度高，预后极差。

（三）转移途径

卵巢肿瘤主要转移途径为直接蔓延和腹腔种植，晚期也经淋巴结转移，血行转移者少见。

（四）临床分期

根据国际妇产科联盟（FIGO，2006年）修订的手术病理分期标准（表19-3），将卵巢恶性肿瘤分为4期。

表19-3 卵巢恶性肿瘤的手术病理分期（FIGO，2006年）

分期	肿瘤的范围
Ⅰ期	肿瘤局限于卵巢
Ⅱ期	肿瘤累及一侧或双侧卵巢，伴有盆腔扩散
Ⅲ期	肿瘤侵犯一侧或双侧卵巢，并有组织学证实的盆腔外腹膜种植和（或）局部淋巴结转移；肝表面转移；肿瘤局限于真盆腔，但组织学证实肿瘤细胞已扩散至小肠或大网膜
Ⅳ期	肿瘤侵犯一侧或双侧卵巢，伴有远处转移。有胸腔积液且胸腔肿瘤细胞阳性为Ⅳ期；肝实质转移为Ⅳ期

二、临床表现

1. 症状及体征

卵巢良性肿瘤和恶性肿瘤临床表现不同，其鉴别见表19-4。

表19-4 卵巢良性肿瘤与恶性肿瘤鉴别

鉴别内容	良性肿瘤	恶性肿瘤
病史	育龄期妇女多见，病程长，生长缓慢，患者多无症状	幼女、青春期及绝经后妇女多见，病程短且生长迅速，常有症状
一般情况	良好，出现并发症时，会出现腹痛	常有腹胀、腹痛，晚期可有消瘦、恶病质
体征	单侧多见，囊性，活动好，表面光滑，一般无腹水	多为双侧，实性或半实性，固定，表面结节状，凹凸不平，常伴有腹水且多为血性，可查到癌细胞
B型超声	肿瘤边界清楚，内为液性暗区	肿瘤界限不清，液性暗区内有杂乱光团、光点
肿瘤标志物（CA125）	多为阴性或低值	多为阳性且高水平上升

2. 卵巢肿瘤并发症

卵巢肿瘤患者常以并发症就诊。

（1）蒂扭转：为最常见的妇科急腹症，大约10%的卵巢肿瘤可发生蒂扭转。好发于瘤蒂较长、活动度大、中等大小、重心偏向一侧的肿瘤，以成熟畸胎瘤（皮样囊肿）多见。体位突然改变或者向同一方向连续转动，或由于妊娠期或产褥期子宫的位置、大小发生改变时，易促发蒂扭转。发生急性蒂扭转时，其典型症状为一侧下腹部突发性剧痛，常伴恶心、呕吐甚至休克。妇科检查宫旁可扪及肿块，张力较高，压痛以瘤蒂部最明显并伴有肌紧张，蒂扭转一经确诊，应尽快行手术治疗（图19-4）。

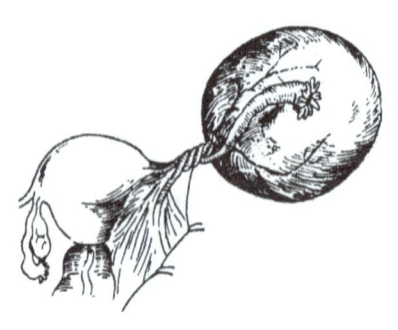

图19-4 卵巢肿瘤蒂扭转

（2）破裂：大约3%的卵巢肿瘤会发生破裂，分为外伤性和自发性破裂两种。外伤性破裂由于腹部受压、分娩、性交、穿刺、盆腔检查所致；自发性破裂多为肿瘤发生恶变，浸润生长穿破囊壁所致。表现为程度不同的腹痛及腹膜刺激症状，疑为肿瘤破裂时，应立即剖腹探查，切除标本常规送病检。

（3）感染：较少见，多数继发于蒂扭转或破裂，偶有邻近器官感染扩散波及。患者可有高热、腹痛、肿块、腹部压痛、反跳痛、腹肌紧张及白细胞升高等表现。发生感染时应先抗感染治疗后手术切除肿瘤；若感染严重，则宜立即手术去除感染灶。

（4）恶变：卵巢良性肿瘤可发生恶变，若肿瘤短期内迅速增大或出现血性腹水，应疑为恶变可能。一经确诊，尽快手术。

三、处理原则

肿瘤一经发现，首选手术治疗。术中行冰冻切片组织学检查，明确肿瘤性质，确定手术范围。良性肿瘤行卵巢肿瘤切除术，如并发蒂扭转和破裂，应立即手术切除。恶性肿瘤以手术治疗为主，辅以化疗或放疗，年轻患者根据病情，考虑适当保留对侧正常卵巢组织。

四、护理评估

（一）病史

评估患者一般情况及婚育史，了解有无高危因素（如女性初潮年龄较早、绝经年龄较晚、不孕少育等）存在，有无使用雌激素，有无高血压、糖尿病等病史。了解有无家族性肿瘤病史、居住环境及饮食习惯。根据患者年龄、病程长短及局部体征等初步判断是否为卵巢肿瘤。

（二）身体状况

注意评估患者全身状况及病情进展的情况，有无腹胀、腹痛，是否出现贫血、消瘦等恶病质表现。

（三）心理—社会状况

卵巢肿瘤发现初期，患者及其家属相当焦虑和恐惧，迫切需要医护人员提供相关信息，并渴望早日确诊；一旦确诊，往往表现出悲观、绝望等不良情绪。

（四）诊断性检查

（1）B超检查：B超检查是诊断卵巢肿瘤的主要手段，能检测肿瘤的位置、大小、形态及性质，并能协助鉴别卵巢肿瘤、腹水和结核性包裹性积液等，临床诊断符合率>90%，但直径<1 cm的实性肿瘤不易测出。

（2）细胞学检查：可抽取患者的腹水、腹腔冲洗液及胸腔积液，查找癌细胞，有助于卵巢恶性肿瘤的诊断、鉴别诊断和分期。

（3）肿瘤标志物：通过免疫或生化方法测定患者血清中的肿瘤标志物，用于辅助诊断。80%卵巢上皮性癌患者的血清CA125水平升高。AFP用于诊断卵巢卵黄囊瘤（内胚窦瘤），hCG用于诊断非妊娠性卵巢绒毛膜癌。

（4）腹腔镜检查：可直接观察肿物的大体情况，必要时在可疑部位进行活检，并抽取腹腔积液进行细胞学检查，可明确肿瘤性质。

五、可能的护理诊断

（1）焦虑、恐惧：与担心肿瘤的性质及预后有关。
（2）自尊紊乱：与切除子宫、卵巢及化疗导致脱发有关。
（3）营养失调：与卵巢恶性肿瘤慢性消耗及实施化疗有关。

六、预期目标

（1）患者焦虑及恐惧程度减轻，能正确对待疾病。
（2）患者能表达对丧失子宫及卵巢的看法，正确面对自身形象的改变，接受治疗过程。
（3）患者能说出营养不足的原因及应对措施，营养状况得到改善。

七、护理措施

（一）一般护理

为患者提供良好的休养环境，了解患者的需求，耐心讲解病情，解答患者及其家属的疑问，指导患者做好各项检查准备。保证饮食营养合理，指导家属配制可口的流质或半流质饮食。不能进食者静脉补充营养，辅以全身支持疗法。改善营养失调，增强体质。

（二）专科护理

（1）手术患者的护理：按腹部手术护理内容做好术前、术后护理；需做腹腔穿刺者，应备好穿刺用物，协助医生操作，严密观察记录患者的生命体征、腹水的性质及量，一次放腹水 3000 mL 左右，不宜过多，速度要慢，以免腹压骤降引起休克，术后腹带包扎腹部，出现不良反应时及时告知医生；对进行腹腔化疗的患者，要根据患者情况协助其翻身，取头低足高位以利于化疗药在腹腔的分布。

（2）疼痛的护理：遵医嘱给予止痛药物。同时给予辅助治疗，如皮肤按摩，分散或转移注意力等。

（三）心理护理

建立良好的护患关系，了解患者的心理状况，为患者讲述同类患者治疗成功的实例，鼓励患者树立战胜疾病的信心。耐心向患者及其家属讲解手术、化疗或放疗的必要性、治疗的过程及预期效果等，鼓励患者保持积极的心态面对病情，接受诊疗方案。

（四）健康指导

（1）开展普查普治：30岁以上妇女每1~2年进行一次妇科检查，高危人群每半年接受检查一次。凡乳腺癌、子宫内膜癌、胃肠癌等患者，治疗后应严密随访，定期进行妇科检查，以确定有无卵巢转移癌。

（2）加强预防保健：提倡高蛋白、富含维生素A的饮食，避免高胆固醇食物。高危妇女可口服避孕药，有利于预防卵巢肿瘤的发生。

（3）做好随访工作：卵巢恶性肿瘤易复发，应长期随访和监测。卵巢肿瘤保守治疗时，应3~6个月定期复查，注意有无变化。手术患者术后1个月常规复查，之后随访时间：术后1年内，每月1次；术后第2年每3个月1次；术后第3年每6个月1次；3年以上者，每年1次。随访内容：包含临床症状和体征、全身及盆腔检查、B超检查、CT、MRI检查、肿瘤标志物测定等。对接受化疗、放疗的患者，鼓励其克服困难，协助完成治疗计划，以提高疗效，防止复发。

八、结果评价

（1）患者住院期间情绪稳定，焦虑、恐惧减轻，能逐步面对自身形象改变的事实，并能积极配合各项诊疗护理过程。

（2）患者能有意识地多摄入高蛋白、高营养素饮食，以提高机体的抵抗力，维持正常体重。

(3) 出院时患者生活自理能力恢复。

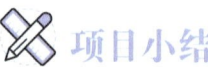

项目小结

本项目讲述了妇科腹部手术患者的护理，通过对腹部手术患者的评估，明确手术的类型，做好术前准备、术中配合及术后护理工作。通过学习，要求同学们学会为妇科各种腹部手术患者提供整体护理，能运用所学知识为妇女们提供自我保健及妇科肿瘤的预防和普查知识，提高她们的自理能力，帮助她们维护健康，减轻病痛，促进康复。

（和琴芝）

项目二十 外阴、阴道手术患者的护理

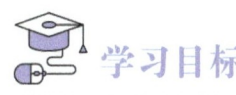

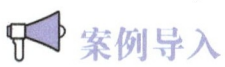

知识目标

1. 掌握：外阴、阴道手术的术前准备及术后护理；外阴癌、外阴阴道创伤、子宫脱垂、尿瘘患者的护理评估及护理措施。

2. 了解：外阴癌、外阴阴道创伤、子宫脱垂、尿瘘患者的常见护理诊断及护理预期目标、护理评价。

技能目标

1. 学会外阴、阴道手术的术前准备及术后护理操作。

2. 培养学生良好的职业道德和素养，耐心指导患者自我护理的意识和能力，能与患者进行有效沟通交流。

案例导入

案例：患者李某，56岁。外阴瘙痒5年，破溃一周入院。妇科检查：左侧大阴唇近尿道口 2 cm×2 cm 白斑，与周围分界清楚，白斑中部不规则破溃，有抓痕，局部有硬结，边界不清，触痛不明显。双合诊无异常。

思考：（1）该患者可能的诊断是什么？

（2）该患者应采取哪些护理措施？

任务一　外阴、阴道手术患者的护理

外阴、阴道手术是妇科常用手术。如外阴癌根治术、前庭大腺脓肿切开引流术、会阴裂伤修补术、处女膜切开术、经阴道子宫切除术、阴道成形术、尿瘘修补术等。外阴、阴道手术部位的神经血管较为丰富，前方有尿道，后方邻近肛门，患者易出现疼痛、感染和出血等相关问题，由于手术部位涉及女性隐私，故患者的心理问题也应予以重视。

一、外阴、阴道手术术前准备和护理配合

（一）护理评估

（1）病史：评估患者的一般情况，了解患者的月经史、婚育史、孕产史、既往史、手术史、过敏史及家族史等，询问饮食及有无吸烟或酗酒等生活习惯。

（2）身体状况：评估内容和方法同腹部手术前的身体评估，重点是手术部位皮肤的完整性，是否有皮肤感染的征象。

（3）心理—社会状况：手术部位涉及患者的隐私，患者往往因为担心隐私暴露、手术是否顺利及术后疼痛而产生焦虑心理。患者及其家属也会对手术康复及性生活的恢复表示担忧。

（4）诊断性检查：血型鉴定及交叉配血试验，血、尿常规，肝、肾功能测定，B超、心电图、X线等检查，可协助病情诊断。

（二）常见护理诊断

（1）恐惧、焦虑：与担心手术及治疗效果有关。
（2）知识缺乏：缺乏疾病及手术治疗的相关知识。

（三）护理措施

1. 心理护理

关心、体贴患者，最大限度地保护患者隐私。进行术前准备、检查时注意用屏风遮挡，尽量减少暴露部位。做好家属特别是丈夫的心理疏导工作，让其理解患者，给予患者心理支持，并积极配合治疗和护理。向患者讲解手术治疗的有关知识，介绍手术方式、麻醉方式、手术过程、手术中可能发生的情况，术前及术后的注意事项和护理配合，消除其

紧张情绪。

2. 术前准备

（1）皮肤准备：术前1日备皮，范围上自耻骨联合上10 cm，下至会阴部、肛门周围、腹股沟和大腿内侧上1/3处。

（2）阴道准备：术前3日起，用1∶5000高锰酸钾、0.2‰的碘伏，或1∶1000苯扎溴铵溶液进行阴道冲洗或坐浴，每日2次。手术当天用消毒液进行宫颈、阴道消毒。

（3）肠道准备：术前3日起进食无渣饮食，并遵医嘱口服抗生素。手术前1日行清洁灌肠，术前8小时禁食，4小时禁饮。

（4）膀胱准备：嘱患者术前排空膀胱，根据手术需要，带无菌导尿管备用。

（5）特殊用物准备：根据手术的具体需要准备灭菌的棉垫、绷带、阴道模型等。

二、外阴、阴道手术术后护理

（一）护理评估

同妇科腹部手术患者。但因手术部位接近尿道口、阴道口及肛门，故身体状况评估时需注意观察手术切口早期感染的征象。

（二）常见护理诊断

（1）急性疼痛：与外阴阴道手术创伤有关。

（2）有感染的危险：与手术伤口部位特殊、留置导尿管等有关。

（3）焦虑：与担心手术效果及术后康复有关。

（4）身体意象紊乱：与手术切除外阴或对疾病的认识不足有关。

（三）护理措施

（1）体位护理：根据不同手术采取不同体位。①外阴癌根治术患者术后采取平卧位，双腿外展屈膝，膝下垫软枕，利于减少腹股沟及外阴部张力，促进伤口愈合；②处女膜闭锁及先天性无阴道者，术后采取半卧位；③尿瘘修补术患者术后采取健侧卧位，使漏孔居于高位，利于减少尿液对伤口的浸泡；④阴道前后壁修补或盆底修补术患者术后采取平卧位，禁止半卧位，以降低外阴、阴道张力，促进伤口愈合；⑤子宫脱垂行阴式子宫切除术患者术后早期避免半卧位，以免引起阴道和会阴局部水肿。

（2）会阴护理：观察手术切口的情况，注意有无渗血、红、肿、热、痛等炎性反应。保持外阴清洁、干燥，勤更换内裤及床垫，每天行外阴擦洗2次，排便后擦洗外阴，防止感染。外阴加压包扎或阴道内留置纱条，一般于术后12~24小时内取出，观察其阴道分泌物的量、性质、颜色及有无异味，取出时应注意核对纱条数目。

（3）保持大、小便通畅：根据手术范围及病情留置导尿管2~10日，按留置尿管患者的护理常规进行护理，保持尿管的通畅，拔管前应训练膀胱功能；因手术部位邻近尿道、肛门，术后排便易污染伤口，须控制首次排便的时间。涉及肠道的手术在患者排气后抑制肠蠕动，术后第5天可遵医嘱给予缓泻剂，如复方樟脑酊，软化大便，避免因排便困难导致伤口愈合延迟。

（4）缓解疼痛：会阴部神经末梢丰富，对疼痛特别敏感。应保持环境安静、勿过多打扰患者、保证患者休息，更换体位时应减轻伤口的张力，遵医嘱及时给予止痛剂或使用自控镇痛泵，也可采用分散患者的注意力等方式缓解疼痛，同时注意观察用药后的止痛效果。

（5）健康指导：外阴部手术术后患者伤口局部愈合较慢，嘱患者出院后应保持外阴部清洁，3个月内避免重体力劳动。出院后1个月回院复查术后恢复情况，若发生异常出血或分泌物增多，及时就诊。3个月内禁止性生活。

（安海萍）

任务二　外阴恶性肿瘤患者的护理

外阴恶性肿瘤占女性生殖系统恶性肿瘤的3%~5%，多见于60岁以上妇女。其中以鳞状细胞癌最常见，简称外阴鳞癌，约占外阴恶性肿瘤的90%以上。

一、概述

外阴鳞癌病因至今尚不明确，可能与病毒感染、慢性非瘤性皮肤黏膜病变有关，绝大多数伴有肥胖、高血压等内科疾病。病变早期可表现为小的、高于皮肤表面的质硬结节，少数为乳头状或菜花样赘生物，病变发展可出现大片融合，病灶伴感染、坏死、出血。多数癌灶周围伴有皮肤色素减退、糜烂或溃疡。显微镜下多数外阴鳞状细胞分化较好。前庭和阴蒂病灶倾向于分化差或未分化。常出现淋巴和神经的侵犯。外阴鳞癌一般转移早、发展快，以直接浸润、淋巴转移较常见，晚期可出现血行转移。

早期患者外阴局部皮肤有结节隆起，癌灶以大阴唇最多见，伴有瘙痒、烧灼感等刺激症状，搔抓后破溃、出血，并发感染时可出现渗液，晚期癌肿向深部浸润，累及直肠或尿道，可出现直肠或尿道刺激征，并伴有明显的持续性疼痛。妇检早期局部见丘疹、结节或溃疡，晚期见不规则肿块，质硬而脆。

二、护理评估

（一）病史

外阴鳞癌多发生于60岁以上的老年人，应了解患者年龄，并评估其有无高血压、糖尿病等病史，询问既往有无外阴瘙痒、外阴赘生物及性传播疾病感染史。

（二）身体状况

评估患者有无不易治愈的外阴瘙痒，有无疼痛及大小便异常出现，外阴有无肿物，有无破溃、出血及局部渗液等。

（三）心理—社会状况

患者得知病情后，可表现出紧张、害怕或恐惧，甚至绝望，同时又因术后身体结构将发生的变化而出现自尊紊乱。

（四）诊断性检查

（1）活体组织学检查：于病灶处多点取材，也可采用阴道镜和（或）1%甲苯胺蓝进行外阴染色，待干后再用1%醋酸液洗去染料，在着色部位取材活检，可提高活检的阳性率。

（2）其他：B超、CT、MRI、膀胱镜检查等，协助了解其他器官有无受累。

（五）处理原则

以手术治疗为主，辅以放疗及化疗。

三、常见的护理诊断

（1）疼痛：与晚期癌肿侵犯神经和手术创伤有关。
（2）自我意象紊乱：与手术切除部分生殖器官有关。
（3）有感染的危险：与抵抗力低下、手术部位邻近肛门、尿道有关。
（4）恐惧：与担心疾病发展有关。

四、预期目标

（1）患者疼痛逐渐减轻。
（2）患者能接受疾病现实，积极配合检查及治疗。
（3）患者住院期间未发生感染或感染得到有效控制。
（4）患者情绪平稳，恐惧减轻。

五、护理措施

（一）一般护理

术后协助患者取平卧、双腿外展、屈膝体位，并在腘窝下垫一软枕。营造良好的休息环境，保证患者休息。

（二）专科护理

（1）皮肤护理：遵医嘱局部使用止痒软膏，如涂擦凡士林或氧化锌软膏，避免搔抓。
（2）预防感染：保持会阴清洁，每日擦洗外阴2次，便后常规擦洗；观察切口有无渗血及感染征象，有异常发生时及时上报医生；必要时遵医嘱使用抗生素。
（3）缓解疼痛：遵医嘱给予止痛剂或使用自控镇痛泵，可有效缓解疼痛。

（三）心理护理

术前与患者沟通，讲解手术前后注意事项，指导患者采取积极的应对方式，消除紧张、焦虑和自卑心理，帮助恢复自尊。

（四）健康教育

（1）大力宣传与阴道上皮内瘤样病变的有关高危因素。若有外阴瘙痒或发现外阴肿物及白色病变等应及时就医。活组织病理检查提示细胞有癌变倾向者，应及早手术。
（2）指导患者出院后定期随访。

六、结果评价

（1）患者疼痛减轻，活动逐渐增加。
（2）患者接受疾病现实，能用语言或行为表达接受外表的改变，积极配合检查及治疗。

（3）患者住院期间，患者切口恢复情况良好，生命体征及生化检查基本正常。

（4）患者情绪平稳，恐惧程度逐渐减轻。

（安海萍）

任务三　外阴、阴道创伤患者的护理

分娩是导致外阴、阴道创伤最常见的原因，还有手术助产操作不当，或直接外伤所致，如跌倒或碰伤、外阴触于尖锐的硬物上；初次性交处女膜破裂严重；幼女受到强暴可致外阴、阴道及盆底软组织损伤。

一、护理评估

（一）病史

了解患者外阴、阴道创伤的原因，如有无外伤、性交后阴道出血、分娩损伤等。

（二）身体状况

评估患者因外阴、阴道创伤引发疼痛的部位及程度；局部有无肿胀及流血，有无局部红、肿、热、痛等感染表现，进行妇科检查时观察外阴、阴道有无创口及创口有无流血、渗液等。

（三）心理—社会状况

患者及其家属常因突发意外而表现出惊慌、焦虑等情绪反应。

（四）诊断性检查

常规血液分析，协助判断有无失血过多导致贫血及有无感染发生。

（五）处理原则

手术治疗为主，同时止痛、止血、抗感染、预防或纠正休克。

二、常见的护理诊断

（1）疼痛：与阴道、外阴创伤有关。
（2）恐惧：与突发创伤事件有关。
（3）潜在并发症：失血性休克。

三、护理措施

（一）一般护理

密切监测患者的呼吸、脉搏、血压、尿量及神志的变化。出血较多时安置中凹卧位，预防失血性休克发生。

（二）专科护理

1. 保守治疗

嘱患者取健侧卧位，避免创伤部位受压；保持外阴局部清洁、干燥，每天冲洗外阴3次，大便后及时清洁外阴部。遵医嘱给予镇静、止血、止痛的药物；若血肿直径<5 cm时，24小时内冷敷，可降低局部血流速度及局部神经的敏感性，减轻患者的疼痛及不适感，24小时后可行热敷或外阴红外线照射，以促进血肿的吸收。

2. 手术护理

按外阴、阴道手术常规做好术前准备。术后阴道内常填塞纱条和外阴加压包扎以减少出血；患者疼痛明显时，应积极止痛；感染性手术后遵医嘱给予抗生素。阴道纱条如数取出或外阴包扎松解后，检查外阴伤口有无出血；根据患者有无进行性疼痛加剧或阴道、肛门坠胀感等症状，判断再次发生伤口血肿的可能性；保持外阴清洁、干燥。

（三）心理护理

突然的损伤导致患者及其家属担忧及恐惧，护士应使用亲切、温和的语言安慰患者，鼓励患者面对现实，树立信心，积极配合治疗。

（四）健康指导

积极预防急产、巨大儿分娩、产力过强、阴道手术助产、手术助产操作不当等可能引起产道损伤的因素发生。避免外阴骑跨于尖锐的硬物上。

（安海萍）

任务四　子宫脱垂患者的护理

子宫脱垂是指子宫从正常位置沿阴道下降，子宫颈外口达坐骨棘水平以下，甚至整个子宫脱出阴道口以外，常伴有阴道前、后壁膨出。

一、概述

（一）病因

分娩损伤是引起子宫脱垂的主要病因，其次产后过早参加重体力劳动及长期腹压增加，如慢性咳嗽、排便困难、腹腔内大肿瘤等，或者先天性盆底组织发育不良或营养不良，均可使子宫下移；绝经过渡期或绝经期后，由于盆底组织萎缩退化也可导致子宫脱垂或加重子宫脱垂。

（二）临床分度

以患者平卧，向下屏气用力状态下子宫下降的最低点为分度标准，将子宫脱垂分为3度（图20-1，图20-2）。

Ⅰ度：轻型为宫颈外口距离处女膜缘小于4 cm，但尚未达处女膜缘；重型为宫颈外口已达处女膜缘，但未超出，检查时在阴道口可见到宫颈。

Ⅱ度：轻型为宫颈已脱出阴道口，但宫体仍在阴道内；重型为宫颈及部分宫体已脱出阴道口。

Ⅲ度：宫颈和宫体全部脱出阴道口外。

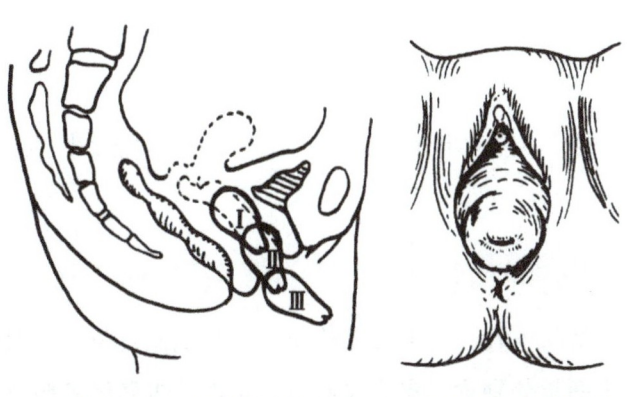

图20-1　子宫脱垂分度　　　图20-2　子宫脱垂

(三) 临床表现

Ⅰ度患者多无不适感,Ⅱ、Ⅲ度患者因子宫韧带有牵拉,出现不同程度的腰骶部酸痛及下坠感,常在久站、蹲位或重体力劳动后加重,卧床休息后可缓解。若伴有尿道、膀胱膨出的患者,可出现排尿困难、尿潴留及尿失禁等症状。若继发泌尿道感染可出现尿频、尿急、尿痛等;合并直肠膨出的患者可出现便秘、排便困难等。

妇科检查可见阴道有肿物脱出,亦可伴有阴道前后壁膨出、阴道黏膜增厚角化、宫颈肥大并延长,严重者可有宫颈溃疡、感染,甚至出血。

(四) 处理原则

凡脱垂程度较轻,无明显症状,要求保留生育功能,或年老体弱者宜先考虑非手术治疗,以子宫托治疗为主。非手术治疗无效或Ⅱ、Ⅲ度子宫脱垂者,可根据患者的情况选择手术治疗,如阴道前后壁修补术、阴道前后壁修补术加主韧带缩短及宫颈部分切除术(Manchester手术)、经阴道子宫切除术、阴道及子宫悬吊术等。

二、护理评估

(一) 病史

了解患者孕产史,询问分娩过程中有无产程过长、阴道助产外阴及阴道撕裂伤等病史;同时还应评估患者其他系统的健康状况,有无慢性咳嗽、便秘、盆腹腔肿瘤等病史。

(二) 身体评估

评估患者有无不适,是否出现腰骶部酸痛及下坠感,有无排便异常,阴道有无异物感或肿物脱出等。

(三) 心理—社会状况

患者常因行动不便,不能从事体力劳动,同时大小便异常、性生活受影响,而表现出焦虑、自卑。

(四) 诊断性检查

进行压力性尿失禁的检查:让患者先憋尿,取膀胱截石位,用力咳嗽,如有尿液溢出,检查者用示、中两指分别置于尿道口两侧,稍加压再嘱患者咳嗽,如能控制尿液外溢,证明有压力性尿失禁(图20-3)。

三、常见的护理诊断

(1)慢性疼痛:与子宫脱垂牵拉韧带、宫颈,阴道壁溃疡有关。

(2)焦虑:与长期的子宫脱出影响生活及担心手术效果有关。

(3)自我形象紊乱:与子宫脱垂影响身体形象有关。

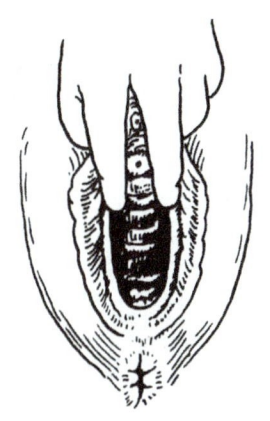

图20-3 压力性尿失禁检查法

四、预期目标

(1)患者疼痛减轻或消失。
(2)患者焦虑程度减轻。
(3)患者能维持较好的身体形象,积极配合检查与治疗。

五、护理措施

(一)一般护理

改善患者一般情况,加强营养,教会其盆底肌肉、肛门肌肉的锻炼方法,以促进盆底功能恢复。同时积极治疗慢性咳嗽、便秘等原发病。

(二)专科护理

1. 教会患者正确使用子宫托

以喇叭形子宫托为例,选择大小适宜的子宫托;放置前先排净大小便,洗净双手,半卧于床上或蹲在地上,两腿分开,一手握托柄,将托柄靠近会阴肛门处,使托盘呈倾斜位进入阴道,逐渐将托柄边向内推进边向阴道顶端旋转,使托盘全部进入阴道内并达到宫颈,然后屏气使子宫下降,同时用手指将托柄向上推,使托盘牢牢地吸附在宫颈上,放妥后再转动托柄使其弯度向前对正耻骨弓。取托时,用手指捏住托柄,上、下、左、右轻轻摇动,等负压消失后向后外方牵拉即可使子宫托滑出阴道(图20-4)。子宫托应每天早上放入阴道,睡前取出消毒后备用,避免放置过久导致生殖道瘘。上托以后,分别于第1、3、6个月时到医院检查1次,以后每3~6个月到医院检查1次。

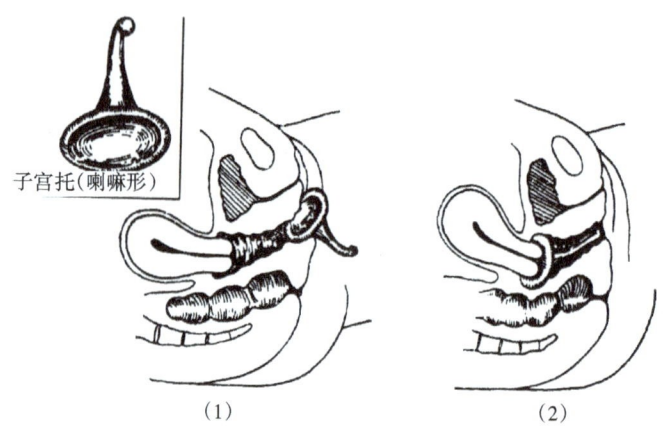

图 20-4 喇叭形子宫托及其放置

2. 手术患者的护理

（1）做好术前准备：术前5天起开始阴道准备。Ⅰ度子宫脱垂患者每天用1∶5000的高锰酸钾或0.2‰的碘伏坐浴2次，温度以41～43℃为宜；Ⅱ度、Ⅲ度子宫脱垂的患者，每日冲洗阴道2次，有溃疡者，局部涂40%紫草油或含抗生素的软膏，然后戴上无菌手套将脱垂的子宫还纳于阴道内，平卧半小时，有炎症者遵医嘱用抗生素软膏涂擦。

（2）术后护理：除按一般外阴、阴道手术术后护理外，应卧床休息7～10天；留置尿管10～14天；避免增加腹压的动作，如下蹲、咳嗽等；术后遵医嘱口服缓泻剂预防便秘，采用无渣饮食；保持会阴局部清洁、干燥，每天冲洗2次，并注意观察阴道分泌物的情况，预防感染。

（三）心理护理

鼓励患者说出内心的烦恼和痛苦，耐心地向患者介绍子宫脱垂的知识，同时做好家属的工作，使其理解患者，并鼓励患者配合医护工作。

（四）健康教育

术后休息3个月并定期复查，禁止盆浴及性生活，半年内避免重体力劳动。

六、结果评价

（1）患者自述疼痛减轻或消失，能积极配合治疗及护理。

（2）患者焦虑程度减轻。

（3）患者正常的排尿功能恢复，自信心逐渐建立。

（徐银帆）

任务五 尿瘘患者的护理

生殖道瘘是指生殖道某部分与泌尿道或肠道之间有异常通道，前者称为尿瘘，又称泌尿生殖瘘，后者称为粪瘘，两者同时存在，称为混合性瘘（图20-5）。

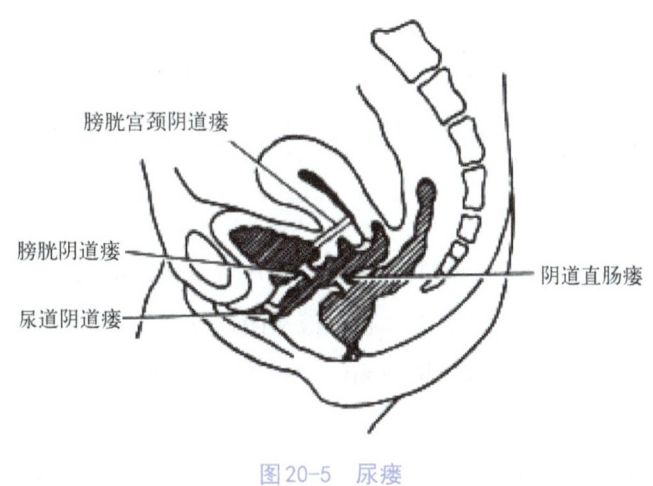

图20-5 尿瘘

一、概述

临床以尿瘘最常见，可发生在生殖道与泌尿道之间的任何部位，根据解剖位置可分为以下几种：①膀胱阴道瘘；②尿道阴道瘘；③膀胱尿道阴道瘘；④膀胱宫颈瘘；⑤输尿管阴道瘘。其中又以膀胱阴道瘘最常见。

引起尿瘘的最主要原因是产伤，其次为盆腔手术损伤。产后或盆腔手术后出现阴道无痛性持续性流液是最常见、最典型的临床表现，根据漏孔的位置，可表现为持续漏尿、体位性漏尿、压力性尿失禁或膀胱充盈性漏尿等。由于尿液的长期刺激，可引起局部组织炎症增生及感染，出现外阴瘙痒和疼痛的表现。合并感染者可有尿频、尿急、尿痛及下腹不适等症状。

二、护理评估

（一）病史

详细询问患者既往史，了解患者有无难产及妇科手术史，肿瘤、放射治疗、结核等病史，综合分析找出尿瘘的原因。

（二）身体评估

询问患者漏尿的时间及其他相关问题，有无外阴瘙痒和疼痛的表现，评估有无感染的征象。

（三）心理—社会状况

由于漏尿，身体长期存有异味，患者不愿意出门参与社交活动，常感到无助。尤其是家属和周围人群的不理解，使得患者出现自卑、失望等不良情绪。

（四）诊断性检查

（1）亚甲蓝试验：可用于鉴别膀胱阴道瘘、输尿管阴道瘘或膀胱宫颈瘘。是将亚甲蓝经尿道注入膀胱的一种试验，漏尿者有蓝色尿液从阴道流出。

（2）靛胭脂试验：静脉推注靛胭脂5 mL，约10分钟后见蓝色液体自阴道流出，可协助明确诊断。

（3）其他：膀胱镜检查可明确膀胱的漏孔；输尿管镜可明确输尿管漏孔；肾显像、排泄性尿路造影可协助诊断。

三、处理原则

手术修补治疗。

四、常见护理诊断

（1）皮肤完整性受损：与尿液刺激外阴部皮肤有关。
（2）社交孤独：与长期漏尿，身体有异味，不愿与人交往有关。
（3）自我形象紊乱：与长期漏尿引起精神压力有关。

五、护理措施

（一）专科护理

1. 适当体位

对妇科或产科手术后所致小漏孔的尿瘘患者应留置尿管，保持漏孔高于尿液面的卧位，使小漏孔自行愈合。如膀胱尿道瘘的患者，漏孔在侧面，则取健侧卧位；漏孔在后底部，采取俯卧位；从而减少尿液对修补处的浸泡。

2. 鼓励患者饮水

嘱患者每天饮水不少于3000 mL，必要时按医嘱静脉输液，保证液体入量，达到稀释尿液、冲洗膀胱的目的，减少酸性尿液对皮肤黏膜的刺激，从而缓解患者的不适。

3. 手术修补漏孔

（1）按一般外阴、阴道手术患者的要求做好术前准备及术中配合。

（2）术后护理是尿瘘修补手术成功的关键。术后常规留置尿管10~14天，注意保持尿管通畅，防止尿管脱落，避免膀胱过度充盈，影响切口的愈合。拔管前注意训练膀胱张力，拔管后协助患者每1~2小时排尿1次，然后逐渐延长排尿时间。

（二）心理护理

护理人员不能因异味而疏远患者，应与患者积极沟通，告知患者和家属通过手术能使该病痊愈，帮助患者建立战胜疾病的信心；同时还应指导家属关心、理解患者，让患者消除顾虑，积极主动配合治疗和护理。

（三）健康教育

3个月内禁止性交及重体力劳动。术前口服己烯雌酚者术后继续服药1个月。修补术后如妊娠者应加强孕期检查并提前住院待产。

项目小结

本项目讲述了外阴、阴道手术患者的护理，通过学习，要求同学们对外阴、阴道手术患者做出评估，明确手术的原因，做好术前准备、术中配合及术后护理工作，能运用所学知识为患者提供自我保健及疾病预防知识，提高她们的自理能力；通过实践来培养良好的职业道德和素养。

（徐银帆）

项目二十一　其他妇科疾病患者的护理

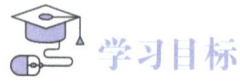

知识目标

1. 掌握：不孕症的概念及护理措施，子宫内膜异位症的概念、护理评估、常见护理诊断和护理措施。
2. 熟悉：不孕症的护理评估，子宫内膜异位症的病因、临床表现和处理原则、护理预期目标。
3. 了解：导致不孕症的原因及常用的辅助生殖技术。

技能目标

能为不孕症、子宫内膜异位症的患者制订护理计划和实施整体护理。

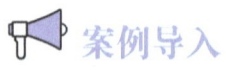

案例：患者28岁，女，结婚3年未孕，夫妻同居，性生活正常。丈夫体健，精液常规正常。妇科检查：外阴发育正常，阴道通畅，黏膜无充血，宫颈光滑，子宫前位，大小正常，质软、活动度好，双侧附件未触及异常。基础体温测定单相。输卵管通液术显示输卵管通畅。患者情绪低落、焦虑，担心治疗无效。

思考：（1）该患者不孕的原因可能是什么？

（2）请提出护理诊断，应采取哪些护理措施？

任务一　不孕症

凡婚后未避孕，有正常性生活，同居1年未受孕者，称不孕症。

按曾是否受孕，不孕症可分为原发性不孕和继发性不孕。原发性不孕即未避孕而从未妊娠者；继发性不孕即曾有过妊娠而后未避孕连续1年不孕者。

按不孕症是否可以纠正，不孕症可分为绝对不孕和相对不孕。绝对不孕即不孕因素无法纠正而不能妊娠者；相对不孕即不孕因素暂时阻碍受孕，一旦得到纠正仍能受孕者。

一、概述

（一）病因及发病机制

受孕是个极其复杂的生理过程，必须具备以下几个条件：卵巢排出正常的卵子；精液含有正常的精子；卵子与精子能在输卵管内相遇并结合成受精卵，受精卵能被顺利送入子宫腔；子宫内膜适合受精卵着床。以上任何一个环节受阻均可致不孕。

1. 女性不孕的因素

女性不孕因素约占40%，以排卵障碍和输卵管因素居多。

（1）输卵管因素：不孕症最常见原因，如慢性输卵管炎引起伞端闭锁或输卵管闭塞导致不孕；子宫内膜异位症；输卵管发育不良。

（2）下丘脑-腺垂体-卵巢轴功能紊乱或卵巢病变（如先天性卵巢发育不全、多囊卵巢综合征、卵巢功能早衰等）导致排卵障碍；全身性因素（如营养不良、压力、肥胖、甲状腺功能亢进、肾上腺功能异常、药物副作用等）影响卵巢功能导致不排卵。

（3）子宫发育异常或子宫内膜病变，影响受精卵着床或发育，子宫颈病变影响精子通过。

（4）阴道损伤后形成粘连瘢痕性狭窄；先天性无阴道、阴道横隔、处女膜无孔影响性交并阻碍精子进入；严重阴道炎症降低精子活力而影响受孕。

2. 男性不孕因素

男性不孕因素占30%~40%，主要包括生精障碍和输精障碍。

3. 男女双方因素

男女双方因素占10%~20%，如缺乏性生活基本知识、精神紧张、免疫因素等。

（二）处理原则

针对不孕症的病因进行治疗；根据具体情况选择辅助生殖技术（医学助孕）。

二、护理评估

（一）病史

详细询问病史，包括男女双方结婚年龄、婚育史、有无两地分居、性生活情况、烟酒嗜好情况等；了解个人发育史，是否曾有结核病、腮腺炎、内分泌疾病等；了解家族中有无精神病、遗传病史；了解女方的月经情况。

（二）身体评估

不孕是患者就诊的主要原因；进行全身检查了解双方男女有无全身性疾病，注意第二性征发育情况；男方应重点检查外生殖器有无畸形或病变；妇科检查注意生殖器官有无发育异常、炎症、肿瘤等病变。

（三）辅助检查

1. 男方精液检查

正常男性精液量 2~6 mL，pH 为 7.0~7.8；在温室中放置 30 分钟内液化；精子密度为 $(20~200)\times10^9/L$；精子存活率大于 50%；正常形态的精子占总量的 66%~88%。

2. 女方检查

（1）B 超检查：监测卵泡发育及生殖器官有无异常。

（2）卵巢功能检查：判断卵巢有无排卵，包括基础体温测定、子宫颈黏液检查、黄体期子宫内膜活组织检查、阴道脱落细胞涂片、女性激素测定等。

（3）输卵管通畅检查：包括输卵管通液术及子宫输卵管碘油造影术。

（4）其他检查：宫腔镜、腹腔镜检查，核磁共振成像，性交后精子穿透力试验，免疫检查。

（四）心理—社会状况

受传统思想影响，有些人把不孕的责任更多地归结于女性因素，甚至认为，婚姻的目的就在于传宗接代，不孕可能直接影响家庭和社会的稳定。不孕症的诊治过程漫长而复杂，即使不孕的原因在于男性，但大多数的介入性治疗方案（比如试管婴儿）仍由女性承担，女性不断经历着检查、服药、手术等费时而痛苦的过程，经济方面也造成很大的压力。一旦女性患者被确诊患有不孕症之后，立即出现震惊、否认、愤怒、内疚、孤独、悲伤和解脱的心理反应。

三、护理诊断

（1）知识缺乏：缺乏人体解剖知识和性生殖常识。
（2）自尊紊乱：与不孕症诊治过程中繁杂的检查、无效的治疗效果有关。
（3）社交孤立：与缺乏家人的支持、不愿与其他人沟通有关。

四、护理措施

（一）心理护理

护理人员必须能够倾听并了解患者的感受，扮演倡导者、提供信息者角色。解除其焦虑、自卑感，与患者和家属一起讨论人生价值，使她们能正确对待生育问题。讨论通过收养子女、辅助生殖技术的方式拥有子女。帮助患者获得家人的关心。

（二）向妇女解释诊断性检查可能引起的不适

子宫输卵管碘油造影术可能引起腹部痉挛感，在手术持续1~2小时可能感到一侧或双侧肩部疼痛，可遵医嘱给予可待因或可待因类药物以止痛。子宫内膜活组织检查后可能引起下腹部的不适感，如痉挛、阴道流血。

（三）指导服药

教会妇女在月经周期的正确时间服药；详细说明药物的使用方法、注意事项及用药后反应，及时监测激素水平及排卵情况。

（四）健康教育

讲解性生殖常识，告诉患者提高妊娠率的技巧，如在排卵前2~3天至排卵后1~2天性交；在性交前、中、后勿使用阴道润滑剂或行阴道灌洗；不要在性交后立即如厕，而应卧床，并抬高臀部，持续20~30分钟，使精子进入子宫颈；戒烟、酒，夫妇多沟通，保持身心健康等。

（安 洁）

任务二　辅助生殖技术及护理

辅助生殖技术（ART）也称为医学助孕，使不孕夫妇达到生育目的，包括人工授精、体外受精与胚胎移植、配子输卵管内移植、配子子宫腔内移植，以及在这些技术基础上派生的各种新技术。

一、人工授精

人工授精（AI）是指将精子通过非性交方式放入女性生殖道内受孕的一种技术。按精液来源不同，分为丈夫精液来源受精和供精者精液来源受精。人工授精主要用于男性不育。

二、体外受精与胚胎移植

体外受精与胚胎移植（IVFET），即试管婴儿。体外受精是指从妇女体内取出卵子，放入试管内培养一个阶段与精子受精后，发育成早期胚泡。胚胎移植是指将胚泡移植到妇女子宫腔内使其着床发育成胎儿的全过程。最主要的适应证是输卵管堵塞性不孕症。

三、配子输卵管内移植

配子输卵管内移植是指直接将卵母细胞和洗涤后的精子移植到输卵管壶腹部，授精发生在输卵管内的一种助孕技术。

四、配子子宫腔内移植

配子子宫腔内移植是指直接将卵母细胞和洗涤后的精子移植到子宫腔内，从而使妇女受孕的一种助孕技术。该方法适用于双侧输卵管阻塞或功能丧失的不孕症妇女。

五、并发症

（一）卵巢过度刺激综合征

卵巢过度刺激综合征是一种由于诱发超排卵所引起的医源性并发症，症状及体征常出现于注射人绒毛膜促性腺激素后7~10天。轻度卵巢过度刺激综合征主要表现为腹胀、卵巢增大；重度卵巢过度刺激综合征主要表现为腹胀加剧，腹腔积液明显增多，卵巢直径明显增大，严重者可出现急性肾衰竭、血栓形成、急性呼吸窘迫综合征，甚至死亡。

（二）多胎妊娠

多胎妊娠者的孕产期并发症增加，围生儿的病死率增加。

（三）自然流产和异位妊娠

试管婴儿的流产率较高，异位妊娠的发生率为3%。

六、护理措施

（1）遵医嘱采取治疗措施，多胎妊娠者早期进行选择性胚胎减灭术。加强多胎妊娠者产前检查和监护，提前住院观察，确定胎方位，选择合适的分娩方式。

（2）在用药过程中注意观察病情变化，重度卵巢过度刺激综合征住院患者每4小时检测1次生命体征，记录出入量，每日监测体重和腹围。注意识别继发卵巢过度刺激综合征的严重并发症。

（3）采取各项措施预防自然流产，合理用药；避免多胎妊娠；充分补充黄体功能；移植前行胚胎染色体分析，防止异常胚胎的种植；预防相关疾病。

（安 洁）

任务三　子宫内膜异位症

具有生长能力及功能的子宫内膜组织出现在子宫腔被覆黏膜以外部位者，称为子宫内膜异位症（EMT）。当内膜在子宫肌层内生长，且局限于子宫，为内在性子宫内膜异位症，又称子宫腺肌病；内膜侵犯子宫肌层以外的组织，称外在性子宫内膜异位症，其中以卵巢最为常见，此外子宫骶骨韧带、子宫下段后壁浆膜层以及子宫直肠陷凹、乙状结肠的盆腔腹膜、阴道直肠隔等处也较为常见（图21-1），多发生于育龄期妇女，子宫内膜异位症近来发病率明显增高。

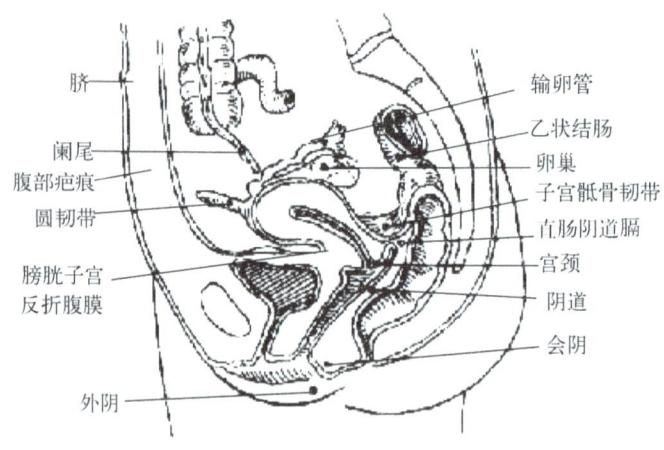

图21-1 子宫内膜异位症的发生部位

一、病因

目前对此病发病的机理有多种说法，其中被普遍认可的是子宫内膜种植学说（即经血逆流，内膜种植——月经期，经血从宫口、阴道排出人体外是顺流而下，但是有小部分经血或因其他原因夹杂着脱落的子宫内膜碎片，由输卵管道流进腹腔，种植在盆腔脏器的表层形成子宫内膜异位病灶）。此外，子宫内膜异位症的发生还与机体的免疫功能、遗传因素、环境因素有关。

二、病理

内膜异位症的主要病理变化为异位内膜周期性出血及其周围组织纤维化。

内在性内膜异位症局限于子宫肌层使子宫不规则增生，酷似子宫肌瘤，切面可见增生的肌组织亦似肌瘤呈旋涡样结构，还可见散在紫褐色陈旧性出血斑点，且外周无包膜，此种病症称子宫肌腺瘤；异位的内膜弥散于整个子宫肌壁，使子宫较均匀地增大，称子宫腺肌病（图21-2）。外在性内膜异位症最常发生在卵巢，由于周期性出血，可出现血性囊肿，直径多为6~7 cm，表面为一层原纤维囊壁包绕，内含棕黑色黏稠陈旧血液，又称"巧克力"囊肿，多与周围有紧密粘连。其次子宫直肠隐窝之腹膜、子宫骶骨韧带、直肠阴道隔甚至直肠前壁，常有散在紫褐色出血点或结节，使肠壁与子宫后壁及卵巢间形成致密粘连，手术很难分离。

光镜下能见到子宫内膜上皮、内膜腺体或腺样结构、内膜间质和出血。由于异位内膜反复出血，上述典型组织结构可能被破坏而难以发现。异位的子宫内膜极少发生恶变，但卵巢巧克力囊肿可以恶变为宫内膜样腺癌等，要引起注意。

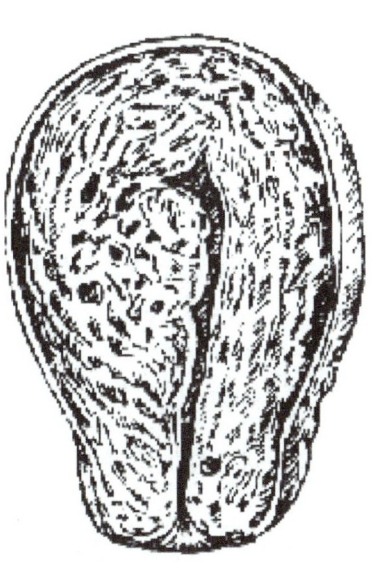

图21-2　子宫腺肌病

三、临床表现

1. 痛经

痛经是子宫内膜异位症最典型的症状。可以发生在月经前、月经时及月经后。严重阶段疼痛难忍，止痛剂加量亦无效。疼痛由子宫内膜异位症内部出血刺激局部组织炎性反应引起。子宫内膜异位症病灶分泌前列腺素增加，导致子宫肌肉挛缩，痛经势必更为显著。月经过后，出血停止，疼痛缓解。

2. 月经异常

可以表现为月经过多或者周期紊乱。月经异常大多与子宫内膜异位症影响卵巢功能有关。子宫内膜异位症患者可能发生卵巢功能失调，如排卵异常等。

3. 不孕

子宫内膜异位症患者常伴有不孕。原因：子宫内膜异位症常可引起输卵管周围粘连影响卵母细胞捡拾；或因卵巢病变影响排卵。

4. 性交疼痛

子宫直肠窝、阴道直肠隔的子宫内膜异位症可以引起性交痛（深部触痛），经期排便次数增加、疼痛、里急后重。

5. 其他

膀胱刺激征：子宫内膜异位至膀胱者，出现有周期性尿频、尿痛、血尿。腹壁瘢痕及脐部的子宫内膜异位症则出现周期性局部肿块及疼痛。

四、处理原则

子宫内膜异位症的治疗方案，因病情的轻重，患者的年龄和生育情况而有所不同，目的就是"去除病灶，减轻疼痛，促进生育，减少复发"。如病情较重，或表现为重的痛经，或盆腔检查发现有肯定的内膜异位结节，就必须采取药物或手术治疗。

五、护理评估

（一）病史

详细了解患者年龄、月经史及孕产史，重点询问是否有痛经史和痛经发生的时间、程度和特点。是否有多次人工流产、输卵管通液等宫腔操作史。

（二）身体状况

患者有进行性加重的痛经，可伴直肠子宫陷凹、膀胱刺激症状。

（三）心理—社会状况

本病因病程长，治疗效果不明显，或因长期疼痛、不孕等原因给患者造成极大的精神压力；因性交痛可影响夫妻关系，婚姻质量下降。患者常表现为紧张、焦虑。

（四）诊断性检查

1. 妇科检查

发现子宫多后倾固定，子宫后壁、子宫直肠陷凹、子宫骶韧带处可触及大小不等的结节，触痛明显。子宫一侧或双侧附件处可扪及与子宫相连、不活动囊性包块，有压痛。

2. 血清卵巢癌相关抗原（CA125）及抗子宫内膜抗体（EMAb）检查

检测值可升高，EMAb检测方法比较烦琐。

 知识链接

血清卵巢癌相关抗原（CA125）及抗子宫内膜抗体（EMAb）检查的意义

CA125值测定作为一种肿瘤相关抗原，对卵巢上皮性癌有一定的诊断价值。但在子宫内膜异位症患者，CA125值可升高，且随内膜异位症期别的增加，阳性率也上升，其敏感性和特异性都很高，因此对于子宫内膜异位症的诊断有一定的帮助，同时可以监测子宫内膜异位症的疗效。EMAb是一种以子宫内膜为靶抗原并引起一系列免疫病理反应的自身抗体，是子宫内膜异位症的标志抗体。血清EMAb的检测为子宫内膜异位症患者的诊断及疗效观察的有效检查方法。

3. 影像学检查

（1）B型超声检查：为妇产科常用的检查方法之一，且对本病的诊断具有重要的作用。可确定囊肿的位置、大小、形状及发现妇科检查时未触及的包块。

（2）腹腔镜检查：借助腹腔镜直接窥视盆腔，见到异位病灶或对可见之病灶进行活检确定诊断，并可根据镜检的情况决定盆腔子宫内膜异位症的临床分期及确定治疗方案。在腹腔镜下应注意观察子宫、输卵管、卵巢、子宫骶骨韧带、盆腔腹膜等部位有否子宫内膜异位病灶。根据腹腔镜检查或手术所见情况，对子宫内膜异位症进行分期及评分。

（3）X线检查：可行单独盆腔充气造影、子宫输卵管碘油造影协助诊断盆腔子宫内膜异位症。

（4）磁共振成像（MRI）：MRI可多平面直接成像，直观了解病变的范围、起源和侵犯的结构，可对病变进行正确的定位，对软组织的显示能力增强。因此，MRI对诊断子宫内膜异位症及了解盆腔病变及粘连情况均有很大价值。

六、可能的护理诊断

（1）慢性疼痛：异位的病灶周期性出血刺激周围组织的神经末梢有关。

（2）焦虑：与不孕、疗程长、担心疗效有关。

（3）身体意象紊乱：与身体切除部分生殖器有关。

七、预期目标

（1）患者疼痛减轻或缓解。

（2）患者情绪稳定，焦虑减轻，配合治疗。

（3）患者手术后能接受身体的变化，有正确的自我认知。

八、护理措施

（一）缓解疼痛

1. 一般护理

解释痛经的原因，让患者保持心情愉快，可热敷下腹部。观察痛经时有无肛门坠胀，有无进行性加重。巧克力囊肿在剧烈运动或过度充盈时可能发生破裂，因此要密切观察有无急腹痛征象，做好急诊手术的准备。

2. 非手术治疗患者的护理

（1）期待疗法：症状轻微者可采用期待疗法。对患者定期随访，有痛经症状者，可给予吲哚美辛、布洛芬等前列腺素合成酶抑制剂。希望生育者尽早行相关检查，促使其受孕，一旦妊娠，异位的病灶可萎缩坏死，分娩后症状可得到缓解。

（2）药物治疗：适用于症状轻，要求生育的患者。治疗过程中药物剂量较大、疗程较长，有一定的副作用，应指导患者正确使用药物，注意观察副作用，出现异常应及时就诊。

孕激素：此法可抑制排卵，与内源性雌激素共同作用，造成闭经和内膜蜕膜化，形成假孕，称假孕疗法。常用药物有炔诺酮、甲羟孕酮、甲地孕酮等。如甲羟孕酮每天口服30 mg，连续应用6个月。副作用有恶心、轻度抑郁、体重增加及阴道不规则点滴出血等。停药后月经恢复，痛经缓解。

达那唑：此药可通过抑制下丘脑排卵前LH高峰的出现，并能直接作用于子宫内膜雌、孕激素受体，抑制内膜增生，导致子宫内膜萎缩。用法：月经第1天开始口服200 mg，每日2~3次，6个月为一疗程。肝功能损害、高血压、心力衰竭、肾功能不全者不宜使用。

孕三烯酮：该药具有抗孕激素及中度抗雌激素和抗促性腺激素作用，其治疗效果类似达那唑，但副反应较低。用法是从月经周期第1天开始服药，每周2次，每次2.5 mg，连服6个月。

促性腺激素释放激素激动剂（GnRHa）：连续应用能抑制垂体功能，使卵巢分泌的性激素下降，可达到药物性卵巢切除的效果。常用药物有戈舍瑞林、亮丙瑞林等，如戈舍瑞林用法是月经第1天皮下注射3.6 mg，每隔28天注射1针，注射3~6次。一般用药后第2个月闭经，副作用有潮热、性欲减退、骨质疏松等绝经症状，停药后多可消失。

3. 手术治疗患者的护理

适用于经药物治疗效果欠佳或卵巢子宫内膜异位囊肿直径超过5~6 cm者。按要求做好手术前准备及手术后护理（详见项目十九）。手术治疗与药物治疗也可联合应用。手术前给予3~6个月的药物治疗使病灶缩小、软化，以利于手术。对手术不彻底或术后疼痛不减轻者，术后可予3~6个月药物治疗，从而提高手术疗效。

（二）缓解焦虑

子宫内膜异位症虽然是良性疾病，但因长期疼痛和不孕使患者身心痛苦，影响生活和工作；且病变广泛，易复发，治疗比较复杂。因此，应鼓励患者说出内心感受，允许患者参与治疗方案的讨论，共同寻求最佳的治疗方案，树立积极治疗的信心，帮助减轻焦虑、稳定情绪。

(三)促进患者正确的自我认知

对手术切除生殖器官的患者,积极帮助其进行心理调适,接受手术后的身体变化,使患者认识到子宫切除对女性性征无明显影响。告知切除卵巢的患者绝经综合征知识及应对方法。

(四)健康指导

(1)指导患者加强营养,注意劳逸结合,保持心情舒畅。

(2)做好宣教工作:让患者了解疾病及手术的相关知识,增强患者对病情及治疗的认识,如药物治疗的原理及不能随意停药的原因,指导患者按时服药。帮助有生育要求的患者采取相应措施,在手术后半年到一年内受孕。进行性生活的指导,强调按时复诊的重要性。

(3)加强预防,消除病因:①积极治疗严重子宫后倾、阴道闭锁、宫颈狭窄等,以免经血逆流入盆腔引起子宫内膜的异位种植。②指导患者在月经期尽量避免过度劳累、剧烈运动或性生活。③医护人员应该避免在月经期进行宫腔内操作。④鼓励产妇尽早做产后体操,以防子宫后倾。⑤口服药物避孕可降低子宫内膜异位症发病风险。

九、结果评价

(1)患者心理负担减轻,自觉症状好转。

(2)患者积极配合治疗,知晓药物治疗的副作用。

(3)患者手术后能有正确的自我认知。

项目小结

本项目介绍了不孕症和子宫内膜异位症的概念、病因、临床表现、处理原则、护理评估、可能的护理诊断、护理措施及常用的辅助生殖技术。通过本章的学习,要求同学们能为不孕症、子宫内膜异位症的患者制订护理计划和实施整体护理。

(安 洁)

项目二十二 计划生育妇女的护理

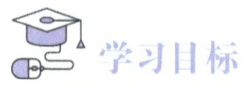 学习目标

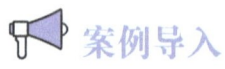 知识目标

1. 掌握：宫内节育器避孕和药物避孕的原理；药物避孕的方法、注意事项以及常见药物反应的护理措施；人工终止妊娠妇女、绝育术妇女的护理措施。
2. 熟悉：避孕的概念、原理、适应证和禁忌证。
3. 了解：计划生育工作的重要意义和内容。

技能目标

1. 解释以下名词：计划生育、避孕。
2. 描述避孕药的使用方法、副作用及注意事项。
3. 为人工终止妊娠和行绝育术的妇女进行健康教育及护理。
4. 能够对避孕妇女进行用药方法、心理等方面的指导。

案例导入

案例：高女士，30岁，生育史：1-0-1-1，现服用避孕药避孕已半年，近两个月来在停药前5~7日有少量阴道出血，持续至月经来潮。

思考：（1）高女士存在哪些护理问题。

（2）请为高女士提供必要的护理措施。

计划生育可以科学地实施生育调节，控制人口数量，提高人口素质，实现人口增长与国民经济增长相适应。实行计划生育是我国的一项基本国策。

计划生育具体内容包括：①晚婚，按国家法定年龄推迟3年以上结婚；②晚育，按国家法定年龄推迟3年以上生育；③节育，育龄夫妇选择安全、有效、合适的节育措施，达到短期或长期不育的目的；④优生优育，避免先天性缺陷的遗传，防止后天因素影响胚胎/胎儿发育，提高人口素质。

节育的措施主要是避孕和绝育，通过控制生育的3个关键环节达到避孕或绝育的目的：①使宫腔内环境不适宜孕卵生长，干扰孕卵着床，如宫内节育器；②阻止卵子和精子相遇，如避孕套、阴道隔膜、输卵管绝育术、输精管绝育术等；③抑制排卵，如避孕药；④改变阴道环境，不利于精子生存和获能，如外用杀精剂。如避孕失败，则采取补救措施，实施人工终止妊娠。

任务一　避孕妇女的护理

用科学的方法，在不影响妇女生殖、生理自然规律的情况下，使妇女暂时不受孕，称为避孕。常用的方法有工具避孕和药物避孕。

一、工具避孕

（一）宫内节育器

宫内节育器（IUD）是一种安全、简便、经济、有效、可逆的避孕工具，易被广大妇女接受，在我国约70%的育龄妇女采用IUD避孕，占世界使用IUD避孕总人数的80%。

1. 种类

宫内节育器大致可分为两大类（图22-1）。

（1）惰性宫内节育器（第一代IUD）：由金属、硅胶、塑料或锦纶等惰性材料制成。国内主要为不锈钢圆环及其改良型。因脱落率及带器妊娠率较高，已于1993年淘汰。

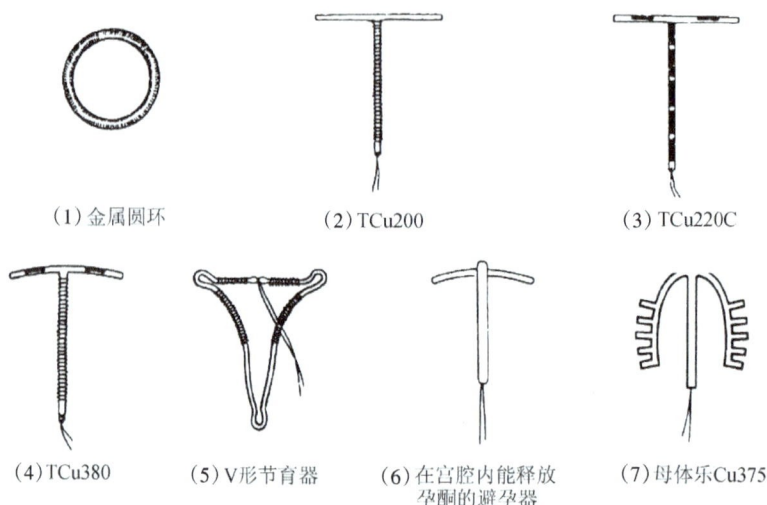

图 22-1 常用的宫内节育器

(2) 活性宫内节育器（第二代IUD）：内含铜离子、激素、药物及磁性物质等活性物质，增强了节育器避孕效果，副作用较少，现已广泛应用。

带铜宫内节育器：a. 带铜T形宫内节育器（TCu-IUD），按铜圈暴露于宫腔的面积不同分为TCu200、TCu220C、TCu380A三种，其中TCu380A是目前国际公认性能最佳的宫内节育器。带铜T形宫内节育器形状接近宫腔形态，在子宫内持续释放具有生物活性、有较强抗生育能力的铜离子，增强避孕效果；且带有尾丝，便于检查及取出，放置年限为5~15年，是我国目前常用的宫内节育器。b. 带铜伞形宫内节育器，如：MLCu375（母体乐）呈伞状，也是我国目前常用的宫内节育器之一。放置年限为5~8年。c. 带铜V形宫内节育器（VCu-IUD），如VCu200，形状更接近宫腔形态，其带器妊娠、脱落率较低，但因出血发生率较高而致取出率高。放置年限为5~7年。

药物缓释型节育器：如含有左炔诺孕酮的T形宫内节育器（曼月乐），每日释放左炔诺孕酮20 μg。其优点为带器妊娠率、脱落率低，且月经量少，主要副反应为点滴出血和闭经，但取器后不影响月经的恢复及妊娠。放置年限为5年。

其他活性物质的宫内节育器：包括含锌、磁性物质、前列腺素合成酶抑制剂及抗纤溶药物等。

2. 避孕原理

(1) 杀精毒胚：IUD在宫腔内引起无菌性炎症反应，吞噬精子，影响胚胎发育；铜离子有使精子头尾分离的毒性作用，使精子获能受阻。

(2) 干扰着床：改变子宫内环境，影响受精卵着床及发育。

3. 宫内节育器放置术

(1) 适应证：凡无禁忌证的育龄妇女，自愿放置宫内节育器者。

(2) 禁忌证：①妊娠或妊娠可疑；②月经过多、过频或不规则阴道出血；③生殖器官炎症；④生殖器官肿瘤；⑤人工流产、中期妊娠引产、分娩或剖宫产后有妊娠组织物残留或感染可疑者；⑥重度陈旧性宫颈裂伤、宫颈口过松、子宫脱垂、子宫畸形；⑦严重的全身性疾病；⑧有铜过敏史者不宜选择含铜IUD。

(3) 放置时间：①月经干净后3~7日无性交；②人工流产术后，宫腔深度<10 cm者；③产后42日，生殖器官已恢复正常；④剖宫产后半年；⑤哺乳期排除早孕后；⑥含孕激素的IUD在月经第3日放置。

(4) 护理要点：

术前准备：a. 受术者的准备。护士应向受术者介绍手术过程，使其理解并主动配合。嘱其排尿后取膀胱截石位，常规冲洗外阴及阴道，铺消毒洞巾。b. 节育器的准备。根据探测的宫腔深度及宽度，配合手术者选择相应大小的节育器。带铜T形节育器按其横臂宽度（mm）分为26号、28号、30号3种，宫腔深度>7 cm者选用28号或30号，≤7 cm者用26号。

术后健康指导：a. 术后休息3日，1周内避免重体力劳动；b. 2周内禁止性生活和盆浴，保持外阴清洁、干燥；c. 3个月内月经期或排便时注意有无节育器脱出；d. 术后可能有少量阴道出血及下腹部不适，如有发热、明显腹痛或阴道出血量多，应随时就诊；e. 术后1个月、3个月、6个月、12个月各随访1次，以后每年1次。随访时间选择在月经干净后。

4. 宫内节育器取出术

(1) 适应证：①绝经1年以上者；②计划再生育者；③放置期限已满需要更换者；④拟改用其他避孕措施或行绝育术者；⑤副反应严重且治疗无效或出现并发症者。

(2) 取器时间：一般于以月经干净后3~7日为宜；出血多者随时可取。

(3) 护理要点：术前准备基本同放置术；术后休息1日，2周内禁止性生活和盆浴。

5. 宫内节育器的副反应及处理要点

(1) 阴道出血：表现为经量过多、经期延长或周期中点滴出血。可用止血剂对症处理，治疗无效者，应更换节育器型号或改用其他避孕方法。

(2) 腰酸、下腹坠胀：因节育器与宫腔形态、大小不符引起子宫收缩所致。轻者不需处理，重者可考虑更换合适的节育器。

6. 宫内节育器的并发症及处理要点

(1) 感染：因生殖系统炎症、无菌操作不严、节育器尾丝过长等导致逆行感染所致。一旦发生应取出节育器，并给予广谱抗生素治疗。

(2) 节育器嵌顿或断裂：常因放置术操作不当损伤宫壁或放置时间过长所致。确诊后应尽早取出，如取出有困难应经 B 超或 X 线定位后再取，或宫腔镜直视下取出。

（3）节育器脱落：因宫颈口过松、月经过多、节育器型号选择与宫腔形态大小不符或未将节育器放至宫底所致。放置术后 1 年内应定期随访，尤其前 3 个月。节育器脱落确诊后，应查明原因。重新放置者，要选择合适的型号或种类。

（4）带器妊娠：多因 IUD 型号选择过小、嵌顿或异位、使用年限已到未及时更换等所致。带器妊娠者，在行人工流产的同时取出节育器。

（二）阴茎套

阴茎套也称避孕套，为男性用避孕工具。性生活时套在阴茎上，使射出的精液排在套内，精子不能进入宫腔，以达到避孕的目的，同时能防止性病传播。

阴茎套是筒状优质薄乳胶制品，筒直径有 29 mm、31 mm、33 mm、35 mm 4 种，顶端呈小囊状（储精囊）。使用前选择合适的型号，吹气检查确定无漏气，排出储精囊内空气后套在阴茎上，套外涂以润滑膏。射精后在阴茎尚未软缩前按住套与阴茎一起从阴道抽出。事后检查阴茎套有无破裂，若有破裂或滑脱，应立即采用紧急避孕措施。

二、药物避孕

女性用甾体避孕药物的成分是雌激素和孕激素，自 20 世纪 60 年代美国第一个复方口服避孕药上市以来，激素避孕一直显示可靠的避孕效果（表 22-1）。

（一）避孕原理

1. 抑制排卵

避孕药中的雌、孕激素通过负反馈作用抑制下丘脑释放 GnRH，使垂体分泌的 FSH 和 LH 减少，同时直接影响垂体对 GnRH 的反应，排卵前不能形成 LH 高峰，使卵巢排卵受到抑制。

2. 改变宫颈黏液性状

孕激素使宫颈黏液分泌减少，黏稠度增加，拉丝度降低，不利于精子穿透，阻碍受精。

3. 干扰着床

避孕药中孕激素影响雌激素的作用使子宫内膜增生受抑制；孕激素又使内膜提前发生类分泌期变化，与受精卵发育不同步，不利于受精卵着床。

（二）适应证

凡无禁忌证的健康育龄妇女要求避孕者均可选用。

（三）禁忌证

(1) 急、慢性肝炎或肾炎。
(2) 严重的心血管疾病（如高血压、冠心病），血液病或血栓性疾病。
(3) 内分泌疾病，如糖尿病、甲状腺功能亢进症。
(4) 子宫肌瘤、乳房肿块、癌前病变、恶性肿瘤。
(5) 月经稀少；哺乳期妇女、产后未满6个月或月经尚未复潮者。
(6) 有精神病，生活不能自理的妇女。
(7) 年龄>45岁或年龄>35岁的吸烟妇女。

（四）用法及注意事项

1. 短效口服避孕药

于月经周期第5日开始，每晚1片，连服21日或22日，若有漏服，应于次日晨补服1片。一般停药后2~3日有撤药性出血，视为月经来潮，于月经第5日开始服用下一周期药物。如停药7日尚无月经来潮，则于第8日开始服第2周期药。正确服用药物的有效避孕率为99.95%。

2. 长效口服避孕药

于月经来潮第5日服第1片，5日后服第2片，以后按第1次服用日期每月服1片；或在月经来潮第5日服第1片，第25日服第2片，以后每隔28日服1片。服药1次可避孕1个月，效果可靠，有效率为96%~98%。

3. 速效避孕药（探亲避孕药）

服药时间不受经期限制，适用于短期探亲夫妇。

(1) 炔诺酮、甲地孕酮、炔诺孕酮探亲片：为孕激素制剂，服药方法是在探亲前1日或性交当晚服1片，以后每晚服1片，连服10~14日。若已服14日而探亲期未满，可改服避孕片1号或2号至探亲结束。有效率为98%以上。

(2) 53号抗孕片（事后探亲片）：是非孕激素制剂，第一次性交后立即服1片，次晨加服1片，以后每日服1片，每月12片；若探亲结束时还未服完12片，则仍需每日服用1片，直至服满12片为止。该药副作用发生率高，多作为意外性生活的紧急补救措施。

知识链接

表22-1 国内女性用甾体避孕药的种类

类别		名称	药物成分 雌激素含量（mg）	药物成分 孕激素含量（mg）	剂型	给药途径
短效片		复方炔诺酮片（避孕片1号） 复方甲地孕酮片（避孕片2号） 复方去氧孕烯片（妈富隆） 炔雌醇环丙孕酮片（达英-35）	炔雌醇0.035 炔雌醇0.035 炔雌醇0.03或0.02 炔雌醇0.035	炔诺酮0.6 甲地孕酮1.0 去氧孕烯0.15 环丙孕酮2.0	片	口服
短效片		氧孕烯双相片 第一相（1~7片） 第二相（8~21片）	炔雌醇0.04 炔雌醇0.03	去氧孕烯0.25 去氧孕烯0.125	片	口服
短效片		左炔诺孕酮三相片 第一相（1~6片） 第二相（7~11片） 第三相（12~21片）	炔雌醇0.03 炔雌醇0.04 炔雌醇0.03	左炔诺孕酮0.05 左炔诺孕酮0.075 左炔诺孕酮0.125	片	口服
长效片		复方左旋18甲长效避孕片 三合一炔雌醚片	炔雌醚3.0 炔雌醚2.0	左炔诺孕酮6.0 氯地孕酮6.0 炔诺酮6.0	片	口服
长效针	复方	复方己酸羟孕酮注射液（避孕针1号） 美尔伊注射液	戊酸雌二醇5.0 雌二醇3.5	己酸羟孕酮250.0 甲地孕酮25.0	针	肌注
长效针	单方	庚炔诺酮注射液		庚炔诺酮200.0	针	肌注
缓释避孕药		左炔诺孕酮埋植剂Ⅰ型 左炔诺孕酮埋植剂Ⅱ型		左炔诺孕酮36×6 左炔诺孕酮70×2	根	皮下埋植
缓释避孕药		甲硅环 左炔诺孕酮阴道避孕环		甲地孕酮200或250D 炔诺酮5.0	只	阴道放置

4. 长效避孕针

首次于月经周期第5日和第12日各肌内注射1支,以后在每次月经周期第10~12日肌内注射1支。一般于注射后12~16日月经来潮。用药的前3个月可能会出现经量增多或月经不规则,可对症处理,也可用雌激素或短效避孕药调整。有效率为98%以上。

5. 缓释避孕药

是将孕激素类与具备缓慢释放性能的高分子化合物制成各种剂型,一次给药在体内持续、恒定地微量释放,起长效避孕作用。

临床常用的缓释避孕药为皮下埋植制剂。

(1) Ⅰ型:以6根硅胶为载体的棒,含左炔诺孕酮36 mg。

(2) Ⅱ型:2根硅胶棒,含左炔诺孕酮70 mg。将硅胶棒埋于育龄妇女的上臂皮下,药物经硅胶囊的管壁释出,产生避孕作用。埋植时间选择在月经周期前7日内,局部麻醉后在左上臂内侧切开2 mm,用10号套管针将硅胶棒呈扇形埋植于皮下。此法安全、有效,一组埋植剂可避孕5年。有效率为99%以上。

皮下埋植制剂为单孕激素制剂,主要副作用是月经紊乱,表现为不规则阴道流血或点滴出血,少数有闭经,一般3~6个月后可逐渐改善或消失。

(五) 药物副反应及处理

1. 类早孕反应

服药初期约10%妇女出现恶心、呕吐、头晕、乏力等,轻者不需处理,数日后可自行消失;重者可口服维生素 B_6 20 mg、维生素 C 100 mg、山莨菪碱10 mg,每日3次,连续1周。

2. 月经改变

(1) 闭经:1%~2%妇女发生。因药物对下丘脑-垂体-卵巢轴抑制过度所致。此时应停用避孕药,或加用促排卵药。

(2) 突破性出血:多数见于漏服避孕药后发生不规则阴道出血,个别妇女未漏服也可发生。若出血发生于服药前半周期,考虑为雌激素不足所致,每晚加服炔雌醇0.005 mg;若出血发生于服药后半周期,考虑为孕激素不足所致,可每晚增服避孕药1/2~1片,加服的药物均口服至22日停药。若出血较多如月经量或时间接近月经期,则停药,按月经来潮处理,于出血第5日再开始服下一周期的药。

3. 体重增加及色素沉着

一般不需处理,第三代口服避孕药这方面副作用已明显减少,且能改善面部痤疮。

（六）健康指导

（1）指导服药妇女熟知禁忌证、使用方法及避孕原理，自主选择合适的避孕药；妥善保存药物于阴凉、干燥处，药物受潮后不宜再使用，以免影响避孕效果。药物应放在不易被儿童取到的地方，防止发生误服情况。

（2）向服药妇女介绍药物副作用及应对措施，按时服药的重要性，若漏服应在次日晨补服（12小时内），以免发生不规则阴道出血或避孕失败。

（3）告知使用长效避孕药的妇女，停止使用时，应在停药后续用短效口服避孕药3个月，以免引起月经紊乱。

（4）服药期间禁用苯巴比妥、利福平等可使转氨酶活性增强的药物，因其能加速药物代谢，降低血药浓度，以致影响避孕效果。

（5）为避免药物对子代的影响，计划生育者应在停药6个月后再受孕为妥；哺乳期妇女不宜服用避孕药，避免影响乳汁分泌的量及营养成分。

（6）做好登记随访工作以了解、观察用药后情况。长期用药者每年随访1次，出现异常则随时就诊。

三、其他避孕方法

包括紧急避孕、安全期避孕、免疫避孕等。

（一）紧急避孕

紧急避孕是指在无保护性生活后或避孕失败、遭到性暴力后几小时或几日内，妇女为防止非意愿性妊娠的发生而采取的补救避孕法。

1. 适应证

（1）性生活时未采用任何避孕方法。

（2）避孕失败。

（3）遭遇性暴力。

2. 方法

（1）紧急避孕药：一般应在无保护性生活后3日（72小时）之内口服。

非激素类：米非司酮，为抗孕激素制剂，单剂量25 mg。有效率达85%以上，妊娠率为2%。

激素类：a. 复方左炔诺孕酮片：首剂4片，12小时后再服4片。b. 左炔诺孕酮片：首剂1片，12小时后再服1片；正确使用的妊娠率仅4%。

（2）宫内节育器：一般应在无保护性生活后5日（120小时）之内放入带铜宫内节育器。有效率达95%以上。

3. 副反应

服用紧急避孕药可能会有恶心、呕吐、不规则阴道出血，一般不需处理。若月经延迟一周以上，需排除妊娠。

（二）安全期避孕法

又称自然避孕。根据排卵通常在下次月经来潮前14日左右，卵子排出后可存活1~2日，精子进入女性生殖道可存活2~3日的特点，因此排卵前后4~5日内为易受孕期，其余时间视为安全期。采用在安全期内进行性生活，即为安全期避孕法。月经规律者可通过月经周期推算来判定排卵日期，但排卵易受外界环境、健康状况、情绪等因素影响而提前或推后，也可能发生额外排卵。虽可通过基础体温测定、宫颈黏液检查来判断排卵日期，但需要经过培训才能掌握，因此，安全期避孕法并不十分安全，失败率高达20%。

（三）其他类避孕

目前有开发前景的避孕药物，如黄体生成激素释放激素类似物避孕、免疫避孕法的导向药物避孕和抗生育疫苗，均在研究之中。

（陈艳君）

任务二　绝育术妇女的护理

输卵管绝育术是一种安全、永久性节育措施，通过切断、结扎、钳夹或药物粘堵输卵管管腔等方法，阻断精子与卵子相遇，达到永久性不孕的目的。常用的有经腹输卵管绝育术和经腹腔镜输卵管绝育术。

一、经腹输卵管绝育术

经腹输卵管绝育术是国内应用最早、最广的绝育方法。具有切口小、组织损伤少，操作简易、安全、方便的特点。

（一）适应证

（1）无禁忌证且自愿接受绝育手术者。

(2) 患严重全身性疾病不宜生育者，如心、肝、肾脏疾病等。

（二）禁忌证

(1) 全身情况不良而不能耐受手术者，如心力衰竭、血液病、产后出血等。
(2) 各种疾病的急性期、腹部皮肤有感染或生殖器官炎症。
(3) 严重的神经官能症。
(4) 24小时内有2次体温≥37.5 ℃者。

（三）手术时间

非妊娠妇女月经干净后3~4日；取出宫内节育器、人工流产或分娩后48小时内；剖宫产术同时；哺乳期或闭经者应排除早孕后行绝育术。

（四）术前准备

(1) 做好解释和咨询工作，解除受术者的思想顾虑。
(2) 详细询问病史，进行全面的护理评估，协助完成各项辅助检查。
(3) 按妇科腹部手术术前常规准备皮肤。

（五）麻醉

以局部浸润麻醉为主，也可采用持续硬膜外麻醉。

（六）手术步骤

(1) 受术者排空膀胱或留置导尿管，取仰卧头低臀高位，手术野常规消毒、铺巾。下腹切口部位用0.5%~1%盐酸普鲁卡因做局部浸润麻醉。
(2) 取下腹正中耻骨联合上3~4 cm处，做约2 cm长纵切口，产后则在宫底下方2 cm处做纵切口，逐层进入腹腔。
(3) 提取输卵管：提取方法可用无齿卵圆钳夹取，亦可用指板法或吊钩法，将一侧输卵管提出至切口外。
(4) 辨认输卵管：用鼠齿钳夹持输卵管，再用两把短无齿镊交替依次夹取输卵管直至暴露伞端，证实为输卵管，并检查卵巢情况。
(5) 结扎输卵管：目前多采用抽芯近端包埋法。选择输卵管峡部背侧浆膜下注入0.5%普鲁卡因1 mL，使浆膜膨胀，然后用尖刀切开浆膜层，用弯蚊钳游离该段输卵管约2 cm，剪除其间1 cm输卵管，两端分别用4号丝线结扎，最后用1号丝线连续缝合浆膜层，将近端包埋于输卵管系膜内，远端置于系膜外。同法结扎另一侧输卵管。

(6) 检查无出血，清点纱布、器械，关闭腹腔，手术结束。

(七) 并发症

可能会出现出血或血肿、感染、脏器损伤、绝育失败等情况。

(八) 术后护理要点

(1) 术后密切观察体温、脉搏等生命体征；观察有无腹痛、内出血或脏器损伤等征象。
(2) 注意观察伤口有无渗血，保持敷料干燥、清洁，防止污染。
(3) 鼓励尽早排尿，静卧数小时后及早下床活动。
(4) 健康指导：①注意个人卫生、休息和营养；②术后休息3～4周，禁止性生活1个月。

二、经腹腔镜输卵管绝育术

经腹腔镜输卵管绝育术是指在腹腔镜直视下，采用机械手段或电凝烧灼使输卵管管腔受阻而达到绝育的目的。

(一) 适应证

同"经腹输卵管绝育术"。

(二) 禁忌证

心肺功能不全、腹腔粘连、膈疝等。其余同"经腹输卵管绝育术"。

(三) 术前准备

同"经腹输卵管绝育术"。

(四) 手术步骤

(1) 受术者取头低臀高仰卧位，行局部麻醉、硬膜外麻醉或静脉全身麻醉。
(2) 在脐孔下缘做1～1.5 cm横弧形切口，将气腹针插入腹腔，充入二氧化碳气体2～3 L，然后插入套管针放置腹腔镜。
(3) 在腹腔镜直视下用弹簧夹钳夹或将硅胶环套于输卵管峡部；也可用双极电凝烧灼输卵管峡部1～2 cm，阻断输卵管通道。同法处理另一侧输卵管。

(4) 检查双侧均无出血后取出腹腔镜。尽量排出腹腔内气体，最后取出套管针，缝合腹壁切口。

（五）术后护理

密切观察生命体征，注意有无体温升高、腹痛、腹腔内出血或脏器损伤征象；嘱受术者静卧4~6小时后可下床活动。

（陈艳君）

任务三 人工终止妊娠妇女的护理

人工终止妊娠是避孕失败的补救措施，常用的方法有药物流产、人工流产术（包括负压吸宫术和钳刮术）及中期妊娠引产术。

一、药物流产

药物流产又称药物抗早孕，是一种非手术终止早孕的方法。目前临床常用药物是米非司酮（RU486）配伍米索前列醇，完全流产率可达90%以上。

（一）适应证

(1) 停经7周以内，B超确诊为宫内妊娠，自愿要求采用药物流产的健康妇女。
(2) 手术流产的高危对象，如瘢痕子宫、畸形子宫、近期有人工流产手术史、哺乳期、宫颈坚韧等。

（二）禁忌证

(1) 使用米非司酮禁忌证，如肝、肾及心血管疾病，肾上腺及其他内分泌疾病，血液系统疾病等。
(2) 使用前列腺素禁忌证，如心血管病、青光眼、高血压、哮喘、癫痫、胃肠功能紊乱等。
(3) 其他，如过敏体质，妊娠期皮肤瘙痒史，妊娠剧吐，带器妊娠，疑为宫外孕者。

（三）服药方法

米非司酮口服，每次25 mg，每日2次（共150 mg），连服3日。服完米非司酮后，次日晨加用米索前列醇 0.6 mg 顿服。

(四) 药物副反应

(1) 少数孕妇服药后出现轻微腹痛、胃痛、恶心、呕吐、腹泻等消化道症状，大多会自行消失，无须特殊处理，严重者及时就诊。

(2) 部分孕妇流产后阴道出血时间较长或量较多，超过 10～14 日或突然阴道大出血，须急诊刮宫。

(五) 护理要点

(1) 填写孕妇姓名、协助医生评估妊娠时间及确诊宫内妊娠。测生命体征，记录服药和随访日期。

(2) 说明药物作用、剂量、服药方法、效果、副反应及流产失败的可能性，使孕妇有充分的思想准备，消除紧张心理。

(3) 口服米索前列醇后，留院观察 6 小时。观察生命体征，注意有无腹痛、腹泻等药物副反应及观察阴道出血情况。

(4) 嘱患者用消毒卫生垫，保留阴道排出物送医护人员检查。医护人员应仔细检查排出物是否完整，有无绒毛及胚胎组织，必要时送病理检查。

(5) 做好急诊刮宫、输液、输血准备。遵医嘱给予抗生素抗感染。

(6) 健康指导：①保持外阴清洁，2 周内禁止性生活和盆浴；②5 周后随访，了解月经恢复情况，并指导落实避孕措施。

二、人工流产术

人工流产术是指在妊娠 14 周以内，因意外妊娠、优生或疾病等采取手术方法终止妊娠。包括负压吸宫术（妊娠 10 周以内）和钳刮术（妊娠 11～14 周）。

(一) 适应证

(1) 因避孕失败要求终止妊娠而无禁忌证者。

(2) 因某种疾病病情严重不宜继续妊娠者。

(二) 禁忌证

(1) 生殖器官炎症及各种疾病的急性期。

(2) 全身情况不佳，如严重贫血、心力衰竭等，不能耐受手术。

（3）术前2次体温≥37.5 ℃。

（三）术前准备

（1）详细询问病史，测生命体征，常规内科检查；排空膀胱后行妇科双合诊检查，了解子宫大小、位置。

（2）辅助检查：血常规、血型及凝血功能检查；盆腔B超；白带常规检查，了解有无滴虫、假丝酵母菌等感染。

（3）人工流产包（见实验九）1个，负压电动吸引器1台。

（四）手术步骤

1. 负压吸宫术

（1）受术者排空膀胱后取膀胱截石位。常规消毒外阴、阴道，铺无菌巾，双合诊复查子宫及附件情况。

（2）阴道窥器扩张阴道，暴露宫颈后消毒阴道及宫颈；宫颈钳钳夹宫颈前唇，用探针顺子宫方向探测宫腔深度，再用宫颈扩张器自4号开始，按顺序扩张宫颈口至大于所选用吸管半号或1号。

（3）连接好吸管，试吸无误后将吸管沿子宫方向缓慢送入宫底，注意深度不能超过子宫探针所测宫腔深度；按孕周大小给予负压，最大负压不得超过400 mmHg；然后按顺时针方向吸宫腔1~2周。当感觉吸管被包紧、宫壁粗糙、宫腔缩小时，提示组织已吸净，此时将橡皮管折叠，取出吸管；再用小号刮匙轻轻搔刮子宫底及两侧子宫角，检查是否吸净。取下宫颈钳，拭净宫颈及阴道血迹，术毕。

（4）测量血液及组织容量，将吸出物清洗过滤，检查有无绒毛及胚胎组织，未见绒毛组织应送病理检查。详细填写手术记录。

2. 钳刮术

因胎儿较大，容易并发大出血、宫颈裂伤、子宫穿孔、羊水栓塞等，所以钳刮术需要住院实施。手术步骤基本同吸宫术，在术前需充分扩张子宫颈，可用机械或药物方法使宫颈松软后再实施手术；先用有齿卵圆钳夹取胎儿、胎盘后，再行吸宫术。

（五）并发症

1. 人工流产综合征

由于疼痛或手术刺激导致部分受术者在术中或术毕时出现头晕、心动过缓、心律不齐、面色苍白、大汗淋漓，甚至发生血压下降、晕厥、抽搐等迷走神经兴奋的症状。

2. 子宫穿孔

为最严重的并发症，多因手术者操作不当或子宫有特殊情况，如哺乳期子宫、多次刮宫史、瘢痕子宫、子宫畸形等。表现为手术器械进入宫腔后探不到宫底或深度超出子宫探针测量的深度。

3. 吸宫不全

指吸宫后部分妊娠物残留。与手术者操作不熟练或子宫位置异常有关，表现为术后阴道流血超过10日，流血量多，B超检查见宫腔内有不规则块状物有助于诊断。

4. 漏吸或空吸

指吸宫时没有妊娠物吸出而导致继续妊娠或胚胎停止发育的称漏吸，与手术者操作不熟练或子宫畸形、位置异常有关；吸宫时没有妊娠物吸出，而B超检查宫内无妊娠物存在的称空吸，为误诊的宫内妊娠，需警惕宫外孕。

5. 术中出血

多因妊娠月份较大，子宫收缩欠佳或吸引负压过小所致。表现为手术过程中阴道流血量多。

6. 羊水栓塞

少见。钳刮术时，若术前应用缩宫素，而术中宫颈损伤或胎盘剥离使血窦开放，可发生羊水栓塞。

7. 感染

多为子宫内膜炎、盆腔炎等。

8. 宫腔粘连

多为不完全粘连。因阻断经血排出可在术后出现闭经和周期性下腹痛。

（六）护理要点

（1）嘱受术者术前排尿，协助其取膀胱截石位；外阴、阴道常规消毒、铺无菌巾；钳取消毒棉球放入弯盘和药杯内，为手术者准备手术用物。

（2）调整照明灯光，协助手术者连接负压装置，及时传递术中所需器械、敷料和药物等。

（3）关心、体贴受术者，通过语言沟通，给予心理支持。

（4）观察受术者的面色、腹痛等情况，一旦出现人工流产综合征，立即告知手术者，停止操作，遵医嘱给予氧气吸入，静脉注射阿托品 0.5~1 mg。

（5）遵医嘱使用缩宫素，协助检查吸出物有无绒毛及胚胎组织，核对与孕周是否相符，必要时送病理检查。

（6）术后将受术者送至观察室休息1~2小时，密切观察阴道流血和腹痛情况，无异常方可返回病房。

(7) 健康指导：①嘱受术者注意保持外阴清洁，及时更换消毒会阴垫。1个月内禁盆浴和性生活。②嘱受术者遵医嘱使用抗生素预防感染，如有发热、腹痛、阴道流血量多或持续流血10日以上时，应及时来院就诊。③术后休息半个月，1个月后随访。④指导避孕及落实适合的避孕措施。

三、中期妊娠引产术

妊娠15~24周时，孕妇患有严重疾病不宜继续妊娠或者防止先天畸形儿出生而终止妊娠。临床常用的有依沙吖啶（利凡诺）引产和水囊引产。

(一) 依沙吖啶（利凡诺）引产

依沙吖啶具有强杀菌作用，药物经胎儿吸收后，能使胎儿中毒死亡；也能刺激子宫收缩。临床多采用依沙吖啶经腹羊膜腔内注射法。引产成功率达90%以上。

1. 适应证

妊娠15~24周要求终止妊娠而无禁忌证者。

2. 禁忌证

①有急、慢性肝肾疾病或肝肾功能不全；②各种疾病的急性期及生殖器官急性炎症；③严重的全身性疾病，如心力衰竭、严重贫血、高血压、血液病等；④术前24小时内2次体温≥37.5 ℃。

3. 手术步骤

(1) 孕妇排空膀胱后取平卧位，常规消毒铺巾；选择在宫底下2~3横指，中线旁空虚部位作为穿刺点，必要时可在B超定位下穿刺。

(2) 用腰椎穿刺针，经腹壁垂直刺入羊膜腔，拔出针芯，接上注射器回抽少许羊水后，缓慢注入稀释的依沙吖啶溶液，将针芯插入穿刺针，迅速拔出，覆盖无菌纱布，压迫数分钟后胶布固定。

4. 并发症

(1) 体温升高：偶有，一般不超过38 ℃，胎儿排出后可自行恢复。

(2) 产后出血：80%的受术者出现阴道出血，但不超过100 mL，极少数可达400 mL。

(3) 胎盘胎膜残留：为避免胎盘胎膜残留发生，多主张胎盘排出后即行刮宫术。

(4) 产道损伤：受术者可有不同程度的软产道损伤。

5. 护理要点

(1) 术前做好孕妇身心状况评估及各项准备工作。

（2）配制依沙吖啶溶液：依沙吖啶100 mg，用10 mL注射用水或羊水稀释，切忌用生理盐水，以免发生药物沉淀，影响引产成功率。

（3）积极配合医生行羊膜腔穿刺术，并注意观察受术者的反应。

（4）术后每4小时测体温1次。密切观察并记录宫缩出现的时间和强度、产程进展情况及阴道流血情况。

（5）胎盘娩出后，仔细检查胎盘、胎膜娩出是否完整，软产道有无裂伤，发现异常及时报告医生并配合处理。

6. 健康指导

（1）产后注意休息、加强营养。

（2）保持外阴清洁，使用消毒会阴垫；6周内禁止性生活和盆浴；如有发热、腹痛、出血多随时就诊。

（3）按常规措施指导产妇退奶。

（4）为产妇提供避孕指导，落实有效的避孕措施。

（二）水囊引产

将消毒水囊置于子宫壁与胎膜之间，向囊内注入适量无菌生理盐水，使水囊膨胀，利用其机械性刺激增加宫腔压力，诱发子宫收缩，排出胎儿及其附属物。

1. 适应证

同"依沙吖啶引产"。还适用于尚能胜任手术的肝、肾疾病患者，依沙吖啶引产失败者。

2. 禁忌证

瘢痕子宫，宫颈陈旧性裂伤，前置胎盘，其他同"依沙吖啶引产"。

3. 操作步骤

（1）孕妇排尿后取膀胱截石位，常规消毒外阴、阴道，铺无菌巾。

（2）阴道窥器暴露宫颈，消毒宫颈及宫颈管，宫颈钳钳夹宫颈前唇，用宫颈扩张器逐号扩张宫颈至8～10号；用长无齿镊将水囊全部送入宫腔内，置于胎膜与宫壁之间；向囊内缓慢注入无菌生理盐水300～500 mL，折叠扎紧导尿管末端，以防漏水。再用消毒纱布包裹置于阴道后穹窿部。

4. 并发症

同"依沙吖啶引产"。

5. 护理要点

（1）术前每日冲洗阴道1次，连续3日。

（2）放入水囊后，嘱孕妇卧床休息，避免阴道内导尿管及纱布脱出；避免破膜。

（3）出现规律宫缩后，即可放出囊内液体，取出水囊；水囊放置时间最长不超过48小时。若宫缩过强、出血较多或体温超过38℃者应提前取出水囊。

（4）取出水囊后如无宫缩或宫缩较弱，可遵医嘱在专人监护下静脉滴注缩宫素，加强宫缩。

（5）其余同"依沙吖啶引产"。

6. 健康指导

同"依沙吖啶引产"。

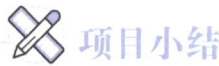项目小结

意外妊娠给育龄期的女性增添了许多烦恼和痛苦，如何成功避孕，保护妇女身心健康呢？本项目介绍了计划生育妇女的护理。通过学习，重点掌握避孕方法及护理、人工终止妊娠的方法及护理；本项目难点是工具避孕的护理。

（陈艳君）

项目二十三 妇产科常用护理技术

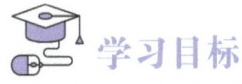
学习目标

知识目标

1. 掌握：妇产科常用护理技术的目的、适应证以及操作方法的要领。
2. 熟悉：妇产科常用护理技术的物品准备及注意事项。

技能目标

1. 描述以下常用护理技术的目的、适应证及注意事项。
   (1) 会阴擦洗/冲洗。
   (2) 阴道冲洗/擦洗。
   (3) 会阴湿热敷。
   (4) 阴道、宫颈上药。
   (5) 坐浴。
   (6) 会阴部红外线照射。
2. 在临床教师的指导下，正确完成会阴擦洗/冲洗、阴道灌洗、会阴湿热敷、阴道/宫颈上药、坐浴、会阴部红外线照射的操作过程。在操作过程中，动作轻柔，尊重、关爱妇女。

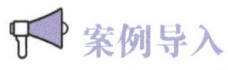
案例导入

案例：某女士，48岁，已婚，因子宫肌瘤准备于3日后行子宫全切术。妇检：外阴婚产型，阴道穹窿部及子宫颈轻度充血，子宫大，质硬，结节感明显，活动可，双侧附件区未触及异常。

思考：（1）为减少术后切口感染的发生，术前3天护理人员应如何为患者做阴道准备？

（2）术后护理人员该如何护理好会阴？

任务一　会阴擦洗/冲洗

一、目的

保持会阴和肛门部清洁，促进患者舒适和会阴伤口愈合，防止生殖系统、泌尿系统的逆行感染。

二、适应证

（1）产后会阴部有伤口者。

（2）妇科或产科手术后留置导尿者。

（3）会阴部手术术后患者。

（4）长期卧床患者。

三、物品准备

消毒的弯盘大、小各1个，消毒止血钳2把，消毒大棉球若干，消毒治疗巾1块；擦洗液（0.2%碘伏溶液、1∶5000高锰酸钾溶液等）；一次性棉垫，冲洗壶，便盆。

四、操作方法

（1）向消毒小弯盘中夹入数个浸透擦洗液的棉球、2把止血钳，然后用消毒大弯盘扣盖小弯盘，并以治疗巾包好弯盘。

（2）携带弯盘及棉垫到患者床旁，向其说明擦洗目的。

（3）嘱患者排空膀胱，脱下一条裤腿，取屈膝仰卧位，臀下垫好棉垫，暴露外阴部，注意保暖。

(4）用止血钳夹住消毒棉球，按照从上到下、从里到外的原则依次擦洗会阴部，然后擦肛门。每个棉球只能用一次，直至阴部的分泌物擦干净，再用干棉球或纱布擦干。

(5）擦洗完毕，为患者更换消毒卫生垫，并整理好床单位。

如做会阴部冲洗，应先将便盆置于棉垫上，止血钳夹住消毒棉球，边冲边擦洗，顺序同会阴部擦洗。冲洗时注意用无菌纱布堵住阴道口，以免污水进入阴道。冲完后将便盆撤掉，换干净的棉垫。

五、注意事项

（1）天冷时注意保暖，纱球需要加温。

（2）擦洗时应注意观察会阴部及伤口情况，有无红肿、分泌物及异味，若有异常应及时处理。水肿者可用50%硫酸镁湿热敷或95%乙醇湿敷。

（3）擦洗动作应轻柔，凡有血迹的地方均应擦洗干净。

（4）擦洗时应掌握由上而下的原则，凡是擦过肛门的纱球和止血钳均不可再用。

（5）对留置导尿者，应注意导尿管是否通畅，避免脱落或打结。

（陈艳君）

任务二　阴道冲（灌）洗/擦洗

阴道冲（灌）洗/擦洗是用消毒液对阴道部位进行清洗的技术，通过阴道冲洗/擦洗，可使阴道和宫颈保持清洁，避免子宫切除过程中阴道与盆腔相通时，细菌或病原体进入盆腔引起感染，以减少术后阴道残端炎症等并发症。

一、目的

清洁阴道，减少阴道分泌物，缓解局部充血，达到控制或治疗炎症的目的。

二、适应证

慢性宫颈炎、阴道炎、宫颈癌术前消炎治疗；经腹全子宫切除术、阴道手术的术前准备；腔内放疗后常规清洁冲洗。

三、禁忌证

月经期、妊娠近足月、产褥期或人工流产后宫口未闭合、阴道流血者，宫颈癌患者伴活动性大出血者。

四、物品准备

治疗车，一次性塑料布，治疗巾，一次性手套，无菌冲洗筒包（内含消毒冲洗筒、橡皮管、冲洗头，橡皮管上有控制冲洗压力和流量的调节开关），阴道冲洗包（内含弯盘2个、卵圆钳3把、窥阴器、药杯），输液架，便盆，纱球罐（内放大纱球），棉球罐（内放棉球），润滑油，温度计，小毯子，冲洗液（常用溶液有2∶10 000或5∶10 000的碘伏溶液、0.2%苯扎溴铵溶液、生理盐水、2%~4%的碳酸氢钠溶液、1%乳酸溶液、4%硼酸溶液、0.5%醋酸溶液或1∶5000高锰酸钾溶液）。

五、操作方法

（1）环境准备，关闭治疗室门窗，调节适宜的温度。

（2）备齐用物，打开冲洗包，夹取3只干纱球，1只棉球；打开冲洗筒包，取出冲洗筒，倒入配制的溶液1000 mL，用温度计测量温度为41~43 ℃。

（3）到病房患者床旁，核对床号、姓名、住院号，向其解释，取得患者配合。嘱患者排空膀胱后至治疗室。

（4）协助患者上检查床，取膀胱截石位，脱去一侧裤脚，冬天用小毛毯保暖，臀下垫一次性塑料布，放置便盆。

（5）将冲洗筒挂在输液架上，其高度距离检查床60~70 cm，排去管内空气。

（6）戴手套，取窥阴器涂润滑油，用手将小阴唇分开，窥阴器保持闭合状态，轻轻放置入阴道暴露宫颈，左手固定窥阴器，右手取卵圆钳夹取消毒液纱球，擦洗宫颈、阴道穹窿、阴道壁，边擦洗边转动窥阴器，确保阴道壁各个侧面均被擦到。丢弃纱球及第1把卵圆钳。

（7）左手仍固定窥阴器，右手取冲洗头，打开冲洗开关，手腕内侧测试水温后，冲洗宫颈、阴道穹窿及阴道壁，边冲洗边转动窥阴器，确保阴道各侧壁均冲洗干净。冲洗完毕，轻轻下压窥阴器，使阴道内残留液体完全流出。

（8）取第2把卵圆钳夹取1只干纱球，擦干宫颈、阴道穹窿及阴道壁，丢弃第2把卵圆钳。

（9）取第3把卵圆钳夹取1只消毒棉球，消毒宫颈、穹窿。

（10）窥阴器闭合，轻轻退出阴道，用干纱球擦干外阴部。

（11）弃去患者臀下一次性塑料布，铺治疗巾，协助患者穿好裤子，恢复体位。

（12）整理用物，洗手。

六、注意事项

（1）未婚妇女可用导尿管冲洗，不能使用窥阴器。月经期、产后42天内及阴道出血者禁止灌洗。

（2）灌洗过程中动作要轻柔，灌洗头的弯头应向上，避免刺激后穹窿引起不适或损伤局部组织引起出血。

（3）灌洗液的温度以41~43 ℃为宜，温度过低患者会感到不适，温度过高则会烫伤患者。

（4）灌洗筒至床沿的距离不应超过70 cm，以免压力过大、水流过快使液体或污物进入子宫腔，或灌洗液与局部作用的时间过短。

（5）有些分娩10天后或妇产科手术2周后的患者，因合并阴道分泌物浑浊伴臭味、阴道伤口愈合不良、黏膜感染坏死等，可以进行低位阴道灌洗，灌肠筒的高度距床沿不超过30 cm，避免污物进入宫腔或损伤阴道残端伤口。

（陈艳君）

任务三　会阴湿热敷

一、目的

会阴湿热敷是应用热原理和药物化学反应直接接触皮肤患区，促进局部血液循环，增强局部白细胞吞噬作用和组织活力，加强组织再生、消炎、止痛，以促进伤口愈合。

二、适应证

（1）会阴部水肿及会阴血肿的吸收期。

（2）会阴伤口硬结及早期感染等。

三、物品准备

消毒弯盘2个、镊子2把、消毒纱布数块、棉垫、常用溶液（煮沸的50%硫酸镁、95%酒精）、橡皮单、治疗巾等。

四、操作方法

（1）行会阴擦洗，清洁局部。

（2）将需要的溶液倒入消毒盘内，将纱布浸透拧至不滴水，然后用镊子将纱布放于水肿部位，外面再盖以棉垫。

（3）每3~5分钟更换热敷垫1次，也可将热水袋放于棉垫外，延长更换热敷料的时间，1次热敷可持续15~30分钟。

（4）热敷完毕，更换清洁会阴垫并整理床单位。

五、注意事项

（1）湿热敷时，应在会阴擦洗、局部伤口清洁后进行，操作应按无菌技术操作原则进行。

（2）湿热敷的温度一般在41~48 ℃。湿热敷的面积应为病损范围的2倍。

（3）湿热敷过程中应定时检查热源袋是否完好，防止烫伤，对休克、虚脱、昏迷及术后感觉不敏感的患者应特别注意。

（4）在湿热敷治疗中，护士应随时评价热敷效果，为患者提供必要的生活护理。

(陈艳君)

任务四　阴道、宫颈上药

阴道或宫颈上药是治疗性药物经过阴道涂抹到阴道壁或宫颈黏膜上，达到局部治疗的作用。阴道或宫颈上药既可以在医院门诊由护士完成，也可指导患者在家中自行完成。

一、目的

治疗各种阴道或宫颈炎症。

二、适应证

各种阴道炎、慢性宫颈炎或阴道残端炎患者。

三、物品准备

治疗车，方盘，一次性塑料布，一次性手套，阴道冲洗包（内含弯盘2个、卵圆钳2把、窥阴器、药杯），润滑油，消毒干棉球，消毒长棉签，带尾线的消毒大棉球。

常用药物如下。

（1）阴道后穹窿塞药：甲硝唑及制霉菌素等片剂、丸剂、栓剂等。

（2）局部非腐蚀性药物：1%龙胆紫、大蒜素液、新霉素、氯霉素等。

（3）腐蚀性药物：20%~50%硝酸银溶液、20%或100%铬酸溶液等。

（4）宫颈棉球上药：止血药、消炎止血粉、抗生素等。

（5）喷雾器上药：土霉素、磺胺嘧啶、呋喃西林、己烯雌酚等。

四、操作方法

1. 局部涂擦法

用长棉签蘸取药物均匀涂抹在宫颈和阴道病变处。常用药物用法为：

（1）1%龙胆紫或大蒜素涂擦液，每日1次，7~10天为1个疗程，适用于阴道假丝酵母菌病。

（2）消炎药如新霉素和氯霉素药膏、2%碘甘油等用于急性、亚急性宫颈炎和阴道炎。

（3）腐蚀性药物，如20%~50%硝酸银可用于治疗慢性宫颈炎颗粒增生型患者，用长棉签蘸药液涂于宫颈糜烂面，并插入宫颈管内0.5 cm，片刻后用生理盐水棉球擦去表面残余药液，最后用干棉球吸干。

2. 喷雾器上药

阴道用药为粉剂时，如土霉素、磺胺嘧啶、呋喃西林等药，可用喷雾器将药物均匀喷于炎性组织表面。

3. 药片纳入法

凡栓剂、片剂、丸剂，可直接放入阴道后穹窿，如制霉菌素、甲硝唑等药片可用此法。各种阴道炎和慢性宫颈炎患者常用此法上药。具体做法为：

（1）行阴道冲洗、灌洗或坐浴，去除宫颈黏液或炎性分泌物。

（2）采取蹲位或膀胱截石位，暴露阴道。

（3）戴上一次性手套，用示指将适量药物沿阴道后壁推进，直至手指完全深入为止。

一般应在临睡前将药物塞入阴道内，避免药片脱落，以保证药物的局部作用时间。此方法可以在门诊教会患者使用。指导患者上药前洗净双手，左手分开大小阴唇，右手示指将药片塞入阴道深处。

4. 宫颈棉球上药法

适用于急性或亚急性宫颈炎伴有出血者，常用药物有止血粉剂、抗生素等药物。先将带尾线的棉球浸蘸药物后塞至宫颈，线尾留于阴道外，并用胶布将尾线固定于阴阜上方，嘱患者12~24小时后自行牵引线尾将棉球取出。

五、注意事项

（1）使用非腐蚀性药物时，应转动窥阴器，使阴道壁各侧壁均涂上药物。

（2）应用腐蚀性药物时，要注意保护正常阴道壁及组织，上药前将纱布或干棉球垫于阴道后壁或阴道后穹窿处，以免药液灼伤正常组织。药液涂好后，用干棉球吸干，随即取出棉球或所垫纱布。

（3）棉签上的棉花必须捻紧，涂药时朝同一方向转动，避免棉花落入阴道内。

（4）阴道栓剂宜于晚上临睡前使用，以免站起脱落，影响治疗效果。

（5）未婚妇女上药时，不能使用窥阴器，可用长棉签上药。经期或子宫出血者不宜阴道上药。

（6）用药期间禁止性生活。

（陈艳君）

任务五　坐浴

一、目的

通过水温和药液的作用，促进局部血液循环，减轻局部炎症及疼痛，清洁外阴，消除炎症，利于组织修复。

二、适应证

（1）外阴、阴道手术或经阴道行子宫切除术的术前准备。
（2）治疗或辅助治疗外阴炎、阴道炎症、子宫脱垂患者。
（3）会阴切口愈合不良患者。

三、物品准备

坐浴盆，30 cm高的坐浴盆架，消毒小毛巾、温度计。
溶液的准备如下：
（1）滴虫性阴道炎：常用0.5%醋酸溶液、1%乳酸溶液或1∶5000高锰酸钾溶液。
（2）假丝酵母菌性阴道炎：常用2%~4%碳酸氢钠溶液。
（3）萎缩性阴道炎：0.5%~1%乳酸溶液。
（4）外阴炎、非特异性阴道炎、外阴阴道手术术前准备：常用1∶5000高锰酸钾溶液、1∶1000苯扎溴铵溶液、0.02%碘伏溶液等。

四、操作方法

（1）核对患者姓名、床号、住院号，向其解释坐浴的目的、方法及注意事项，取得患者配合。
（2）根据病情及治疗目的，配制好坐浴溶液2000 mL，根据不同治疗目的调节好温度，将坐浴盆置于坐浴架上。
（3）嘱患者排空膀胱后全臀及外阴部浸泡于溶液中，坐浴时间为15~20分钟，坐浴结束后用无菌小毛巾擦干臀部及外阴。

（4）根据目的不同，坐浴分为3种。①热浴：水温在41~43℃，适用于渗出性病变及急性炎性病变，可先熏洗后坐浴。②温浴：水温在35~37℃，适用于慢性盆腔炎、术前准备等。③冷浴：水温在14~15℃，适用于膀胱阴道松弛、性无能及功能性无月经者。主要是利用低温刺激肌肉神经，使其张力增加。坐浴时间为2~5分钟。

五、注意事项

（1）坐浴前将外阴及肛门周围擦干净。
（2）坐浴溶液应严格按比例配制。浓度过低，起不到治疗效果；浓度过高，容易导致黏膜烧伤。
（3）坐浴溶液温度根据坐浴的不同目的调节，并按照坐浴时间进行坐浴。
（4）坐浴时需将臀部及外阴部全部浸入药液中。
（5）月经期妇女、阴道流血者、孕妇、产后7日内，禁止坐浴。

（陈艳君）

任务六　会阴部红外线照射

一、目的

（1）扩张毛细血管，加快血流，改善血液循环，增强物质代谢，增强白细胞的吞噬功能，消除组织肿胀、硬结，促进炎症消散。
（2）改善组织营养，消除肉芽水肿，促进肉芽生长，加快伤口愈合。

二、适应证

常用于会阴部有水肿、疼痛、血肿吸收期、切口硬结及早期感染者。

三、物品准备

会阴擦洗/冲洗用物1套，红外线辐射器或白炽灯1个。

四、操作方法

（1）告知患者红外线照射的目的、方法及效果，以取得患者的配合。

（2）嘱患者排空膀胱后取截石位，将橡皮垫、治疗巾垫于患者臀下。

（3）行会阴擦洗，清除外阴局部污垢。

（4）检查照射部位对温热感是否正常。

（5）将红外线辐射灯移至会阴部前上方，距离如下：功率500 W以上，灯距应在50～60 cm以上；功率250～300 W，灯距在30～40 cm；功率200 W以下，灯距在20 cm左右。

（6）每次照射15～30分钟，每日1～2次。

（7）治疗结束后，将照射部位的汗液擦干，整理床单位及用物，嘱患者在室内休息10～15分钟后方可外出，以防感冒。

五、注意事项

（1）嘱患者照射治疗时不得移动体位，以防止烫伤。

（2）照射过程中注意观察患者的反应，如感觉过热、心慌、头晕，应将功率调小，或拉大辐射灯与皮肤的距离；如局部皮肤出现紫红色，应停止照射，局部涂凡士林。

（3）如光线可射入眼睛时，应用纱布遮盖双眼。

（4）患部有温热感觉障碍或照射新鲜的瘢痕部位时，应用小功率，并密切观察局部反应，以免发生灼伤。

（5）血循障碍部位，较明显的毛细血管或血管扩张部位一般不用红外线照射。

项目小结

本项目主要讲述了会阴擦洗/冲洗、阴道灌洗、会阴湿热敷、阴道/宫颈上药、坐浴、会阴部红外线照射6项妇产科常用护理技术的目的、物品准备、适应证以及操作方法、注意事项。通过学习，要求同学们能描述这六项妇产科常用护理技术的目的、适应证及注意事项；在临床教师的指导下，能正确完成会阴擦洗/冲洗、阴道灌洗、会阴湿热敷、阴道/宫颈上药、坐浴、会阴部红外线照射的操作过程。在操作过程中，动作轻柔，尊重、关爱妇女。

（陈艳君）

项目二十四 妇产科常用诊疗手术的护理

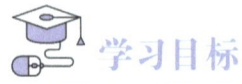 学习目标

知识目标

1. 掌握：妇产科常用诊疗手术——子宫颈活体组织检查、诊断性刮宫、前庭大腺开窗术、后穹窿穿刺术、腹腔穿刺术、慢性宫颈炎的物理疗法、输卵管通液术、内镜检查术的适应证和禁忌证。

2. 熟悉：以上几种常用诊疗手术的用法准备和护理配合。

技能目标

1. 陈述本项目所列妇产科常用诊疗手术的适应证和禁忌证。
2. 描述本项目所列各种妇产科常用诊疗手术的用物准备及护理配合要点。

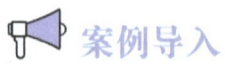 案例导入

案例：女性患者，52岁，绝经2年后出血1天。既往史无特殊。妇科检查无异常，B超检查提示子宫内膜呈线状。

思考：目前为确诊最简便且有效的辅助诊断方法是什么？

任务一　子宫颈活体组织检查（宫颈活检）

一、适应证

宫颈糜烂疑有癌变者，久治不愈的宫颈糜烂，宫颈赘生物性质不明等。

二、禁忌证

阴道、宫颈及盆腔急性炎症；阴道上药1周内。

三、用物准备

窥阴器、宫颈钳、活检钳、装有10%甲醛溶液的小瓶、带有线尾的消毒大棉球、消毒纱布、20%肥皂水、0.2%碘伏或0.1%苯扎溴铵（新洁尔灭）溶液、2%碘酒及75%酒精。

四、操作方法

（一）钳取法（图24-1 a）

嘱患者排尿后取膀胱截石位。用窥阴器暴露子宫颈，并用0.1%的苯扎溴铵或其他消毒液消毒阴道，局部清洁后使用宫颈活组织钳先抵住拟取的部位，再钳取。将取下的组织放于盛有10%甲醛溶液的小瓶中固定，送病理检查。钳取组织后，填以纱布卷或带线的纱布球局部压迫止血。纱布卷或纱布球的线尾应露出阴道口外，嘱患者12小时后自行取出。

（二）锥形切取法（图24-1 b）

排尿后取膀胱截石位，暴露宫颈及消毒方法同钳取法。用单齿宫颈夹持宫颈前唇，以手术刀在深入宫颈管约2 cm处做锥形切除，然后压迫止血。将切除的标本置于贴有标记的小瓶中，并用10%甲醛液固定，送检。用无菌纱布卷填塞创面，压迫止血，24小时后取出纱布。出血量多者给予止血处理，并给予抗生素控制感染。

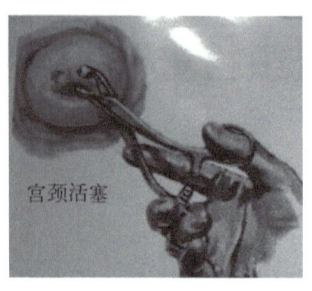
a. 钳取法

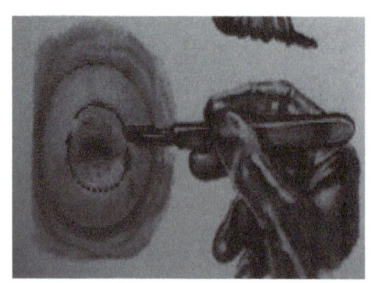
b. 锥形切取法

图 24-1　宫颈活检术

五、护理配合

护士术前指导患者于月经干净后 3~7 天内进行手术。在手术室将用物备齐，协助消毒外阴。术中为医生做台下配合，随时为患者提供咨询服务，分散其注意力，并鼓励患者配合手术。对于取出的标本，做好标记后送检。术后保持会阴清洁，1 个月内禁盆浴，注意观察阴道出血量并记录，指导患者取出阴道内所填纱布或纱条的方法。告知患者 2 个月内禁止性生活。

（陈健飞）

任务二　诊断性刮宫

一、适应证

功能失调性子宫出血及为明确子宫腔内膜病变性质者，例如绝经后出血、不孕症、怀疑流产不全、怀疑黏膜下肌瘤或子宫内膜息肉等，若同时怀疑有子宫颈管病变时，则需分步进行刮宫，称分段诊断性刮宫。

二、禁忌证

严重全身性疾病，生殖系统急、慢性炎症及有出血倾向者。

三、用物准备

窥阴器、刮板、载玻片、0.1%苯扎溴铵（新洁尔灭）溶液、2%碘酒及75%酒精、20%肥皂水、刮宫包1个、病理小瓶数个。

四、操作方法

一般不需麻醉，对个别较敏感者或子宫颈内口较紧者，酌情使用镇静剂或麻醉剂。受术者排尿后取膀胱截石位，常规消毒铺巾，双合诊检查，了解子宫大小及位置。用窥阴器暴露宫颈，再次消毒宫颈及宫颈管。钳夹子宫颈前唇，用探针顺宫腔方向测宫腔深度，宫口较紧者可用宫颈扩张器扩张到小号刮勺能进入即可。将1块生理盐水纱布垫于后穹窿，以小号刮匙自宫底至宫颈内口顺序刮一周（须注意子宫底及两侧角部），取出纱布将所有刮出的组织放入一盛有10%甲醛溶液的小瓶固定。做好标记送病理（图24-2）。行分段诊断性刮宫时，先用小刮匙环刮宫颈管后，再用探针顺宫腔方向测宫腔深度，然后进宫腔搔刮内膜，取得刮出物应分瓶标记送病理检查。

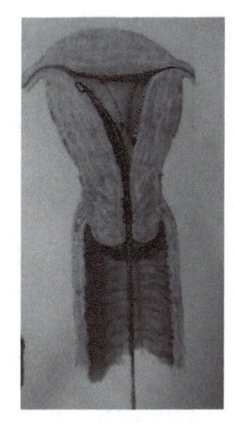

图24-2 诊断性刮宫

五、护理配合

（1）术前准备：术前复习诊断性刮宫患者的病历，检查有无漏项。除常规的盆腔检查外，还应检查阴道清洁度及血常规。病理单应填写完整，并准备好消毒小瓶。术前5天内不得有性生活，术日晨禁食。如为不孕症进行刮宫者，应选择月经前或月经来潮12小时内进行，以判断有无排卵。

（2）术中配合：向患者解释诊断性刮宫的目的，嘱患者放松，必要时给予局部浸润麻醉。诊刮前先用肥皂水冲洗外阴，然后用消毒液擦洗消毒，同时用消毒液冲洗阴道。根据诊刮的要求准备小瓶。术中嘱患者做深呼吸，结合心理护理使其放松身体配合手术过程。

（3）术后将小瓶与病理单一同送检，嘱1周后患者复诊了解病理结果。告诉患者按时使用止痛药和抗生素，注意保持外阴清洁，术后1个月内禁止性生活及盆浴。

（陈健飞）

任务三　前庭大腺开窗术

一、适应证

前庭大腺囊肿或脓肿。

二、用物准备

2%碘酊、75%酒精、消毒大棉球、0.1%苯扎溴铵（新洁尔灭）溶液、麻醉药（局麻用1%普鲁卡因或0.5%利多卡因）、会阴切开包。

三、操作方法

切缘与囊肿等长，切口在黏膜与皮肤交界处，手指固定切缘两侧。切开黏膜、囊肿壁，放出囊液。已化脓者，局部用0.2%碘酊冲洗，放置引流条，每日换药，无脓后取出引流条，用1∶5000高锰酸钾溶液坐浴。间断缝合同侧囊壁与皮肤（图24-3）。

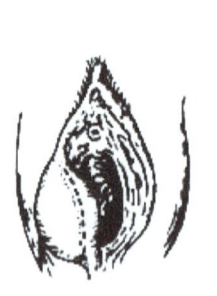
a. 切开囊肿

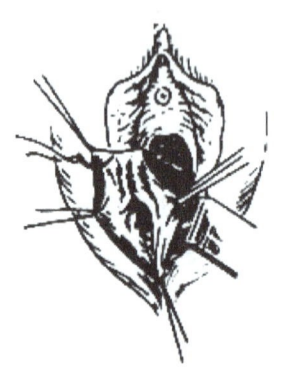
b. 缝合囊壁

图24-3　前庭大腺开窗术

四、护理配合

1. 术前准备

术前会阴部备皮，手术当日清晨灌肠1次，排尿后取膀胱截石位。将用物准备好，放置合理。

2. 术中配合

常规外阴、阴道消毒，核对麻醉药。做好患者的心理护理。

3. 术后护理

指导患者按医嘱使用抗生素，3天后门诊换药（已化脓者每日换药），1周后拆线，1个月后复查。指导患者注意保持会阴部的清洁。拆线后行高锰酸钾溶液坐浴。

（陈健飞）

任务四　后穹窿穿刺术

一、适应证

可疑有腹腔内游离血液、渗出液、脓液、腹水等患者，此法可协助诊断异位妊娠、盆腔脓肿等。

二、用物准备

弯盘1个、窥阴器1个、宫颈钳1把、18号穿刺针1~2个、10 mL注射器1个、无菌试管1个、孔巾1块、纱布2块。

三、操作方法

（1）患者取膀胱截石位，常规消毒外阴、阴道后铺孔巾。

（2）用窥阴器暴露宫颈与阴道后穹窿，局部再次消毒。

（3）用宫颈钳夹持宫颈后唇向前牵引，充分暴露阴道后穹窿。

（4）将针头与针管连接后，在后穹窿中央部距宫颈阴道交界1 cm处平行进针，当针穿过阴道壁后有落空感时，表示进入直肠子宫陷凹，穿刺深度2~3 cm，然后调整针头偏向病侧，边抽吸边退针（图24-4）。

（5）抽吸完毕后拔针，局部以无菌纱布压迫片刻，止血后取出宫颈钳和窥阴器。

四、护理配合

（1）穿刺过程中注意观察患者生命体征及面色的变化，了解患者的感受。

（2）穿刺时应注意进针方向、深度，防止伤及直肠。

（3）当肠管和后壁粘连时，禁止做后穹窿穿刺术。

（4）如抽出物为血液，应观察是否凝集，如凝集为血管内血液，相反为腹腔内血液；如为黏液及渗出液，应部分送化验室，另一部分送病理检查；如为脓液，应送细菌培养、涂片检查及药物敏感试验。

（5）协助医生做好记录，以帮助疾病诊断。

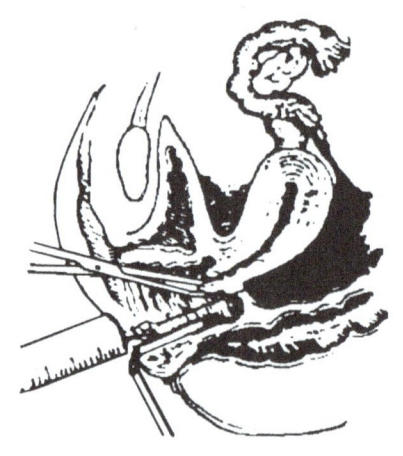

图24-4　后穹窿穿刺术

（陈健飞）

任务五　腹腔穿刺术

一、适应证

可疑有腹腔内游离血液、渗出液、脓液、腹水等患者，可协助某些疾病的诊断；对盆腔恶性肿瘤的患者可通过穿刺，留置导管，放出腹水使症状减轻，并注入化疗药物进行腹腔化疗。

二、用物准备

无菌腹腔穿刺包2个（内有无菌孔巾、腰穿针、注射器、治疗碗、纱布），必要时准备导管、橡皮管和麻醉药。对卵巢癌抽腹水者应备引流袋或50 mL注射器1个、腹带、橡胶单及所需化疗药物。

三、操作方法

（1）进行腹部检查，查明移动性浊音界，嘱患者排空膀胱后取坐位或侧卧位。

（2）选好穿刺点，常规消毒后铺孔巾。

（3）用2%普鲁卡因溶液进行局部麻醉，后用穿刺针从选定的穿刺点垂直刺入，有突破感时说明已通过腹壁，停止进入，拔出针芯，即有液体流出。随即连接注射器或引流袋，按需要量抽取液体或注入药物。

（4）拔出针头再次消毒局部，盖上无菌纱布，压迫片刻后，用胶布固定。

四、护理配合

（1）向患者讲解腹腔穿刺的目的、方法，取得患者的配合。穿刺过程中陪伴在患者的床旁，给患者提供信息及心理支持。

（2）对需要放腹水者，以每小时不超过1000 mL缓慢流出，每次放液不超过3000～5000 mL，防止患者虚脱。

（3）在放液过程中，应注意观察引流管是否通畅，并进行体位调节。同时，密切观察患者的脉搏、心率、呼吸及血压变化，防止并发症的发生。

（4）术毕压沙袋、束紧腹带，增加腹腔压力。

（5）抽出液应注明标记，及时送检。

（陈健飞）

任务六　慢性宫颈炎的物理疗法

慢性宫颈炎以局部治疗为主，物理疗法是目前疗效较好、疗程最短的方法。所有患者在接受治疗前应先做宫颈刮片，排除早期宫颈癌，以免延误治疗。常用的物理治疗方法如下。

一、电熨术

1. 适应证

中、重度宫颈糜烂，治疗应于月经干净后3～5天进行。

2. 禁忌证

急性生殖器炎症期间。

3. 用物准备

电灼器、2%碘酊、75%酒精、0.1%苯扎溴铵（新洁尔灭）溶液、窥阴器等。

4. 护理配合

（1）术前准备：消毒外阴及阴道，检查电灼器，接好电源。向患者做好解释，减轻患者的思想顾虑。

（2）术中配合：陪伴患者，随时为其提供心理支持。术中为操作者提供所需物品，使操作顺利进行。

（3）术后护理：1个月内禁止性生活和盆浴。一般术后1个月内白带量增多，血性白带可持续10~14天，如出血多于月经量时应急诊就医。术后两次月经干净后复查，一般治疗一次即可痊愈。如治疗后3个月未愈者，可遵医嘱行第二次治疗。

二、冷冻治疗

1. 适应证

中重度宫颈糜烂、宫颈息肉、宫颈白斑、宫颈非典型增生等。

2. 禁忌证

严重心血管疾病、急性生殖系统炎症；对冷冻过敏或过敏体质；月经过频、月经稀少或月经紊乱者。

3. 用物准备

液氮、制冷器、窥阴器等。

4. 护理配合

（1）术前准备：详细询问病史及治疗经过，有无过敏史，末次月经时间等。行盆腔、阴道清洁度及宫颈涂片检查，必要时做阴道镜检查，注明糜烂面的类型、糜烂的面积。在月经干净后3~7天内行手术，术前3天内应禁止性生活。

（2）术中配合：消毒外阴、阴道，观察患者的一般情况，为患者提供心理支持。

（3）术后护理：交代注意事项，两个月内禁止性生活和盆浴。术后2~3周内阴道排液较多，注意保持外阴的清洁。其他内容同电熨术。

三、激光治疗

1. 适应证

各种宫颈糜烂、宫颈息肉、宫颈轻度非典型增生，外阴、阴道及宫颈尖锐湿疣、前庭大腺囊肿、外阴及下泌尿生殖道有赘生物者。

2. 禁忌证

严重全身性疾病，各种生殖系统炎症，月经失调。

3. 用物准备

激光治疗仪、电源、地线、吸尘装置、0.1%苯扎溴铵（新洁尔灭）溶液、2%碘酊、75%酒精、消毒大棉球、窥阴器等。

4. 护理配合

（1）术前准备同冷冻治疗。

（2）术中配合：患者排尿后取膀胱截石位，消毒外阴及阴道，观察患者的一般情况，向患者讲解手术的进度，使其配合治疗过程。

（3）术后护理：2个月内禁止性生活及盆浴，术后2～3周阴道分泌物多，注意保持外阴的清洁，阴道流血量大于月经量者及时就诊。其他内容同电熨术。

慢性宫颈炎的物理疗法除以上介绍的疗法外，目前医院应用较多的还有红外线照射、微波治疗等方法，治疗、护理注意事项基本相同。

（陈健飞）

任务七 输卵管通液术

一、适应证

松解输卵管轻度粘连；原发或继发不孕，怀疑输卵管阻塞，检查输卵管是否通畅；评价输卵管再通等手术的效果。

二、用物准备

窥阴器1个，宫颈钳1把，长镊子1把，子宫探针1根，血管钳1把，双腔通液管1根，宫颈扩张器2～4号各1根，20 mL、5 mL注射器各1个，生理盐水20 mL，庆大霉素1支，地塞米松5 mg，碘伏棉球及干棉球数块，无菌巾1块，无菌手套1副。

三、操作方法

（1）解释手术的目的，嘱患者排空膀胱，用碘伏棉球消毒外阴和阴道。

（2）戴无菌手套，铺无菌巾，窥阴器撑开阴道，暴露宫颈，用碘伏棉球消毒宫颈及前后穹隆。

（3）用宫颈钳夹住宫颈前唇往外牵拉，用探针探测子宫位置和宫腔大小。

（4）将通液管插入宫腔，用20 mL注射器抽取生理盐水及庆大霉素连接通液管，5 mL注射器接于另一头上，先注入空气，使气囊充气阻塞宫颈口，用血管钳夹紧，轻拉通液管无脱落，缓缓将药液注入（图24-5）。

（5）如输卵管通畅，则注入药液时无阻力。如注入药液4～6 mL患者感到下腹部酸痛，注药有一定阻力，但药液仍能进入，表示输卵管轻度粘连，但此时粘连部分已分离。若注药时阻力较大，说明阻塞比较严重，不可强行推药，以免发生意外。

（6）手术完毕，取出通液管和窥阴器，嘱患者休息片刻，整理用物。

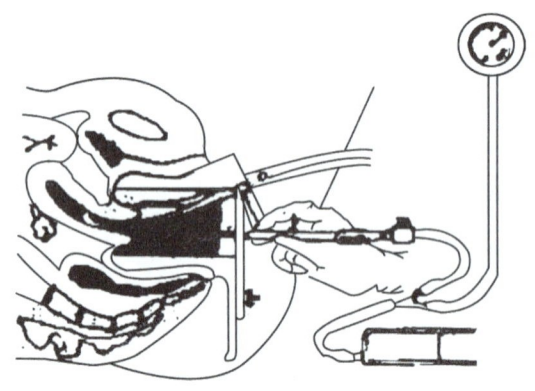

图24-5 输卵管通液术

四、护理配合

（1）术前3天及术后1周禁止性生活。

（2）通液应在月经干净后4～7天实施，术后酌情应用抗生素。

（3）药液应适当加温后应用，以免过冷造成输卵管痉挛。

（4）通液过程中，随时关注患者的感受，观察患者下腹疼痛的情况，如有不适及时处理。

（陈健飞）

任务八　内镜检查术

知识链接

阴道镜的新进展

电子阴道镜是检查诊断宫颈病变的一种先进仪器，在妇科应用非常广泛，它可以直接观察外阴、阴道、宫颈的病变，尤其适用于宫颈病变的诊断。电子阴道镜在强光照射下，把宫颈组织放大40~50倍，能够非常清楚地发现一些微小的病变。在发现病变的部位活检病理检查，还可以做碘试验，在碘不着色区进行病理活检。通过这些方法可以使95%以上的宫颈癌患者得到诊断。另外，阴道镜检查无痛苦、无创伤，患者乐于接受。

一、阴道镜检查

1. 适应证

宫颈脱落细胞学检查结果巴氏Ⅱ级或以上者；肉眼可疑宫颈恶变者；有接触性出血，肉眼观察宫颈无明显病变者。

2. 用物准备

弯盘1个、窥阴器1个、宫颈钳1把、卵圆钳1把、活检钳1把、手术刀柄1把、尖手术刀片1片、标本瓶4~6个、纱布4块、棉球数个、棉签数根。

3. 护理配合

（1）向患者讲解阴道镜检查的目的及方法，以消除患者的顾虑。

（2）手术前需做妇科检查，常规消毒。

（3）检查前24小时内，应避免阴道操作，如阴道冲洗、检查、性交等，月经期禁止检查。

（4）术中配合医生调整光源，及时传递所需用物。

（5）若取活体组织，应填好申请单，标本瓶上注明标记后及时送检。

二、宫腔镜检查

1. 适应证

探查异常子宫出血、原发或继发不孕的子宫内病因的诊断；用于宫内异物取出、节育器的定位与取出、输卵管粘连的治疗等。

2. 禁忌证

经期、孕期、活动性子宫出血者；生殖道急性或亚急性炎症；近期有子宫手术或损伤史以及宫颈恶性肿瘤者；严重心、肺或血液疾病患者。

3. 用物准备

窥阴器1个、宫颈钳1把、敷料钳1把、卵圆钳1把、子宫腔探针1根、宫腔刮匙1把、宫颈扩张器4~8号各1根、小药杯1个、弯盘1个、纱球2个、纱布2块。

4. 护理配合

（1）一般于月经干净后5天内进行检查，此时子宫内膜较薄而不易出血，另因黏液分泌少，宫腔病变易暴露。

（2）术前全面评估患者一般情况，向患者解释检查目的及操作过程，取得患者配合。

（3）术中陪伴患者，观察患者的反应，发现异常及时处理。

（4）术后卧床观察1小时，按医嘱使用抗生素3~5天；告知患者经子宫镜检查后2~7天阴道可能有少量血性分泌物，需保持会阴部清洁；术后2周内禁止性交、盆浴。

三、腹腔镜检查

1. 适应证

不孕、不育症及某些内分泌疾病的检查；不明原因的腹痛；生殖道发育异常；人流放环术后可疑子宫穿孔；诊断不清的盆腔包块，如肿瘤、炎症、异位妊娠、子宫内膜异位症等；恶性肿瘤手术或化疗后的效果评价。

2. 禁忌证

严重心、肺功能不全者；脐部周围有感染灶者；腹腔有广泛粘连，腹腔大量出血或腹腔严重感染者；过度肥胖者。

3. 并发症

（1）感染：原有感染灶被激惹扩散或无菌技术操作不规范等。

（2）腹膜外气肿：因通气针尚未进入腹腔前充气所致。

（3）膈肌气肿：腹腔充气压力过高，气体通过横膈裂孔进入纵隔。

(4) 气栓：充气过急，气体进入血管或组织。

(5) 脏器损伤：充气针误伤腹腔脏器。

(6) 大出血：常因穿刺不当误伤腹主动脉或下腔静脉。

4. 用物准备

窥阴器1个、宫颈钳1把、敷料钳1把、卵圆钳1把、子宫腔探针1根、细齿镊2把、刀柄1把、组织镊1把、持针器1把、小药杯2个、缝线、缝针、刀片、棉球、棉签、纱布、内镜、CO_2气体、举宫器、2 mL注射器、局部麻醉药等。

5. 护理配合

(1) 术前准备：

①在全面评估患者身心状况的基础上，向患者讲解腹腔镜检查的目的、操作步骤、术中配合，使患者消除疑虑，配合手术。

②排空膀胱，取膀胱截石位，进行检查时需使者臀部抬高15°。

③腹部进行常规消毒，范围与一般腹部手术相同，皮肤切口局部选用相应的麻醉方式。

(2) 术中配合：

①体位：随着CO_2气体进入腹腔，将患者改为臀高头低位，并遵照医生要求及时更换所需体位。

②陪伴在患者身旁，了解患者的感受，并指导患者与医生配合的技巧。

③提供术中所需物品。

④观察患者生命体征的变化，如有异常及时处理。

(3) 术后护理：

①术后卧床休息半小时，询问患者的感受，密切观察患者生命体征。如发现异常，汇报医生及时处理。

②向患者讲解可能因腹腔残留气体而感肩痛及上肢不适的症状，会逐渐缓解；2周内禁止性交；如有发热、出血、腹痛等应及时到医院就诊。

③观察脐部伤口情况，鼓励患者每天下床活动，尽快排出腹腔气体，使患者舒适。

④按医嘱给予抗生素。

项目小结

本项目主要叙述了妇产科常用诊疗手术——子宫颈活体组织检查、诊断性刮宫、前庭大腺开窗术、后穹窿穿刺术、腹腔穿刺术、慢性宫颈炎的物理疗法、输卵管通液术、内镜检查术的适应证及禁忌证和以上几种常用诊疗手术的用物准备、护理配合等内容。通过学习，要求同学们能够陈述这些妇产科常用诊疗手术的适应证和禁忌证，描述本项目所列各种妇产科常用诊疗手术的用物准备及护理配合要点。

(陈健飞)

实验指导

实验一 产前检查

【实验内容及目的】

(1) 腹部四步触诊法：能简述腹部四步触诊法的目的，能在模型上进行四步触诊的模拟操作，了解测量宫高、腹围的方法。

(2) 骨盆外测量：学会使用骨盆测量器进行骨盆外测量，掌握髂嵴间径、髂棘间径、骶耻外径、出口横径的测量方法。

(3) 掌握胎产式、胎先露、胎方位的概念，能根据胎方位选择听胎心的位置，并在模型上或孕妇腹部听胎心。

【实验要求】

(1) 要求学生认真、细心，关心孕妇。
(2) 每个学生要对自己测量的结果负责，培养工作责任心。
(3) 能说出骨盆外测量各径线的正常值。
(4) 临床见习中能够对孕妇进行健康指导。

【实验准备】

孕妇模型、卷尺、胎心听筒、见习报告单、骨盆外测量器、骨盆及胎儿模型。

【实验方法与步骤】

(1) 教师操作示教；也可以观看多媒体教学资料；有条件的还可以安排临床见习。

（2）全班学生分两大组，其中一组练习腹部四步触诊法，另一组练习骨盆外测量，一节课后两组交换。

（3）腹部四步触诊法要求学生在孕妇模型上练习，操作方法正确、动作规范。

（4）骨盆外测量要求学生再分为4~5个小组，相互进行骨盆外测量，教师巡视、指导。

（5）教师抽查学生的操作，讲评存在的共性问题及操作注意点。

（6）学生准确记录实验过程及实验结果并在课后完成见习报告。

【实验小结】

（1）通过操作练习，培养关心、体贴孕妇的态度。

（2）学会用四步触诊法检查胎产式、胎先露、胎方位，学会听胎心的方法，学会骨盆外测量的方法。

（3）培养在实际工作中的团结协作精神。

【实验报告】

写出包括四步触诊法、骨盆外测量的见习报告。

（韩永梅）

实验二　正常分娩

【实验内容及目的】

（1）了解整个分娩过程（产程观察、接生、保护会阴、新生儿处理、陪伴分娩等）。

（2）熟悉产包的内容和用途，熟练掌握外阴冲洗及消毒方法。

（3）学会填写分娩记录单和新生儿记录单。

【实验要求】

（1）要求学生遵守纪律，保持安静，认真观看多媒体教学片或进行临床见习。

（2）分组练习，每3~4人一组练习外阴冲洗、消毒和产包的准备。

（3）态度认真，爱护器械、设备。

【实验准备】

（1）多媒体教学片（正常分娩）。

（2）分娩记录单（实验表1）；新生儿记录单（实验表2）。

（3）接生用物准备。

a. 敷料类。双层包布1块、双层大单1块、腿套1副、消毒巾4块、手术衣1件。

b. 器械类。弯盘（中）2个、血管钳（直）1把、血管钳（弯）1把、脐带剪1把、会阴切开剪1把、持针器1把、镊子（有齿、无齿）各1把、聚血盆1个、脐带卷（纱布数块、棉签2根、气门芯或脐带夹、脐腹带）、圆针和三角针各1根、医用肠线若干、医用丝线若干、纱布6块、带线纱布2块、1 g棉球8个、一次性治疗巾1块。

（4）外阴冲洗物品准备。

a. 便盆、冲洗筒（壶）、弯盘（中）1个、药杯（40 mL）1个、有齿卵圆钳2个、一次性治疗巾（50 cm×60 cm）1块、干棉球16个。

b. 冲洗及消毒液：温肥皂液、温生理盐水、1∶1000苯扎溴铵（新洁尔灭）溶液或0.2%碘伏。

c. 分娩模型。

【实验方法与步骤】

教师示教后，学生分组练习。

（1）观看多媒体教学片或进行临床见习。

（2）外阴冲洗及消毒：冲洗及消毒的原则和顺序见项目四任务三中的"接生准备"。

（3）打产包。

①敷料的折叠：

a. 手术衣。手术衣正面向上，领口折向左平铺；衣袖及后片向胸前，近侧1/3处向中心对折，远侧纵折在上；右侧1/4处向上横折、再横折；领口横折在上。

b. 双层大单。大单左右纵向平铺，左侧向上反折30 cm；纵向对叠后分别反折；右侧1/4处向上横折、再横折；左侧反折端横折在上并折角。

c. 腿套。腿套开口端向左纵向平铺；开口端向外反折20 cm；纵向对叠后右侧1/3处向上横折，开口端横折在上。

d. 消毒巾。左右纵向平铺，纵向对叠后分别反折；右侧1/3处向上横折，左侧横折在上。

②物品的摆放：由下而上，依次将物品摆放在包布内：2个弯盘并排、消毒巾、腿套、双层大单、手术衣。

③打包：包要打紧，打好后挂标签（名称、消毒日期）。

【实验小结】

（1）学生交流观看多媒体教学片或临床见习后的主要收获。

(2) 抽出2~3名学生将外阴冲洗及消毒和打产包两项内容进行操作演示。

(3) 教师及学生一起讲评，找出不足和错误，教师及时给予纠正。

【实验报告】

(1) 填写分娩记录单、新生儿记录单。

(2) 写出外阴冲洗和消毒的顺序。

(3) 写出产包的内容物及摆放顺序。

实验表1　分娩记录单

姓名_____

产程开始时间　月　日　时　分	胎膜破裂(自然　人工)月　日　时　分　羊水颜色：　　　量：		
宫口开全时间　月　日　时　分	第二产程处理：自产　胎吸　产钳　臀助　剖宫产　内倒转　其他		
婴儿娩出时间　月　日　时　分	第三产程处理：自娩(母面　胎面)人工剥离　徒手取出　清宫　其他		
胎盘娩出时间　月　日　时　分	第一产程　时　分	第二产程　时　分	第三产程　时　分
总产程　　时　　分	胎儿娩出方位：		
会阴损伤：○　Ⅰ°Ⅱ°Ⅲ°	宫颈裂伤：深　cm　部位　点　连续　间断　缝合　针		产道血肿：有　无
会阴切开：侧方　正中　修补缝合内缝　皮内　外缝　针　麻醉：　缝合者：			
产后出血：　mL　　宫底高度：　　宫缩：好　中等　软　　血压：　mmHg			
胎盘：重量：　g　直径：　cm　形态：完整　不完整　胎膜残缺：有　无　脐带附着；脐带长：　cm			
新生儿	性别：男　　女　　体重：　g　　身长：　畸形　死产　死胎		
	评分	出生后1分钟　呼吸　心率　肌张力　喉反射　皮肤颜色　评分　分	
		出生后5分钟　呼吸　心率　肌张力　喉反射　皮肤颜色　评分　分	
产时用药：	产后用药：		
分娩经过摘要：(包括阴道手术记录)			
产后诊断：			
母婴早接触、早吸吮情况　　　时　　　分至　　　时　　　分			
产后观察	时间(分)	30　60　90　120　产妇离产房时间　日　时　分	
	宫底	血压　mmHg　宫底脐下　指	
	出血量(mL)	总出血量　mL　检查者签名	
	血压(mmHg)		
指导者：　　　　接产者：　　　　接婴儿者：　　　　巡回：			

实验表2　新生儿记录单

住院号_____

母亲姓名　　　　　出生日期　　　年　　月　　日　　时　　分　　出生证号码		
产后诊断　　　　　　　　　　　　　　　　　母孕期伴发疾病		
新生儿性别　　　　　初生时状况　　　　　　　　分娩方式		
分娩过程　　　　　　破膜时间　　月　　日　　时　　分　　Apgar评分1′　　5′		
初生时处理抢救方法　　　　　　脐带处理　　　　　　眼睛滴药		
体格检查		新生儿右足印
一般情况　好　中　弱	体重　　　　g	
皮肤　　　胎脂	身长　　　cm	
头部产伤　变形　水肿　血肿	坐高　　　cm	
唇　　口腔　　五官	胸围　　　cm	
胸部　发育　正常　异常	枕额径　　　cm	
心　　　　肺	枕颏径　　　cm	产妇左拇指印
腹部　脐出血　有　无	枕额周径　　　cm	
肝　脾　　包块	枕颏周径　　　cm	
四肢　　指　　趾	双肩径　　　cm	
生殖器　睾丸　已降　未降	双顶径　　　cm	
肛门	检查者：	
检查者：		取印者

（韩永梅）

实验三　产褥期妇女的护理

【实验内容及目的】

（1）能说出母乳喂养的优点，会指导母乳喂养。

（2）能说出会阴护理的目的及内容，能独立进行会阴擦洗及会阴拆线。

（3）能说出产后子宫复旧及恶露变化的规律，会测量子宫底高度，能观察恶露的色、量、味的变化情况。

【实验要求】

（1）要求学生严肃、认真，对产妇要关心和爱护。

（2）做到理论联系实际，操作过程技能熟练、动作规范。

（3）制订出对产褥期妇女的护理计划。

【实验准备】

1. 母乳喂养指导

（1）母乳喂养的优点宣传资料。

（2）乳母及新生儿的准备。

2. 会阴护理

（1）主要用物：弯盘1个，无菌持物钳1把，有盖敷料缸1个（内放1：2000苯扎溴铵消毒棉球），小镊子4把，治疗碗1个，拆线剪刀1把，便盆1个，消毒会阴垫，卫生纸。

（2）产妇准备：排空膀胱。脱去一侧裤腿，仰卧位，双腿屈曲分开，暴露外阴部。

3. 子宫复旧及恶露观察

（1）主要用物：皮尺，消毒会阴垫，卫生纸。

（2）产妇准备：排空膀胱，仰卧位。

【实验方法与步骤】

1. 实验方法

（1）集中介绍实验目的及操作规范（通过示教或观看录像）。

（2）分组到医院产科母婴病房，由教师结合患者示教。

（3）结合模型进行练习。

（4）集中测试或抽查演示并评价。

2. 实验步骤

（1）母乳喂养指导：①对产妇宣传母乳喂养的优点。②指导产妇进行母乳喂养。

（2）会阴护理：

①擦洗外阴：操作者站在产妇右侧，向产妇说明护理目的，使产妇理解和配合。在产妇臀下垫便盆。用无菌持物钳从有盖敷料缸内夹出消毒棉球7~8个置于治疗碗内。取小镊子夹消毒棉球，按顺序擦洗外阴部，每个棉球只擦一个部位，有伤口者先擦洗伤口处。污染棉球放入臀下便盆。擦洗结束撤去便盆，换上消毒会阴垫。

②会阴拆线：操作者站在产妇右侧，在产妇臀下垫清洁卫生纸。用小镊子夹消毒棉球，以伤口为中心消毒3~4次。一手持小镊子提起线头，另一手持拆线剪于线结提离皮肤处剪断。抽出线头，如此拆除所有外部缝线。消毒棉球再次擦洗伤口处，观察会阴愈合情况。换上消毒会阴垫。协助产妇穿好衣、裤，整理床铺。向产妇交代拆线后注意事项，进行卫生宣教。用物放回原处。

（3）子宫复旧及恶露观察：

①测量宫底高度：产妇排空膀胱。仰卧位，双腿平放，暴露腹部。操作者站在产妇右

侧,向产妇说明检查目的,使产妇配合。按摩子宫,使子宫收缩变硬。用皮尺测量从耻骨联合上缘至子宫底的距离。也可用手测量法,操作者以左手置于子宫底部测量高度。以横指或厘米计算(以脐或耻骨联合上缘为标记)。

②观察恶露:产妇双腿屈曲分开,暴露外阴部。观察外阴部及会阴垫上恶露情况,注意恶露的色、量、味及性质。换上消毒会阴垫。整理好产妇衣服、被子。向产妇宣教相关护理知识。用物放回原处。

【实验小结】

(1) 归纳总结各操作练习的步骤及注意事项。

(2) 指出学生练习过程中的不足之处,加以纠正。

(3) 引导学生制订出产褥期妇女的护理计划。

【实验报告】

写出产褥期妇女的护理计划。

(韩永梅)

实验四　沐浴法、新生儿游泳、婴儿抚触法、温箱使用法

【实验内容及目的】

(1) 能熟练进行沐浴法、新生儿游泳、温箱使用法、婴儿抚触法的操作。

(2) 说出沐浴法、新生儿游泳、温箱使用法、婴儿抚触法的注意事项。

【实验要求】

(1) 在护理操作中,严肃、认真负责、动作轻快,表现出对"患儿"的尊重、同情与爱护及与同行良好的协作关系。

(2) 爱护模型、仪器设备。

【实验准备】

(1) 多媒体教学片(沐浴法、新生儿游泳、温箱使用法、婴儿抚触法)。

(2) 婴儿模型、小毛巾、浴巾、浴盆、游泳桶(池)、新生儿游泳圈、水温计、防水护脐贴、温箱、棉签、75%酒精、婴儿润肤油、婴儿沐浴液、臀部和皮肤护理用物、抚触

台、清洁衣服和尿布、洗手液、磅秤。

【实验方法与步骤】

（1）观看多媒体教学片。

（2）教师先进行示教，边操作边讲解。

（3）学生分组练习，在练习过程中，教师要边巡视边指导。

【实验小结】

（1）通过实验，学生学会沐浴法、新生儿游泳、温箱使用、婴儿抚触法的操作方法。

（2）抽查学生练习情况，给予点评。

【实验报告】

（1）写出温箱使用法、新生儿游泳的指征及注意事项。

（2）婴儿沐浴时对室温、水温的要求。写出婴儿抚触法的注意事项。

（韩永梅）

实验五 新生儿窒息的抢救

【实验内容及目的】

实验内容：新生儿窒息抢救及护理配合

实验目的：

（1）通过病例讨论，掌握新生儿窒息的概念、临床表现，区分窒息的程度。

（2）掌握新生儿窒息的抢救措施，能够在模型上进行新生儿窒息的抢救，操作要稳、准、轻、快，严格按抢救程序进行。

（3）通过本次实训，培养学生关心爱护新生儿和严谨科学的工作态度。树立时间就是生命的观念。

【实验要求】

（1）根据新生儿的临床表现判断新生儿窒息的程度。

（2）根据新生儿窒息的程度进行抢救。

【实验准备】

（1）新生儿模型、远红外线辐射抢救台，棉被。

（2）气管插管、吸痰管、面罩、喉镜、5 mL注射器、吸痰器。

（3）抢救药物，如肾上腺素，纳洛酮，5%碳酸氢钠。

（4）多媒体资料。

（5）病例资料：张某，35岁，已婚，足月分娩一女婴，体重3100 g，因产程长，新生儿娩出后仅有微弱的心跳，无呼吸。出生后1分钟评分为3分，表现为皮肤苍白，喉反射有些动作，四肢稍屈，无呼吸，心率每分钟小于90次。医护人员立即采取心肺复苏，出生后10分钟新生儿面色红润，喉反射出现，四肢活动良好，心率达每分钟120次。送母婴休息室继续观察治疗。

【实验方法与步骤】

（1）观看多媒体教学资料，进行病例讨论。

（2）教师操作示教。

（3）学生分组在新生儿窒息抢救模型上进行复苏练习。

操作步骤：医护人员应按ABCDE程序复苏，保暖贯穿始终。

A. 清理呼吸道：

a. 胎头娩出后不急于娩肩，先用手挤净口鼻腔内黏液及羊水。断脐后迅速擦干头和身上的羊水、血液，注意保暖，将其置于室温30~32 ℃或放在远红外线辐射抢救台上，使新生儿取头低仰卧位。

b. Apgar评分4~7分，连接负压吸引器与吸痰管；将吸痰管轻轻插入新生儿咽部，吸净黏液及羊水，注意先口后鼻，以免刺激呼吸，引起吸入性肺炎。

c. Apgar评分0~3分，出生后数秒之内，一名护士用双手环压胸廓，防止新生儿呼吸，另一名护士快速清理呼吸道，必要时在喉镜下进行气管插管，吸净羊水、黏液、胎粪。

B. 建立呼吸：

a. 在充分彻底清理呼吸道的基础上，刺激呼吸。可轻拍或轻弹足底，也可沿脊柱长轴按摩背部，必要时人工呼吸。

b. 及时给氧，直至皮肤转红为止。方法是：轻度窒息使用鼻导管或面罩给氧，氧气流量为<2 L/min；重度窒息用面罩复苏器加压给氧，每分钟30次，氧气压力不能过大，开始压力为1.96~2.94 kPa（15~20 mmHg），以后减至1.47~1.96 kPa（11~15 mmHg），待自主呼吸建立后，即可拔出气管插管，改为一般给氧。

C. 维持正常循环：

如给氧后心率<60次/分或无心跳，给予体外心脏按压：新生儿仰卧，用示指、中指有节奏地按压胸骨中下段，每分钟100次，足月儿按压深度为胸廓下陷1~2 cm，早产儿为1~1.5 cm，按压与放松时间大致相同，按压有效可触到颈动脉搏动和股动脉搏动。

D. 药物治疗（遵医嘱用药）：

a. 刺激心跳用1∶10 000肾上腺素0.2 mL/kg静脉注射。

b. 纠正酸中毒常用5%碳酸氢钠3~5 mL/kg，加等量25%葡萄糖5分钟内经脐静脉缓慢推注。

c. 因产妇使用麻醉药物引起呼吸抑制，可给予纳洛酮肌注。

E. 评价：

a. 复苏过程中随时评价新生儿的皮肤颜色、自主呼吸、心率、喉反射、肌张力，为确定进一步的抢救方法提供依据。

b. 记录。

注意事项：

a. 在新生儿窒息抢救的全过程中注意保暖。

b. 操作中关爱新生儿，操作要稳、准、轻、快，严格按抢救程序进行。

【实验小结】

（1）通过病例讨论说出对新生儿窒息抢救的主要收获。

（2）你认为抢救新生儿窒息还有哪些先进的措施？

【实验报告】

（1）通过病例讨论，列出新生儿窒息的主要护理诊断、护理措施。

（2）记录新生儿窒息的抢救过程。

（3）评估新生儿复苏5分钟的Apgar评分，做出下一步的护理计划。

（韩永梅）

实验六　胎儿电子监护仪的使用

【实验内容及目的】

（1）了解胎儿电子监护仪各部件的名称、使用方法。

（2）初步学会辨别胎心记录纸描记的基线胎心率、周期性胎心率。

【实验要求】

（1）要求学生遵守纪律，保持安静，认真听教师对仪器各部件的名称及使用方法的介绍。

（2）分组练习：每组10人，观看胎儿电子监护仪；分析胎心率的描记图。

（3）分组练习时严肃、认真，爱护仪器。

【实验准备】

（1）胎儿电子监护仪。

（2）基线胎心率、周期性胎心率的描记图。

【实验方法与步骤】

（1）教师介绍胎儿电子监护仪各部件的名称、使用方法，边讲解边示范。

（2）学生自己观看胎儿电子监护仪，了解仪器各部件的名称及使用方法。

（3）分组练习：分析并讨论基线胎心率、周期性胎心率的描记图。

（4）要求学生完成实验报告。

【实验小结】

（1）通过实验，学生了解胎儿电子监护仪各部件的名称、使用方法。

（2）通过分析胎心记录纸描记的图形，学会对基线胎心率、周期性胎心率进行初步识别。

（3）指出学生的不足之处并给予纠正。

【实验报告】

分析教师提供的胎心描记图，并写出分析判断依据。

（韩永梅）

实验七　产后出血产妇的护理

【实验内容及目的】

（1）通过临床见习或病例讨论，熟悉产后出血的症状、体征、观察及护理的要点。

（2）能够为产后出血的产妇制订合理的护理计划。

【实验要求】

（1）要求学生以严肃、认真的态度积极参与。

（2）做到理论联系实际，认真记录讨论结果。

（3）能够为产后出血的产妇制订周到的护理计划并提供产后康复指导。

【实验准备】

临床见习或病例。

【病例】主诉：产后阴道大出血4小时。

王女士，29岁，4小时前足月顺产一女婴，因胎盘滞留行人工剥离胎盘，当时阴道出血稍多于月经量，产后4小时下床小便时从阴道流出血凝块约400 mL，伴心慌、乏力。既往无血液系统及肝脏疾病史。人工流产2次。

体格检查：T 36 ℃，P 120次/分，R 26次/分，BP 70/50 mmHg。面色苍白，精神差，烦躁，四肢湿冷。心肺（－），腹平软。产科检查：宫底轮廓不清，子宫体软，阴道无活动性出血。阴道检查：阴道、宫颈无裂口，又掏出血凝块约800 mL。

辅助检查：血红蛋白58 g/L，血小板85×10^9/L。

【实验方法与步骤】

（1）认真阅读、熟悉病例，收集资料。

（2）分组讨论：分析资料，熟悉产后出血的症状、体征；掌握产后出血产妇的观察及护理的要点；学会分析产后出血的原因，制订护理计划。

（3）每组选代表总结汇报讨论结果。

（4）要求学生在实验报告上写出患者的初步诊断，产后出血可能的原因、应急治疗及护理措施。

【实验小结】

（1）比较每组讨论的结果，引导得出正确的结论。

（2）提出学生尚不理解的问题，给予指导。

（3）教师指出不足之处，及时加以完善。

【实验报告】

写出该病例的护理诊断、出血的可能原因、应急治疗及护理评估和措施。

（韩永梅）

实验八　妇科病史及检查

【实验内容及目的】

（1）学会妇科检查常用的物品准备及护理配合。

（2）能在模型上进行妇科盆腔检查即双合诊、三合诊及直肠腹部检查、阴道窥器检查。

（3）学会记录盆腔检查的结果，培养严谨务实的工作作风。

【实验要求】

（1）要求学生在实验过程中学会尊重、关心患者，保护患者的隐私。

（2）能边操作边叙述阴道窥器检查、双合诊、三合诊及直肠腹部检查的方法、检查内容及注意事项。

（3）在临床实践过程中能单独进行妇科采集病史，独立完成相应的妇科检查，并做好记录。制订合理的护理计划并实施。

【实验准备】

（1）物品准备：女性模型、阴道窥器、液状石蜡、生理盐水、无菌手套、消毒容器（用于放置消毒干棉球等）、一次性垫单或纸单、长镊子、长棉签、宫颈刮板、污物桶、照明灯、实验报告等。

（2）受检者及检查者准备：实施检查前，嘱患者先排空膀胱，脱鞋，脱去一侧裤腿（包括内裤及外裤），检查者铺一次性垫单或纸单，让受检者取膀胱截石位躺在检查台，尽量靠边。双手平放于身侧，使腹肌自然放松。检查者着工作装，戴无菌手套，站于受检者两腿之间，面向受检者。

【实验方法及步骤】

（1）教师用模型演示，也可观看相关多媒体教学片，有条件的也可进行临床见习：①外阴检查；②双合诊；③三合诊；④直肠腹部检查；⑤阴道窥器检查。

（2）全体同学分组在模型上练习教师所演示的内容。操作过程中要求做到方法正确、规范；态度端正、严谨。教师巡视指导，纠正反馈。

（3）教师随机抽查学生，要求：①叙述检查物品准备及受检者、检查者的准备；②实施检查操作，边叙述边操作。教师点评，同学相互讨论共同存在的问题以及操作过程中的注意事项。

(4) 学生准确记录实验过程及实验结果并完成实验报告。

【实验小结】

(1) 通过模型练习，学会尊重、关心患者，保护患者的隐私，培养严谨务实的工作作风。

(2) 学会常用的妇科检查方法。

【实验报告】

(1) 写出外阴检查、双合诊、阴道窥器检查的方法及步骤。
(2) 按检查步骤记录检查结果。

（韩永梅）

实验九　计划生育技术及护理

【实验内容及目的】

(1) 了解人工流产（负压吸引）术、放（取）器术的操作步骤。
(2) 学会人工流产术、放（取）器术所用器械物品包的准备及打包。

【实验要求】

(1) 要求学生遵守纪律，保持安静，认真观看多媒体教学片或进行临床见习（人工流产术、放取器术）。
(2) 分组仔细辨认器械：认识器械名称；了解器械用途。
(3) 态度认真，爱护器械、设备。

【实验准备】

(1) 多媒体教学片。
(2) 人工流产包：
①布类：双层包布1块；腿套2只；孔巾1块；手术衣1件或袖套1副。
②器械类：消毒钳1把、窥阴器1个、宫颈钳1把、探针1根、宫颈扩张棒（4～10号）1套、吸管5～8号各1把、有齿卵圆钳和小头卵圆钳各1把、小刮匙1把、换药碗1个、弯盘1个、小药杯1个、连接胶管1根、纱布数块。

【实验方法与步骤】

放映多媒体教学片后教师示教,学生分组练习。

(1) 认真观看多媒体教学片或进行临床见习(人工流产术、放取器术)。

(2) 学生分组:先仔细辨认器械。折叠布类用物,折法同产包。摆放物品:由下而上,依次将物品摆放在包布内;弯盘内摆放器械类(1套扩宫棒用纱布包好,换药碗反扣)、孔巾、腿套、手术衣或袖套。打包,挂标签(名称、消毒日期)。

【实验小结】

(1) 请学生说出器械名称和用途。

(2) 抽出2~3名学生进行打包操作演示。

(3) 教师和学生一起讲评,找出不足之处,教师及时给予纠正。

【实验报告】

写出人工流产包内所用器械的名称及用途。

(韩永梅)

实验十　妇产科常用护理技术

【实验内容及目的】

(1) 会熟练进行会阴擦洗/冲洗、阴道灌洗、会阴湿热敷、阴道/宫颈上药、坐浴、会阴部红外线照射等妇产科护理操作。

(2) 能说出妇产科护理操作技术的护理措施和注意事项。

(3) 要求学生态度端正,操作轻柔,流程清楚,动作规范。关心、体贴、爱护患者。

【实验要求】

(1) 要求学生遵守纪律,保持安静,认真观看多媒体资料后观看教师示教。

(2) 分组练习:每组10人,练习时严肃、认真,爱护仪器。

【实验准备】

(1) 会阴擦洗/冲洗实训物品:

用物:处置车1辆、治疗盘1个、冲洗壶内盛温开水、弯盘1个、镊子2把、无菌治疗碗2个（分别内盛无菌肥皂水棉球、无菌干纱布球、无菌棉球、0.2%碘伏棉球）、棉球缸2个、手套2副、橡胶单和治疗巾或一次性臀垫、便盆、执行单、无菌巾。

常用药物：0.2%肥皂液、0.2%碘伏溶液或1∶5000高锰酸钾溶液。

实训媒体：多媒体资料、妇科检查模型。

（2）阴道灌洗实训物品：

用物：处置车1辆、治疗盘1个、弯盘1个、无菌治疗碗1个、冲洗筒1个、带调节夹的橡皮管1根、窥阴器1个、卵圆钳1把、无菌干棉球及消毒会阴垫、手套1副、橡胶单、治疗巾或一次性臀垫、执行单。

常用药物：（41~43℃）0.02%碘伏溶液、1∶5000高锰酸钾溶液、生理盐水。

实训媒体：多媒体资料、妇科检查模型。

（3）会阴湿热敷实训物品：

用物：治疗盘1个、弯盘1个、镊子2把、无菌治疗碗2只、带盖敷料缸2个、手套1副、橡胶单、治疗巾或一次性臀垫、执行单。

常用药物：0.2%碘伏、医用凡士林、煮沸的生理盐水或50%硫酸镁。

热源准备：热水袋或红外线灯。

实训媒体：多媒体资料、妇科检查模型。

（4）宫颈/阴道上药实训物品：

用物：治疗盘1个、窥阴器1个、长短镊子各1把、消毒敷料缸2个（分别内盛带线大棉球、消毒大棉球）、消毒长棉签、弯盘、一次性臀巾。

常用药物：根据医嘱准备治疗药物如甲硝唑片、硝酸银溶液、龙胆紫、克霉唑软膏等。

实训媒体：多媒体资料、妇科检查模型。

（5）坐浴实训物品：

用物：坐浴盆1个、30 cm高坐浴架1个、无菌大纱布2块。

常用药物：老年性阴道炎常用0.5%~1%乳酸溶液；滴虫性阴道炎常用1%乳酸或1∶5000高锰酸钾溶液；假丝酵母菌性阴道炎常用2%~4%碳酸氢钠溶液；其他常备1∶5000高锰酸钾溶液、0.02%碘伏溶液、中成药如洁尔阴洗剂等（41~43℃温热坐浴液2000 mL）。

实训媒体：多媒体资料。

（6）会阴部红外线照射实训物品：

用物：会阴擦洗/冲洗用物1套，红外线辐射器或白炽灯1个。

实训媒体：多媒体资料、妇科检查模型。

【实验方法与步骤】

(1) 实训室示教或观看多媒体教学资料。

(2) 学生在示教室分组练习,教师巡回指导;或安排临床见习。

(3) 小组测评,组内互评,教师总结点评。随堂抽考,记录成绩。

【实验小结】

(1) 通过本次实训课,你掌握的内容有哪些?

(2) 总结操作中存在的优缺点。

(3) 反思操作中存在的问题,写出实训体会。

【实验报告】

(1) 写出妇产科常用护理操作技术的用物准备。

(2) 写出上述操作技术的目的、适应证、注意事项。

(韩永梅)

妇产科护理课程标准

一、课程任务

妇产科护理是护理学专业的一门重要临床课程，是研究妇女在妊娠期、分娩期、产褥期、非孕期以及胎儿、新生儿的生理、病理、心理、社会变化和优生优育、妇女保健等综合性内容的一门学科。通过学习和实践，使学生具备本专业所必需的妇产科护理的专业知识和职业技能，能运用护理程序对现存和潜在的健康问题实施整体护理。本课程的主要任务是使学生树立"以人的健康为中心"的现代护理理念，能运用妇产科护理的知识和技能，按照护理程序为孕产妇和患者提供促进身心健康的服务，培养学生成为高素质的妇产科护理专门人才，并为适应职业变化和继续学习奠定基础。

二、课程目标

（一）知识教学目标

1. 了解女性生殖系统解剖与生理、妊娠生理及妊娠诊断。
2. 掌握正常、异常妊娠、分娩、产褥期妇女的护理评估、诊断、措施。
3. 掌握孕、产妇常见急、危、重症患者的急救和护理。
4. 熟悉正常及异常新生儿的观察和护理。
5. 掌握妇科疾病患者的护理措施。
6. 理解妇产科常用护理操作、常用手术患者的护理及配合要点。
7. 理解计划生育的基本知识，掌握其适应证、禁忌证和护理措施。

8. 熟悉妇女五期保健、生殖健康等概念、意义及内容。

（二）能力培养目标

1. 具有对护理对象按照护理程序进行评估、提出护理诊断、制订护理计划、进行整体护理的能力。
2. 具有对孕、产妇及妇产科常见患者进行观察、分析、判断、提供信息的基本能力。
3. 能够配合医生进行妇产科常用护理技术、手术、产前检查、妇科检查等基本操作。
4. 在教师及医生的指导下，对妇产科急、危、重症患者进行初步抢救配合。
5. 能够为个体、家庭、社区提供保健服务及健康指导。

（三）思想教育目标

1. 通过理论与实践的学习，培养勤奋、自觉的学习态度以及严谨科学的工作作风，具有创新意识。
2. 通过临床实践学会理解、体贴患者，积极、主动、热情地实施护理服务，尊重患者、珍爱生命，全心全意为患者服务，体现白衣天使的崇高美德。
3. 热爱本职工作，具有协作精神和团队意识。

三、课程设计框架

1. 本课程共72学时，4学分，一学期完成。其中理论63学时，实践9学时。
2. 本课程框架及学时分配如下表：

项目	内容	参考学时		
		理论	实践	合计
一	绪论	0.5	—	0.5
二	女性生殖系统解剖与生理	4	—	4
三	妊娠期妇女的护理	4	1	5
四	分娩期妇女的护理	3	1	4
五	产褥期妇女的护理	1	1	2
六	新生儿护理	1	1	2
七	高危妊娠管理	1	1	2
八	妊娠期并发症患者的护理	4	—	4
九	妊娠合并症患者的护理	4	—	4
十	异常分娩妇女的护理	4	—	4
十一	分娩期并发症患者的护理	4	1	5
十二	异常产褥期患者的护理	2	—	2

续表

项目	内容	参考学时		
		理论	实践	合计
十三	产科手术妇女的护理	2	—	2
十四	母婴保健	1	—	1
十五	妇科病史及检查	0.5	1	1.5
十六	女性生殖系统炎症患者的护理	4	—	4
十七	月经失调患者的护理	4	—	4
十八	妊娠滋养细胞疾病患者的护理	4	—	4
十九	腹部手术患者的护理	6	—	6
二十	外阴、阴道手术患者的护理	2	—	2
二十一	妇科其他疾病患者的护理	2	—	2
二十二	计划生育妇女的护理	1	1	2
二十三	妇产科常用护理技术	2	1	3
二十四	妇科常用诊疗手术的护理	2	—	2
合计		63	9	72

四、课程目标

详见各单元教学内容。

五、课程目标说明

1. 理论知识要求分为掌握、熟悉、了解3个层次。"掌握"指对所学知识有较为深刻的认识，能综合分析并解决临床护理实际问题；"熟悉"指对所学知识基本掌握；"了解"指对所学知识能理解记忆。实验部分要求学生能在教师的指导下进行各项操作，并能运用护理程序对患者实施整体护理。

2. 教学建议：

（1）本课程的教学应重视理论知识与实践操作相结合。在教学中，注重以学生为主体，以启发性教学为指导思想，充分调动学生的主观能动性和学习的积极性。积极采用现代化多媒体教学手段，加强直观教学，增加学生的感性知识，并及时补充临床新知识、新内容，提高学生的学习兴趣。根据实际教学情况，积极探索教学方法、方式的改革。实践

参考文献

[1] 乐杰. 妇产科学［M］. 北京：人民卫生出版社，2008.

[2] 夏海鸥. 妇产科护理学［M］. 3版. 北京：人民卫生出版社，2014.

[3] 郑修霞. 妇产科护理学［M］. 5版. 北京：人民卫生出版社，2012.

[4] 郑修霞，洪黛玲. 妇产科与儿科护理学［M］. 北京：中央广播电视大学出版社，2011.

[5] 熊立新，李耀军，王爱华. 妇产科护理学［M］. 北京：科学出版社，2013.

[6] 程瑞峰. 妇产科护理学［M］. 2版. 北京：人民卫生出版社，2011.

[7] 程瑞峰. 妇科护理学［M］. 北京：人民卫生出版社，2014.

[8] 谢幸，苟文丽. 妇产科学［M］. 8版. 北京：人民卫生出版社，2013.

[9] 袁素华，马梅，黄丽荣. 妇产科护理［M］. 武汉：华中科技大学出版社，2011.

[10] 潘青. 母婴护理［M］. 南京：江苏教育出版社，2012.

[11] 刘文娜. 妇产科护理［M］. 2版. 北京：人民卫生出版社，2008.

[12] 程瑞峰. 妇产科护理学实践指导及习题集［M］. 北京：人民卫生出版社，2011.

教学应充分调动学生学习的主动性及积极性，训练学生人际沟通能力及临床护理问题处理的能力，培养人文关怀及团结协作的精神，注重专业素质和技能的培养。

（2）学生的知识水平及能力水平，应通过小组讨论表现、提问、课堂小测验、实践课表现、考试等多种形式综合考评。

（3）在授课过程中，教师可以根据实际情况取舍，重新安排教学内容。